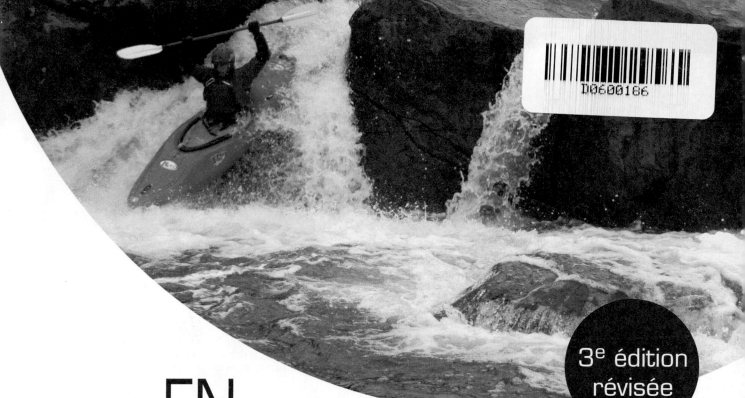

EN FORME ET EN SANTÉ

3ᵉ édition révisée

THOMAS D. FAHEY
PAUL M. INSEL
WALTON T. ROTH

ADAPTATION DE ANNICK LAINEZ
ET DE LUC CHIASSON

MODULO

Traduction de *Fit and Well: Core Concepts and Labs in Physical Fitness and Wellness*, Sixth edition, © 2005 by The McGraw-Hill Companies, Inc., avec l'autorisation de The McGraw-Hill Companies, Inc.

Tous droits réservés.

Catalogage avant publication de Bibliothèque et Archives nationales du Québec et Bibliothèque et Archives Canada

Fahey, Thomas D. (Thomas Davin), 1947-

En forme et en santé

3e éd. rév.

Traduction de la 6e éd. de: Fit & well.
Comprend des réf. bibliogr. et un index.
Pour les étudiants du niveau collégial.

ISBN 978-2-89593-976-4

1. Condition physique. 2. Habitudes sanitaires. 3. Santé. 4. Alimentation - Guides, manuels, etc. I. Insel, Paul M. II. Roth, Walton T. III. Lainez, Annick. IV. Chiasson, Luc, 1951- . V. Titre.

GV481.F2614 2007   613.7'043   C2007-940900-8

Nous reconnaissons l'aide financière du gouvernement du Canada par l'entremise du Programme d'aide au développement de l'industrie de l'édition (PADIÉ) pour nos activités d'édition.

L'information de Statistique Canada est utilisée en vertu d'une permission du ministre de l'Industrie, à titre de ministre responsable de Statistique Canada. On peut obtenir de l'information sur la disponibilité de la vaste gamme de données de Statistique Canada par l'entremise des bureaux régionaux de Statistique Canada, sur le site Web de l'organisme au http://statcan.ca, et de son numéro d'appel sans frais au 1 800 263-1136.

ÉQUIPE DE PRODUCTION

Éditeur : Sylvain Garneau
Chargée de projet : Renée Théorêt
Traduction des ajouts à la 3ᵉ édition : Michèle Morin
Traduction des ajouts à la 2ᵉ édition : Nathalie Liao et Michèle Morin
Révision : Monique Tanguay
Correction d'épreuves : Monique Tanguay
Typographie : Carole Deslandes
Montage, maquette intérieure et couverture : Marguerite Gouin
Recherche photos : Claire Demers
Illustrations : Julie Bruneau
Photos : Photos.com : p. 1, 43, 149, 181, 243 ; PhotoEdit / David Young Wolff : p. 6 ; Pierre Gignac : p. 19, 28, 50, 87, 88, 96-104, 107-111, 113, 117, 122, 125-128, 132-134, 137-139, 213 ; CEPSUM : p. 26, 287 ; Alan Gallegos / AG Photograph : p. 50 ; Luc Chiasson : p. 81, 157, 171-172, 283 ; Joseph Quever : p. 128 ; Taylor Robertson Photography : p. 143-144 ; © Tom Pantages : p. 158h ; Gracieuseté de Life Measurement, Inc. : p. 158b ; Richard Lord / The Image Work : p. 218 ; Hélène Décoste : p. 221, 251 ; Photodisc : p. 224 ; Corel : p. 277.
Photo de la couverture : Yoland Marcotte. Photo réalisée sur la rivière Jacques-Cartier dans la section Sainte-Catherine. Précisons que l'auteur de cette photo s'efforce de sensibiliser les Québécois à l'importance de protéger nos rivières.

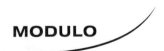

*Groupe Modulo est membre de
l'Association nationale des éditeurs de livres.*

En forme et en santé, 3ᵉ édition révisée
© Groupe Modulo, 2007
233, avenue Dunbar
Mont-Royal (Québec)
Canada   H3P 2H4
Téléphone : 514 738-9818 / 1 888 738-9818
Télécopieur : 514 738-5838 / 1 888 273-5247
Site Internet : www.groupemodulo.com

Dépôt légal — Bibliothèque et Archives nationales du Québec, 2007
Bibliothèque et Archives Canada, 2007
ISBN 978-2-89593-976-4

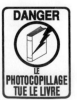

Imprimé au Canada
3 4 5 6 7   11 10 09 08

AVANT-PROPOS

La troisième édition d'*En forme et en santé*, adaptation québécoise de la sixième édition de *Fit and Well: Core Concepts and Labs in Physical Fitness and Wellness* de Fahey, Insel et Roth, répond entièrement à la compétence des cours de l'Ensemble 1. Cet ouvrage peut également profiter à tous ceux qui désirent augmenter leur efficacité dans certaines activités physiques ou sportives (Ensemble 2) ou qui veulent apprendre à construire et à gérer efficacement leur programme personnel d'activités physiques (Ensemble 3). Nettement orientées vers le mieux-être, les informations contenues dans cet ouvrage veulent avant tout aider les cégépiens à faire des choix éclairés en ce qui concerne l'adoption de saines habitudes de vie.

Nous voulons qu'*En forme et en santé* soit pour l'élève un guide complet et actuel qui lui permette de modifier ses comportements et d'augmenter son sentiment d'efficacité personnelle par rapport à certaines habitudes de vie. L'apport de l'activité physique à la santé est tel que nous avons décidé de souligner l'importance de son rôle dans toutes les dimensions traitées dans ce livre. Nous croyons que cela aidera l'élève à « Situer sa pratique de l'activité physique parmi les habitudes de vie favorisant la santé » et à augmenter sa prise en charge.

Une édition révisée

Cette nouvelle édition est enrichie d'un volet où l'élève pourra se mettre à l'épreuve et tester ses connaissances. Un accent particulier est mis sur la modification des habitudes de vie et les stratégies appropriées au stade de changement où l'élève se situe. Les labos ont été modifiés pour que l'élève puisse se situer facilement et établir un plan d'action personnalisé. Le chapitre 7, « l'alimentation », est maintenant conforme au nouveau *Guide alimentaire canadien*. Le chapitre 10 a été refait avec la préoccupation d'aider l'élève à gérer son programme personnel d'activités physiques (sous-élément de l'Ensemble 3).

Les labos touchant les mesures anthropométriques, la composition corporelle et la condition physique ont été actualisés selon des normes et des statistiques élaborées et validées spécifiquement pour les cégépiens. Cela permettra à l'élève de comparer objectivement ses résultats et leur évolution avec ceux de jeunes de son âge.

Des contenus actuels

La recherche dans le domaine de l'activité physique et de la santé est prolifique. Le contenu des différents chapitres a donc été révisé et mis à jour pour tenir compte des résultats de recherche les plus récents.

Nous avons également révisé le contenu en tenant compte des principaux commentaires et suggestions recueillis auprès d'enseignants et d'élèves du réseau collégial.

Une approche pédagogique active et dynamique

Chaque chapitre commence par une présentation des objectifs visés et des questions pour mettre les connaissances des élèves à l'épreuve. Les éléments de contenu y sont expliqués simplement et clairement à l'aide de statistiques, de tableaux et de nombreuses illustrations couleur. De plus, les rubriques suivantes apportent des informations, un enrichissement de la matière et des activités intégratives.

Conseils pratiques

En suivant ces conseils, les élèves pourront améliorer leur santé et leur condition physique. Ces encadrés les renseigneront sur des sujets très variés : les façons de devenir plus actifs, les mesures de sécurité à prendre quand on fait de l'activité physique, l'importance des fibres et des grains entiers dans l'alimentation, les techniques de respiration pour se détendre, la consommation modérée et responsable d'alcool.

Pour en savoir plus

Ces encadrés d'information sur la santé et le mieux-être traitent de sujets d'intérêt pour les élèves : impact économique de l'activité physique sur les soins de santé, espérance de vie au XXIe siècle, embonpoint et bonne forme, facteurs de risque associés aux douleurs lombaires, exemple de programme de musculation adapté à leur niveau de départ.

Les uns et les autres

Ces encadrés appellent à la réflexion, à la conscience de soi et des autres. Ils aideront les élèves à reconnaître chez eux diverses préoccupations en matière de mieux-être qui les touchent en raison de ce qu'ils sont, en tant qu'individus ou membres d'un groupe.

Bien-être global

Ces encadrés sont une invitation à la prise en charge de soi et de sa santé en mettant en lumière l'interrelation des différentes dimensions du mieux-être — physique, émotive, intellectuelle, spirituelle, interpersonnelle, sociale, environnementale ou planétaire. Ils montrent comment le développement de chacune de ces dimensions est essentiel à la santé et au mieux-être.

Des raisons de changer !

Cette rubrique propose aux élèves de bonnes raisons de modifier certains de leurs comportements, un petit coup de pouce pour stimuler leur réflexion et prendre un nouveau départ.

Passez à l'action !

Des trucs concrets pour amener les élèves à agir dès maintenant afin de contrer leurs mauvaises habitudes.

Des réponses aux questions fréquentes

À la fin de chaque chapitre, des réponses aux questions les plus courantes vont permettre à l'élève de vérifier ses connaissances sur certains sujets.

Des labos à la mesure des élèves

Pour mettre en pratique les principes du mieux-être, d'une bonne condition physique et de certaines habitudes de vie, *En forme et en santé* propose des laboratoires qui permettent aux élèves de s'évaluer objectivement avant d'élaborer un programme ou des actions pour parvenir au mieux-être souhaité, ou s'y maintenir. Ils pourront, par exemple, évaluer leur endurance cardiorespiratoire ou leur composition corporelle, identifier l'origine des différents agents stressants dans leur vie et examiner leurs comportements alimentaires.

Présentés en fin de chapitre sur des feuilles détachables, les labos, pour la plupart révisés, proposent un éventail d'activités adaptées aux cours d'éducation physique et réalisables à la maison ou dans les locaux, avec les équipements généralement disponibles.

En aidant les élèves à augmenter leur prise de conscience et à se responsabiliser par rapport à leur santé, à leur mieux-être et à leur développement personnel, *En forme et en santé* vient confirmer la nécessité des cours d'éducation physique obligatoires dans la formation générale du cégépien.

Les chapitres 1 à 9 visent directement la compétence de l'Ensemble 1, soit «Situer sa pratique parmi les habitudes favorisant la santé».

Le chapitre 10 concerne la compétence de l'Ensemble 3 : «Démontrer sa capacité à prendre en charge sa pratique de l'activité physique dans une perspective de santé», et particulièrement le deuxième élément de la compétence, soit «Gérer un programme personnel d'activités physiques». Ce chapitre aborde également certains critères de performance de la compétence de l'Ensemble 2, notamment la «Formulation correcte d'objectifs personnels», la «Mention des moyens pour atteindre ses objectifs», l'«Interprétation significative des progrès faits et des difficultés éprouvées lors de la pratique de l'activité physique», les «Adaptations périodiques et pertinentes de ses objectifs ou des moyens utilisés».

REMERCIEMENTS

Nous désirons remercier toutes les personnes qui ont collaboré à cette troisième édition d'*En forme et en santé*, notamment les enseignants de cégeps qui nous ont fait de nombreuses et très pertinentes critiques, ainsi que l'équipe du Groupe Modulo, qui nous a soutenus lors des différentes étapes de la production.

TABLE DES MATIÈRES

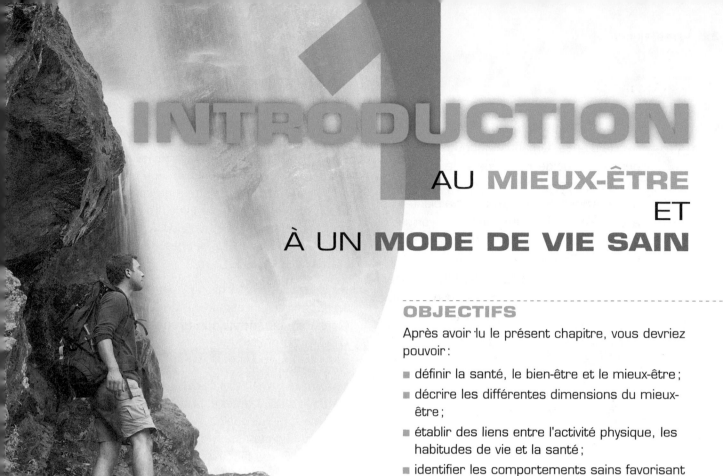

INTRODUCTION

AU MIEUX-ÊTRE
ET
À UN MODE DE VIE SAIN

OBJECTIFS

Après avoir lu le présent chapitre, vous devriez pouvoir :

■ définir la santé, le bien-être et le mieux-être ;

■ décrire les différentes dimensions du mieux-être ;

■ établir des liens entre l'activité physique, les habitudes de vie et la santé ;

■ identifier les comportements sains favorisant le mieux-être ;

■ évaluer vos habitudes de vie ;

■ identifier votre stade de changement de comportement au regard des principales habitudes de vie favorisant la santé.

METTEZ-VOUS À L'ÉPREUVE !

1. Quelles sont les maladies chroniques responsables de près de 80 % des décès au Québec ?
   - a) Les cancers
   - b) Les maladies cardiovasculaires
   - c) Les maladies respiratoires
   - d) Le diabète

2. Dans quelle proportion une alimentation inadéquate, la sédentarité, le tabagisme et la consommation d'alcool sont-ils responsables de décès liés aux maladies cardiovasculaires ?
   - a) 30 %
   - b) 50 %
   - c) 80 %

3. Quelles habitudes font partie du mode de vie de plus des deux tiers des élèves du collégial ?
   - a) Porter la ceinture de sécurité
   - b) Ne pas conduire après avoir consommé de l'alcool
   - c) Ne pas fumer de cigarettes

   d) Pratiquer une activité physique intense au moins 30 minutes par jour, 3 fois et plus par semaine.

4. Cinquante pour cent des sites Web consacrés à la santé sont des sites commerciaux qui ne contiennent pas de données scientifiques. Vrai ou faux ?

Réponses

1. Les quatre. Ces quatre maladies sont responsables de près de 80 % des décès au Québec.

2. c). Ces quatre habitudes de vie sont en effet responsables de 80 % des décès liés aux maladies cardiovasculaires.

3. a), b) et c). Les trois premières habitudes font partie du mode de vie de plus des deux tiers des élèves du collégial (94 % portent la ceinture de sécurité, 93 % ne conduisent pas après avoir bu et 70 % ne fument pas). Quant à elle, l'activité physique n'est pratiquée que par 38 % des élèves.

4. Faux. Le nombre de ces sites est plus près de 65 %. La plupart des sites consacrés à la santé vendent des produits ou ne reposent pas sur des données scientifiques, ou les deux.

Un élève de cégep s'efforce d'élargir son cercle d'amis. Un autre, jusque-là plutôt sédentaire, décide désormais de ne plus se rendre à l'école autrement qu'à pied. Un troisième s'engage bénévolement à planter des arbres dans un quartier défavorisé du centre-ville. Qu'ont en commun ces trois personnes ? Toutes se préoccupent de leur santé et de leur mieux-être. Elles s'organisent pour mener la vie active, dynamique et bien remplie qui leur procurera un mieux-être personnel, interpersonnel et environnemental optimal. Non contentes de simplement prévenir l'apparition de maladies graves, elles ont pris en charge leur santé et font le nécessaire pour assurer leur mieux-être.

UN NOUVEL OBJECTIF EN MATIÈRE DE SANTÉ : LE MIEUX-ÊTRE

Le **mieux-être** est une vision évoluée de la **santé** et du **bien-être** physique. Cela va bien au-delà de l'absence de maladie physique, qui, pour beaucoup de gens, est synonyme de bonne santé. En effet, le mieux-être est aussi à la portée des personnes atteintes d'une maladie ou d'un handicap graves. Nous connaissons tous des gens qui, ne s'étant pas laissé arrêter par leurs limites physiques ou psychiques, ont réussi à se créer une vie stimulante, enrichissante et bien remplie. Certaines caractéristiques d'une bonne santé sont liées à l'hérédité, à l'âge et à d'autres facteurs sur lesquels l'individu a peu de prise, tels que l'environnement, le sexe ou la situation socio-économique. Mais le véritable mieux-être découle surtout de décisions concernant les habitudes de vie. Dans le présent ouvrage, les expressions « bonne santé » et « mieux-être » sont synonymes et renvoient à la capacité de mener une vie bien remplie, marquée par la vitalité et l'épanouissement personnel.

Les dimensions du mieux-être

Parvenir au mieux-être, c'est s'engager dans un processus dynamique de changement et de croissance (*voir* la figure 1.1). Cela ne constitue pas un objectif statique. Quels que soient votre âge et votre état de santé, vous pouvez maximiser votre mieux-être selon chacune des six dimensions présentées ci-dessous.

La dimension physique du mieux-être Une excellente santé physique résulte de la conjugaison des démarches suivantes : faire de l'activité physique régulièrement, adopter un régime alimentaire sain, maintenir un poids santé, gérer le stress de façon efficace, éviter la consommation de tabac et de drogues, réduire le plus possible la consommation d'alcool, avoir une bonne hygiène de sommeil et adopter des mesures pour prévenir les maladies et les accidents.

Rappelez-vous que les habitudes et les décisions que vous prenez maintenant auront une incidence déterminante sur votre espérance de vie et sur votre qualité de vie future.

La dimension émotive du mieux-être L'optimisme, l'amour-propre, le respect de soi, la maîtrise de soi, la confiance en soi, la capacité d'établir et de maintenir des relations satisfaisantes et la facilité à exprimer ses émotions ne sont que quelques-uns des éléments du mieux-être émotif. Pour assurer l'équilibre de cette dimension du mieux-être, il faut aussi être à l'écoute de soi, savoir identifier ses problèmes émotifs et être capable de trouver des solutions à ces problèmes, quitte à demander de l'aide au besoin.

La dimension intellectuelle du mieux-être Pour améliorer cette dimension, il faut s'ouvrir aux idées nouvelles, savoir s'interroger et faire preuve d'esprit critique, avoir le goût d'acquérir de nouvelles compétences et faire preuve d'humour, de créativité et de curiosité. En maintenant un esprit alerte, on s'assure un mieux-être général, car on sait alors identifier les problèmes, trouver des solutions et orienter son comportement en conséquence. Les personnes qui recherchent le mieux-être intellectuel ont toujours soif d'apprendre. Elles prennent plaisir aux nouvelles expériences et sont constamment en quête de défis à relever.

La dimension spirituelle du mieux-être Les gens qui possèdent une bonne dimension spirituelle ont un ensemble de principes directeurs et de valeurs fondamentales qui donnent un sens à leur vie, particulièrement dans les moments difficiles. Quand on parvient à améliorer cette dimension, on est capable d'aimer, de faire preuve de compassion, de pardonner, d'être altruiste, de manifester sa joie, bref, on est épanoui. La dimension spirituelle du mieux-être est un antidote au désabusement, à la colère, à la peur, à l'anxiété, à l'égocentrisme et au pessimisme.

La dimension interpersonnelle et sociale du mieux-être Sans relations interpersonnelles et sociales satisfaisantes, il est impossible d'accéder aux

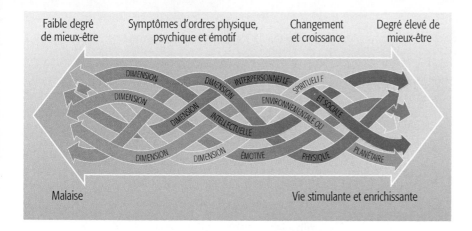

| Faible degré de mieux-être | Symptômes d'ordres physique, psychique et émotif | Changement et croissance | Degré élevé de mieux-être |

Malaise   Vie stimulante et enrichissante

Figure 1.1 La trame du mieux-être.

Le mieux-être comporte six dimensions interreliées qui doivent toutes être mises en valeur pour que soit assuré le mieux-être global : les dimensions physique, émotive, intellectuelle, spirituelle, interpersonnelle et sociale, et environnementale.

dimensions physique et émotive du mieux-être. Il est donc nécessaire d'avoir dans notre entourage des personnes qui nous apportent affection et soutien. On parvient à cette dimension quand on sait communiquer avec autrui et établir des relations d'intimité, et qu'on fait partie d'un réseau social composé d'amis proches et de membres de la famille. La dimension sociale repose sur l'apport de chacun au mieux-être de son milieu immédiat, de son pays et du monde dans son ensemble.

La dimension environnementale ou planétaire du mieux-être De plus en plus, cette dimension est étroitement liée au mieux-être de la planète. Par exemple, la fiabilité des sources d'approvisionnement alimentaire ou la violence au sein de la société ont des répercussions sur notre vie. De même, des facteurs environnementaux comme l'intensité du rayonnement ultraviolet d'origine solaire, la pollution de l'air et de l'eau, et les lieux enfumés constituent d'autres menaces à la santé. Pour parvenir au mieux-être environnemental, il faut donc avoir conscience de ces dangers et adopter, individuellement ou collectivement, des mesures susceptibles de nous protéger, en les réduisant ou en les éliminant.

Les six dimensions du mieux-être sont en continuelle interaction et influent naturellement l'une sur l'autre. Qu'on en améliore une ou qu'on la néglige, ce changement se répercutera souvent sur une autre dimension ou même sur toutes les autres. Ainsi, il y a fort à parier que la pratique régulière d'activités physiques (dimension physique du mieux-être), qui devrait améliorer le sentiment de bien-être et l'estime de soi (dimension émotive), vous apportera plus de confiance dans vos relations interpersonnelles, ce qui pourrait également vous aider à mieux réussir au travail ou à l'école (dimension interpersonnelle et sociale). Se garder en bonne santé est un processus dynamique et améliorer l'une des dimensions de son mieux-être, c'est souvent améliorer les autres. Le labo 1.1 vous aidera à évaluer votre mieux-être.

Nouvelles possibilités, nouvelles responsabilités

La notion de mieux-être est relativement récente. Il y a 100 ans, les personnes qui atteignaient l'âge adulte pouvaient s'estimer chanceuses. Ainsi, un bébé né en 1900 avait une espérance de vie d'environ 47 ans. Nombreux étaient ceux qui mouraient des suites d'une des **maladies infectieuses** courantes à l'époque ou en raison des mauvaises conditions sanitaires qui régnaient dans leur milieu (non-réfrigération des aliments, eau non traitée...). L'espérance de vie a toutefois presque doublé au cours des cent dernières années, surtout grâce à la mise au point de vaccins et d'antibiotiques capables de prévenir et d'enrayer les maladies infectieuses, et aux campagnes de promotion de la santé publique axées sur l'amélioration des conditions sanitaires en général (*voir* l'encadré intitulé « L'espérance de vie au XXIe siècle »).

Aujourd'hui, nous sommes davantage menacés par des **maladies chroniques** telles que les maladies cardiovasculaires, le cancer, l'hypertension, le diabète, l'ostéoporose

Mieux-être Amélioration de l'état de bien-être vers une santé et une vitalité optimales dans les dimensions physique, émotive, intellectuelle, spirituelle, interpersonnelle et sociale, et environnementale.

Santé La santé est un état de complet bien-être physique, mental et social, et ne consiste pas seulement en une absence de maladie.

Bien-être Sensation agréable procurée par la possibilité de satisfaire, sans stresser ni surmener l'organisme, ses besoins sur les plans physique, émotif, intellectuel, spirituel, interpersonnel et social, et environnemental.

Maladie infectieuse Maladie susceptible d'être transmise d'une personne à une autre.

Maladie chronique Maladie de longue durée attribuable à de multiples facteurs, dont le mode de vie.

POUR EN **SAVOIR** PLUS

L'ESPÉRANCE DE VIE AU XXIᵉ SIÈCLE

Pour la première fois depuis 200 ans, une importante étude américaine[1], réalisée en 2005, arrive à la conclusion suivante: la progression de l'espérance de vie telle que nous l'avons connue durant les deux derniers siècles pourrait bientôt prendre fin. En effet, les chercheurs rapportent que cette tendance pourrait s'inverser et que l'espérance de vie pourrait diminuer. Plusieurs causes entrent en ligne de compte, notamment la prévalence de l'obésité, du diabète de type II et des épidémies de maladies infectieuses.

1. Olshansky, S.J. *et al.*, «A Potential Decline in Life Expectancy in the United States in the 21ˢᵗ Century », *The New England Journal of Medicine*, vol. 352, n° 11, p. 1138-1145.

et la cirrhose qui nous menacent. Les trois causes de décès les plus fréquentes au Québec (*voir* le tableau 1.1) sont d'ailleurs le cancer, les maladies de l'appareil circulatoire et les maladies de l'appareil respiratoire. Or, le traitement de ces maladies et des autres maladies chroniques dégénératives est extrêmement problématique et coûteux (*voir* l'encadré intitulé «L'impact économique des habitudes de vie sur les soins de santé et l'économie du pays»). Et comme le meilleur traitement demeure encore la prévention, il faut se soucier davantage de sa santé et des soins à donner à son corps.

Il est tout de même encourageant de savoir qu'il est possible d'agir pour diminuer les risques d'apparition du cancer, des maladies cardiovasculaires et d'autres maladies chroniques. Chaque jour, nous faisons des choix en matière d'activité physique, d'alimentation et de consommation de tabac et d'alcool qui se traduisent par une augmentation ou une diminution de ces risques. Après avoir examiné les causes réelles de décès liées aux comportements et au milieu de vie au Canada, des chercheurs ont démontré clairement que les individus peuvent avoir une très grande emprise sur l'ampleur des risques pour leur santé. Le mieux-être ne peut pas simplement être prescrit. C'est à l'individu que revient la responsabilité de prendre en charge sa santé et d'assurer son mieux-être personnel.

Vous trouverez dans le présent chapitre un aperçu d'un mode de vie favorisant le mieux-être et une description des changements susceptibles d'améliorer votre propre santé. Les chapitres subséquents offrent une information plus détaillée sur la bonne condition physique, l'alimentation saine et certains autres éléments favorables à un mode de vie fondé sur le mieux-être. *En forme et en santé* est un manuel pratique qui a été conçu pour vous permettre d'évaluer et de modifier vos habitudes de vie en vue de favoriser la bonne condition physique et la santé.

Tableau 1.1 **Principales causes de décès selon le sexe et les facteurs de risque, tous les groupes d'âges confondus, Québec 2002.**

Causes	Hommes		Femmes		Total		Facteurs de risque
	Nombre	%	Nombre	%	Nombre	%	
Cancer	9 499	33,9	8 320	30,4	17 819	32,1	A D S T
Appareil circulatoire	7 994	28,5	8 211	30,0	16 205	29,2	A D S T
Appareil respiratoire	2 388	8,5	2 068	7,5	4 456	8,0	T
Causes externes	2 303	8,2	1 189	4,3	3 492	6,3	A
Système nerveux	1 217	4,3	1 991	7,3	3 208	5,8	A D
Appareil digestif	1 030	3,7	1 027	3,7	2 057	3,7	
Diabète	903	3,2	920	3,4	1 823	3,3	
Appareil génito-urinaire	578	2,1	635	2,3	1 213	2,2	
Autres	2 131	7,6	3 032	11,1	5 163	9,4	
Toutes causes de décès	28 043	100	27 393	100	55 436	100	

Légende: **A** Cause de décès où l'excès d'alcool joue un rôle.   **S** Cause de décès où la sédentarité joue un rôle.

D Cause de décès où la diète joue un rôle.   **T** Cause de décès où le tabagisme joue un rôle.

Source : http://www.stat.gouv.qc.ca/donstat/societe/demographie/naisn_deces/index.htm

POUR EN **SAVOIR** PLUS

L'IMPACT ÉCONOMIQUE DES HABITUDES DE VIE SUR LES SOINS DE SANTÉ ET L'ÉCONOMIE DU PAYS

L'activité physique, l'usage du tabac et le poids corporel ont une influence importante sur les coûts de santé de la population. Une étude américaine a récemment démontré que les personnes qui n'avaient jamais fumé dont l'**indice de masse corporelle (IMC)** était de 25 et qui faisaient de l'activité physique trois fois par semaine avaient eu des frais de santé 49 % moins élevés que des fumeurs qui étaient inactifs et qui avaient un IMC de 27,5[1].

Selon une étude canadienne, 2,5 % des coûts totaux des soins de santé au Canada en 1999, soit environ 2,1 milliards de dollars, étaient attribuables à l'inactivité physique. Cette même étude a révélé que l'inactivité physique serait responsable d'environ 21 000 décès prématurés. Une augmentation de 10 % de l'activité physique pourrait réduire les coûts des soins de santé de 150 millions de dollars par année[2].

1. Pronk, N.P., M.J. Goodman, P.J. O'Connor et B.C. Martinson, « Relationship Between Modifiable Health Risks and Short-Term Health Care Charges », *Journal of American Medical Association*, vol. 282, n° 23, 1999, p. 2235-2239.
2. Katzmarzyk, Peter T., N. Gledhill et Roy J. Shepard, « The Economic Burden of Physical Inactivity », *Canadian Medical Association Journal (CMAJ)*, vol. 163, n° 11, 2000, p. 1435-1440.

Le mode de vie : les comportements favorisant le mieux-être

Un mode de vie fondé sur des choix éclairés et des comportements sains ne peut qu'accroître la qualité de vie, car il aide chacun à prévenir les maladies, à demeurer vigoureux et en bonne condition physique, et à maintenir sa santé physique et mentale pendant toute la vie (*voir* la figure 1.2). Voici, regroupés sous six rubriques, les habitudes et les comportements clés à adopter pour y parvenir.

Avoir des activités physiques régulières La décision la plus importante à prendre pour favoriser le mieux-être personnel concerne sans doute la pratique d'activités physiques sur une base régulière. Malheureusement, c'est le mode de vie sédentaire qui est le plus répandu de nos jours (*voir* le tableau 1.2). Le corps humain réalise pleinement son potentiel lorsqu'il est actif. Il s'adapte facilement à presque tous les types d'activités et d'efforts.

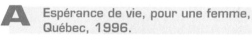

A Espérance de vie, pour une femme, Québec, 1996.

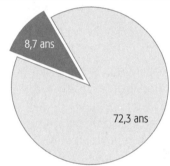

Espérance de vie : 81,0 ans

☐ Espérance de vie sans limitation d'activité à la naissance

■ Limitation d'activité

B Espérance de vie, pour un homme, Québec, 1996.

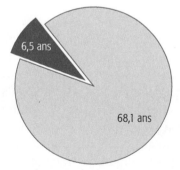

Espérance de vie : 74,6 ans

☐ Espérance de vie sans limitation d'activité à la naissance

■ Limitation d'activité

Figure 1.2   Espérance de vie et qualité de vie.
Grâce aux progrès de la médecine et à une meilleure protection de l'environnement, l'espérance de vie moyenne des Canadiens a sensiblement augmenté au cours du XXe siècle. Mais il n'y a pas que la longévité qui importe ; la qualité de vie est également à considérer. Or, le Canadien moyen ne demeure en bonne santé que pendant 85 % de sa durée de vie. L'adoption et le maintien d'un mode vie sain peuvent favoriser à la fois une longévité accrue et une diminution du nombre d'années vécues en mauvaise santé. (Adapté de Statistique Canada, la base de données de CANSIM, tableaux 102-0018 et 102-0019, http://cansim2.statcan.ca/cgi-win/CNSMCGI.EXE, 4 juillet 2005.)

Indice de masse corporelle (IMC) Mesure du poids corporel associée au poids santé ; il résulte de la division du poids en kilogrammes par le carré de la taille en mètres.

Tableau 1.2 **Bilan des habitudes de vie des Québécois pour le groupe d'âge de 15 à 24 ans.**

Habitudes de vie	Femmes (%)	Hommes (%)
Seuil minimal d'activité physique	57,8	67,7
Habitudes alimentaires moyennes ou mauvaises	18,0	21,0
Excès de poids (selon l'IMC*)	12,0	19,9
Niveau de détresse psychologique élevé	33,5	23,1
Consommation quotidienne de cigarettes	26,5	30,0
Consommation d'une ou de plusieurs drogues au cours des 12 derniers mois	34,8	44,3
Consommation d'alcool de façon occasionnelle ou régulière au cours des 12 derniers mois	85,5	88,8

* Groupe d'âge de 15 à 19 ans.

Sources : Nolin, B., D. Prudhomme, G. Godin, D. Hamel *et al., Enquête québécoise sur l'activité physique et la santé 1998,* Québec, Institut de la statistique du Québec, Institut national de santé publique du Québec et Kino Québec, 2002 ; Daveluy, C., L. Pica, N. Audet, R. Courtemanche, F. Lapointe *et al., Enquête sociale et de santé 1998,* 2ᵉ édition, Québec, Institut de la statistique du Québec, 2000.

C'est pourquoi la notion de **bonne condition physique** se définit comme la capacité du corps à bien réagir aux exigences et au stress résultant d'un effort physique. Plus le corps (muscles, os, cœur, poumons) doit fournir un effort, plus il devient vigoureux et résistant. Toutefois, l'inverse est également vrai : moins le corps est actif, moins il devient apte à l'être. Une certaine détérioration apparaît lorsque le corps cesse d'être actif : les os perdent une partie de leur densité, les articulations deviennent moins souples, les muscles s'affaiblissent et les systèmes énergétiques des cellules commencent à se dégrader. On n'en sort pas : pour se sentir vraiment bien, les êtres humains doivent demeurer actifs.

Les bienfaits de l'activité physique sont d'ordres physique et mental, tant à court qu'à long terme. À court terme, la bonne forme physique facilite grandement l'exécution des tâches quotidiennes. Elle permet aussi d'effectuer des efforts supplémentaires en situation d'urgence et aide à se sentir bien dans sa peau. À long terme, une bonne condition physique offre une certaine protection contre les maladies chroniques et ralentit le processus de vieillissement. Les personnes pratiquant une activité physique soutenue sont moins susceptibles de souffrir d'une maladie cardiaque ou respiratoire, d'hypertension, d'un cancer, de diabète ou d'ostéoporose. Leur système cardiorespiratoire est dans un aussi bon état que celui de personnes sédentaires plus jeunes de 10 ans. En vieillissant, les gens actifs parviendront plus aisément à maintenir leur poids, à éviter les pertes de densité musculaire

et osseuse, et à prévenir la fatigue et d'autres problèmes liés au vieillissement. Dotées d'un cœur en bon état, de muscles fermes, d'un corps vigoureux et d'un ensemble de capacités physiques ouvrant la voie à de multiples activités récréatives, les personnes en bonne forme peuvent préserver leur mieux-être toute leur vie.

Adopter un régime alimentaire sain En plus d'avoir un mode de vie sédentaire, de nombreux Canadiens ont un régime alimentaire qui comporte trop de calories, de matières grasses et de sucres ajoutés, et pas assez de fibres et de glucides complexes. Un tel régime favorise l'apparition de maladies chroniques, comme les maladies cardiaques, les accidents vasculaires cérébraux et certains types de cancer. Inversement, un régime alimentaire sain est source de mieux-être tant à court terme qu'à long terme, car il fournit au corps les éléments nutritifs et énergétiques qui lui sont nécessaires, tout en diminuant l'apport de produits alimentaires associés à l'apparition de certaines maladies.

Maintenir un poids santé L'excédent de poids et l'obésité font partie des causes de certaines maladies graves et même mortelles, comme les maladies cardiaques, le cancer et le diabète. Le maintien d'un poids santé est une composante importante du mieux-être. La diète sévère à court terme n'en est pas une. Elle n'a pas sa place dans un mode de vie sain et équilibré. Que faut-il faire pour maintenir toute sa vie un poids santé ? Il faut bien sûr faire de l'activité physique régulièrement, avoir une alimentation saine et apprendre à bien gérer son stress.

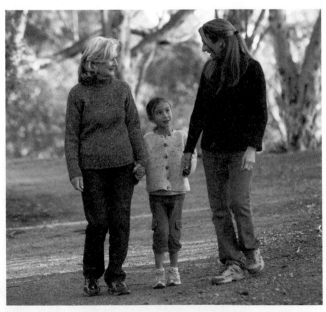

Le mieux-être est un gage de santé et de vitalité durant toute la vie.

Bonne condition physique Capacité du corps à réagir et à s'adapter aux exigences et au stress résultant d'un effort physique.

Gérer le stress de manière efficace En situation de stress, de nombreuses personnes se mettent à manger, à boire ou à fumer exagérément. D'autres refusent tout simplement d'y faire face, ce qui n'arrange rien. À court terme, une mauvaise gestion du stress engendre fatigue, problèmes de sommeil et autres symptômes désagréables. À plus long terme, c'est le système immunitaire qui s'affaiblit, et l'individu devient plus vulnérable aux maladies. Il existe des moyens efficaces de contrôler le stress. Il faut donc apprendre ces techniques et les intégrer à son quotidien. C'est un élément essentiel d'un mode de vie sain et équilibré.

Éviter la consommation de tabac et d'autres drogues, et réduire le plus possible la consommation d'alcool Selon Santé Canada, le tabagisme entraîne beaucoup plus de décès prématurés que le suicide, les collisions, le sida et les meurtres mis ensemble. Il y a 100 ans, lorsque les fumeurs de cigarettes étaient peu nombreux, le cancer des poumons était une maladie rare. En 2003, 21 % des hommes âgés de 18 ans et plus et 17 % des femmes du même groupe d'âge fumaient des cigarettes quotidiennement. Ces deux taux sont inférieurs d'environ sept points à ceux observés en 1994-1995. Malgré cette baisse encourageante, il faut se rappeler que le cancer des poumons tue plus de personnes, hommes comme femmes, que tout autre cancer. Cette terrible maladie est également l'une des causes de décès les plus importantes.

Quant à la consommation excessive d'alcool, elle est liée à 4 des 15 plus importantes causes de décès. Elle constitue un facteur d'invalidité et de décès particulièrement important chez les jeunes, car elle est souvent la cause de blessures non intentionnelles (accidents de voiture et noyades) et d'actes violents. La consommation de drogues illégales, quant à elle, augmente de façon fulgurante depuis une dizaine d'années. De plus, on rapporte que l'abus de ces substances (légales et illégales) joue un rôle dans un décès sur cinq au pays.

Autres comportements santé En matière de sommeil, on peut soutenir qu'on a une bonne hygiène si, au réveil, le matin, on sent qu'on a récupéré physiquement et psychologiquement. Cependant, la plupart des gens se plaignent d'insomnie à un moment ou à un autre de leur vie. L'insomnie peut être définie comme une diminution de la quantité ou de la qualité du sommeil. Un problème de sommeil chronique est souvent causé par un rythme de vie effréné (travaux à remettre, examens, emploi à temps partiel et irrégulier). Le sommeil joue un rôle réparateur et ne doit pas être négligé.

La stratégie la plus efficace pour contrer les maladies et les blessures, c'est encore de les prévenir. Or, plusieurs des habitudes qui font partie d'un mode de vie sain que nous avons exposées dans le présent chapitre — activité physique régulière, maintien d'un poids santé, etc. — vous aideront à vous protéger des maladies chroniques. Par ailleurs, vous pouvez vous prémunir contre certaines maladies infectieuses, les maladies transmises sexuellement, par exemple, en prenant certaines mesures préventives. En effet, il n'en tient qu'à vous d'adopter des pratiques sexuelles sécuritaires. C'est là un autre élément d'un mode de vie sain et équilibré.

On l'a vu, les blessures non intentionnelles sont une cause de décès importante chez les personnes de moins de 45 ans. Or, les blessures peuvent être prévenues. Avoir des comportements prudents contribue aussi à un mode de vie sain et équilibré.

Le rôle d'autres facteurs de mieux-être

Bien sûr, le comportement n'est pas le seul facteur qui influe sur la santé. L'appartenance ethnique, l'hérédité, le sexe, la situation socioéconomique, l'environnement et l'accès à des soins de santé adéquats peuvent aussi contribuer à améliorer ou à détériorer la qualité de vie, ainsi qu'à augmenter ou à réduire les risques de maladies. Par exemple, une personne génétiquement

DES RAISONS DE **CHANGER** !

Connaissez-vous vos antécédents médicaux ? Renseignez-vous sur les maladies et les problèmes de santé de votre famille. Cela pourra orienter votre réflexion sur la façon d'améliorer votre mode de vie, car vous connaîtrez mieux les problèmes de santé dont vous risquez de souffrir. De plus, cela vous motivera à poursuivre votre programme de modification de vos comportements. Dressez un arbre généalogique simple et indiquez-y les renseignements de santé concernant vos parents proches — père et mère, frères et sœurs, oncles et tantes, grands-parents. Ne vous limitez pas aux causes de décès. Examinez toutes les conditions chroniques et notez les habitudes de vie qui influent sur la qualité de vie et la longévité ; indiquez par exemple des facteurs comme l'alcoolisme, le diabète, l'hypertension artérielle, l'hypercholestérolémie, l'obésité, l'ostéoporose et la dépression. Quel profil distinguez-vous ? Le labo 1.2 vous aidera à évaluer vos habitudes de vie.

LES UNS ET LES AUTRES

DIFFÉRENTS FACTEURS INFLUANT SUR LE MIEUX-ÊTRE

Dans la quête du mieux-être, les différences entre les humains s'estompent. En effet, nous devons tous faire de l'exercice, bien manger, bien gérer notre stress, éviter la consommation de tabac et de drogues, avoir une bonne hygiène de sommeil et connaître les moyens de prévenir les maladies.

Cependant, certaines différences qui nous caractérisent en tant qu'individus et en tant que membres d'un groupe ont une incidence réelle sur le mieux-être. Beaucoup de facteurs entrent en ligne de compte. Voyons les suivants.

■ *L'environnement* Par facteur environnemental, nous entendons les modèles comportementaux tissés quotidiennement au contact de la famille, de l'entourage et de la société en général. Il peut être à l'origine de nombreux problèmes de santé. Par exemple, certaines personnes consomment depuis l'enfance des aliments qui favorisent l'obésité ou les maladies cardiaques.

■ *Les prédispositions génétiques* Chaque personne est unique et possède son identité génétique propre. Certaines personnes ont hérité d'une prédisposition à l'ostéoporose, au cancer du sein ou à l'hypercholestérolémie, par exemple. Le facteur biologique peut aussi être à l'origine de problèmes de santé.

■ *Le sexe* L'espérance de vie et l'incidence de maladies, comme les maladies cardiaques, le cancer et l'os-téoporose, diffèrent chez les hommes et les femmes. Les caractéristiques corporelles et certains aspects des aptitudes physiques varient également selon le sexe.

■ *La situation socioéconomique* Les taux de prévalence de nombreux problèmes de santé et de nombreuses maladies, tels l'excédent de poids, la surconsommation d'alcool et de drogues, les maladies cardiaques et les maladies liées à la présence du VIH, sont plus élevés chez les personnes à faibles revenus.

■ *L'appartenance ethnique* Une prédisposition génétique à un problème de santé spécifique peut être associée à l'appartenance ethnique en raison de l'histoire relativement distincte de chaque groupe. Le régime alimentaire, les types de relations interpersonnelles et familiales, la consommation de tabac, d'alcool et d'autres drogues sont d'autres caractéristiques associées au mieux-être qui peuvent varier selon l'appartenance ethnique.

Ce ne sont là que quelques-unes des différences entre les personnes et entre les groupes qui peuvent avoir un impact sur le mieux-être. Ainsi, d'autres facteurs, comme l'âge, le manque d'éducation et la maladie, peuvent parfois nuire aux efforts que déploient les individus pour parvenir au mieux-être.

---

prédisposée au diabète risque davantage de développer cette maladie si elle adopte un mode de vie sédentaire.

Dans de nombreux cas, cependant, l'individu, par son comportement positif, peut renverser la vapeur et contrer les facteurs héréditaires ou environnementaux négatifs qui le prédisposeraient à la maladie. Le cancer du sein, par exemple, peut être prévalent dans certaines familles, mais il peut aussi être associé à un excédent de poids et à un mode de vie sédentaire. Une femme ayant des antécédents familiaux de cancer du sein court moins le risque d'être victime de cette maladie si elle surveille son poids, fait de l'exercice, procède régulièrement à un auto-examen des seins et subit annuellement une mammographie. En prenant des mesures appropriées, cette femme peut réduire l'incidence des facteurs héréditaires sur sa santé. (Pour mieux connaître les facteurs qui influent sur les personnes en tant que membres d'un groupe, reportez-vous à l'encadré intitulé «Différents facteurs influant sur le mieux-être».)

Changer un comportement

Même s'il est évident que les mauvaises habitudes de vie ont un effet sur la santé, les gens fument, boivent trop d'alcool et de café, ne font pas assez d'exercice, souffrent d'épuisement professionnel dû au stress et sont friands de restauration rapide. Bien que nécessaire, l'information seule est insuffisante pour mener à un changement significatif des comportements en matière de santé.

La plupart de nos comportements sont des réponses apprises qui ont subi toutes sortes d'influences : parents, amis, modèles, etc. Ces comportements appris, autrement dit les habitudes, peuvent aussi se perdre. Toutefois, changer est difficile : tous ceux qui ont essayé d'acquérir de nouvelles habitudes ont rencontré des difficultés. Lorsqu'une autre personne nous demande de modifier un comportement, nous réagissons généralement par la défensive. Cependant, initier le changement soi-même est plus facile, même si cela requiert des efforts.

Pour changer un comportement, il faut le remplacer par un nouveau, ce qui implique d'abord la compréhension de ce dernier, puis la pratique d'activités de base bien ciblées. La clé pour obtenir un changement permanent est de se fixer des objectifs et de développer des stratégies pour les atteindre. Les changements surviennent lorsque les connaissances théoriques et l'action, ou la pratique, sont mises en relation directe.

LE MODÈLE TRANSTHÉORIQUE

Le modèle transthéorique qu'ont développé les psychologues américains James Prochaska, John Norcross et Carlo Di Clemente est reconnu actuellement comme une des approches les plus efficaces pour modifier des comportements reliés à la santé. Ce modèle se fonde principalement sur la théorie des stades de changement.

La théorie des stades de changement

Selon le modèle transthéorique, chaque personne est responsable des changements qu'elle souhaite obtenir : ce sont ses décisions qui déterminent l'importance des changements, et non pas les influences sociales ou biologiques, comme le soutiennent d'autres approches. Ce modèle tient compte de multiples dimensions de la personne : ses émotions, ses connaissances, ses comportements.

Le concept des **stades de changement** est un **processus** en cinq étapes à travers lesquelles les gens évoluent lorsqu'ils souhaitent modifier ou adopter un comportement. En voici une brève description.

- **Indifférence :** Pas de sensibilisation au problème et aucune intention de changer.
- **Réflexion :** Sensibilisation au problème et intention de changer.
- **Planification :** Forte intention de changer et amorce de quelques démarches en ce sens.
- **Action :** Engagement actif dans un nouveau comportement.
- **Maintien :** Changement du comportement avec succès et effort pour maintenir les acquis.

Ce processus peut être divisé en deux grandes dimensions : les processus expérientiels (ce que les gens pensent, savent ou ressentent concernant le comportement visé) et le processus de changement de comportement (ce que les gens disent et font de ce comportement).

Les processus expérientiels s'appliquent plus particulièrement aux trois premiers stades de changement tandis que le processus de changement s'applique plus particulièrement aux trois derniers. Il est à noter que les deux processus se retrouvent dans le troisième stade, soit le stade de planification. En effet, ce stade comprend à la fois des éléments de réflexion et des manifestations de comportements.

Les processus expérientiels

L'augmentation de la prise de conscience, le sentiment nouveau, l'évaluation des répercussions sociales, l'identification des solutions et l'évaluation des répercussions personnelles font partie des processus expérientiels qui s'appliquent particulièrement aux trois premiers stades de changement.

Augmentation de la prise de conscience La personne doit en savoir plus sur elle-même et sur sa santé. Elle doit faire un effort pour prendre conscience des causes et des conséquences de l'habitude de vie à modifier. Il faut réduire la résistance au changement (la prise de conscience).

Sentiment nouveau La personne doit modifier sa perspective par rapport à sa santé, à ses habitudes de vie et à elle-même ; elle doit expérimenter des situations émotives en lien avec cette mauvaise habitude (la réaction émotive).

Évaluation des répercussions sociales La personne doit évaluer les conséquences de ses habitudes de vie sur l'environnement et son entourage (la réévaluation environnementale).

Identification des solutions La personne doit reconnaître les différentes possibilités, les occasions de changement et les solutions relatives aux habitudes de vie problématiques. Elle doit comprendre et changer les contraintes qui occasionnent ce comportement. Elle doit accepter et utiliser des solutions de rechange proposées par son environnement social, qui vont favoriser le changement d'habitude (la libération sociale).

Évaluation des répercussions personnelles La personne doit évaluer l'effet des changements de ses habitudes de vie sur elle-même et sa santé. Elle doit évaluer le pour et le contre de chaque habitude de vie problématique et identifier les principales causes qui l'ont provoquée (la réévaluation personnelle).

Le processus de changement

L'engagement accru, la substitution, l'identification des obstacles, la récompense et le soutien accru font partie du processus de changement de comportement qui s'applique particulièrement aux trois derniers stades de changement.

Engagement accru   La personne doit mettre l'accent sur les pensées et les actions qui renforcent l'engagement personnel vis-à-vis d'un changement. Elle doit clarifier ses intérêts, ses motivations. Elle doit planifier ses comportements, fixer une échéance et tenir un relevé. Elle doit se sentir responsable de ses choix (la libération personnelle).

Substitution   La personne doit remplacer d'anciennes habitudes de vie par des nouvelles, plus positives. Elle doit prévoir des solutions de rechange en cas de problème de comportement (la compensation).

Identification des obstacles   La personne doit reconnaître, contrôler ou éviter les obstacles (la prévention des risques).

Récompense   La personne doit percevoir les changements d'habitudes de vie pour elle-même et son entourage comme une récompense. Elle doit reconnaître ses succès et sa capacité de changement (le renforcement).

Soutien accru   La personne doit identifier les ressources qui peuvent l'aider en cas de rechute et apprendre à leur faire confiance et à les utiliser (la relation d'aide).

Utilisation du modèle

Comme tout changement évolue dans le temps, les cinq stades de changement permettent de situer la personne au cours de son processus de changement (*voir* la figure 1.3).

Le tableau 1.3 présente des stratégies de changement appliquées à l'activité physique selon les différents stades. Le même modèle peut s'appliquer aux autres habitudes de vie. Identifier le stade où l'on se situe est la première étape à franchir pour prendre conscience de ses habitudes afin de les modifier (*voir* le labo 1.2).

Le modèle transthéorique propose des questionnaires qui aident à préciser l'évolution de chacun dans les différents stades de changement. Vous aurez à répondre à ces questionnaires au fur et à mesure que vous aborderez les différentes habitudes de vie (l'activité physique, l'alimentation, le stress, la consommation d'alcool et de drogues, le tabagisme, etc.).

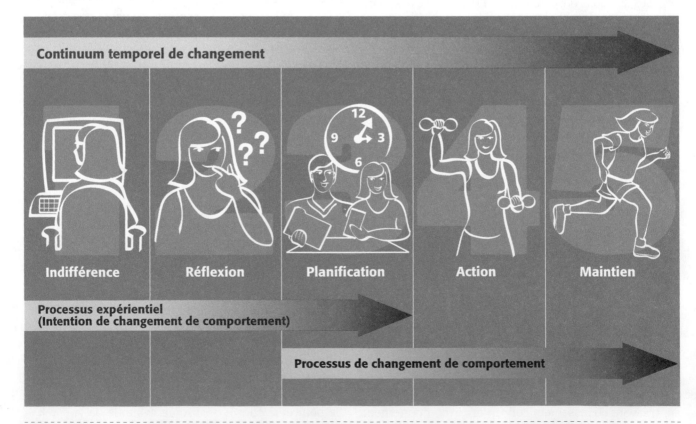

Continuum temporel de changement

Indifférence   Réflexion   Planification   Action   Maintien

**Processus expérientiel
(Intention de changement de comportement)**

Processus de changement de comportement

Figure 1.3   **Une représentation du continuum temporel de changement appliqué à l'activité physique.**

Tableau 1.3 Stratégies de changement appliquées à l'activité physique selon les différents stades et leurs caractéristiques.

Stades de changement et type de réflexion	Caractéristiques	Stratégies de changement
Indifférence «L'activité physique, c'est pour les personnes physiques. Moi, je suis plutôt intellectuel.»	■ N'a pas l'intention de changer. ■ Prise de conscience peut être incomplète. ■ Peut être démoralisé. ■ Peut ne pas réfléchir à ses habitudes de vie. ■ Voit plus d'avantages à ne pas changer que d'inconvénients.	**Prendre conscience de l'importance d'être actif** ■ Identifier les bienfaits de l'activité physique. ■ Lister des éléments de motivation. ■ Trouver des solutions aux contraintes du comportement actuel.
Réflexion «Je sais que je devrais faire de l'activité physique, mais je n'arrive pas à me motiver.»	■ A l'intention de changer dans les 6 prochains mois. ■ Peut être ambivalent. ■ Est plus ouvert à la prise de conscience. ■ A une faible confiance en soi.	**Augmenter l'intention d'agir et la confiance en soi** ■ Identifier les causes et les conséquences de la sédentarité. ■ Préciser les bénéfices personnels. ■ Identifier des comportements à changer. ■ Compléter une fiche de prise de décision. ■ Identifier ses habiletés.
Planification (préparation) «Je vais commencer à m'entraîner la semaine prochaine, j'aurai plus de temps libre.» «Je viens de m'acheter une bicyclette.»	■ A l'intention d'agir dans les 30 jours. ■ Modifie peut-être déjà son comportement. ■ Peut avoir essayé durant la dernière année.	**Planifier** ■ Construire un plan d'action de départ. ■ Déterminer une date cible. ■ Déterminer des objectifs. ■ Identifier les obstacles à la pratique d'activités physiques. ■ Identifier des solutions aux obstacles et des ressources pour obtenir de l'aide.
Action «J'ai commencé à m'entraîner régulièrement depuis 2 mois et je me sens bien.»	■ A changé son comportement dans les 6 derniers mois. ■ Présente un risque d'abandon élevé. ■ A besoin de soutien parce que cette période est difficile mentalement.	**Prévenir la rechute** ■ Tenir un relevé quotidien des activités physiques. ■ Identifier les risques de rechute et des stratégies pour les contrer. ■ Identifier des sources sociales de soutien.
Maintien «Je ne me sens pas bien si je ne fais pas quotidiennement des activités physiques.»	■ A une confiance très élevée. ■ A changé son comportement depuis plus de 6 mois (pas de risque d'abandon). ■ Connaît des stratégies pour gérer ses rechutes. ■ Ne reçoit plus de soutien pour le comportement.	**Maintenir ce comportement** ■ Raffiner et ajouter de la variété au programme. ■ Identifier les risques d'abandon et des stratégies pour les contrer. ■ Utiliser différentes façons de reconnaître ses succès et se récompenser. ■ Utiliser ses ressources sociales.

PASSEZ À L'ACTION !

Vous êtes responsable de votre santé. Beaucoup de vos décisions quotidiennes conditionnent votre qualité de vie présente et future. En faisant de bons choix, vous vous assurerez d'un mieux-être pour la vie.

Vous pouvez dès aujourd'hui:
> faire une promenade de 15 minutes;
> manger une orange, une nectarine ou une prune comme collation;
> appeler une amie ou un ami pour fixer une rencontre;

> vous demander si vous désirez modifier certaines habitudes de vie. Si oui, considérez cette stratégie de modification du comportement. Par exemple:
■ dressez une liste des avantages et des inconvénients des comportements à changer;
■ décidez de la façon de consigner votre progression vers le comportement ciblé;
■ trouvez une personne capable de soutenir vos efforts de changement et exposez-lui votre plan d'action.

RÉSUMÉ

> Parvenir au mieux-être, c'est avoir la capacité de vivre pleinement une vie signifiante et débordante d'énergie. Le mieux-être a un caractère dynamique et multidimensionnel : il est d'ordres physique, émotif, intellectuel, spirituel, interpersonnel et social, et environnemental.

> Maintenant que les maladies chroniques constituent les principales causes de décès au Canada, les gens sont de plus en plus persuadés qu'ils sont les premiers artisans de leur santé. Ils peuvent en contrôler de nombreux aspects, dont leurs habitudes de vie.

> Avoir des activités physiques régulières, adopter un régime alimentaire sain, maintenir un poids santé, gérer efficacement son stress, ne consommer ni tabac ni drogues, réduire au minimum sa consommation d'alcool, avoir une bonne hygiène de sommeil et prévenir les maladies et les blessures sont autant de comportements qui favorisent le mieux-être.

> Bien que l'hérédité, le sexe, l'environnement et l'accessibilité des soins de santé aient une influence réelle sur le mieux-être ou l'apparition de maladies, le comportement a aussi un grand rôle à jouer.

> Pour changer un comportement, il faut s'investir. Le modèle transthéorique de changement de comportement nous propose une stratégie pour passer à l'action.

Nom : _____   Groupe : _____   Date : _____

LABO **1.1** **VOTRE PROFIL DE MIEUX-ÊTRE**

1. Évaluez comment votre style de vie, vos attitudes et vos traits de caractère contribuent à chacune des six dimensions du mieux-être. Énumérez vos forces et vos faiblesses dans chaque dimension (inspirez-vous des exemples donnés entre parenthèses pour chacune).

Dimension physique du mieux-être Jouir d'une bonne santé physique et pouvoir s'adonner à des activités physiques valables (endurance cardio-respiratoire, force musculaire, flexibilité, bonne composition corporelle, etc.).

Forces : _____
_____
_____

Faiblesses : _____
_____
_____

Dimension spirituelle du mieux-être Cultiver un ensemble de croyances, de principes ou de valeurs qui donnent une signification ou un but à sa vie (faire preuve de compassion, d'altruisme, être capable d'aimer, de pardonner, etc.).

Forces : _____
_____
_____

Faiblesses : _____
_____
_____

Dimension émotive du mieux-être Avoir une image de soi positive, faire la part de ses sentiments de façon constructive et développer des qualités positives (optimisme, confiance en soi, détermination, constance, dévouement, etc.).

Forces : _____
_____
_____

Faiblesses : _____
_____
_____

Dimension interpersonnelle et sociale du mieux-être Développer et maintenir des relations signifiantes avec un réseau d'amis et les membres de sa famille, et apporter sa contribution à la société (personne amicale, facile à vivre, compatissante, solidaire, à l'écoute, etc.).

Forces : _____
_____
_____

Faiblesses : _____
_____
_____

Dimension intellectuelle du mieux-être Avoir envie d'apprendre et pouvoir retenir ce qu'on a appris ; être capable de jugement critique, pouvoir prendre des décisions éclairées et trouver des solutions (bon sens, créativité, curiosité, etc.).

Forces : _____
_____
_____

Faiblesses : _____
_____
_____

Dimension environnementale ou planétaire du mieux-être Se prémunir contre les dangers qui menacent l'environnement et atténuer au maximum les conséquences négatives de ses agissements sur l'environnement (recyclage, covoiturage, pollution, etc.).

Forces : _____
_____
_____

Faiblesses : _____
_____
_____

2. Encerclez le chiffre correspondant à votre niveau de mieux-être dans chacune des dimensions.

Dimensions du mieux-être	Niveaux de mieux-être			
	Très bas	Bas	Élevé	Très élevé
Physique	1	2	3	4
Émotive	1	2	3	4
Intellectuelle	1	2	3	4
Spirituelle	1	2	3	4
Interpersonnelle et sociale	1	2	3	4
Environnementale ou planétaire	1	2	3	4

Total : _____

INTERPRÉTATION DE VOTRE RÉSULTAT ⟩⟩⟩

Si vous avez obtenu un score total **de 18 à 24**, vous avez un niveau général de mieux-être d'élevé à très élevé ; c'est très bien, continuez dans ce sens. Un score total **de 13 à 17** indique que vous avez quelques améliorations à apporter. Un score total **égal ou inférieur à 12** indique un niveau de mieux-être bas ou très bas : il vous faut passer à l'action. Dans tous les cas, il faut prendre en considération les dimensions du mieux-être à améliorer. Les différentes dimensions étant toutes reliées entre elles, une seule dimension dont le niveau est trop bas peut influer sur votre sentiment général de mieux-être.

ANALYSE DE VOTRE RÉSULTAT ⟩⟩⟩

1. Votre niveau de mieux-être vous satisfait-il ? Dans quelle(s) dimension(s) aimeriez-vous améliorer votre niveau de mieux-être ? Expliquez votre réponse.

_____

_____

_____

_____

_____

2. Quelles actions devez-vous mettre de l'avant pour maintenir ou accroître votre niveau de mieux-être dans l'une ou l'autre des dimensions dont vous vous préoccupez ?

_____

_____

_____

_____

_____

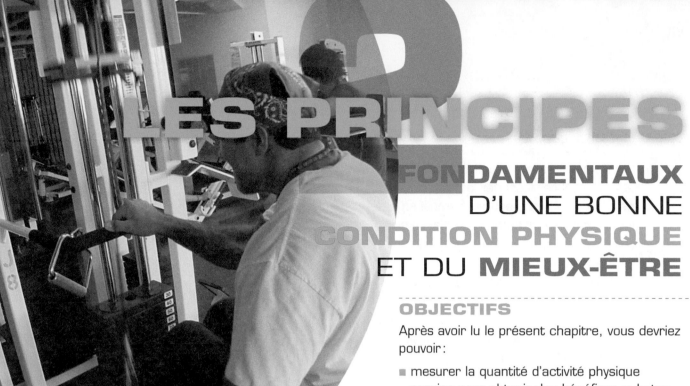

LES PRINCIPES FONDAMENTAUX D'UNE BONNE CONDITION PHYSIQUE ET DU MIEUX-ÊTRE

OBJECTIFS

Après avoir lu le présent chapitre, vous devriez pouvoir :

■ mesurer la quantité d'activité physique requise pour obtenir des bénéfices substantiels pour la santé ;

■ identifier les déterminants de la condition physique et expliquer en quoi chacun d'eux influe sur la dimension physique de la santé ;

■ connaître les règles inhérentes à la pratique de l'activité physique favorisant la santé ;

■ comprendre l'importance d'un programme d'entraînement équilibré.

METTEZ-VOUS À L'ÉPREUVE !

1. Selon le standard reconnu internationalement, une personne active doit dépenser combien de calories par semaine en activités physiques pour en retirer des bénéfices substantiels pour la santé ?
a) 1000 Cal   b) 1500 Cal   c) 2000 Cal

2. On estime que la sédentarité occasionne des coûts importants pour le système de santé en étant associée à quel problème parmi les suivants ?
a) Une mortalité précoce
b) Une morbidité cardiovasculaire accrue
c) Une moins grande capacité de régulation du métabolisme des sucres et des gras
d) Une moins grande capacité musculo-squelettique
e) Des symptômes de dépression et d'anxiété

3. Quel pourcentage des Québécois âgés de 18 ans et plus utilisent la marche comme moyen de transport ?
a) 55 %   b) 70 %   c) 85 %

Réponses

1. a). Selon ce standard, une personne active doit dépenser 1000 Cal par semaine en activités physiques pour en retirer des bénéfices substantiels pour la santé. De plus, ces activités doivent être d'intensité modérée à élevée et être réparties en trois séances ou plus par semaine.

2. Toutes ces réponses. Les données de recherches épidémiologiques et psychologiques montrent que la sédentarité est néfaste pour la santé et qu'inversement la pratique régulière d'activités physiques a des retombées importantes sur la santé.

3. b). En effet, 30 % des 18 ans et plus rapportent ne faire aucune utilisation de la marche comme moyen de transport. De plus, 9 adultes sur 10 (18 ans et plus) disent ne jamais utiliser la bicyclette.

Adoptez un mode de vie actif! Cela vous aidera à refaire le plein d'énergie, à contrôler votre poids et votre stress ainsi qu'à stimuler votre système immunitaire. Un tel mode de vie procure aussi des bienfaits d'ordres psychologique, intellectuel et émotif en améliorant la concentration, la confiance en soi, l'estime de soi et le bien-être personnel. Il aide aussi à prévenir plusieurs maladies. Faire de l'activité physique augmentera vos capacités et vous rendra plus apte à faire face avec vigueur aux obligations de la vie quotidienne. S'il est vrai que le niveau optimal d'activité et de condition physiques varie beaucoup d'une personne à l'autre, les bienfaits d'une activité physique régulière n'en sont pas moins réels pour tous.

Le présent chapitre offre un aperçu de la quantité d'activité physique requise pour obtenir des bénéfices substantiels pour la santé. Il précise en quoi l'activité physique et un programme d'entraînement bien structuré contribuent au mieux-être. Il décrit les déterminants de la condition physique, les principes fondamentaux et les composantes essentielles d'un programme d'entraînement équilibré.

Pourquoi les Québécois ne sont-ils pas plus actifs? Plusieurs motifs nous sautent aux yeux: le manque de temps et de ressources, les influences sociales ou environnementales, le manque de motivation, la peur de se blesser. Toutefois, il faut savoir que si l'activité physique implique certains risques, l'inactivité en comporte bien davantage. D'où l'importance d'amorcer un changement en devenant un peu plus actif chaque jour.

Le continuum activité physique, exercice et condition physique

L'**activité physique** se définit comme tout mouvement corporel exigeant une dépense d'énergie significative par rapport au repos. Les activités physiques peuvent être classées par type selon la quantité d'énergie qu'elles nécessitent. Les activités physiques fonctionnelles telles la station debout ou la marche sur une surface plane exigent peu d'énergie et d'effort. Par contre, des activités plus intenses et plus soutenues, comme la course à pied ou une randonnée à bicyclette d'une dizaine de kilomètres, impliquent une dépense d'énergie beaucoup plus grande.

Le terme **exercice** renvoie généralement à un sous-ensemble d'activités physiques, c'est-à-dire à des mouvements corporels planifiés, structurés et répétitifs qui sont conçus spécifiquement pour améliorer ou maintenir une ou des composantes de la condition physique. Pour sa part, la **condition physique** désigne la capacité du corps à s'adapter aux exigences de l'effort physique et à soutenir une activité physique modérée ou intense sans s'épuiser immédiatement. La condition physique dépend de facteurs physiologiques tels que la taille des fibres musculaires et

L'EXERCICE ET L'ACTIVITÉ PHYSIQUE: FACTEURS DE LA DIMENSION DU MIEUX-ÊTRE

Malgré les nombreux avantages que procure une vie active pour plusieurs dimensions du mieux-être (émotive, sociale, etc.), c'est avant tout à la dimension physique qu'elle rapporte le plus. Le pourcentage actuel de personnes actives au Québec, même s'il est à la hausse, est encore nettement insuffisant. Toute personne, quel que soit son âge, peut vérifier les bienfaits d'une activité physique régulière sur sa santé et sa qualité de vie. Cependant, pour que les bénéfices soient substantiels, on doit atteindre un certain seuil. Un peu plus loin dans ce chapitre, nous verrons comment déterminer la quantité d'activité physique requise pour obtenir ces bénéfices.

DES RAISONS DE **CHANGER**!

Nos habitudes nous permettent d'effectuer les tâches quotidiennes en économisant énergie mentale et physique. Ces automatismes nous empêchent par contre de prendre conscience des comportements que nous aurions intérêt à changer. Réfléchissez à dix moyens d'intégrer davantage d'activités physiques à votre mode de vie en modifiant un comportement. Il pourrait s'agir de marcher plutôt que de prendre l'autobus, d'opter pour l'escalier plutôt que l'ascenseur, etc. À partir de ces moyens, planifiez des stratégies applicables à votre programme de modification de comportements. Ces stratégies vous permettront de déjouer toutes vos excuses sur le manque d'occasions et de temps pour faire de l'activité physique.

la capacité du cœur à pomper le sang. Pour améliorer sa condition physique, on doit pratiquer une activité physique à un rythme suffisant pour fatiguer le corps et susciter des changements physiologiques à long terme. La fréquence et le type précis d'activités qui permettent une amélioration de la condition physique seront décrits plus loin dans le présent chapitre. Pour le moment, il importe plutôt de savoir que seuls certains types d'activités physiques — c'est-à-dire ceux qui correspondent à des exercices — favorisent une amélioration notable de la condition physique. Une telle distinction doit être établie avant de se fixer des objectifs et d'élaborer un programme d'entraînement.

Avoir un mode de vie « actif » pour promouvoir la santé

Les bienfaits associés à la pratique régulière de l'activité physique sont très nombreux (*voir* la figure 2.1). Malgré ces nombreux avantages, on a observé au Québec, en 2003, que le nombre de personnes faisant suffisamment d'activités physiques de loisirs pour en retirer des bénéfices substantiels pour la santé, soit le niveau actif, était trop faible et qu'il diminuait rapidement en fonction du groupe d'âge. Comme le fait voir la figure 2.2, dans le groupe d'âge de 18 à 24 ans, seulement 59 % des hommes et 46 % des femmes étaient suffisamment actifs. Kino-Québec, reprenant la définition établie par le Surgeon General qui fait actuellement l'objet d'un consensus international, considère comme « active » une personne qui pratique des activités de loisirs d'une intensité modérée ou plus élevée 3 fois ou plus par semaine, et qui a une dépense énergétique de 14 Cal/kg de poids corporel/semaine (environ 1000 Cal pour un individu standard de référence pesant 70 kg).

Même s'il est toujours vrai de dire qu'« un peu, c'est mieux que pas du tout », il est important de viser un certain seuil

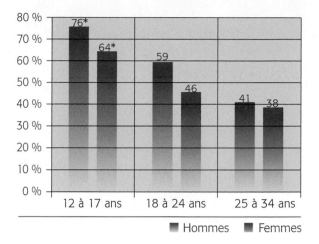

Figure 2.2   **Pourcentage de personnes pratiquant des activités physiques de loisirs, selon l'âge et le sexe, Québec 2003.**
(*Source :* Adaptation de B. Nolin et D. Hamel, Annuaire du Québec 2006 [graphique 1, p. 299]. © Éditions Fides.)

d'activité physique pour obtenir des bénéfices substantiels pour la santé. Voyons comment mesurer la quantité d'activité physique requise pour devenir une personne « active ».

Quantité d'activité physique requise pour obtenir des bénéfices substantiels pour la santé   Toute activité physique, qu'elle soit associée aux activités fonctionnelles (études, travail, activités domestiques, etc.) ou de loisirs, apporte des bénéfices pour la santé. Comme la plupart des activités fonctionnelles, même si elles durent près de 8 heures par jour, n'exigent pas suffisamment d'énergie, on doit absolument pratiquer régulièrement des activités physiques afin de hausser sa dépense d'énergie à un niveau qui procurera des bénéfices « substantiels » pour la santé. Pour atteindre ce niveau, les activités physiques doivent :

1. être pratiquées 3 fois ou plus par semaine ;
2. se faire à une intensité modérée ou élevée ;
3. entraîner une dépense énergétique de 1000 Cal par semaine (pour un individu standard de référence pesant 70 kg).

- Endurance, force et flexibilité accrues
- Meilleure santé des muscles, des os et des articulations
- Accroissement de la dépense énergétique (calorique)
- Amélioration de la composition corporelle
- Plus d'énergie
- Meilleure capacité à composer avec le stress
- Meilleure humeur, meilleure estime de soi et plus grande sensation de mieux-être
- Plus de facilité à s'endormir et sommeil plus réparateur

- Réduction de toutes les causes de mortalité précoce
- Réduction du risque de développer une maladie cardiaque, le diabète, de la haute pression artérielle ou le cancer du côlon et d'en mourir
- Réduction du risque d'obésité
- Réduction de l'angoisse, de la tension et de la dépression
- Réduction des risques de chutes et de fractures
- Réduction des dépenses en soins de santé

Figure 2.1   **Les bienfaits associés à la pratique régulière de l'activité physique.**

Activité physique   Tout mouvement corporel produit par les muscles squelettiques et qui exige une dépense d'énergie significative par rapport au repos.

Exercice   Forme d'activité physique ou mouvements corporels planifiés, structurés et répétitifs conçus pour maintenir ou améliorer une ou des composantes de la condition physique.

Condition physique   Capacité du corps à s'adapter aux exigences de l'effort physique et à soutenir une activité physique modérée ou intense.

Cette dépense de 1000 Cal par semaine est un minimum à atteindre pour l'ensemble de la population adulte. Pour le groupe de 12 à 17 ans, le comité scientifique de Kino-Québec recommande cependant de viser 2000 Cal par semaine.

Dans cette approche, c'est la somme des activités de loisirs d'intensité modérée à élevée qui compte, et tant mieux si vos activités fonctionnelles sont plus exigeantes que celles de la majorité de la population. Il est généralement recommandé d'alterner des activités physiques de loisirs d'intensité modérée mais d'une durée plus longue avec des activités d'intensité élevée de durée plus courte. Il faut donc en premier lieu établir le nombre de calories que vous devez «brûler» en tenant compte de votre poids. Par la suite, vous devrez composer avec la fréquence (3 fois ou plus par semaine), l'intensité (modérée ou élevée) et la durée (variant selon l'intensité) de vos activités physiques pour atteindre votre objectif en dépense calorique.

Tenir compte du poids pour mesurer la dépense calorique   Pour un même effort, la dépense calorique varie selon le poids corporel. Pour des exercices de même intensité, une personne pesant 90 kg dépensera plus rapidement 1000 Cal par semaine qu'une personne pesant 50 kg. Ce standard international de dépense énergétique de 1000 Cal par semaine qui procure des effets bénéfiques pour la santé est une valeur moyenne calculée pour une personne type ayant un poids de 70 kg. Globalement, ce standard correspond à une dépense de *14 Cal par kg de poids par semaine* (70 kg × 14 Cal/kg/sem. = 980 Cal/sem. ou environ 1000 Cal/sem.).

Le tableau 2.1 présente la dépense énergétique hebdomadaire à atteindre selon le poids pour obtenir des effets bénéfiques pour la santé. Par exemple, une personne de 70 kg devrait dépenser 980 Cal par semaine, tandis qu'une personne de 40 kg ne devra en dépenser que 560 pour avoir une dépense équivalente. Pour que cette dépense énergétique apporte des effets bénéfiques substantiels à la santé, il faut également tenir compte de la fréquence, de la durée et de l'intensité de l'activité physique. En effet, pour apporter des effets bénéfiques substantiels, une activité physique doit être pratiquée trois fois par semaine à une intensité modérée ou élevée. Ainsi, la personne de 70 kg devrait, à chacun de ces trois entraînements, dépenser 327 Cal (980 Cal/3 entraînements) en 30 minutes (intensité élevée) ou en 40 minutes (intensité modérée). S'il n'est pas possible de mesurer la dépense calorique, on peut estimer l'intensité d'une activité avec

Tableau 2.1   Durée d'activités de loisirs recommandée par séance d'entraînement (trois fois par semaine) pour atteindre la dépense calorique requise pour en retirer des effets bénéfiques pour la santé, selon le poids corporel et l'intensité.

Poids (kg)	Dépense calorique (Cal/sem.)		Durée totale par entraînement selon l'intensité				
	Par semaine	Par entraînement*	Effets bénéfiques		Effets bénéfiques substantiels		
			Intensité très faible (< 100 batt./min**; Borg***: < 10)	Intensité faible (100 à 126 batt./min; Borg: 10 à 11)	Intensité modérée (127 à 152 batt./min; Borg: 12 à 13)	Intensité élevée (153 à 186 batt./min; Borg: 14 à 16)	Intensité très élevée (> 186 batt./min; Borg: 17 à 19)
40	560	187					
45	630	210					
50	700	233					
55	770	257					
60	840	280					
65	910	303					
70	980	327	> 93 min	65 min	40 min	30 min	< 30 min
75	1050	350					
80	1120	373					
85	1190	397					
90	1260	420					
95	1330	443					
100	1400	467					
105	1470	490					

  * À raison de trois entraînements par semaine.
 ** Batt./min : fréquence cardiaque à maintenir par minute. Elle est calculée selon le pourcentage d'une fréquence cardiaque maximale estimée pour une personne de 20 ans à 200 battements par minute (220 – âge).
*** Borg : voir l'échelle de Borg au tableau 2.2.

Source : Adaptation de Howley, E. T. (2001), *Medecine & Science in Sports & Exercise*, S364-S369. Reproduit avec la permission de Lippincott, Williams & Wilkins.

les fréquences cardiaques ou l'échelle de Borg. Par exemple, si la personne de 70 kg pratique une activité physique pendant 30 minutes avec des fréquences cardiaques de 153 à 186 battements par minute ou en évaluant sa perception de l'effort de 14 à 16 sur l'échelle de Borg (voir le tableau 2.1), elle pourra estimer que son entraînement est d'une intensité élevée et que sa dépense énergétique est d'environ 350 Cal. Comme la fréquence minimale hebdomadaire est de trois fois, on peut réaliser sa dépense calorique en quatre ou cinq séances ou augmenter sa dépense hebdomadaire de 500 ou 1000 Cal par semaine. Aller au-delà de la dépense énergétique minimale ne peut qu'être bénéfique pour la santé.

Comment déterminer l'intensité d'une activité physique Il y a plusieurs façons de vérifier si l'intensité de votre activité est adéquate. Pour une activité d'endurance cardiorespiratoire, la plus populaire consiste à évaluer le pourcentage de la fréquence cardiaque maximale. Pour ce faire, vous devez d'abord déterminer quelle est votre fréquence maximale en effectuant un test à l'effort ou en utilisant la formule (220 – âge). Par la suite, pendant une séance d'activité physique, vous mesurez votre fréquence cardiaque et vérifiez à quel pourcentage de votre fréquence maximale correspond l'intensité de votre exercice. Comme la fréquence cardiaque est associée à la perception du niveau d'essoufflement et de l'effort musculaire déployé, l'échelle de Borg peut être utile pour évaluer votre intensité de travail. Cette échelle de perception a été établie en fonction de ce que l'on ressent à la fin d'une activité physique. Vous n'avez donc qu'à noter le chiffre correspondant à votre perception dans votre relevé (*voir* le chapitre 3, p. 60).

Plusieurs des appareils stationnaires d'entraînement cardiorespiratoire que l'on retrouve dans les salles de conditionnement physique permettent de mesurer l'intensité en METs ou selon les calories dépensées. Nous avons expliqué précédemment les calories. Pour ce qui est des METs, il vous faut savoir qu'un MET équivaut à la consommation d'oxygène d'un homme ou d'une femme au repos, soit environ 250 et 200 ml par minute respectivement. Les METs correspondent à une dépense énergétique multipliée par deux, par trois, par quatre, etc. Donc, pour un effort modéré, cela équivaut à multiplier de 3 à 6 fois votre dépense énergétique au repos.

Pour les activités de résistance musculaire, on détermine l'intensité en fonction du pourcentage de la charge la plus lourde que vous pouvez soulever une seule fois (calcul 1 RM, *voir* le chapitre 4, p. 89). Le tableau 2.2 vous permettra d'identifier l'intensité à laquelle vous pratiquez une activité, qu'elle soit cardiorespiratoire ou musculaire.

Pour identifier certains paramètres déterminant l'intensité des activités pour obtenir des bénéfices substantiels pour la santé, consultez le tableau 2.3. Nous avons comparé les mêmes activités selon une intensité insuffisante (les deux premières colonnes) et selon une intensité nécessaire (les trois dernières colonnes) pour être considéré comme « actif ». **Évidemment, cela est une prescription d'activité physique pour une population dite normale.** Il faut adapter cette prescription en fonction du niveau de condition physique et des problèmes de santé de chacun. Un individu obèse, de même qu'un individu sédentaire, retirera de nombreux bénéfices à exécuter des exercices ou des activités physiques à faible intensité afin de brûler une grande quantité de calories. Par exemple, les individus souhaitant perdre du poids et maintenir cette perte devront consacrer de 45 à 60 minutes et plus à l'activité physique chaque jour, à cause de la faible intensité déployée, pour brûler un nombre de calories significatif.

Efforcez-vous de devenir actif ou de le demeurer et fixez-vous pour objectif une dépense énergétique hebdomadaire selon votre poids, comme le recommandent les experts. Devenir actif contribuera à améliorer votre santé, votre condition physique ainsi que votre mieux-être.

Tableau 2.2   **Mesure de l'intensité moyenne de l'activité physique selon différents paramètres.**

Intensité	Activités d'endurance cardiorespiratoire				Activités de résistance musculaire
	Cal / min	% de la FC* maximale	Échelle de Borg**	METs***	% de 1 RM****
Très faible	< 3,5	< 50	< 10	< 3,2	< 30
Faible	3,5 à 6,4	50 à 63	10 à 11	3,2 à 5,3	30 à 49
Modérée	6,5 à 9,0	64 à 76	12 à 13	5,4 à 7,5	50 à 69
Élevée	9,1 à 12,2	77 à 93	14 à 16	7,6 à 10,2	70 à 84
Très élevée	> 12,2	> 93	17 à 19	> 10,2	> 84

  * FC = Fréquence cardiaque

  ** Échelle de perception de l'effort (*voir* le chapitre 3, p. 60).

  *** Selon un VO_2 max de 42 ml/kg/min = 12 METs, où 1 MET égale approximativement (pour un adulte) 3,5 ml d'O_2/kg de poids/min (1,2 Cal/min pour une personne de 70 kg).

  **** 1 RM = répétition maximale ou le poids le plus lourd que vous pouvez soulever une fois en respectant la technique du mouvement.

Source : Howley, E. T. (2001), *Medicine & Science in Sports & Exercise*, S364-S369. Reproduit avec la permission de Lippincott, Williams & Wilkins.

DES RAISONS DE **CHANGER** !

Seriez-vous plus motivé(e) à augmenter votre niveau quotidien d'activité physique si vous aviez un outil simple pour le qualifier objectivement ? Si oui, que diriez-vous d'un podomètre pour enregistrer le nombre de pas que vous faites chaque jour ?

Portez le podomètre durant une semaine pour établir votre nombre de pas par jour, puis fixez-vous un objectif réaliste — par exemple, faire quotidiennement 2000 pas supplémentaires ou en augmenter progressivement le nombre jusqu'à 10 000 par jour. Suivez vos progrès et soutenez votre motivation en consignant chaque jour votre nombre de pas. On estime qu'une personne adulte est active si elle fait 10 000 pas et plus par jour.

Cet objectif vaut pour la population en général. Par contre, les personnes obèses devront plutôt faire de 15 000 à 18 000 pas par jour pour obtenir un effet significatif sur la perte de poids.

Tableau 2.3 **Paramètres permettant de déterminer l'intensité de différentes activités physiques.**

Activités	Intensité insuffisante pour être considéré comme « actif »		Intensité nécessaire pour être considéré comme « actif »		
	Très faible < 3,5 Cal / min	Faible 5 Cal / min	Modérée 8 Cal / min	Élevée 11 Cal / min	Très élevée ≥ 12 Cal / min
Bicyclette		< 16 km/h	16 à 19 km/h	20 à 22 km/h	23 à 25 km/h
Appareils stationnaires de conditionnement physique	50 watts ■ Bicyclette ■ Rameur ■ Marches	100 watts ■ Bicyclette ■ Rameur ■ Marches	150 watts ■ Bicyclette ■ Rameur ■ Marches	200 watts ■ Bicyclette ■ Rameur ■ Marches	250 watts ■ Bicyclette ■ Rameur ■ Marches
Marche et escalade	■ Marche (dans la maison ou à moins de 4 km/h)	■ Marche sur le plat (4 km/h)	■ Marche rapide (6,4 km/h)	■ Marche en montée (4 km/h) ou sur le plat (7,2 km/h) ■ Escalade de montagne	
Danse	■ Danse sociale lente ■ Étirements et échauffement lent en danse aérobie	■ Aérobie sans saut ■ Danse sociale rapide	■ Aérobie avec sauts	■ Step-marche de 6 à 8 po	■ Step-marche de 10 à 12 po
Exercices à mains libres et de musculation		■ Exercices de musculation sans charge ou avec charges très légères	■ Exercices de musculation (appareils de type Nautilus ou charges libres), efforts vigoureux, charges moyennes	■ Exercices à mains libres (ex. : pompes, redressements-assis, sauts, etc.), efforts vigoureux ■ Entraînement en circuit avec le moins d'arrêts possible ■ Exercices de musculation, efforts vigoureux, charges lourdes	
Chasse et pêche	■ Chasse et pêche (en général) ■ Pêche (assis dans un bateau ou sur un quai) ■ Chasse en cache	■ Chasse au petit gibier ■ Pêche en marchant sur le bord de l'eau	■ Chasse au gros gibier ■ Pêche en marchant dans l'eau vive		
Course à pied et jogging			■ Jogging en général ■ Alternance marche et course	■ Course (8 à 10 km/h) ■ Cross-country	■ Course (11 km/h et plus)

Activités	Intensité insuffisante pour être considéré comme « actif »		Intensité nécessaire pour être considéré comme « actif »		
	Très faible < 3,5 Cal/min	Faible 5 Cal/min	Modérée 8 Cal/min	Élevée 11 Cal/min	Très élevée ≥ 12 Cal/min
Sports	■ Quilles ■ Tennis de table ■ Football, lancer le ballon ■ Golf miniature ■ Volley-ball (6 à 9 joueurs, non compétitif)	■ Basket-ball (lancers au panier) ■ Badminton social ■ Golf à pied (4,3 METs) ■ Golf avec voiturette (3,5 METs) ■ Balle molle ■ Baseball	■ Basket-ball ■ Badminton ■ Tennis (double) ■ Football (touch, rugby) ■ Soccer (général)	■ Basket-ball ■ Badminton ■ Tennis (simple) ■ Football (touch) ■ Football (rugby ou soccer, compétition) ■ Volley-ball (plage) ■ Volley-ball (compétition) ■ Hockey sur glace	■ Squash ■ Racquet-ball
Équitation		■ Cheval (marche)	■ Cheval (trot, longue randonnée)	■ Cheval (galop, compétition)	
Arts martiaux		■ Taï chi		■ Judo, jujitsu, karaté, tae-kwon-do	
Escalade				■ Escalade de montagne	
Activités aquatiques, général	■ Bateau moteur ■ Canot (4,8 km/h) ■ Plongeon d'un tremplin ■ Voile	■ Canot camping	■ Canot (portage) ■ Canot (4,8 km/h) ■ Kayak ■ Voile (compétition) ■ Plongée (apnée)		■ Canot (> 6 km/h)
Natation	■ Se laisser flotter sur l'eau	■ Jouer dans l'eau	■ Exécuter des longueurs, efforts modérés	■ Nage synchronisée ■ Exécuter des longueurs en nage de compétition	■ Exécuter des longueurs (efforts vigoureux en compétition) ■ Water-polo
Sports d'hiver		■ Motoneige	■ Patinage (14 km/h) ■ Ski de fond (4 km/h) ■ Ski alpin (loisirs)	■ Ski de fond (7 km/h) ■ Ski alpin (compétition) ■ Raquette	■ Patinage de vitesse (compétition) ■ Ski de fond (compétition)

La valeur en Cal/min des différentes intensités est une valeur moyenne du tableau 2.2. Par exemple, la valeur de 5 Cal/min de la catégorie faible est la moyenne de deux valeurs : 3,8 Cal/min et 6,4 Cal/min.

Sources : Ainsworth, B. E., W. L. Haskelle, M. C. Whitt *et al.* (2000), Compendium of Physical Activities : an Update of Activity Codes and MET Intensities, *Medicine & Science in Sport & Exercise*, 32:S498-S516, avec la permission de Lippincott, Williams & Wilkins ; U.S. Departement of Health and Human Services (USDHHS, 1996), *Physical Activity and Health : A Report of the Surgeon General*, Atlanta, GA ; U.S.D.H.H.S., Centers for Disease Control and Prevention, National Center for Chronic Disease Preventive and Health promotion, 278 p.

LES DÉTERMINANTS DE LA CONDITION PHYSIQUE LIÉS À LA SANTÉ

La condition physique dépend de nombreux déterminants, dont certains sont liés à l'état de santé général et d'autres à la pratique de sports ou d'activités plus spécifiques.

Les déterminants de la condition physique les plus importants pour une bonne santé sont l'endurance cardiorespiratoire, la force et l'endurance musculaires, la flexibilité et la santé du dos, la composition corporelle et la capacité de se relaxer.

Une bonne condition physique permet de mieux jouir de la vie, aide le corps à résister aux épreuves physiques et psychologiques et protège contre les maladies chroniques.

L'endurance cardiorespiratoire

L'**endurance cardiorespiratoire** est la capacité d'effectuer, à une intensité modérée ou élevée, un exercice prolongé et dynamique faisant appel à une masse musculaire importante. Elle varie selon la capacité des poumons à capter l'oxygène pour l'apporter au système sanguin, la capacité du cœur à pomper le sang, la capacité du système nerveux et des vaisseaux sanguins à régulariser la circulation sanguine et la capacité des systèmes chimiques du corps à utiliser l'oxygène et les sources d'énergie nécessaires à la pratique d'un exercice.

Lorsque l'endurance cardiorespiratoire est faible, le cœur doit travailler très fort pendant les activités quotidiennes normales et peut ne pas être apte à fournir un effort supplémentaire en cas d'activité physique intense résultant d'une situation d'urgence. Une bonne endurance cardiorespiratoire permet au cœur de fonctionner de manière plus efficace, car l'effort exigé au repos ou lors d'un exercice modéré est moindre. Le cœur pompe davantage de sang par battement, le pouls au repos ralentit, la fréquence cardiaque à l'effort submaximal s'abaisse. Au fur et à mesure que les fonctions cardiorespiratoires d'un individu s'améliorent (*voir* la figure 2.3), le volume sanguin pompé augmente, l'apport sanguin aux tissus s'accroît, le corps parvient plus facilement à régulariser sa température et la tension artérielle au repos diminue. Un cœur sain résiste mieux aux tensions de la vie quotidienne, au stress causé par une situation d'urgence et au vieillissement normal. Une endurance accrue améliore également le fonctionnement des systèmes chimiques du corps, notamment dans les muscles et le foie, et permet ainsi au corps de mieux utiliser et transformer l'énergie fournie par l'alimentation.

L'endurance cardiorespiratoire est un élément essentiel d'une bonne condition physique, parce que le fonctionnement du cœur et des poumons est indispensable à un bon état de santé général. On ne peut vivre longtemps ou en bonne santé sans un cœur sain. Les personnes dont la condition physique est la plus mauvaise ont une mortalité par maladie cardiovasculaire ou par toute cause plus élevée que celles jouissant d'une bonne condition physique. L'effet de la sédentarité sur les maladies du cœur, tel l'infarctus du myocarde, est comparable à celui de l'hypercholestérolémie, de l'hypertension et du tabagisme.

La force musculaire

La **force musculaire** est la tension qu'un muscle peut développer dans une contraction maximale volontaire. Avoir des muscles forts est important pour effectuer aisément et avec souplesse une foule d'activités quotidiennes — soulever des boîtes ou monter des escaliers — et pour faire face à une situation d'urgence. Des muscles forts contribuent à garder la colonne vertébrale alignée, à prévenir les douleurs au dos et aux jambes et à apporter le soutien nécessaire au maintien d'une bonne posture. La force musculaire est tout aussi importante lors d'activités récréatives. Les personnes plus fortes peuvent frapper la balle de tennis avec plus de vigueur, botter un ballon de soccer plus loin et monter des côtes à bicyclette plus facilement. Le tissu musculaire est un élément important de la composition du corps. Une masse musculaire plus élevée entraîne un **métabolisme** de base plus élevé et une utilisation plus rapide de l'énergie. Le maintien de la force et de la masse musculaires est une condition essentielle pour conserver une bonne santé tout le long du processus de vieillissement. Les personnes

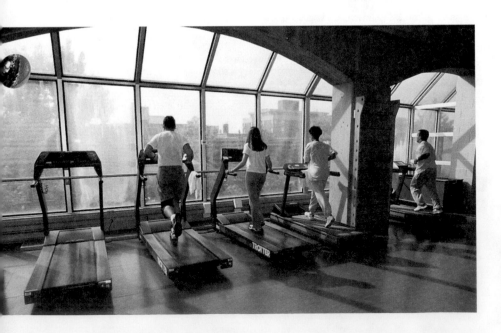

L'endurance cardiorespiratoire est un élément essentiel d'une bonne condition physique. En faisant de l'activité physique, ces personnes accroissent l'endurance de leur cœur et de leurs poumons et améliorent leur état de santé général.

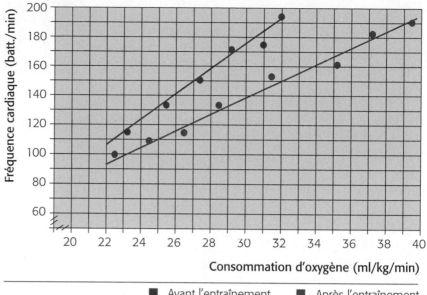

Figure 2.3   Amélioration de la fréquence cardiaque associée à la consommation d'oxygène par l'entraînement cardiorespiratoire.

La diminution significative de la fréquence cardiaque est généralement l'indication d'un meilleur fonctionnement cardiaque à l'effort. De même, une personne entraînée verra diminuer sa fréquence cardiaque au repos.

âgées subissent souvent une atrophie de cellules musculaires, et les cellules qui restent ne sont plus fonctionnelles en raison de leur incapacité à envoyer des messages au système nerveux. Un entraînement en musculation favorise le maintien de la masse et des fonctions musculaires et peut atténuer le risque d'ostéoporose chez les personnes âgées, ce qui contribue sensiblement à l'amélioration de leur qualité de vie et à la prévention de blessures graves.

L'endurance musculaire

L'**endurance musculaire** fait appel à la capacité de l'organisme à maintenir une tension musculaire localisée, le plus longtemps possible ou de façon répétée. L'endurance musculaire a une incidence importante sur le maintien d'une bonne posture et sur la prévention des blessures. Ainsi, lorsque les muscles abdominaux et dorsaux ne peuvent maintenir la colonne vertébrale dans une position adéquate, les risques de douleurs lombaires et de blessures au dos augmentent. L'endurance musculaire permet d'affronter les exigences physiques propres aux activités quotidiennes et d'améliorer la performance au travail et dans les sports. Elle joue aussi un rôle important dans l'accomplissement de la plupart des activités de loisirs et de mise en forme physique.

La flexibilité et la santé du dos

La **flexibilité** est la capacité d'utiliser une articulation dans toute son amplitude. S'il est vrai que l'amplitude des articulations n'est pas toujours mise à contribution lors des activités quotidiennes de la plupart des individus, il n'en demeure pas moins que l'inactivité entraîne une raideur des articulations au fil des ans. Cette raideur amène souvent les personnes plus âgées à adopter des postures qui provoquent des tensions articulaires et musculaires. La pratique d'exercices d'étirement favorise la mobilité des principales articulations.

Un dos en bonne santé nous permet d'être plus fonctionnels dans toutes les tâches quotidiennes et donc de jouir d'une meilleure qualité de vie. C'est un déterminant important de la bonne condition physique. En effet, les maux de dos sont l'une des principales causes de restriction des activités courantes. Il est donc essentiel de protéger son dos en ayant des postures adéquates. Il faut aussi faire des exercices de renforcement musculaire et d'étirement afin de prévenir les blessures et les douleurs lombaires.

Endurance cardiorespiratoire Capacité d'effectuer, à une intensité modérée ou élevée, un exercice prolongé et dynamique faisant appel à une masse musculaire importante.

Force musculaire Quantité de force qu'un muscle peut fournir en un seul effort maximal.

Métabolisme Ensemble des processus vitaux au moyen desquels le corps utilise l'énergie alimentaire et les nutriments qui lui sont fournis.

Endurance musculaire Capacité d'un muscle ou d'un groupe de muscles à demeurer contractés ou à se contracter longtemps ou de façon répétée.

Flexibilité Amplitude du mouvement propre à une articulation ou à un groupe d'articulations ; la flexibilité est liée à la longueur des muscles.

La composition corporelle

La **composition corporelle** correspond au rapport entre les quantités relatives de **masse maigre** (muscles, os et eau) et de masse grasse. Le pourcentage de masse grasse est adéquat si le poids corporel maigre est élevé et que la quantité de graisses est suffisamment faible, compte tenu des différences liées à l'âge et au sexe. Une personne ayant une quantité de graisses corporelles excessive est plus susceptible de souffrir de toutes sortes de problèmes de santé : maladie cardiaque, hypertension, accident vasculaire cérébral, douleurs articulaires, diabète, maladies de la rate, cancer et douleurs au dos. La façon la plus efficace de réduire sa masse grasse consiste à adopter un mode de vie fondé sur un régime alimentaire équilibré et sur la pratique régulière d'activités physiques. Quant à l'augmentation de la masse musculaire, on l'obtient grâce à l'entraînement en musculation.

La capacité de se relaxer

La capacité de se relaxer permet de gérer efficacement les différentes tensions provenant de l'environnement. Elle assure un meilleur équilibre de la santé globale. L'excès de tension peut compromettre à la fois notre santé et notre condition physique. C'est pourquoi la pratique régulière de techniques de relaxation et d'activités physiques de détente favorise l'atteinte d'une condition physique optimale.

LES DÉTERMINANTS DE LA CONDITION PHYSIQUE LIÉS AUX HABILETÉS

La capacité de pratiquer une activité ou un sport particulier dépend bien sûr des cinq déterminants de la condition physique liés à la santé, mais entrent également en ligne de compte les déterminants de la condition physique liés aux habiletés tels que :

- *La rapidité :* La capacité d'exécuter un mouvement en peu de temps.
- *La puissance :* La capacité de développer de la force rapidement, en combinant force et vitesse.
- *L'agilité :* La capacité de bouger rapidement et avec précision.
- *L'équilibre :* La capacité de garder l'équilibre en mouvement ou en position stationnaire.
- *La coordination :* La capacité d'exécuter des tâches motrices avec précision et avec fluidité en faisant appel aux mouvements corporels et aux sens.
- *Le temps de réaction :* La capacité de répondre ou de réagir rapidement à un stimulus.

Ces déterminants sont généralement propres à chaque sport et se développent à la longue. Par exemple, la rapidité, la coordination et l'agilité nécessaires pour jouer au basket-ball s'acquièrent en s'adonnant à ce sport. Certains experts en conditionnement physique sous-estiment les sports de participation parce que certains ne favorisent pas tous les déterminants de la condition physique liés à la santé. Toutefois, vous aurez du plaisir à pratiquer ces sports et cela vous aidera à être en meilleure forme tout en développant d'autres aspects du mieux-être. On peut tirer une immense satisfaction du simple fait de bien exécuter un coup droit au tennis, d'escalader une paroi rocheuse, de réussir un coup de départ de 150 mètres au golf ou de réussir un smash au volley-ball. Les sports peuvent occuper une place importante et agréable dans un mode de vie actif.

LES PRINCIPES DE L'ENTRAÎNEMENT PHYSIQUE

Le corps humain a une très grande capacité d'adaptation. Plus on exige de lui, plus il s'adapte pour satisfaire à ces exigences. Les adaptations immédiates et à court terme finissent par se transformer en modifications et en améliorations à long terme. Ainsi, lorsque le rythme respiratoire et les battements cardiaques augmentent pendant des activités physiques, le cœur acquiert graduellement la capacité de pomper davantage de sang à chaque battement. Par la suite, il parviendra à satisfaire les besoins en oxygène des cellules sans devoir battre plus rapidement lors d'activités physiques ou sportives (*revoir* la figure 2.3). L'**entraînement physique** vise à provoquer de telles modifications et améliorations à long terme dans le fonctionnement du corps. Bien sûr, le niveau maximal de bonne condition et de performance physiques pouvant être atteint grâce à l'entraînement varie d'un individu à l'autre. Cependant, chacun retirera des bienfaits de la pratique de l'entraînement physique.

Certains types et quantités spécifiques d'exercices sont plus susceptibles que d'autres de favoriser les divers déterminants de la condition physique. Avant d'établir un programme d'exercices efficace, on doit d'abord comprendre les principes fondamentaux de l'entraînement physique. Ces principes sont la spécificité, la surcharge progressive, la réversibilité et les différences individuelles.

Le principe de spécificité

Pour favoriser un déterminant particulier de la condition physique, il faut effectuer des exercices ayant été spécifiquement conçus à cette fin. C'est ainsi que l'on définit le principe de **spécificité**. Par exemple, l'entraînement avec des poids développe la force musculaire, mais pas l'endurance cardiorespiratoire ni la flexibilité. La spécificité s'applique également aux déterminants de la condition physique liés aux habiletés techniques — pour s'améliorer au tennis, il faut jouer au tennis — ainsi qu'aux différentes parties du corps — pour accroître la force des bras, il faut faire des exercices avec les bras. Un programme d'entraînement bien équilibré doit comporter des exercices mettant l'accent sur chacun des déterminants de la condition physique et sur différentes parties du corps.

Le principe de surcharge progressive

C'est en améliorant son fonctionnement que le corps s'adapte aux exigences imposées par l'activité physique. Si l'on accroît progressivement la quantité d'exercices (aussi appelée surcharge), la condition physique s'améliore. C'est ainsi qu'on définit le principe de **surcharge progressive**.

Le volume de la surcharge est très important. Faire trop peu d'exercices n'aura aucun effet sur la condition physique, mais pourra améliorer la santé. Faire trop d'exercices peut être une cause de blessures. À chaque type d'exercices est associé un seuil d'entraînement à partir duquel se font sentir les bienfaits pour la condition physique, une zone dans laquelle ces bienfaits sont maximisés et la limite supérieure d'un entraînement sans risque (*revoir* la figure 2.1, p. 21). La quantité d'exercices nécessaire dépend de la condition physique de départ de l'individu, des objectifs qu'il s'est fixés en matière de condition physique et du déterminant qu'il veut développer. Ainsi, un débutant pourrait voir sa condition physique s'améliorer s'il court 2 kilomètres en 13 minutes, ce qui ne serait pas le cas d'un coureur de fond bien entraîné. Les débutants devraient commencer par avoir un mode de vie actif pour ensuite passer à un programme modéré d'activités physiques (*revoir* le tableau 2.3, p. 24). Quant aux personnes en meilleure condition physique, elles bénéficieront davantage d'un programme d'entraînement intense.

On détermine la quantité de surcharge nécessaire au maintien ou à l'amélioration de la condition physique d'après les quatre dimensions de l'exercice : la fréquence (le nombre de fois), l'intensité (le niveau de difficulté), la durée (le temps total où l'on est actif) et le type d'activité. Certains experts croient qu'on devrait ajouter le plaisir, une composante clé de tout programme d'entraînement physique durable et réussi.

La fréquence   La mise en condition physique exige une pratique régulière d'exercices. La fréquence optimale, exprimée en jours par semaine, varie selon le déterminant visé et les objectifs poursuivis par chacun. Pour un programme général d'amélioration de la condition physique, la pratique d'activités stimulant l'endurance cardiorespiratoire à une fréquence de trois à cinq fois par semaine et un entraînement en musculation et en flexibilité à une fréquence de deux ou trois fois sont appropriés pour la plupart des individus.

L'intensité   Les bienfaits d'une bonne condition physique se font sentir lorsqu'une personne pratique des activités physiques ou sportives avec plus d'intensité qu'à l'habitude dans un programme d'entraînement. L'intensité appropriée des exercices varie selon les déterminants de la condition physique. Ainsi, une personne devra produire une accélération de son pouls normal pour augmenter son endurance cardiorespiratoire, lever des poids plus lourds que d'habitude pour augmenter sa force musculaire, étirer ses muscles au-delà de leur longueur normale pour accroître sa flexibilité.

La durée   Les périodes d'exercice doivent être relativement longues pour qu'apparaissent les bienfaits découlant d'une bonne condition physique. Il est recommandé que les exercices favorisant l'endurance cardiorespiratoire durent plus de 20 minutes et qu'ils soient réalisés sans interruption ou en plusieurs périodes d'au moins 10 minutes chacune. L'intensité des exercices déterminera leur durée totale nécessaire pour que les bienfaits d'une bonne condition physique se concrétisent. Ainsi, dans le cas d'une activité d'intensité élevée comme la course à pied, on recommande une durée totale de 20 à 30 minutes. Dans le cas d'une activité d'intensité plus modérée telle que la marche, une durée totale de 45 à 60 minutes est nécessaire. Puisqu'une activité d'intensité élevée comporte un risque de blessures plus important qu'une activité d'intensité modérée, une personne non entraînée devrait commencer par des activités d'intensité modérée et de plus longue durée.

Composition corporelle   Rapport entre les quantités relatives de masse maigre et de masse grasse.

Masse maigre   Poids des éléments constitutifs du corps humain qui sont exempts de graisse, soit les muscles, les tissus conjonctifs, les tissus des organes, les dents, les os et l'eau.

Entraînement physique   Exécution de divers types d'activités qui obligent le corps à s'adapter et à améliorer sa condition physique.

Spécificité   Principe selon lequel le corps s'adapte au type et à l'ampleur spécifiques de l'effort qui lui est imposé.

Surcharge progressive   Principe d'entraînement selon lequel un effort d'intensité croissante est imposé au corps et l'oblige à procéder à des adaptations qui améliorent la condition physique.

Quant à l'amélioration de la flexibilité, la durée du programme sera déterminée par le nombre d'exercices (de 8 à 10) visant les différentes régions corporelles et le fait de tenir chaque étirement 30 secondes ou plus (*voir* le chapitre 5). Pour l'amélioration de la force et de l'endurance musculaires, la durée du programme sera déterminée par le nombre d'exercices, de répétitions et de séries retenus (*voir* le chapitre 4).

Le type d'activité physique   Le type d'activité physique auquel vous devriez vous adonner variera selon vos objectifs personnels en lien avec chacun des déterminants que vous souhaitez développer. Pour améliorer votre endurance cardiorespiratoire, vous devrez faire régulièrement des activités sollicitant de grandes masses musculaires, comme la marche, le jogging, la bicyclette ou la natation. Les exercices exécutés avec une charge permettent de développer la force et l'endurance musculaires, tandis que les étirements augmentent la flexibilité. La fréquence, l'intensité et la durée des exercices varieront selon chaque type d'activité.

Le principe de réversibilité

Le corps s'adapte à une activité physique de faible intensité de la même façon qu'il peut s'adapter à une activité physique de forte intensité. Cependant, cette adaptation n'est pas permanente. Lorsqu'une personne cesse de s'entraîner, près de 50 % de l'amélioration apportée à la condition physique disparaît au bout de deux mois. C'est là le principe de **réversibilité**. S'il devient nécessaire de restreindre temporairement le calendrier d'entraînement adopté, l'amélioration de la condition physique sera maintenue si l'intensité de l'activité physique ou de l'exercice demeure constante, même si la fréquence ou la durée sont réduites.

Le principe d'individualité

Quiconque regarde le déroulement des Jeux olympiques, d'une partie de hockey professionnel ou d'une finale de championnat de tennis s'apercevra rapidement que, sur le plan physique, nous n'avons pas tous le même potentiel de développement à la naissance. Il existe de grandes différences entre les capacités de chacun à améliorer sa condition physique et à développer des habiletés sportives. Elles sont héréditaires ; il s'agit là du principe de l'**individualité**. Ainsi, des personnes qui suivent le même entraînement ne s'améliorent pas de la même façon. Certaines pourront courir plus longtemps, lever des poids plus lourds ou botter un ballon de soccer mieux que d'autres. De plus, la capacité d'adaptation (ou potentiel d'amélioration) de tout corps humain a ses limites. Par exemple, l'entraînement ne peut accroître que de 15 %

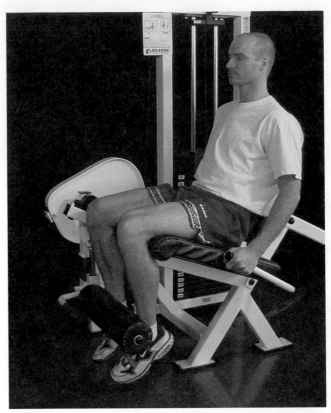

S'entraîner de façon à favoriser les changements spécifiques qu'on souhaite apporter à son corps est un important principe sous-tendant la pratique d'une activité physique. En s'entraînant à lever divers poids, ce jeune homme parviendra à accroître la force et la capacité de certains muscles spécifiques et à améliorer l'apparence générale de son corps.

à 30 % l'aptitude du corps à transporter et à utiliser l'oxygène. L'athlète pratiquant un sport d'endurance doit donc bénéficier de prime abord d'une capacité métabolique élevée pour se hisser au niveau des meilleurs.

Une personne n'est évidemment pas tenue d'être un athlète olympique pour profiter des bienfaits de la course à pied. L'entraînement apporte des améliorations à la condition physique, indépendamment de tout facteur héréditaire. La capacité d'adaptation d'une personne moyenne suffit pour atteindre tous les objectifs d'une bonne condition physique. Une augmentation de 15 % à 30 % de la consommation d'oxygène peut très bien suffire à prévenir les maladies chroniques et à assurer une bonne santé.

Réversibilité   Principe selon lequel les améliorations apportées à la condition physique disparaissent lorsque les exigences imposées au corps diminuent.

Individualité   Principe selon lequel le niveau maximal de bonne condition physique et de performance varie d'un individu à l'autre.

Construire votre propre programme d'entraînement

Vous aurez de meilleurs résultats dans votre entraînement si vous avez un programme. Un programme d'entraînement vous aidera à noter vos progrès en fonction de vos objectifs. Pour planifier votre entraînement, vous devez d'abord mesurer votre niveau actuel de condition physique, déterminer vos objectifs et choisir les exercices pertinents pour y arriver.

Bilan de vos niveaux d'activité physique et de condition physique

La première étape avant de planifier votre programme d'entraînement consiste à évaluer votre aptitude à faire de l'activité physique, votre niveau actuel d'activité physique et votre niveau de condition physique. Le questionnaire Q-AAP (labo 2.1) vous permettra de mettre en lumière tout problème qui pourrait constituer une contre-indication à certaines activités ou à certains exercices. Le labo 2.2 vous amènera à calculer votre indice actuel d'activité physique tandis que le labo 2.3 vous permettra d'identifier des stratégies de changement tenant compte de votre stade de changement selon le modèle transthéorique (*voir* le chapitre 1). Enfin, le labo 2.4 vous fera mesurer votre sentiment d'efficacité personnelle en ce qui concerne votre pratique d'activité physique. Les tests des chapitres 3, 4, 5 et 6 vous aideront à évaluer votre niveau de condition physique, soit votre endurance cardiorespiratoire, votre force et votre endurance musculaires, votre flexibilité et votre composition corporelle.

Se fixer des objectifs   L'objectif général est bien entendu d'améliorer votre mieux-être tout le long de votre vie. Quels que soient vos objectifs spécifiques pour chaque déterminant, le plus important est de maintenir votre motivation. Après avoir fait les tests (chapitres 3 à 6), vous serez apte à vous fixer des objectifs spécifiques directement liés à chacun des déterminants et à passer à l'action.

Faire un choix pertinent d'activités pour avoir un programme d'entraînement équilibré

Le programme idéal combine un mode de vie actif et des exercices pour développer ou maintenir la condition physique. La figure 2.4, la pyramide d'activités physiques, présente un aperçu d'un programme général. Si vous êtes sédentaire, vous devriez commencer par des activités quotidiennes d'intensité modérée et augmenter progressivement. Les activités appropriées incluent la marche, monter des escaliers, faire des travaux ménagers. Sans faire d'exercices trop vigoureux, vous devriez avoir des activités modérées qui augmentent vos fréquences cardiaque et respiratoire.

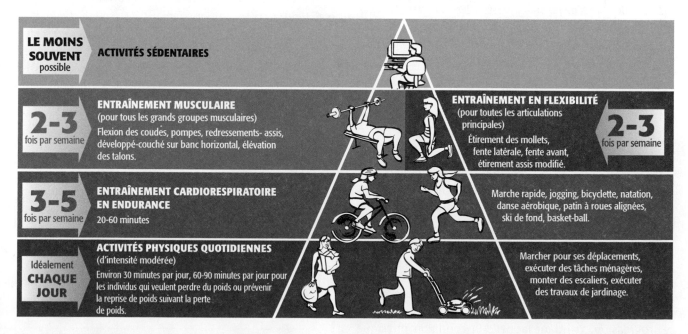

Figure 2.4   La pyramide d'activités physiques.
Cette pyramide présente les composantes d'un programme d'entraînement équilibré et met l'emphase sur l'importance des activités physiques quotidiennes d'intensité modérée. Les personnes sédentaires devraient commencer par des activités physiques quotidiennes d'intensité modérée et augmenter progressivement. Pour les personnes modérément actives, un entraînement cardiorespiratoire en endurance ainsi qu'un entraînement en flexibilité et en musculation les aideront à développer les déterminants de la condition physique en lien avec la santé.

POUR EN **SAVOIR** PLUS

LES BLESSURES SPORTIVES

Pour prévenir les blessures sportives :

- Acquérez les techniques nécessaires à la pratique du sport que vous avez choisi.
- Informez-vous des dangers du sport que vous pratiquez de façon à vous en prémunir.
- Incluez dans votre routine des exercices d'échauffement et d'étirement appropriés.
- Assurez-vous que les installations sportives que vous utilisez sont sécuritaires.

- Respectez les règles de votre sport et faites montre d'esprit sportif.
- Utilisez toujours l'équipement de protection approprié — casque, visière, genouillères, coudières, protège-poignets, etc. — et des chaussures adéquates.
- Par temps extrêmement chaud et humide ou extrêmement froid, protégez-vous des coups de chaleur, de l'hypothermie et des engelures.

Ensuite, vous devrez ajouter à votre programme d'entraînement personnel des exercices visant l'amélioration de la condition physique et de ses principaux déterminants, soit l'endurance cardiorespiratoire, la force et l'endurance musculaires, la flexibilité et la composition corporelle. Vous pouvez consulter les chapitres 3 à 6 pour savoir comment vous y prendre.

Les lignes directrices de l'entraînement

Les lignes directrices suivantes contribueront à rendre votre programme d'entraînement plus fructueux.

- *Entraînez-vous de façon à favoriser les changements spécifiques que vous souhaitez apporter à votre corps.* Imposez un effort à votre corps afin qu'il s'adapte en conséquence. Si vous voulez développer votre musculature, faites de la musculation. Pour augmenter votre flexibilité, faites des exercices d'étirement. Pour accomplir de meilleures performances dans un sport particulier, pratiquez ce sport et ses mouvements spécifiques.

- *Entraînez-vous sur une base régulière.* La régularité est le facteur clé pour améliorer sa condition physique. L'adaptation à l'exercice est un phénomène réversible. Les améliorations apportées à la condition physique disparaîtront si les séances d'entraînement sont trop espacées dans le temps.

- *Améliorez votre forme de façon graduelle.* Un programme d'entraînement peut se diviser en trois phases : la phase initiale, pendant laquelle le corps s'adapte au type et au niveau d'activité ; la phase de progression, pendant laquelle la condition physique s'améliore ; et la phase de maintien, pendant laquelle la condition physique désirée est maintenue à long terme (*voir* la figure 2.5). Au début d'un programme, il est essentiel d'y aller avec modération afin de donner à votre corps le temps de s'adapter à l'effort im-

posé par l'exercice. Vous devriez ensuite augmenter la durée et la fréquence de l'activité, puis son intensité. Si vous vous entraînez trop souvent ou trop intensivement, vous risquez de subir des blessures (*voir* l'encadré intitulé « Les blessures sportives ») ou de souffrir de **surentraînement**, ce qui se traduit par un manque d'énergie, des douleurs aux muscles et aux articulations et une diminution de la performance physique. Les blessures et le surentraînement imposent un ralentissement du rythme du programme d'entraînement et nuisent à la motivation.

L'objectif n'est pas d'être en meilleure condition le plus rapidement possible, mais bien d'acquérir graduellement et de maintenir une bonne condition physique.

- *Échauffez-vous toujours avant de vous entraîner et détendez-vous après avoir terminé.* Les exercices d'échauffement diminuent de beaucoup les risques de blessures, car ils permettent au corps de passer progressivement de l'état de repos à un état actif. L'échauffement doit inclure des mouvements lents similaires à ceux qui seront accomplis lors de l'activité. Après une séance d'entraînement, le retour au calme est important, car il ramène la circulation à son état normal au repos. Vous pouvez commencer à vous détendre en poursuivant de façon moins intensive la pratique de l'activité et en faisant des étirements.

- *Soyez à l'écoute de votre corps.* Ne faites pas d'activité si vous ne vous sentez pas bien. Quelques jours de repos sont parfois nécessaires pour récupérer l'énergie qui permettra de vous entraîner avec l'intensité voulue pour améliorer votre condition physique.

Surentraînement État résultant d'un entraînement trop fréquent ou trop intensif qui se caractérise par un manque d'énergie, une diminution des performances physiques, de la fatigue, un état dépressif, des douleurs musculaires et articulaires et une vulnérabilité aux blessures.

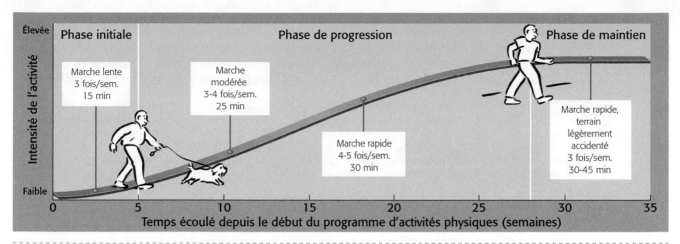

Figure 2.5   Phases d'un programme d'activités physiques ou d'exercices.
Dans un programme de marche, on augmente le degré de difficulté graduellement, sur une période relativement longue. En fait, quelle que soit l'activité choisie, il est important que le programme commence par un entraînement modéré et qu'il progresse lentement. Une fois qu'on a atteint la condition physique désirée, on la maintient en s'entraînant au moins trois fois par semaine. (*Source :* Adapté de Williams et Wilkins, *Guidelines for Exercise Testing and Prescription*, 5ᵉ édition, Baltimore, American College of Sports Medicine, 1995. Traduit avec la permission de Lippincott, Williams & Wilkins.)

Par ailleurs, il n'est pas non plus indiqué de s'entraîner de façon irrégulière. Si vous êtes à l'écoute de votre corps et qu'il vous incite toujours à rester au repos, vous ne ferez aucun progrès. Pour améliorer votre condition physique, vous devez persévérer. Élaborez donc un programme d'activités à la fois structuré et flexible.

■ *Essayez de vous entraîner avec un ou une partenaire.* La présence d'un ou d'une partenaire d'entraînement peut servir de motivation et d'encouragement et contribuer à la mise au point de techniques d'entraînement adéquates pour chacun. Cette façon de faire peut rendre les exercices plus faciles et agréables.

■ *Préparez-vous mentalement.*   Il s'agit d'une des techniques les plus difficiles à maîtriser, mais elle est essentielle. Si vous comprenez que l'activité physique est importante, vous vous fixerez des objectifs significatifs et réalistes, et vous aurez la motivation, la discipline

et la patience indispensables à l'amélioration de votre condition physique. Ayez confiance en vous-même et en vos capacités : c'est ainsi que vous atteindrez vos objectifs !

■ *N'oubliez jamais que votre programme d'entraînement n'est pas une fin en soi.*   Aussi importante que soit une bonne condition physique, elle ne constitue qu'un élément d'une vie bien équilibrée. Vous devez pouvoir consacrer du temps au travail et aux études, à la famille et aux amis, à la détente et aux loisirs. Certains accordent trop de temps à l'activité physique et en viennent à négliger d'autres aspects de leur vie. Ils se considèrent comme des professionnels de la course, de la danse ou de la nage plutôt que de pratiquer ces activités pour améliorer leur santé ou leur condition physique. L'équilibre et la modération sont les facteurs clés d'une vie agréable et stimulante.

PASSEZ À
L'ACTION !

L'activité physique et l'entraînement sont porteurs de bienfaits substantiels dans presque tous les aspects du mieux-être : vous aurez plus d'énergie, vous contrôlerez mieux le stress, vous serez de meilleure humeur, vous deviendrez physiquement plus fort et votre santé s'améliorera. Même un niveau d'activité d'intensité faible à modérée apporte des bienfaits pour la santé. L'important, c'est de commencer à bouger !

Vous pouvez dès aujourd'hui :

❭ Sortir faire une marche rapide de 15 minutes.

❭ Inscrire sur le calendrier, aux jours qui restent de la semaine, des activités physiques telles que la marche, la course, la bicyclette, le patinage ou la natation. Inscrivez chaque activité à votre agenda et n'y dérogez pas.

❭ Appeler une amie ou un ami et commencer à planifier ensemble un programme d'entraînement régulier.

RÉSUMÉ

> Une activité physique régulière et modérée pratiquée quotidiennement est un facteur de santé. Même si vous ne suivez pas un programme structuré et intense, vous obtiendrez des bénéfices pour la santé. Cependant, si vous suivez un programme structuré qui tient compte des déterminants de la condition physique, vous obtiendrez alors des bénéfices substantiels pour la santé.

> Les déterminants de la condition physique sont l'endurance cardiorespiratoire, la force et l'endurance musculaires, la flexibilité et la santé du dos, la composition corporelle et la capacité de se relaxer.

> L'entraînement physique consiste à apporter des améliorations à long terme au fonctionnement du corps par l'activité physique. Les quatre principes de base de l'entraînement sont la spécificité, la surcharge progressive, la réversibilité et l'individualité.

> La surcharge progressive se quantifie selon la fréquence, l'intensité et la durée de l'activité.

> Selon le principe d'individualité, le niveau maximal de bonne condition physique et de performance qui peut être atteint varie d'un individu à l'autre. Néanmoins, chacun peut atteindre ses propres objectifs.

> Les principes assurant l'efficacité d'un programme d'entraînement peuvent être formulés ainsi : s'entraîner en mettant l'accent sur les changements spécifiques à apporter à certaines parties du corps, s'entraîner de façon régulière, se mettre en forme graduellement, faire des exercices d'échauffement et des exercices de retour au calme, être à l'écoute de son corps, maintenir un programme à la fois structuré et flexible, s'entraîner avec un ou une partenaire, se préparer mentalement et ne pas considérer l'entraînement comme une fin en soi.

Réponses aux questions fréquentes

1. L'activité physique est-elle sans risque pour moi ?

À tout âge, les personnes ne souffrant pas de graves problèmes de santé peuvent faire sans risque une activité physique modérée sans examen médical préalable. De même, si vous êtes un homme de moins de 40 ans ou une femme de moins de 50 ans et en bonne santé, l'activité physique est probablement sans danger pour vous. La Société canadienne de physiologie de l'exercice a élaboré un questionnaire (le Q-AAP) pour aider chacun à faire de l'activité physique en toute sécurité ; il est reproduit au labo 2.1. En le remplissant, vous saurez si un programme d'entraînement physique peut vous exposer à certains problèmes de santé.

2. Devrais-je poursuivre mon programme d'activités physiques lorsque je suis malade ?

Si vous êtes légèrement enrhumé(e) ou que vous ressentez les premiers symptômes d'une grippe, vous pouvez pratiquer une activité physique modérée. Commencez votre activité doucement et observez les réactions de votre corps. Toutefois, si vous décelez les symptômes d'une maladie plus importante — fièvre, inflammation, nausée, épuisement, douleurs musculaires —, arrêtez votre programme d'entraînement, car faire de l'activité physique dans ces conditions peut retarder votre guérison et même se révéler dangereux.

Nom : _____ Groupe : _____ Date : _____

QUESTIONNAIRE SUR L'APTITUDE À L'ACTIVITÉ PHYSIQUE

Répondez aux questions suivantes pour déterminer votre aptitude à l'activité physique.

Questionnaire sur l'aptitude
à l'activité physique - Q-AAP
(version révisée en 2002)

Q-AAP et VOUS

(Un questionnaire pour les gens de 15 à 69 ans)

L'exercice physique pratiqué d'une façon régulière constitue une occupation de loisir saine et agréable. D'ailleurs, de plus en plus de gens pratiquent une activité physique de façon régulière. Règle générale, augmenter la pratique sportive n'entraîne pas de risques de santé majeurs. Dans certains cas, il est cependant conseillé de passer un examen médical avant d'entreprendre un programme régulier d'activités physiques. Le Q-AAP (questionnaire sur l'aptitude à l'activité physique) vise à mieux cerner les personnes pour qui un examen médical est recommandé.

Si vous prévoyez modifier vos habitudes de vie pour devenir un peu plus actif(ve), commencez par répondre aux 7 questions qui suivent. Si vous êtes âgé(e) de 15 à 69 ans, le Q-AAP vous indiquera si vous devez ou non consulter un médecin avant d'entreprendre votre nouveau programme d'activités. Si vous avez plus de 69 ans et ne participez pas d'une façon régulière à des activités physiques exigeantes, vous devriez consulter votre médecin avant d'entreprendre ces activités.

Lisez attentivement et répondez honnêtement à chacune des questions suivantes. Le simple bon sens sera votre meilleur guide pour répondre correctement à ces questions. Cochez OUI ou NON.

OUI	NON		
☐	☐	1.	Votre médecin vous a-t-il déjà dit que vous souffriez d'un problème cardiaque <u>et</u> que vous ne deviez participer qu'aux activités physiques prescrites et approuvées par un médecin?
☐	☐	2.	Ressentez-vous une douleur à la poitrine lorsque vous faites de l'activité physique?
☐	☐	3.	Au cours du dernier mois, avez-vous ressenti des douleurs à la poitrine lors de périodes autres que celles où vous participiez à une activité physique?
☐	☐	4.	Éprouvez-vous des problèmes d'équilibre reliés à un étourdissement ou vous arrive-t-il de perdre connaissance?
☐	☐	5.	Avez-vous des problèmes osseux ou articulaires (par exemple, au dos, au genou ou à la hanche) qui pourraient s'aggraver par une modification de votre niveau de participation à une activité physique?
☐	☐	6.	Des médicaments vous sont-ils actuellement prescrits pour contrôler votre tension artérielle ou un problème cardiaque (par exemple, des diurétiques)?
☐	☐	7.	Connaissez-vous <u>une autre raison</u> pour laquelle vous ne devriez pas faire de l'activité physique?

Si vous avez répondu

OUI à une ou plusieurs questions

Consultez votre médecin AVANT d'augmenter votre niveau de participation à une activité physique et AVANT de faire évaluer votre condition physique. Dites à votre médecin que vous avez complété le questionnaire sur l'aptitude à l'activité physique et expliquez-lui précisément à quelles questions vous avez répondu «OUI».

- Il se peut que vous n'ayez aucune contre-indication à l'activité physique dans la mesure où vous y allez lentement et progressivement. Par ailleurs, il est possible que vous ne puissiez faire que certains types d'efforts adaptés à votre état de santé. Indiquez à votre médecin le type d'activité physique que vous comptiez faire et suivez ses recommandations.
- Informez-vous quant aux programmes d'activités spécialisés les mieux adaptés à vos besoins, offerts dans votre localité.

NON à une ou plusieurs questions

Si, en toute honnêteté, vous avez répondu «NON» à toutes les questions du Q-AAP, vous êtes dans une certaine mesure, assuré(e) que:

- vous pouvez augmenter votre pratique régulière d'activités physiques en commençant lentement et en augmentant progressivement l'intensité des activités pratiquées. C'est le moyen le plus simple et le plus sécuritaire d'y arriver.
- vous pouvez faire évaluer votre condition physique. C'est le meilleur moyen de connaître votre niveau de condition physique de base afin de mieux planifier votre participation à un programme d'activités physiques.

→

REMETTRE À PLUS TARD L'AUGMENTATION DE VOTRE PARTICIPATION ACTIVE :
- si vous souffrez présentement de fièvre, d'une grippe ou d'une autre affection passagère, attendez d'être remis(e); ou
- si vous êtes enceinte ou croyez l'être, consultez votre médecin avant de modifier votre niveau de pratique sportive régulière.

Veuillez noter que si votre état de santé se trouve modifié de sorte que vous deviez répondre «OUI» à l'une ou l'autre des questions précédentes, consultez un professionnel de la santé ou de la condition physique, afin de déterminer s'il vous faut modifier votre programme d'activités.

<u>Formule de consentement du Q-AAP:</u> La Société canadienne de physiologie de l'exercice, Santé Canada et ses représentants n'assument aucune responsabilité vis-à-vis des accidents qui pourraient survenir lors de l'activité physique. Si, après avoir complété le questionnaire ci-dessus, un doute persiste quant à votre aptitude à faire une activité physique, consultez votre médecin avant de vous y engager.

Toute modification est interdite. Nous vous encourageons à copier le Q-AAP dans sa totalité.

Dans le mesure où le Q-AAP est administré avant que la personne ne s'engage dans un programme d'activités ou qu'elle fasse évaluer sa condition physique, la section suivante constitue un document ayant une valeur légale et administrative.

«Je sous-signé(e) affirme avoir lu, compris et complété le questionnaire et avoir reçu une réponse satisfaisante à chacune de mes questions.»

NOM _____

SIGNATURE _____ DATE_____

SIGNATURE D'UN PARENT _____ TÉMOIN _____
or TUTEUR (pour les mineurs)

N.B.– Cette autorisation de faire de l'activité physique est valide pour une période maximale de 12 mois à compter du moment où le questionnaire est rempli. Elle n'est plus valide si votre état de santé change de telle sorte que vous répondez «OUI» à l'une des sept questions.

 © Société canadienne de physiologie de l'exercice

Avec l'appui de : 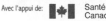 Santé Health
Canada Canada

suite au verso...

Nom : _____   Groupe : _____   Date : _____

LABO 2.2 ÊTES-VOUS UNE PERSONNE « ACTIVE » ?

Dans ce labo, vous aurez à déterminer votre niveau actuel d'activité physique, la fréquence, l'intensité et la durée des activités pratiquées afin de vérifier si vous êtes suffisamment « actif » ou « active » pour en tirer des bénéfices substantiels pour la santé. Vous aurez également à préparer un projet qui vous permettra d'atteindre ou de maintenir ce niveau. Pour cela, vous devrez consulter les tableaux 2.1 et 2.3 de ce chapitre.

1. Votre pratique actuelle d'activité physique

Décrivez votre pratique actuelle d'activité physique en remplissant le tableau ci-dessous selon les différents indicateurs : jour, type d'activité, intensité (encerclez une des cinq valeurs), durée et dépense énergétique. Faites le bilan en indiquant à quelle fréquence hebdomadaire vous vous adonnez à vos activités physiques, leur intensité moyenne, leur durée totale et la somme de calories dépensées.

Jours	Type d'activité	Intensité* Cal/min/catégorie					Durée (min)	Dépense énergétique (Cal/min × durée)
		TF	F	M	É	TÉ		
Dimanche		3,5	5	8	11	12		
Lundi		3,5	5	8	11	12		
Mardi		3,5	5	8	11	12		
Mercredi		3,5	5	8	11	12		
Jeudi		3,5	5	8	11	12		
Vendredi		3,5	5	8	11	12		
Samedi		3,5	5	8	11	12		
Fréquence par semaine = _____ fois		Intensité moyenne					Durée totale	Dépense totale
		3,5	5	8	11	12	_____ min	_____ Cal

* **TF** = Très faible = 3,5 Cal/min ; **F** = faible = 5 Cal/min ; **M** = modérée = 8 Cal/min ; **É** = élevée = 11 Cal/min ; **TÉ** = très élevée = 12 Cal/min

2. Votre niveau actuel d'activité physique

En comparant votre pratique hebdomadaire avec les différentes définitions ci-dessous, identifiez votre niveau actuel d'activité physique en cochant la case appropriée.

☐ **Actif :** fréquence de pratique de 3 fois ou plus par semaine, intensité modérée ou plus élevée et dépense énergétique hebdomadaire de 1000 Cal (pour un individu standard de référence de 70 kg) pour avoir des effets bénéfiques substantiels pour la santé.

☐ **Moyennement actif :** fréquence de pratique de 2 fois ou plus par semaine, intensité modérée ou plus élevée et dépense énergétique hebdomadaire de 500 Cal (pour un individu standard de référence de 70 kg).

☐ **Peu actif :** fréquence de pratique de 1 fois ou plus par semaine, intensité modérée ou plus élevée et dépense énergétique hebdomadaire de 500 Cal (pour un individu standard de référence de 70 kg).

☐ **Sédentaire :** fréquence de pratique inférieure à 1 fois par semaine.

Source des catégories : Nolin, B. et D. Hamel (2005), *Activité physique de loisirs et de transport au Québec : évolution récente et situation actuelle*, Québec, Unité de connaissance-surveillance, Direction planification, recherche et innovation, Institut national de santé publique du Québec, 24 p. (à paraître).

3. Un projet de mode de vie «actif»

Pour tirer de l'activité physique des bénéfices substantiels pour votre santé, vous devrez viser la catégorie «actif». En premier lieu, déterminez le nombre de calories à dépenser par semaine, en fonction de votre poids, pour devenir un individu actif.

■ Votre poids est de _____ kg.

En fonction de ce poids, identifiez la dépense énergétique minimale par semaine en activité physique pour avoir des effets bénéfiques substantiels pour la santé (*voir* tableau 2.1, p. 22).

■ Dépense énergétique minimale par semaine : _____ Cal

Voilà votre cible minimale à atteindre par semaine. C'est cette valeur, ou une valeur supérieure selon vos objectifs, que vous inscrivez à la fin de la colonne «dépense totale» du tableau ci-dessous.

Par la suite, en utilisant le tableau 2.3 (p. 24), déterminez l'activité physique ou différentes activités que vous devez pratiquer 3 fois ou plus par semaine (selon la définition d'une personne active) pour atteindre votre dépense totale de calories. Inscrivez ces activités dans la colonne «type d'activité» vis-à-vis la journée où vous désirez les pratiquer. Dans le choix de vos activités, assurez-vous de tenir compte de vos intérêts, de vos besoins et de vos motivations.

Déterminez maintenant le temps que vous désirez consacrer à l'activité ainsi que l'intensité que vous souhaitez lui donner et le nombre de calories par minute correspondant à cette intensité : «moyennement élevée (8 Cal/min)»; «élevée (11 Cal/min)»; «très élevée (12 Cal/min et plus)». Rappelez-vous que pour obtenir des bénéfices substantiels pour la santé, votre intensité doit être de moyennement élevée à très élevée. En multipliant ces deux valeurs, vous saurez quelle est la dépense d'énergie occasionnée par cette activité. L'addition de ces différentes dépenses énergétiques devrait vous donner un total semblable à la valeur que vous aviez déterminée afin d'être une personne «active». Si ce n'est pas le cas, faites les changements qui s'imposent.

Jours	Type d'activité	Intensité* Cal/min/catégorie			Durée (min)	Dépense énergétique (Cal/min × durée)
		M	**É**	**TÉ**		
Dimanche		8	11	12		
Lundi		8	11	12		
Mardi		8	11	12		
Mercredi		8	11	12		
Jeudi		8	11	12		
Vendredi		8	11	12		
Samedi		8	11	12		
Fréquence par semaine = _____ fois		Intensité moyenne			Durée totale	Dépense totale
		8	11	12	_____ min	_____ Cal

* **M** = modérée = 8 Cal/min; **É** = élevée = 11 Cal/min; **TÉ** = très élevée = 12 Cal/min

Nom : _____   Groupe : _____   Date : _____

LABO 2.3 ACTIVITÉ PHYSIQUE : STRATÉGIE DE CHANGEMENT

Afin d'élaborer une stratégie de changement efficace, vous devez savoir à quel stade vous vous trouvez actuellement en ce qui a trait à votre habitude d'activité physique. Cela vous permettra d'atteindre un stade supérieur, puis un autre, jusqu'à ce que vous soyez au stade de maintien. Et même à ce stade, vous devrez faire des efforts pour y demeurer. (*Voir* le tableau 1.3, p. 11, pour vous aider à faire ce labo.)

1. Reportez le résultat obtenu au labo 1.2, p. 15, concernant votre stade de changement en lien avec l'activité physique : _____

2. Remplissez le tableau suivant en fonction de votre stade actuel. Par exemple, si vous en êtes au stade de l'indifférence, vous devez identifier les bienfaits de l'activité physique, énumérer des éléments de motivation et trouver des solutions aux contraintes de vos comportements sédentaires actuels. Vous ne remplissez que la section de votre stade actuel. À chaque stade correspondent des stratégies adaptées à celui-ci. Au fur et à mesure de vos progrès, vous aurez à remplir la section d'un nouveau stade, jusqu'à ce que vous ayez atteint le stade de maintien.

Stades	Stratégies de changement	Votre stratégie
Indifférence	Prendre conscience de l'importance d'être actif. ■ Identifier les bienfaits de l'activité physique à court et à long terme. ■ Énumérer des éléments de motivation. ■ Trouver des solutions aux contraintes de votre comportement actuel.	
Réflexion	Augmenter l'intention d'agir et la confiance en soi. ■ Identifier les causes et les conséquences de votre sédentarité. ■ Préciser les bénéfices qui ne s'appliquent qu'à vous. ■ Identifier des comportements que vous pouvez changer. ■ Remplir une fiche de prise de décision. ■ Identifier vos habiletés.	
Planification	Planifier ■ Élaborer un plan d'action. ■ Fixer une date cible. ■ Définir des objectifs. ■ Identifier les obstacles à votre pratique d'activité physique. ■ Identifier des solutions aux obstacles et des ressources pour vous aider.	

Stades	Stratégies de changement	Votre stratégie
Action	Prévenir la rechute. ■ Tenir un relevé quotidien des activités physiques. ■ Identifier les risques de rechute et des stratégies pour les contrer. ■ Identifier des sources sociales de soutien.	
Maintien	Maintenir ce comportement. ■ Raffiner et ajouter de la variété au programme. ■ Identifier les risques d'abandon et des stratégies pour les contrer. ■ Utiliser différentes façons de reconnaître vos succès et de vous récompenser. ■ Utiliser les ressources sociales.	

Nom : _____   Groupe : _____   Date : _____

LABO 2.4 **ACTIVITÉ PHYSIQUE : TEST DE MESURE DU SENTIMENT D'EFFICACITÉ PERSONNELLE**

Pour modifier votre mode de vie sédentaire, vous devez vous estimer capable de pratiquer régulièrement des activités physiques. Un sentiment faible réduit votre motivation, tandis qu'un sentiment d'efficacité personnelle élevé vous permettra de surmonter les difficultés qui vous incitent à être sédentaire. Ce labo vous permettra de mesurer votre sentiment d'efficacité personnelle par rapport à la pratique d'activité physique.

Pour chacune des situations suivantes, encerclez le chiffre correspondant à votre niveau de difficulté ou de facilité à faire de l'activité physique.

Situations	Très difficile	Difficile	Peu difficile	Moyen-nement facile	Facile	Très facile
1. Lorsque je suis fatigué(e).	1	2	3	4	5	6
2. Lorsque je récupère d'une maladie.	1	2	3	4	5	6
3. Lorsque je suis stressé(e).	1	2	3	4	5	6
4. Lorsque je suis déprimé(e).	1	2	3	4	5	6
5. Lorsque je suis seul(e).	1	2	3	4	5	6
6. Lorsque je suis avec mes ami(e)s.	1	2	3	4	5	6
7. Lorsque je regarde la télévision.	1	2	3	4	5	6
8. Lorsque je travaille à mon ordinateur.	1	2	3	4	5	6
9. Lorsque je me sens malhabile dans une activité physique donnée.	1	2	3	4	5	6
10. Lorsque j'ai beaucoup d'étude ou de travaux scolaires.	1	2	3	4	5	6
11. Lorsque je n'ai pas d'argent pour pratiquer l'activité qui m'intéresse.	1	2	3	4	5	6
12. Lorsque je n'ai pas de moyen de transport pour me rendre à l'endroit où se pratique mon activité.	1	2	3	4	5	6
13. Lorsque le temps ne convient pas à mon activité (froid, chaleur, pluie, humidité, etc.).	1	2	3	4	5	6
14. Lorsque j'ai trop mangé.	1	2	3	4	5	6

Total : _____

INTERPRÉTATION DE VOTRE RÉSULTAT 》》》

Encerclez le nombre qui correspond au total obtenu et prenez connaissance de l'interprétation de votre résultat.

Catégories	Activité physique : sentiment d'efficacité		Interprétation
	Femmes	Hommes	
Très élevé	65 et +	67 et +	Vous faites régulièrement de l'activité physique à un niveau bénéfique pour la santé. Vous avez une bonne maîtrise de votre habitude de vie. Votre sentiment élevé et très élevé d'efficacité vous permet même de reprendre des activités délaissées pour des raisons variées.
Élevé	51 à 64	60 à 66	
Moyen	42 à 50	45 à 59	Vous devez intégrer vos compétences cognitives, affectives, comportementales et sociales dans des actions appropriées. Vous savez quoi faire, vous savez pourquoi vous devriez le faire ; il s'agit pour vous de trouver des solutions aux situations que vous avez identifiées comme difficiles pour passer à l'action.
Faible	32 à 41	38 à 44	
Très faible	31 et –	37 et –	Vous avez des désirs exagérés quant à la rapidité d'atteinte de vos objectifs. Il faut mobiliser vos efforts pour surmonter les difficultés (fatigue, humeur dépressive, contrainte de temps, etc.). La durée, la fréquence et l'intensité de vos activités physiques sont très irrégulières. Trouvez des solutions aux situations que vous avez identifiées comme très difficiles et difficiles pour passer à l'action. Au besoin, n'hésitez pas à demander de l'aide à votre entourage.

ANALYSE DE VOS RÉSULTATS DE LABOS ❯❯❯

Compilation générale (Inscrire les informations pertinentes résumant les labos)

LABO 2.1   Questionnaire sur l'aptitude à l'activité physique _____

_____

_____

_____

LABO 2.2   Calcul de l'indice d'activité physique _____

_____

_____

_____

LABO 2.3   Stratégie de changement en fonction du stade et du processus de changement _____

_____

_____

_____

LABO 2.4   Sentiment d'efficacité personnelle _____

_____

_____

_____

1. Êtes-vous surpris ou surprise de ces résultats? En êtes-vous satisfait ou satisfaite?

_____

_____

_____

_____

2. Si vous n'en êtes pas satisfait ou satisfaite, que devriez-vous changer?

_____

_____

_____

_____

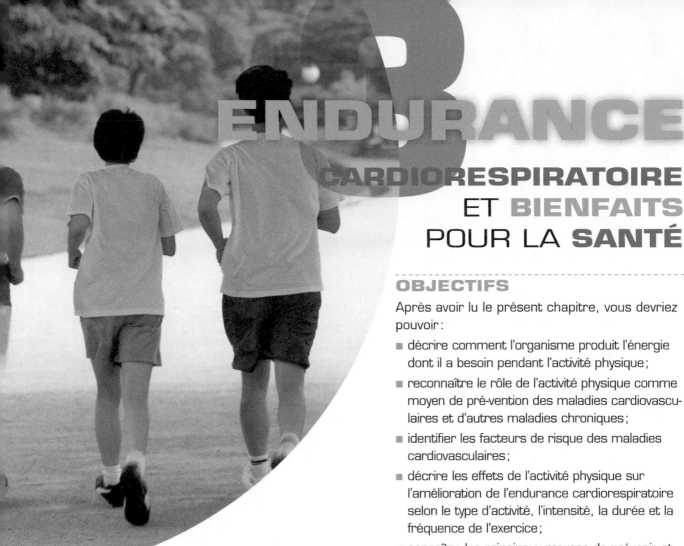

ENDURANCE
CARDIORESPIRATOIRE
ET BIENFAITS
POUR LA SANTÉ

OBJECTIFS

Après avoir lu le présent chapitre, vous devriez pouvoir :

- décrire comment l'organisme produit l'énergie dont il a besoin pendant l'activité physique ;
- reconnaître le rôle de l'activité physique comme moyen de pré-vention des maladies cardiovasculaires et d'autres maladies chroniques ;
- identifier les facteurs de risque des maladies cardiovasculaires ;
- décrire les effets de l'activité physique sur l'amélioration de l'endurance cardiorespiratoire selon le type d'activité, l'intensité, la durée et la fréquence de l'exercice ;
- connaître les principaux moyens de prévenir et de traiter les blessures sportives ;
- connaître et appliquer les règles de sécurité inhérentes aux activités physiques ;
- évaluer votre puissance aérobie maximale et interpréter votre résultat.

METTEZ-VOUS À **L'ÉPREUVE !**

1. Comparées aux sédentaires, les personnes qui suivent un entraînement cardiorespiratoire modéré :

    a) sont moins sujettes aux rhumes.

    b) souffrent moins d'anxiété et de dépression.

    c) s'endorment plus vite et dorment mieux.

    d) sont plus énergiques et créatives.

2. La fréquence cardiaque au repos d'une personne en bonne condition physique est plus élevée que celle d'une personne sédentaire. Vrai ou faux ?

3. Les individus qui accumulent des graisses à l'intérieur de l'abdomen présentent un risque accru de maladie cardiovasculaire que ceux qui les accumulent dans les fesses ou les cuisses. Vrai ou faux ?

Réponses

1. Les quatre réponses s'appliquent. L'entraînement cardiorespiratoire apporte des bienfaits immédiats dans toutes les dimensions du mieux-être et améliore la qualité de vie en général.

2. Faux. Elle est de 10 à 20 battements par minute moins élevée que celle d'une personne sédentaire ; cela se traduit au bout d'une année par une économie de 10 millions de battements cardiaques.

3. Vrai. L'obésité viscérale, c'est-à-dire l'accumulation de graisses à l'intérieur du ventre, est considérée comme un important facteur de maladie cardiovasculaire.

L'endurance cardiorespiratoire est la capacité de faire travailler les groupes musculaires importants de manière dynamique et prolongée à une intensité modérée. Il s'agit du paramètre le plus important de la condition physique, car il est associé à des bénéfices majeurs pour la santé. Comme on l'a vu au chapitre 2, le mieux-être et la bonne condition physique reposent en grande partie sur la santé du système cardiorespiratoire.

Ce chapitre traite des effets et des bénéfices à court et à long terme de l'entraînement cardiorespiratoire. On y verra comment l'activité physique peut prévenir certaines maladies ou contribuer à les traiter. Enfin, il décrit quelques tests qui servent à évaluer la puissance aérobie maximale.

ASPECTS PHYSIOLOGIQUES DE L'ENTRAÎNEMENT CARDIORESPIRATOIRE

Pour élaborer un programme de conditionnement physique sécuritaire et efficace, il est utile de posséder des connaissances élémentaires expliquant les effets de l'entraînement cardiorespiratoire sur les fonctions de l'organisme. Dans cette section, nous donnerons un aperçu du fonctionnement du système cardiorespiratoire et nous verrons de quelle manière l'organisme produit l'énergie dont il a besoin pendant les périodes d'activité physique.

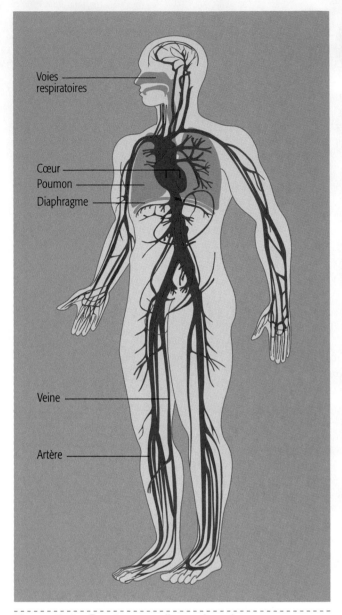

Figure 3.1 **Système cardiorespiratoire.**

Le système cardiorespiratoire

Le système cardiorespiratoire fournit l'oxygène, les nutriments et les autres substances essentielles aux organes et aux muscles qui en ont besoin. De plus, il est responsable de l'évacuation des déchets organiques (acide lactique et gaz carbonique) accumulés dans les muscles. Le système cardiorespiratoire est composé du cœur, des vaisseaux sanguins et des poumons (*voir* la figure 3.1).

Cœur   Situé à l'intérieur de la cage thoracique, sous le sein gauche, le cœur est une pompe musculaire de la grosseur du poing. Il a pour fonction d'envoyer le sang appauvri en oxygène vers les poumons et le sang oxygéné dans le reste du corps. Le sang parcourt deux boucles distinctes dans l'organisme : le **circuit pulmo-**

naire, qui part du côté droit du cœur pour se rendre aux poumons, et le **circuit systémique**, qui part du côté gauche du cœur et qui distribue le sang dans tout l'organisme.

Le cœur possède quatre cavités. Le sang appauvri en oxygène et chargé de déchets entre dans la cavité supérieure droite, ou **oreillette** droite, par les **veines caves**, les plus grosses veines du corps (*voir* la figure 3.2). Une fois remplie, l'oreillette droite se contracte et déverse le sang dans la cavité inférieure droite, ou **ventricule** droit. Celui-ci se contracte à son tour et expédie le sang dans l'artère pulmonaire, qui le transporte jusqu'aux poumons. Dans les poumons, le sang absorbe de l'oxygène et se débarrasse du gaz carbonique. Le sang oxygéné et sans déchets emprunte ensuite les veines pulmonaires et entre dans

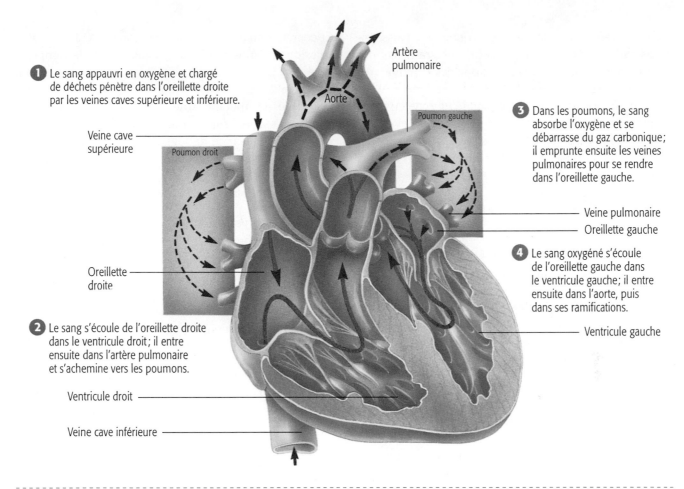

① Le sang appauvri en oxygène et chargé de déchets pénètre dans l'oreillette droite par les veines caves supérieure et inférieure.

Artère pulmonaire

Aorte

Poumon gauche

③ Dans les poumons, le sang absorbe l'oxygène et se débarrasse du gaz carbonique ; il emprunte ensuite les veines pulmonaires pour se rendre dans l'oreillette gauche.

Veine cave supérieure

Poumon droit

Veine pulmonaire

Oreillette gauche

Oreillette droite

④ Le sang oxygéné s'écoule de l'oreillette gauche dans le ventricule gauche ; il entre ensuite dans l'aorte, puis dans ses ramifications.

Ventricule gauche

② Le sang s'écoule de l'oreillette droite dans le ventricule droit ; il entre ensuite dans l'artère pulmonaire et s'achemine vers les poumons.

Ventricule droit

Veine cave inférieure

Figure 3.2 **Circulation du sang dans le cœur.**

l'oreillette gauche. Celle-ci se remplit, se contracte et éjecte le sang dans le ventricule gauche. Le ventricule gauche propulse le sang dans l'**aorte**, la plus grosse des artères, qui alimente tous les autres vaisseaux sanguins.

La contraction du cœur est appelée **systole** et son relâchement est appelé **diastole**. Pendant la systole, les oreillettes se contractent et envoient le sang dans les ventricules ; une fraction de seconde plus tard, les ventricules se contractent et poussent le sang vers les poumons et le reste du corps. Pendant la diastole, le sang s'écoule dans le cœur. Une personne pesant 68,5 kg a environ 5,6 litres de sang qui parcourt son système circulatoire dans son entier une fois par minute.

Le battement du cœur, c'est-à-dire le très bref enchaînement de contractions des quatre cavités du cœur, est régi par des influx électriques. Ces signaux naissent dans un nœud de cellules spécialisées situées dans l'oreillette droite. Les influx sont réguliers, sauf si le cerveau envoie la commande d'accélérer ou de ralentir le rythme cardiaque en réponse à des stimuli comme le danger ou l'épuisement.

Vaisseaux sanguins   On classe les vaisseaux sanguins selon leur taille et leur fonction. Les **artères** conduisent

le sang hors du cœur, tandis que les **veines** l'y ramènent. Les parois des veines sont minces, tandis que celles des artères sont épaisses et élastiques, de sorte qu'elles se dilatent et se contractent en fonction du débit sanguin.

Circuit pulmonaire (petite circulation)   Composante du système cardiorespiratoire qui transporte le sang entre le cœur et les poumons ; part du côté droit du cœur.

Circuit systémique (grande circulation)   Composante du système cardiorespiratoire qui véhicule le sang entre le cœur et le reste du corps ; part du côté gauche du cœur.

Oreillettes   Les deux cavités supérieures du cœur où le sang s'accumule avant d'entrer dans les ventricules.

Veines caves   Grosses veines à travers lesquelles le sang retourne dans l'oreillette droite.

Ventricules   Les deux cavités inférieures du cœur, à partir desquelles le sang emprunte des artères pour se rendre dans les poumons et dans les autres parties du corps.

Aorte   Grosse artère qui reçoit le sang du ventricule gauche et le distribue dans l'organisme.

Systole   Contraction du muscle cardiaque.

Diastole   Relâchement du muscle cardiaque.

Artères   Vaisseaux qui conduisent le sang hors du cœur.

Veines   Vaisseaux qui ramènent le sang vers le cœur.

L'aorte se ramifie à la sortie du cœur et donne naissance à des vaisseaux de plus en plus fins. Les ramifications les plus petites des artères sont appelées **capillaires** et n'ont qu'une seule cellule d'épaisseur. Les capillaires apportent aux muscles le sang oxygéné et riche en nutriments et reçoivent le sang pauvre en oxygène et chargé de déchets. À partir des capillaires, le sang emprunte des veines de plus en plus grosses, retourne dans le cœur et recommence son trajet. Un des bénéfices de l'entraînement cardiorespiratoire est d'augmenter le nombre de capillaires dans chaque fibre musculaire.

Le sang que le cœur pompe n'atteint pas les cellules du cœur lui-même. Ce dernier possède son propre réseau d'artères, de veines et de capillaires. Deux gros vaisseaux sanguins issus de l'aorte, l'artère coronaire droite et l'artère coronaire gauche, assurent l'irrigation du muscle cardiaque. Le cœur est un organe aussi aérobie que n'importe quel autre ; si l'approvisionnement du sang vient à manquer à cause d'une artère obstruée, il peut y avoir infarctus.

Système respiratoire   Le **système respiratoire** fournit de l'oxygène à l'organisme et le débarrasse du gaz carbonique, qui est le déchet produit lors des contractions musculaires. L'air entre dans les poumons et en ressort à la suite de la variation de pression provoquée par la contraction et par le relâchement du diaphragme et des muscles intercostaux. Les poumons se dilatent et se contractent de 12 à 20 fois par minute. L'air inspiré traverse les fosses nasales, la gorge, le larynx, la trachée et les bronches. Les poumons sont composés de tubes ramifiés qui se terminent par de minuscules sacs aux parois minces, les **alvéoles**.

L'échange du gaz carbonique et de l'oxygène a lieu entre les capillaires et les alvéoles dans les poumons. Le gaz carbonique passe des globules rouges aux alvéoles, puis il est évacué lors de l'expiration. L'oxygène contenu dans l'air inspiré passe des alvéoles aux globules rouges ; ainsi oxygénés, ceux-ci retournent dans le cœur puis sont transportés dans tout l'organisme. L'oxygène est une composante importante du système de production d'énergie. C'est le sang qui apporte aux muscles l'oxygène dont ils ont besoin. Au cours de toute activité physique, selon l'intensité de l'exercice, la demande en oxygène des muscles augmente considérablement ; ils ont donc besoin de plus de sang.

La production d'énergie

Le métabolisme est l'ensemble des réactions chimiques nécessaires au maintien de la vie. L'organisme a besoin d'énergie pour remplir ses fonctions : construction et dégradation des tissus, contraction musculaire, transmission des influx nerveux, régulation de la température, etc. La vitesse à laquelle l'organisme consomme l'énergie (la vitesse du métabolisme) dépend du degré d'activité. Le métabolisme basal — métabolisme au repos — est lent ; il augmente dès que l'on s'active. Pendant une séance de jogging, le métabolisme peut devenir 8 fois plus élevé que le métabolisme basal, et jusqu'à 20 fois ou plus chez les coureurs de fond de calibre olympique.

L'énergie provenant de l'alimentation   L'organisme convertit l'énergie chimique contenue dans les aliments en substances qui peuvent être utilisées comme carburants par les cellules. Les cellules peuvent se servir des carburants immédiatement ou alors les emmagasiner, ce qui est d'ailleurs essentiel, car la majeure partie de l'énergie alimentaire se perdrait si elle était libérée immédiatement.

Les trois classes de nutriments qui contiennent de l'énergie sont les glucides, les lipides et les protéines. Pendant la digestion, la plupart des glucides sont dégradés en un sucre simple, le **glucose**. Une certaine quantité de glucose demeure dans le sang (glycémie) et peut servir rapidement à produire de l'énergie. Le reste du glucose est converti en **glycogène** et emmagasiné dans le foie, les muscles et les reins. Si les réserves de glycogène sont comblées et que les besoins énergétiques ponctuels de l'organisme sont satisfaits, l'excès de glucose est converti en graisse et emmagasiné dans les tissus adipeux. De même, le surplus d'énergie provenant des lipides est stocké sous forme de graisse. Les protéines alimentaires servent principalement à la formation de nouveaux tissus, mais l'organisme peut les dégrader pour obtenir de l'énergie ou se constituer des sources d'énergie. Le glucose, le glycogène et les lipides sont les principales sources d'énergie des cellules ; les protéines ne servent à la production d'énergie que dans les cas où les autres sources sont épuisées.

L'adénosine triphosphate   L'énergie nécessaire aux cellules provient de l'**adénosine triphosphate**, ou **ATP**. Les cellules dégradent l'ATP en un processus qui libère de l'énergie sous la seule forme utilisable pour la contraction musculaire. Les muscles n'emmagasinent qu'une petite quantité d'ATP ; s'ils ont besoin d'un supplément, ils doivent le produire au moyen de réactions chimiques qui font intervenir les autres carburants stockés dans l'organisme, c'est-à-dire le glucose, le glycogène et les lipides. Une personne qui fait de l'exercice a besoin d'un surplus d'énergie ; son organisme puise alors dans les réserves de carburants pour accroître la production d'ATP.

Les trois systèmes énergétiques de l'activité physique

Durant la pratique d'activités physiques, la dépense énergétique est plus grande. Trois systèmes peuvent produire de l'ATP pour alimenter les muscles. Ces systèmes se distinguent par les réactions chimiques et les sources d'énergie qu'ils utilisent (*voir* le tableau 3.1).

Le système ATP-CP : source immédiate d'énergie

Le **système ATP-CP** fournit rapidement l'énergie, mais épuise ses réserves en quelques secondes. Les activités qui ne durent que 10 secondes ou moins en dépendent, par exemple soulever un haltère ou se lever d'une chaise. Ce système fait intervenir les réserves d'ATP et la créatine phosphate (CP), une substance chimique que les cellules peuvent utiliser pour produire de l'ATP. La quantité de CP diminue rapidement en période d'exercice, de sorte que le système ATP-CP s'arrête au bout de quelques secondes. D'autres systèmes de production d'énergie doivent alors entrer en action pour régénérer les réserves d'ATP et de CP. (Faute d'une quantité suffisante d'ATP, les muscles se raidissent et deviennent inefficaces.)

Le système de la glycolyse anaérobie lactique : source d'énergie à court terme

Le **système de la glycolyse anaérobie lactique** entre en action au début d'une séance d'exercice ainsi que pendant les activités très intenses qui durent de 10 secondes à 2 minutes environ, la course de 400 m par exemple. Dans la vie courante, ce système se met à fonctionner quand vous montez quelques escaliers en courant. Le système de la glycolyse anaérobie lactique produit de l'ATP par dégradation du glucose et du glycogène. Il ne nécessite pas d'oxygène, d'où le terme **anaérobie**. Il produit beaucoup d'ATP en une courte période de temps, mais il ne dure pas longtemps. C'est donc lui qui prévaut en période d'exercice très intense.

Capillaires   Très petits vaisseaux qui distribuent le sang et permettent la diffusion de l'oxygène dans toutes les parties du corps.

Système respiratoire   Ensemble formé par les poumons, les voies respiratoires et les muscles de la respiration ; fournit l'oxygène à l'organisme et élimine le gaz carbonique (CO_2).

Alvéoles   Terminaison des bronches ayant la forme de petits sacs où s'effectuent les échanges d'oxygène et de gaz carbonique (CO_2) par diffusion.

Glucose   Sucre simple présent dans le sang que les cellules peuvent utiliser pour produire de l'énergie (ATP).

Glycogène   Glucide complexe emmagasiné principalement dans le foie, les muscles et les reins ; principale source d'énergie dans la plupart des activités physiques intenses.

Adénosine triphosphate (ATP)   Composé biochimique qui est la source d'énergie pour les fonctions cellulaires.

Système ATP-CP   Système qui fournit de l'énergie aux muscles au moyen de la dégradation des réserves d'ATP et de créatine phosphate.

Système de la glycolyse anaérobie lactique   Système qui fournit de l'énergie aux muscles au moyen de la dégradation des réserves de glucose et de glycogène.

Anaérobie   Qui ne nécessite pas d'oxygène.

Tableau 3.1   **Caractéristiques des systèmes énergétiques de l'organisme.**

	Systèmes énergétiques*		
	Système ATP-CP : source immédiate d'énergie	Système glycolyse anaérobie lactique : source d'énergie à court terme	Système aérobie : source d'énergie à long terme
Durée de l'activité où le système prédomine	De 0 à 10 secondes	De 10 secondes à 2 minutes	Plus de 2 minutes
Intensité de l'activité où le système prédomine	Élevée	Élevée	De faible à moyennement élevée
Production d'ATP	Immédiate, très rapide	Rapide	Plus lente, mais prolongée
Sources d'énergie	Adénosine triphosphate (ATP), créatine phosphate (CP)	Glycogène musculaire et glucose	Glycogène, glucose et lipides emmagasinés dans l'organisme
Consommation d'oxygène	Non	Non	Oui
Types d'activités	■ Lever ou transporter des charges lourdes. ■ Courir un sprint de 100 mètres.	■ Courir 400 mètres. ■ Monter plusieurs escaliers.	■ Courir 1500 mètres. ■ Marcher 30 minutes.

* Les trois systèmes participent à la production d'énergie dans la plupart des activités. Ce sont la durée et l'intensité de l'activité qui déterminent lequel des systèmes prédominera.

Source : Adapté de Brooks, G.A. *et al., Exercise Physiology: Human Bioenergetics and Its Applications*, 2ᵉ éd., Mountain View (Californie), Mayfield, 1996.

Deux facteurs limitent le fonctionnement du système anaérobie lactique. Premièrement, les réserves de glucose et de glycogène sont peu abondantes dans l'organisme. L'épuisement de ces réserves provoque de la fatigue, des étourdissements et une altération du jugement. (Le système nerveux, le cerveau y compris, a besoin d'un apport continuel de glucose.) Deuxièmement, le système de la glycolyse anaérobie lactique produit de l'**acide lactique**, d'où son nom. Cette substance libère des ions hydrogène qui entravent le métabolisme et la contraction musculaire et causent par conséquent de la fatigue, facteur limitatif de ce système. Pendant une activité intense telle que le sprint, l'organisme produit une grande quantité d'acide lactique et d'ions hydrogène, et les muscles se fatiguent rapidement. Fort heureusement, l'entraînement améliore la tolérance de l'organisme à ces substances.

Le système aérobie: source d'énergie à long terme

Le **système aérobie** fournit de l'énergie à l'organisme pendant toute activité physique de plus de 2 minutes, comme la course de fond, la natation et même la station debout prolongée. Ce système a besoin d'oxygène pour produire de l'ATP; il s'agit donc d'un système **aérobie**. Sa production d'énergie n'est pas aussi rapide que celle des deux autres systèmes, mais elle est beaucoup plus durable. C'est le système aérobie qui fournit à l'organisme l'énergie dont il a besoin pour la plupart des activités de la vie quotidienne.

Ce système produit l'ATP à partir des glucides (glucose et glycogène) ou des lipides, des carburants stockés en grande quantité dans notre organisme. Selon l'intensité de l'exercice, sa durée et la condition physique de la personne, l'organisme puisera dans ses réserves de glucides ou de lipides. Il utilise les glucides pendant les activités de forte intensité et les lipides pendant les activités d'intensité modérée. Par ailleurs, durant une séance d'exercice prolongée, l'organisme utilisera les glucides au début et puisera par la suite dans ses réserves de lipides. La consommation de lipides est supérieure chez les personnes en bonne condition physique; il s'agit là d'une importante adaptation, car le système aérobie s'arrête lorsque les réserves de glycogène sont épuisées. Une personne en bonne condition physique peut donc faire de l'activité physique plus longtemps avant d'épuiser ses réserves de glycogène et d'éprouver de la fatigue musculaire.

En plus du glycogène, l'approvisionnement en oxygène constitue un facteur limitatif du système aérobie. Les besoins en oxygène de ce système sont directement proportionnels à l'intensité de l'exercice. Or, la capacité de l'organisme à transporter et à utiliser l'oxygène n'est pas infinie: sa limite est appelée **puissance aérobie maximale (PAM)**. La PAM s'explique par l'hérédité d'une part et la condition physique d'autre part. Elle dépend aussi de nombreux autres facteurs, dont le sexe (reportez-vous à l'encadré intitulé «Différences entre les hommes et les femmes concernant l'endurance cardiorespiratoire»), la capacité du sang à transporter l'oxygène, la vitesse de transport de l'oxygène dans les tissus et la quantité d'oxygène que les muscles peuvent extraire du sang. La PAM détermine l'intensité et la durée des exercices d'**endurance cardiorespiratoire** qu'une personne peut exécuter, et elle est considérée comme le meilleur indicateur de l'endurance cardiorespiratoire. (Pour mesurer et évaluer votre PAM, faites le labo 3.1.)

Association des trois systèmes énergétiques

En règle générale, les trois systèmes énergétiques sont mis à contribution pendant une séance d'exercice, mais, selon l'intensité et la durée de l'activité, l'un d'entre eux prévaut. Si vous jouez au tennis, par exemple, le système ATP-CP vous fournit l'énergie nécessaire pour frapper la balle, mais les systèmes de la glycolyse anaérobie lactique et aérobie reconstituent vos réserves d'énergie. Si vous faites de la bicyclette, le système aérobie prévaut. Mais si vous devez augmenter soudainement l'intensité de votre effort (pour monter une côte par exemple), les deux autres systèmes entrent en jeu, car le système aérobie ne peut fournir de l'ATP assez rapidement à votre organisme.

Condition physique et production d'énergie

Les personnes en bonne condition physique peuvent augmenter grandement la vitesse de leur métabolisme et produire ainsi l'énergie dont elles ont besoin pour exécuter des exercices exigeants ou soutenus. Les personnes dont la condition physique laisse à désirer n'ont pas cette capacité. Leur organisme ne fournit pas suffisamment

---

Acide lactique Acide produit par le métabolisme du glucose et du glycogène; son accumulation peut provoquer de la fatigue.

Système aérobie Système qui fournit de l'énergie aux cellules au moyen de la dégradation du glucose, du glycogène, des lipides et des acides aminés contenus dans les protéines.

Aérobie Qui nécessite de l'oxygène.

Puissance aérobie maximale (PAM) La puissance aérobie maximale (consommation maximale d'oxygène ou VO_2 max) est une mesure de l'efficacité générale et intégrée des poumons, du cœur, du système sanguin et des muscles durant un exercice d'intensité maximale impliquant les principales masses musculaires. Le résultat de cette mesure est généralement exprimé en millilitres d'oxygène consommés par minute par kilogramme de poids (ml d'O_2/kg/min).

Endurance cardiorespiratoire Capacité d'effectuer, à une intensité modérée ou élevée, un exercice prolongé et dynamique faisant appel à une masse musculaire importante.

DIFFÉRENCES ENTRE LES HOMMES ET LES FEMMES CONCERNANT L'ENDURANCE CARDIORESPIRATOIRE

Des recherches ont révélé l'existence de différences importantes entre les hommes et les femmes en ce qui concerne le niveau moyen d'endurance cardiorespiratoire, mesuré en fonction de la puissance aérobie maximale. Exprimée en termes absolus, la puissance aérobie maximale des hommes est de 40 % supérieure à celle des femmes. Exprimée proportionnellement au poids corporel, la différence n'est plus que de 20 %. C'est une plus petite différence, mais elle demeure importante.

Plusieurs facteurs semblent être à l'origine d'une telle différence. Les hommes sont plus corpulents que les femmes et leur cœur a généralement une taille et un volume plus gros. Cela signifie que le cœur d'un homme pompe davantage de sang par battement (volume systolique) et apporte donc plus de sang oxygéné aux muscles sollicités par un effort. La fréquence cardiaque des femmes est habituellement plus élevée que celle des hommes lors d'un effort physique, mais elle ne parvient pas à compenser entièrement leur volume systolique inférieur.

L'hémoglobine, une protéine présente dans le sang, transporte l'oxygène dans tout l'organisme. Plus le taux d'hémoglobine est élevé, plus la puissance aérobie maximale sera élevée. La concentration d'hémoglobine dans le sang est relativement plus élevée chez les hommes que chez les femmes. Les hommes ont en effet un pourcentage de testostérone plus élevé, ce qui permet à leur organisme de produire davantage d'hémoglobine. Les pertes de sang menstruel expliquent également le taux d'hémoglobine moins élevé chez les femmes.

Les différences de composition corporelle influent aussi sur la puissance aérobie maximale. Les hommes ont généralement une masse musculaire plus élevée que celle des femmes, alors que les femmes possèdent un pourcentage de tissu adipeux supérieur à celui des hommes. Leur masse musculaire plus élevée donne aux hommes plus de force et plus de puissance, en termes relatifs et absolus, et permet une plus grande puissance aérobie maximale.

Par ailleurs, tant pour les hommes que pour les femmes, les bienfaits de l'entraînement sont les mêmes. Tous et toutes peuvent accroître leur puissance aérobie maximale de 15 % à 30 %.

Source: Adapté de Brooks, G.A., T.D. Fahey et T.P. White, *Exercise Physiology: Human Bioenergetics and Its Applications*, 2ᵉ éd., Mountain View (Californie), Mayfield, 1996.

d'oxygène et de carburant à leurs muscles; elles tolèrent mal la présence d'acide lactique et des autres substances produites pendant une activité physique intense. Elles se fatiguent rapidement: elles ont mal aux jambes et sont essoufflées après avoir monté un escalier. Un entraînement physique régulier peut cependant améliorer considérablement la capacité de produire de l'énergie et permettre d'exécuter des activités physiques de plus en plus intenses.

De nombreux sports sollicitent un système énergétique plutôt qu'un autre. Ainsi, l'énergie nécessaire aux haltérophiles est fournie par le système ATP-CP, aux sprinters par le système de la glycolyse anaérobie lactique et aux coureurs de fond par le système aérobie. En élaborant un programme d'activités physiques, il faut donc vous assurer de solliciter le système qui favorise l'atteinte de vos objectifs. Il faut aussi vous rappeler que l'amélioration des capacités cardiorespiratoires est essentielle au mieux-être général et à la santé. C'est pourquoi les activités d'endurance cardiorespiratoire qui font appel au système aérobie (c'est-à-dire les activités prolongées d'intensité modérée) constituent l'élément fondamental de tout programme de conditionnement physique orienté vers le maintien ou l'amélioration de la santé.

BIENFAITS DE L'ENTRAÎNEMENT CARDIORESPIRATOIRE

L'entraînement cardiorespiratoire aide l'organisme à fournir des efforts physiques quotidiens tout en améliorant son efficacité. De plus, il réduit les risques de nombreuses maladies chroniques. Voyons donc les adaptations physiologiques et les bénéfices à long terme qu'il procure.

Amélioration de la capacité cardiorespiratoire – adaptations à court terme et modifications à long terme

Au repos, le système cardiorespiratoire s'acquitte facilement de ses fonctions: il fournit de l'oxygène et de l'énergie à l'organisme et il élimine ses déchets. En période d'exercice ou d'activité physique, cependant, la vitesse du métabolisme augmente et le système est mis à rude épreuve. À **court terme**, il présente alors les réactions suivantes:

■ Augmentation du débit cardiaque. Le cœur pompe une quantité accrue de sang par minute, car la fréquence cardiaque et le volume systolique (quantité de sang expulsée du cœur à chaque battement) augmentent. L'augmentation du débit cardiaque permet de fournir aux muscles plus d'oxygène et de carburant et facilite l'élimination des déchets.

- Augmentation de la ventilation (fréquence et amplitude de la respiration).

- Augmentation de l'apport sanguin aux muscles squelettiques et au cœur ; maintien ou légère augmentation de l'apport sanguin au cerveau.

- Augmentation de la transpiration et de l'apport sanguin à la peau. Les réactions chimiques qui produisent l'énergie libèrent une chaleur qui doit s'évaporer pour que l'organisme conserve une température normale.

- Diminution de l'apport sanguin à l'estomac, à l'intestin, au foie et aux reins et, par conséquent, ralentissement de la digestion et de la production d'urine.

Tous ces changements permettent à l'organisme de s'adapter à l'effort physique. Pratiquées régulièrement, les activités d'endurance cardiorespiratoire entraînent à **long terme** des modifications plus importantes.

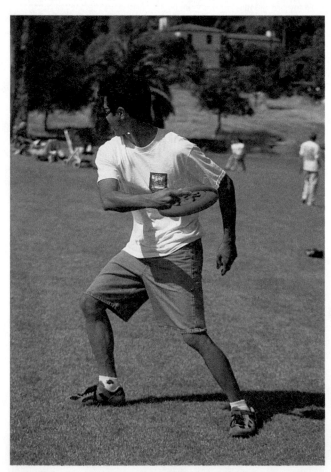

L'activité physique favorise non seulement le maintien de la santé à long terme, mais elle procure aussi du plaisir à court terme. Nombre de sports et d'activités populaires développent l'endurance cardiorespiratoire.

- Comme n'importe quel muscle, le cœur gagne en puissance lorsqu'il est entraîné régulièrement. Étant plus musclé, il propulse plus de sang à chacune de ses contractions. Ainsi, n'ayant pas besoin de se contracter aussi souvent qu'un cœur non entraîné, il économise de l'énergie et se fatigue moins.

- Le cœur s'adapte mieux aux besoins de l'organisme et il répond plus rapidement aux demandes des muscles en action. Bref, il est plus efficace.

- L'activité physique régulière améliore la circulation sanguine en dilatant les artères, ce qui permet une meilleure irrigation des muscles.

- La fréquence cardiaque au repos d'une personne en bonne condition physique est de 10 à 20 battements par minute moins élevée que celle d'une personne sédentaire ; cela se traduit au bout d'une année par une économie de 10 millions de battements cardiaques.

- La consommation maximale d'oxygène diminue moins rapidement chez les personnes actives (*voir* la figure 3.3) et peut même se maintenir chez les personnes très actives.

- Les activités d'endurance cardiorespiratoire augmentent la force des contractions du cœur, le volume des cavités cardiaques (chez les jeunes adultes) et le volume sanguin (*voir* la figure 3.4). Par conséquent, chacune des contractions du cœur envoie une quantité accrue de sang dans le système circulatoire.

- L'entraînement abaisse la **tension artérielle**, de sorte que le cœur fournit moins d'effort pour se contracter.

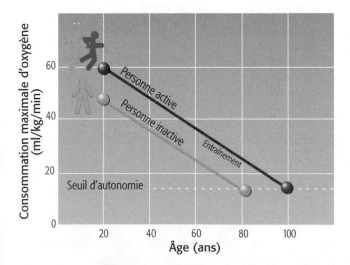

Figure 3.3 **Effet de l'activité physique et du vieillissement sur la consommation maximale d'oxygène.**

(*Source :* Adapté de *Kino-Québec, L'activité physique, déterminant de la qualité de vie des personnes de 65 ans et plus* ; Avis du Comité scientifique de Kino-Québec, Secrétariat au loisir et au sport, 2002, p. 21.)

Adaptations à court terme

Accroissement des concentrations de neuro-transmetteurs ; maintien ou légère augmentation de l'apport sanguin vers le cerveau.

Accélération de la fréquence cardiaque et du volume d'éjection systolique (quantité de sang pompée par battement).

Augmentation de la ventilation (quantité d'air inspirée dans l'organisme par minute). Augmentation du rythme et de l'amplitude de la respiration.

Diminution de l'apport sanguin à l'estomac, aux intestins, au foie et aux reins et, consé-quemment, ralentissement de la digestion et de la production d'urine.

Accroissement de la production énergétique (ATP).

Accroissement de l'apport sanguin à la peau et augmentation de la transpiration assurant le maintien de la bonne température du corps.

Augmentation de la tension artérielle systolique ; accroissement du débit cardiaque et du transport d'oxygène vers les muscles squelettiques et le cœur ; accroissement de la consommation d'oxygène. À mesure que l'intensité de l'activité augmente, le niveau d'acide lactique dans le sang s'accroît.

Adaptations à long terme

Amélioration des fonctions cognitives et meilleure capacité à faire face au stress ; diminution de la dépression et de l'anxiété.

Accroissement de la taille du cœur et du volume d'éjection systolique au repos ; fréquence cardiaque plus basse au repos. Réduction significative des risques de cardiopathie et d'infarctus.

Meilleure capacité d'extraction de l'oxygène de l'air durant l'exercice. Réduction des risques de contracter des rhumes et d'autres infections des voies respiratoires supérieures.

Augmentation du volume de transpiration et déclenchement plus rapide de la transpiration favorisant l'abaissement de la température du corps.

Diminution de la quantité des graisses corporelles.

Réduction du risque de cancer du côlon et de certaines autres formes de cancer.

Accroissement du nombre et de la taille des mitochondries dans les cellules musculaires ; accroissement des réserves de glycogène ; aug-mentation de la teneur en myoglobine ; amélioration de la capacité d'utiliser l'acide lactique et les lipides comme carburants. Ces changements permettent à l'organisme de produire davantage d'énergie et de déployer plus de force. Prévention du diabète de type II grâce au maintien ou à l'amélioration de la sensibilité insulinique des cellules. Aussi, possibilité d'un léger accroissement de la masse maigre.

Accroissement de la densité et de la résistance à la rupture des os, des ligaments et des tendons ; réduction des risques d'ostéoporose.

Accroissement du volume sanguin et de la densité capillaire ; élévation du taux de lipoprotéines de haute densité (LHD) et diminution du taux de triglycérides ; abaissement de la tension artérielle au repos et réduction de la viscosité des plaquettes sanguines (laquelle contribue aux maladies coronariennes).

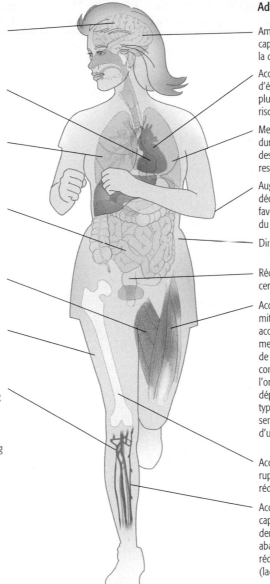

Figure 3.4 **Adaptations à court terme et adaptations à long terme d'un entraînement.**
Quand on s'entraîne régulièrement en endurance cardiorespiratoire, les changements à court terme dans l'organisme se transforment en adaptations ; on jouit d'une meilleure capacité d'entraînement, d'un risque moindre de maladies chroniques et d'un mieux-être émotif et social accru.

Amélioration du métabolisme cellulaire

Les activités physiques régulières améliorent le méta-bolisme. Elles accroissent le nombre de capillaires dans les muscles afin que ceux-ci reçoivent l'oxygène et le car-burant dont ils ont besoin. Elles rendent les muscles plus aptes à extraire l'oxygène et à utiliser le carburant. L'exer-cice entraîne une augmentation du nombre et de la taille des mitochondries dans les cellules musculaires, ce qui accroît la capacité énergétique. Enfin, les activités phy-siques d'endurance cardiorespiratoire favorisent la pro-duction d'énergie en prévenant l'épuisement des réserves

de glycogène et en augmentant la capacité des muscles à utiliser l'acide lactique et les lipides comme carburants.

Pour améliorer l'efficacité métabolique, un programme d'entraînement doit comprendre des activités physiques cardiorespiratoires de longue durée et d'intensité mo-dérée ainsi que de brèves périodes d'effort intense. L'ascension d'une pente douce en jogging ou à bicyclette, par exemple, correspond au type d'intensité qui améliore la consommation d'acide lactique et de lipides. (Comme on

Tension artérielle Pression exercée par le sang sur la paroi des vaisseaux sanguins ; causée par l'action de pompe du cœur.

l'a vu plus haut, différentes intensités sollicitent différents systèmes de production d'énergie et entraînent différentes adaptations.)

Diminution des risques de maladies chroniques

L'entraînement cardiorespiratoire régulier peut prévenir l'apparition de nombreuses maladies chroniques invalidantes telles que les **maladies cardiovasculaires**, le cancer, le diabète et l'ostéoporose. Il peut même améliorer l'état des personnes déjà atteintes.

Maladie cardiovasculaire   Une vie sédentaire est l'un des six principaux **facteurs de risque** de la maladie cardiovasculaire. Les autres facteurs sont le tabagisme, un taux de cholestérol sanguin trop élevé, l'hypertension, le diabète et l'obésité. Le taux de mortalité due aux maladies cardiovasculaires est beaucoup plus élevé chez les personnes qui ont un mode de vie sédentaire que chez les gens actifs. Ces maladies commencent dès l'enfance et l'adolescence, et se développent lentement pendant plusieurs années avant l'apparition des symptômes. Adopter des habitudes de vie saines dès l'enfance aide donc à les prévenir. Les activités physiques cardiorespiratoires diminuent la concentration de graisses dans le sang. Des concentrations trop élevées de cholestérol et de triglycérides contribuent à la formation de dépôts graisseux sur les parois des artères, ce qui peut bloquer la circulation du sang. Si l'une des artères coronaires — celles qui oxygènent le cœur — se bloque de cette façon, c'est la crise cardiaque.

Ce sont les **lipoprotéines** qui transportent le cholestérol dans le sang (*voir* la figure 3.5). Le cholestérol que transportent les LBD (lipoprotéines de basse densité) tend à se coller aux parois des artères. Quant aux LHD (lipoprotéines de haute densité), elles fixent l'excès de cholestérol sanguin et le transportent au foie afin qu'il l'élimine du corps. Un taux élevé de LBD et un taux faible de LHD sont associés à un risque élevé de maladie cardiaque. Les activités cardiorespiratoires augmentent les LHD, diminuent les triglycérides et tendent également à réduire la tension artérielle, l'hypertension contribuant notamment aux accidents vasculaires cérébraux, au développement des maladies coronariennes et de problèmes rénaux. L'activité physique aide également à prévenir l'obésité et le diabète.

Cancer   Certaines études scientifiques ont montré que les gens actifs physiquement courent moins le risque de développer un cancer. D'autres études devront toutefois corroborer ces faits. L'évidence est cependant plus grande en ce qui concerne les cancers du côlon et du sein. (Reportez-vous à l'encadré « Inactivité physique et cancer ».)

Diabète de type II   De récentes études ont révélé que la pratique régulière d'activités physiques aide à prévenir le diabète de type II (ou non insulinodépendant) qui se développe après 40 ans, surtout chez des individus ayant un excédent de poids. L'activité physique est aussi recommandée pour traiter les personnes déjà atteintes, car elle agit en brûlant l'excès de sucre et en rendant les cellules plus sensibles à l'insuline, ce qui permet de mieux contrôler la glycémie.

Ostéoporose   L'activité physique protège contre l'ostéoporose (perte de densité osseuse), surtout chez les femmes. On a démontré que l'importance de la charge représente le principal déterminant de la densité osseuse (ex. : l'os du bras dominant du joueur de tennis a une densité osseuse accrue). Les personnes ayant une bonne densité osseuse compensent la perte de densité due au vieillissement ; elles risquent moins les fractures invalidantes occasionnées par des chutes.

BIEN-ÊTRE GLOBAL

INACTIVITÉ PHYSIQUE ET CANCER

Plusieurs types de cancer sont associés à un mode de vie marqué par l'inactivité. Des recherches ont montré l'existence d'un lien entre une activité physique soutenue et la diminution du risque de cancer.

Il a été établi que faire de l'activité physique entraîne une diminution du risque de cancer du côlon, l'hypothèse étant que l'activité physique facilite la digestion et l'évacuation des selles, renforce le système immunitaire et réduit la concentration de graisses dans le sang.

Il est également important de faire de l'activité physique pour prévenir l'obésité, qui constitue un autre facteur de risque du cancer. En effet, l'obésité semble accroître le risque de cancer de la prostate, du sein et de l'appareil reproducteur féminin.

Maladie cardiovasculaire   Maladie du cœur et des vaisseaux sanguins.

Facteur de risque   Attribut associé à l'apparition d'une maladie, mais insuffisant pour en être la seule cause.

Lipoprotéines   Substances qui transportent les lipides dans le sang, classées selon leur taille, leur densité et leur composition chimique.

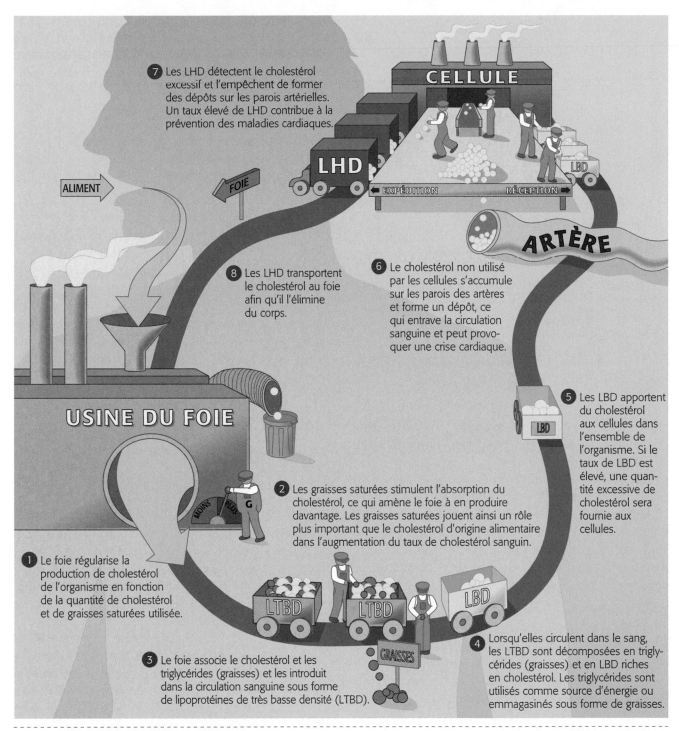

7 Les LHD détectent le cholestérol excessif et l'empêchent de former des dépôts sur les parois artérielles. Un taux élevé de LHD contribue à la prévention des maladies cardiaques.

8 Les LHD transportent le cholestérol au foie afin qu'il l'élimine du corps.

6 Le cholestérol non utilisé par les cellules s'accumule sur les parois des artères et forme un dépôt, ce qui entrave la circulation sanguine et peut provoquer une crise cardiaque.

5 Les LBD apportent du cholestérol aux cellules dans l'ensemble de l'organisme. Si le taux de LBD est élevé, une quantité excessive de cholestérol sera fournie aux cellules.

2 Les graisses saturées stimulent l'absorption du cholestérol, ce qui amène le foie à en produire davantage. Les graisses saturées jouent ainsi un rôle plus important que le cholestérol d'origine alimentaire dans l'augmentation du taux de cholestérol sanguin.

1 Le foie régularise la production de cholestérol de l'organisme en fonction de la quantité de cholestérol et de graisses saturées utilisée.

3 Le foie associe le cholestérol et les triglycérides (graisses) et les introduit dans la circulation sanguine sous forme de lipoprotéines de très basse densité (LTBD).

4 Lorsqu'elles circulent dans le sang, les LTBD sont décomposées en triglycérides (graisses) et en LBD riches en cholestérol. Les triglycérides sont utilisés comme source d'énergie ou emmagasinés sous forme de graisses.

Figure 3.5 **Le parcours du cholestérol.**

Autres causes de mortalité Des études menées auprès d'adultes aux États-Unis et en Europe ont permis d'établir que tous les risques de mortalité sont moindres chez les gens en bonne condition physique (*voir* la figure 3.6) et qu'ils sont encore réduits chez les personnes très en forme. Ces études montrent aussi que la mauvaise condition physique est un indicateur de mort prématurée et un facteur de risque aussi grave que le tabagisme, l'hypertension, l'obésité et le diabète.

Contrôle des graisses corporelles

L'obésité, en particulier l'obésité abdominale, est associée à un risque accru de maladie cardiovasculaire, de cancer et de diabète. Il peut être difficile, pour une personne sédentaire en particulier, d'atteindre et de maintenir un pourcentage adéquat de masse grasse, car une alimentation composée de tous les nutriments essentiels est relativement riche en calories. Et l'on sait que les calories

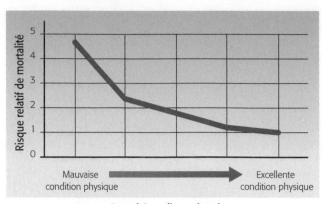

Capacité cardiorespiratoire

Figure 3.6   Capacité cardiorespiratoire et risque de mortalité.

Le risque de mortalité des personnes ayant une capacité cardiorespiratoire élevée est beaucoup plus faible que celui des personnes en mauvaise condition physique.

(*Source:* Myers, J. *et al.*, 2002, Exercise Capacity and Mortality among Men Referred for Exercise Testing, *New England Journal of Medicine,* vol. 346, n° II, p. 793-801.)

consommées en excès sont emmagasinées sous forme de graisse. L'activité physique régulière augmente la dépense énergétique quotidienne et permet, lorsqu'elle est combinée avec des habitudes alimentaires saines, de maintenir un poids santé. Les activités d'endurance cardiorespiratoire entraînent une dépense énergétique immédiate, mais aussi dans les heures qui suivent si elles sont assez intenses, car elles augmentent le rythme du métabolisme basal. Par conséquent, elles permettent de consommer plus de calories sans prendre de poids.

Les activités d'endurance cardiorespiratoire contribuent d'une autre façon à maintenir ou à élever le rythme du métabolisme au repos: elles diminuent le pourcentage de masse grasse et augmentent la masse musculaire. Le rythme du métabolisme au repos dépend en bonne partie de la masse maigre ou musculaire. L'entraînement en force favorise encore plus l'augmentation de la masse musculaire que l'entraînement en endurance musculaire.

Amélioration du système immunitaire

L'activité physique peut avoir des effets bénéfiques ou néfastes sur le système immunitaire, c'est-à-dire l'ensemble des processus qui protègent l'organisme contre les maladies. L'entraînement modéré stimule le système immunitaire, tandis que l'entraînement excessif l'affaiblit. Les personnes en bonne condition physique contractent moins de rhumes et d'infections des voies respiratoires

supérieures que les personnes en mauvaise condition physique. Pour renforcer le système immunitaire, en plus de l'activité physique régulière, il faut adopter de saines habitudes alimentaires, avoir une bonne gestion du stress ainsi qu'un nombre suffisant d'heures de sommeil.

Amélioration du mieux-être émotif et social

La plupart des gens qui s'adonnent régulièrement à des activités faisant appel au système cardiorespiratoire en retirent des bienfaits sur les plans émotif et social. L'activité physique améliore l'image de soi, car elle permet à ceux qui la pratiquent d'augmenter leur niveau de maîtrise de certaines tâches et de jouir de la satisfaction que cela leur procure. Les activités récréatives, par ailleurs, permettent d'entretenir et de développer des amitiés, de s'amuser et de se dépasser. De plus, les activités d'endurance cardiorespiratoire diminuent l'anxiété, la dépression, le stress et l'agressivité. Elles ont un effet bénéfique sur l'humeur et sur la santé cardiorespiratoire. Lisez à ce sujet l'encadré «L'activité physique et les autres dimensions du mieux-être».

ÉVALUATION DE L'ENDURANCE CARDIORESPIRATOIRE

La capacité de l'organisme à soutenir un effort durant une période prolongée dépend directement de la santé cardiorespiratoire. On peut mesurer l'efficacité de l'organisme à fournir de l'oxygène aux muscles pendant une activité physique. La meilleure mesure quantitative de l'endurance cardiorespiratoire demeure la puissance aérobie maximale. Il s'agit de la plus grande quantité d'oxygène qu'une personne peut consommer lors d'un exercice (mesurée en millilitres d'oxygène consommés par minute et par kilogramme de poids corporel). La consommation maximale d'oxygène d'une personne peut être mesurée précisément dans un laboratoire de physiologie de l'exercice grâce à l'analyse de l'air qu'elle

DES RAISONS DE **CHANGER** !

Dressez la liste des cinq bienfaits des activités en endurance cardiorespiratoire qui sont les plus significatifs pour vous. Affichez votre liste bien en vue — sur votre miroir ou le frigo, par exemple — et utilisez-la pour vous motiver à entreprendre votre programme d'entraînement et à tenir bon.

BIEN-ÊTRE GLOBAL

L'ACTIVITÉ PHYSIQUE ET LES AUTRES DIMENSIONS DU MIEUX-ÊTRE

Même si l'on parle souvent des bénéfices de l'activité physique pour l'amélioration de la dimension physique du mieux-être, la plupart des gens découvrent que la meilleure raison de devenir et de demeurer actif est ce que cela apporte aux autres dimensions du mieux-être. Voici quelques-uns des effets de l'activité physique.

■ **Réduit l'anxiété.** L'activité physique réduit les symptômes d'anxiété aussi bien chez les personnes qui sont anxieuses la plupart du temps (trait d'anxiété) que chez celles qui sont anxieuses à des moments très ponctuels (état d'anxiété).

■ **Réduit les risques de dépression et améliore l'humeur.** L'activité physique diminue les sentiments de tristesse et de désespoir, et peut être aussi efficace que la psychothérapie pour traiter les cas de dépression légère à modérée. L'activité physique améliore l'humeur et augmente les sensations de mieux-être, tant chez les personnes déprimées que chez celles qui ne le sont pas.

■ **Améliore le sommeil.** L'activité physique régulière aide les gens à s'endormir plus facilement et améliore la qualité du sommeil.

■ **Réduit le stress.** L'activité physique diminue les réactions corporelles liées à toutes les formes de stress et aide à mieux gérer les stress auxquels on doit faire face.

■ **Améliore l'estime de soi, la confiance en soi et le sentiment d'efficacité.** L'activité physique stimule l'estime de soi et la confiance en soi en donnant aux gens des occasions de succès; cela améliore également l'image corporelle. Réussir à faire un programme d'entraînement augmente la propension des gens à croire en leur capacité d'être actifs et, donc, leur efficacité.

■ **Stimule la créativité et le fonctionnement intellectuel.** Des études démontrent que les étudiants actifs obtiennent de meilleurs résultats aux tests de créativité. L'activité physique améliore la vigilance et la mémoire à court terme, aide à maintenir le temps de réaction et la capacité de raisonnement.

■ **Augmente les occasions d'interaction sociale.** L'activité physique procure des occasions de rencontre avec d'autres personnes dans un contexte positif.

Comment ces changements se produisent-ils? Les spécialistes ont identifié plusieurs mécanismes. Ils ont découvert que l'activité physique stimule les centres du cerveau qui régissent la pensée et les émotions, ce qui produit une amélioration de l'humeur et des fonctions cognitives. L'activité physique augmente également l'activité des ondes alpha, des ondes cérébrales qui sont signe de détente profonde. De plus, cela stimule la libération d'endorphines, des substances chimiques qui éliminent la fatigue, calment la douleur et produisent un état d'euphorie. Les spécialistes ont également observé une augmentation de la production de phényléthylamine, qui a un effet positif sur l'énergie, l'humeur et la concentration, ainsi qu'une diminution de la sécrétion d'hormones associées au stress et une modification des concentrations de plusieurs neurotransmetteurs, dont la sérotonine, produite dans le cerveau et associée à l'humeur. L'activité physique peut à la fois détendre et réchauffer le corps, améliorer l'humeur et le sommeil. C'est de plus une agréable façon de passer le temps!

---

inspire et expire lorsqu'elle effectue une épreuve jusqu'à épuisement (intensité maximale). Une telle analyse est souvent coûteuse et exige beaucoup de temps, ce qui la rend très peu accessible pour la majorité des gens.

Tests d'évaluation de la puissance aérobie maximale

Nous avons sélectionné pour vous un ensemble de tests qui permettent d'évaluer la puissance aérobie dans des contextes différents. Il est inutile de comparer les résultats que vous pourriez obtenir aux divers tests. En effet, ces résultats peuvent varier de manière importante compte tenu, par exemple, de vos habiletés, de la spécificité de vos activités physiques et du niveau de validité des tests.

Avant d'exécuter l'un ou l'autre des tests décrits ci-dessous et aux labos 3.1, 3.2 et 3.3, assurez-vous d'avoir rempli le questionnaire Q-AAP (labo 2.1) afin d'identifier de possibles contre-indications. Si votre condition physique vous inquiète, consultez votre enseignant ou enseignante ou un médecin.

Physitest aérobie canadien modifié (PACm) Le physitest aérobie canadien modifié (PACm) est certainement le test le plus utilisé au Canada pour mesurer la puissance aérobie maximale (PAM). Sa popularité est en

Endorphines Substances sécrétées par le cerveau; similaires à la morphine, elles atténuent la douleur, éliminent la fatigue et produisent un état d'euphorie.

Neurotransmetteurs Substances chimiques qui transmettent les influx nerveux.

grande partie attribuable à sa simplicité d'administration et surtout au fait qu'il est sécuritaire pour les participants. Ce test tient compte du sexe, du groupe d'âge, du palier de départ, du palier complété et de la fréquence cardiaque finale. Bien que le *Guide canadien pour l'évaluation de la condition physique et des habitudes de vie* de la Société canadienne de physiologie de l'exercice (SCPE) propose l'interprétation des résultats selon des normes associées aux bénéfices santé, nous vous proposons d'interpréter le résultat selon la valeur du VO_2 max calculé à partir du coût énergétique du dernier palier complété. Des normes et des catégories élaborées au Cégep de Lévis-Lauzon permettent une interprétation mieux adaptée aux étudiants.

Le tableau 3.2 présente les différents types de tests que vous trouverez à la fin de ce chapitre. Ils sont regroupés en deux catégories : les tests qui mesurent l'évolution de la fréquence cardiaque à l'effort et les tests de performance. Ce tableau permet de reconnaître les préalables et les éléments de sécurité des différents tests.

En plus d'évaluer votre force et votre endurance cardiorespiratoire, il faut également identifier votre stade de changement (*voir* le tableau 3.3) et votre processus de changement de comportement par rapport à l'entraînement cardiorespiratoire. Le labo 3.5 vous guidera dans cette démarche. Pour avoir des informations plus détaillées sur les différents stades et processus de changement, revoyez le chapitre 1.

ÉLABORATION D'UN PROGRAMME EN ENDURANCE CARDIORESPIRATOIRE

Il n'y a rien de mieux que les exercices d'endurance cardiorespiratoire pour améliorer sa condition physique ; n'hésitez donc pas à les mettre au cœur de votre programme d'entraînement. Pour mettre au point un programme d'entraînement d'endurance cardiorespiratoire efficace, vous

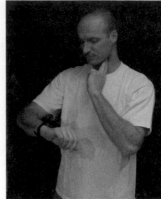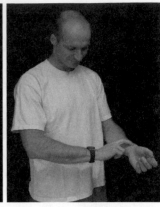

On peut compter la fréquence cardiaque en pressant la carotide ou l'artère radiale.

devez vous fixer des objectifs réalistes ; choisir des activités adaptées ; établir vos fréquence, intensité et durée d'entraînement initiales à des niveaux appropriés ; prévoir une période d'échauffement et une période de détente ; et adapter votre programme en fonction de l'amélioration de votre condition physique (*voir* le labo 3.4).

Se fixer des objectifs

Vous pouvez vous fonder sur vos résultats aux tests d'évaluation de la condition cardiorespiratoire pour établir précisément l'objectif de consommation d'oxygène de votre programme d'entraînement. Cet objectif doit être assez élevé pour favoriser le développement d'un bon système aérobie, mais pas au point d'être irréalisable.

En suivant un entraînement en endurance, on peut améliorer sa puissance aérobie maximale (VO_2 max) d'environ 15 % à 30 %. Le taux d'amélioration possible dépend de l'âge, de l'état de santé et de la condition physique initiale ; les gens en mauvaise forme peuvent évidemment s'améliorer beaucoup plus que les athlètes d'élite, ces derniers ayant parfois déjà atteint leur condition physique maximale. Si vous vous intéressez à votre VO_2 max et que vous suivez les recommandations proposées dans le présent chapitre, sachez que vous pourriez améliorer vos résultats de plus de 30 % en travaillant d'autres aspects comme la force musculaire.

DES RAISONS DE **CHANGER** !

Vous ne parvenez pas à amorcer un programme d'entraînement ou vous commencez mais vous abandonnez rapidement ? Vous voudriez vraiment faire de l'activité physique, mais vous manquez de temps ? Vous avez toujours une bonne raison pour faire autre chose, vous reportez toujours au lendemain ? Pour changer d'attitude et contrecarrer toutes vos excuses, dites-vous qu'il y a des étudiants comme vous qui réussissent à trouver le temps de s'entraîner malgré leurs horaires chargés et que vous pouvez en faire autant. Vous pouvez demander à des amis de venir s'entraîner avec vous et joindre ainsi l'utile à l'agréable ; vous pouvez aussi vous trouver une activité pratiquée à l'intérieur, beau temps, mauvais temps… Plus d'excuses, vous êtes la seule personne perdante à ce jeu !

Tableau 3.2 **Tests de mesure de la puissance aérobie maximale (PAM): description, préalables et éléments de sécurité.**

Types de tests	Test de la PAM*	Préalables et éléments de sécurité
Selon les fréquences cardiaques		Test de mesure indirecte** et sous-maximale qui est très sécuritaire, puisqu'il permet d'arrêter l'activité à tout moment lorsque la fréquence cardiaque dépasse la norme de sécurité (par exemple, 175 batt./min pour les gens de 17 à 20 ans au physitest).
▪ Monter et descendre des marches.	▪ **Physitest aérobie canadien modifié (PACm)** (labo 3.1)	Test de mesure indirecte et sous-maximale exigeant un effort progressif. Les personnes qui ont, avant le test, une fréquence cardiaque au repos supérieure à 100 batt./min, une pression systolique au repos supérieure à 144 mm Hg ou encore une pression diastolique supérieure à 94 mm Hg ne doivent pas subir ce test.
▪ Marcher 1600 mètres sur une surface plane.	▪ **Test de Kline** (labo 3.2)	Test de marche recommandé pour des personnes sédentaires ou peu actives. Un test sécuritaire et facile à administrer, qui demande peu de matériel.
Selon une performance		Tests maximaux qui nécessitent de préparer les participants pendant quelques semaines au type d'effort à fournir et à la spécificité de l'exercice. Il faut prévoir un contrôle des gens trop motivés, anxieux ou sédentaires, qui pourraient, selon le contexte, fournir un effort maximal dépassant leurs limites. Nous suggérons l'usage d'un fréquencemètre afin de détecter les fréquences cardiaques trop élevées ou trop basses. Les tests de course ou exigeant des départs et des arrêts brusques ne conviennent pas aux personnes ayant, par exemple, des problèmes articulaires ou un surplus de poids important.
▪ Marche ou course	▪ **Test de marche ou course de 12 minutes de Cooper** (labo 3.3)	Test non progressif exigeant un effort maximal continu tant que la durée totale de 12 minutes n'est pas complétée. À cause de l'intensité soutenue exigée, ce test nécessite un entraînement préalable de 4 à 6 semaines pour ceux qui le font à la course.
▪ Natation	▪ **Test de 12 minutes dans l'eau de Cooper** (labo 3.3)	Compte tenu que la technique de nage peut grandement affecter le coût énergétique, il n'est pas recommandé d'évaluer la PAM au moyen d'un test aquatique avec des personnes qui ne savent pas très bien nager. Avec ses limites, ce test pourrait toutefois servir à évaluer l'amélioration de la PAM d'une personne (ou l'amélioration de sa technique). Ce test ne permet pas de comparer objectivement la puissance aérobie des participants entre eux.
▪ Vélo	▪ **Test de 12 minutes à vélo de Cooper** (labo 3.3)	Test non progressif exigeant un effort maximal continu tant que la durée totale de 12 minutes n'est pas complétée. À cause de l'intensité soutenue exigée, ce test nécessite un entraînement préalable de 4 à 6 semaines à vélo. La difficulté de trouver un endroit dégagé et sécuritaire qui permet de couvrir une distance de 4 km à 8 km limite l'utilisation de ce test. Par contre, des cyclomètres bien ajustés pourraient permettre aux participants de réaliser des autoévaluations pertinentes.

* Des tests de PAM supplémentaires sont disponibles sur le site www.groupemodulo.com

** La *mesure directe* du VO$_2$ max nécessite l'utilisation d'appareils très complexes et coûteux qui mesurent très précisément tout le long de l'exercice l'évolution de la consommation d'oxygène jusqu'à son maximum. Comme ces tests ne sont pas pratiques (coûts élevés et difficultés d'administration) pour évaluer des individus ou des groupes, on a développé au cours des dernières années des tests qui estiment la consommation maximale d'oxygène par l'évolution de la fréquence cardiaque à l'effort ou encore par la réalisation d'une performance physique maximale. Ces *mesures indirectes* de la consommation maximale d'oxygène sont naturellement moins précises. Leur niveau de validité est cependant suffisant pour porter un bon jugement sur la puissance aérobie maximale et surtout pour juger de l'amélioration ou de la diminution de la puissance aérobie maximale dans une période donnée.

Un autre élément susceptible de vous aider à évaluer vos progrès physiques est la fréquence cardiaque au repos — celle qu'on peut mesurer le matin, avant le lever. La fréquence cardiaque au repos peut diminuer de 10 à 15 battements par minute grâce à un entraînement d'endurance. Il faut compter environ de 4 à 6 semaines d'entraînement avant de pouvoir constater ce genre de bienfait.

Peut-être voudrez-vous inclure d'autres types d'objectifs à votre programme d'entraînement physique. Ainsi, s'il comprend de la marche, du jogging ou de la bicyclette, vous pouvez vous fixer des objectifs de durée ou de distance : par exemple, en venir à marcher 8 kilomètres par séance d'entraînement, à courir 6,5 kilomètres en 28 minutes ou à rouler 55 kilomètres à bicyclette par semaine.

Tableau 3.3 **Les stades de changement de l'entraînement cardiorespiratoire.**

Stades de changement	Caractéristiques
1. Indifférence	Je ne manifeste aucun intérêt pour l'entraînement cardiorespiratoire.
2. Réflexion	Je manifeste un intérêt à faire un entraînement cardiorespiratoire, sans toutefois passer à l'action.
3. Planification	Je fais un entraînement cardiorespiratoire, mais sans grande conviction ni assiduité.
4. Action	Je fais un entraînement cardiorespiratoire assidûment depuis moins de 6 mois.
5. Maintien	Je fais un entraînement cardiorespiratoire assidûment depuis plus de 6 mois.

Peut-être vous contenterez-vous de réaliser le niveau minimum d'activité recommandé en faisant quotidiennement au moins 30 minutes d'activité modérée. Bien qu'il soit préférable de fonder votre programme sur des objectifs mesurables, vous pouvez aussi vous fixer quelques objectifs qualitatifs. Vous déterminerez, par exemple, qu'il vous faut disposer de plus d'énergie, dormir mieux et être plus à l'aise dans vos vêtements.

Choisir le type d'activité physique ou de sport adéquat

Les activités physiques de longue durée sollicitant énergiquement de grands groupes musculaires conviennent très bien. La marche rapide, le jogging, la randonnée pédestre, la bicyclette, la danse aérobique répondent à ces critères. Les sports comme la natation, le ski de fond, le soccer, le patin à roues alignées, etc., conviennent également. Certains sports avec arrêts fréquents tels que le tennis et le racquet-ball peuvent aussi être indiqués si vous êtes assez habile pour jouer de façon continue, avec une énergie suffisante pour atteindre votre fréquence cardiaque cible.

Le plaisir étant une grande source de motivation, il est essentiel de choisir une activité physique qui vous plaît. Il est aussi souvent plus agréable de s'entraîner avec un ami. Déterminez si vous préférez des sports de compétition ou non. Peut-être aimeriez-vous essayer quelque chose de nouveau. Tenez compte également de la proximité des installations, des frais d'abonnement, de l'équipement nécessaire et du temps qu'il vous faudra pour atteindre des niveaux d'habileté et d'entraînement adéquats.

Déterminer la fréquence d'entraînement

Pour développer votre puissance aérobie, vous devriez vous entraîner de 3 à 5 jours par semaine. Les débutants et débutantes commenceront à 3 jours par semaine, puis augmenteront la fréquence à 5 jours. Ne vous entraînez pas plus de 5 jours par semaine : cela favorise les blessures et n'est pas du tout nécessaire à un programme d'entraînement visant le mieux-être. À moins de vous entraîner à très haute intensité, vous parviendrez difficilement à améliorer votre condition physique ou à perdre du poids si vous y consacrez moins de 3 jours par semaine. De plus, vous serez plus susceptible de vous blesser, car votre organisme n'aura jamais la chance de s'adapter pleinement à l'entraînement régulier.

Déterminer l'intensité de l'entraînement

L'intensité est le facteur le plus important à considérer pour obtenir des effets de l'entraînement. Vous devez vous entraîner avec suffisamment d'intensité pour en tirer des bénéfices de santé et de condition physique. Nous présentons deux méthodes pour calculer la zone cible : la formule standard et la formule de Karvonen ; choisissez celle qui vous convient. N'oubliez pas de faire les ajustements en fonction des facteurs environnementaux ou individuels. Par exemple, par temps chaud et humide, vous devez diminuer l'intensité de vos activités.

Zone cible calculée avec la formule standard   Lorsqu'on désire améliorer sa puissance aérobie en utilisant surtout les muscles des membres inférieurs, on doit réaliser ses exercices à une intensité suffisante pour élever ses fréquences cardiaques dans une **zone cible** comprise entre un minimum de 65 % et un maximum de 90 % de sa fréquence cardiaque maximale (*voir* la figure 3.7). (Les fréquences cardiaques que l'on obtient lors d'exercices sollicitant les membres supérieurs, par exemple la natation, sont en règle générale beaucoup plus basses que celles qu'entraînent des exercices sollicitant les membres inférieurs : course à pied, vélo, etc. Il faut en tenir compte lors de la formulation d'un programme d'entraînement.) Pour des raisons pratiques, la fréquence cardiaque maximale d'un individu est estimée en soustrayant son âge de 220. Selon cette estimation, une personne de 20 ans aurait une fréquence cardiaque maximale de 200 (220 − 20)[1]. Ainsi, on peut rapidement calculer l'intensité minimale et maximale d'un exercice pour un groupe de personnes de 20 ans en appliquant la formule suivante :

Formule standard

$$FC_{minimale} = 65\ \% \times (220 - 20\ ans)$$
$$= 65\ \% \times 200$$
$$= 130\ batt./min$$

$$FC_{maximale} = 90\ \% \times (220 - 20\ ans)$$
$$= 90\ \% \times 200$$
$$= 180\ batt./min$$

Zone cible : entre 130 batt./min et 180 batt./min

Selon cette formule, une personne de 20 ans qui veut être efficace doit viser entre 130 et 180 battements par minute. C'est la méthode qui est généralement préconisée dans les cours de niveau collégial.

---

1. Tanaka, Monahan et Seals suggèrent une nouvelle formule, soit 208 − (0,7 × âge), pour estimer la fréquence cardiaque maximale selon l'âge. En comparaison de la formule habituelle, cette formule réduit les fréquences cardiaques maximales des personnes de moins de 40 ans et augmente légèrement celles des personnes plus âgées. (*Journal of the American College of Cardiology*, vol. 37, n° 1, 2001, p. 153-156.)

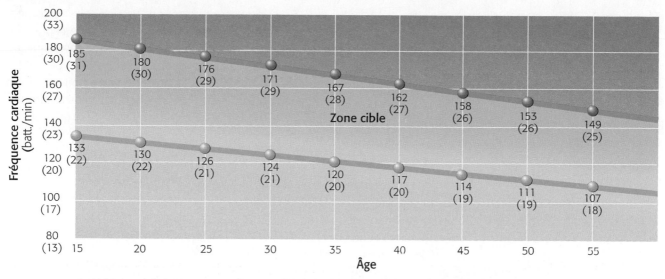

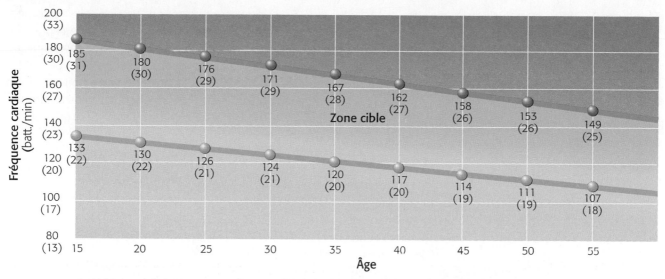 90 % de la fréquence cardiaque maximale estimée, c'est-à-dire (220 − âge) × 0,90.

 65 % de la fréquence cardiaque maximale estimée, c'est-à-dire (220 − âge) × 0,65.

Note : Les chiffres entre parenthèses indiquent les fréquences cardiaques aux 10 secondes ; le nombre de battements en 10 secondes est arrondi à l'entier le plus près.

Figure 3.7 **Évaluation de la zone cible avec la formule standard.**
La zone cible se situe entre 65 % et 90 % de la fréquence cardiaque maximale estimée selon l'âge (220 − âge). Pour les activités aquatiques, la fréquence cardiaque maximale estimée selon l'âge change ; elle est de (205 − âge).

Toutefois, l'expérience démontre que la zone cible calculée avec la formule standard n'est pas valable pour tout le monde. En effet, certaines personnes peuvent avoir des fréquences cardiaques maximales plus basses que celles suggérées par cette formule. Par contre, chez les individus en forme, la fréquence maximale peut être plus haute que l'estimé de 220 − âge. De plus, cette formule standard ne tient pas compte de la fréquence cardiaque au repos, souvent élevée chez les sédentaires. La zone de travail est donc inadéquate pour ces individus.

Zone cible calculée avec la formule de Karvonen

Dans la formule de Karvonen, la zone cible est calculée à partir de la **fréquence cardiaque de réserve**, qui tient compte de la fréquence cardiaque maximale exacte d'un individu et de sa fréquence au repos. Par la suite, on établit un pourcentage en fonction des objectifs que l'on poursuit :

- de 50 % à 70 % pour un échauffement, une période de récupération ;
- de 65 % à 75 % pour une perte de poids ;
- de 70 % à 90 % pour l'amélioration du système cardiorespiratoire.

On obtient la fréquence cardiaque de réserve en soustrayant la fréquence cardiaque au repos (prise le matin avant de se lever) à la fréquence cardiaque maximale (prise immédiatement après un effort intense d'une durée de deux ou trois minutes, comme une course dans une côte). Par la suite, on multiplie cette fréquence cardiaque

de réserve par le pourcentage d'intensité visé (valeurs minimale et maximale) et on additionne cette valeur à la fréquence cardiaque au repos. Imaginons un individu, dont la fréquence maximale est de 195 battements par minute et celle au repos de 65 battements par minute, qui souhaite améliorer son système cardiorespiratoire. Il choisira une intensité située entre 70 % et 90 % de la fréquence cardiaque de réserve et effectuera les opérations suivantes pour identifier les fréquences cardiaques minimale et maximale de la zone cible :

Formule de Karvonen

$$FC \text{ de réserve} = FC_{maximale} - FC \text{ au repos}$$
$$= 195 \text{ batt./min} - 65 \text{ batt./min}$$
$$= 130 \text{ batt./min}$$

$$FC_{minimale} = (FC \text{ de réserve} \times \text{intensité minimale}) + FC \text{ au repos}$$
$$= (130 \text{ batt./min} \times 70 \%) + 65 \text{ batt./min}$$
$$= 156 \text{ batt./min}$$

Zone cible avec la formule standard Zone déterminée par les valeurs minimale et maximale de la fréquence cardiaque comprise entre 65 % et 90 % de la fréquence cardiaque maximale et que l'on doit atteindre et maintenir lors d'une activité selon les objectifs poursuivis pour obtenir des effets bénéfiques pour la santé.

Fréquence cardiaque de réserve Différence entre la fréquence cardiaque maximale et la fréquence cardiaque au repos ; sert à calculer la zone cible de la fréquence cardiaque avec la formule de Karvonen.

$$FC_{maximale} = (FC \text{ de réserve} \times \text{intensité maximale}) + FC \text{ au repos}$$

$$= (130 \text{ batt./min} \times 90\%) + 65 \text{ batt./min}$$

$$= 182 \text{ batt./min}$$

Zone cible = entre 156 batt./min et 182 batt./min

Lorsqu'on utilise cette formule, la zone de travail est adaptée au niveau de condition physique et aux objectifs de l'individu.

Échelle de la perception de l'effort   Une autre façon d'évaluer l'intensité de l'effort est de noter votre perception du niveau d'effort déployé. Il est contraignant de devoir s'interrompre à maintes reprises durant une activité pour prendre son pouls. Cependant, avec le temps, l'effort nécessaire pour augmenter votre fréquence cardiaque et atteindre votre zone cible vous sera devenu familier. En d'autres mots, vous saurez comment vous vous sentez lorsque vous vous entraînez au niveau d'intensité qui convient. Quand ce sera le cas, vous pourrez utiliser l'**échelle de la perception de l'effort** présentée à la figure 3.8 pour estimer l'intensité de votre séance d'entraînement sans avoir à prendre votre pouls.

Pour cela, choisissez l'indice correspondant à la perception que vous avez de l'intensité à laquelle vous vous entraînez dans votre zone cible. Si votre zone cible est d'environ 135 à 150 battements par minute, entraînez-vous avec assez d'intensité pour atteindre cette zone, puis associez un indice à l'effort que vous avez dû déployer — par exemple «quelque peu difficile» ou «difficile» (14

ou 15), selon votre perception. Prenez soin de comparer de temps à autre votre évaluation de la perception de l'effort avec votre zone cible de fréquence cardiaque, de façon à vous assurer que tout concorde. Selon les études, l'évaluation de la perception de l'effort est un moyen fiable de contrôler l'intensité de l'entraînement. Et vous le trouverez sans doute plus pratique que la prise des fréquences cardiaques. Vous pouvez également mesurer votre intensité en MET (*voir* le chapitre 2).

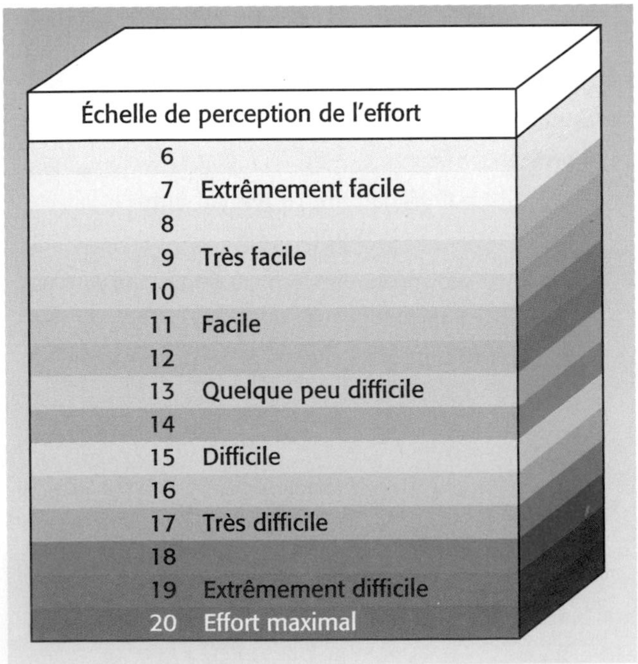

Déterminer la durée des séances d'entraînement

La durée recommandée des séances d'entraînement est de 20 à 60 minutes; les exercices peuvent se faire en une séance ou en plusieurs séquences de 10 minutes ou plus. La durée totale de l'exercice dépend de son intensité. Lorsqu'on vise à améliorer son endurance cardiorespiratoire (ou puissance aérobie) en s'adonnant à une activité d'intensité faible à modérée comme la marche ou la natation lente, il faut le faire durant 45 à 60 minutes. Il suffit par contre de 20 minutes si l'on exécute des exercices d'intensité élevée selon la valeur maximale de sa zone cible de fréquence cardiaque.

Certaines études ont révélé qu'une séance de 5 à 10 minutes d'exercices extrêmement intenses (plus de 90% de la fréquence cardiaque maximale) améliore l'endurance cardiorespiratoire. Toutefois, un entraînement de cette intensité, particulièrement s'il se compose d'activités de fort impact, accroît le risque de blessures. Les activités de longue durée, d'intensité faible à modérée, apportent généralement des gains plus graduels en puissance aérobie maximale. Au moment de planifier votre programme, prévoyez des activités moins vigoureuses au début et augmentez progressivement l'intensité.

Échauffement et détente

Il est important de s'échauffer avant toute séance d'entraînement d'endurance cardiorespiratoire et de se détendre après. Comme les muscles fonctionnent mieux quand leur température est légèrement plus élevée qu'au repos, l'échauffement améliore la performance et réduit les risques de blessures. Cela donne le temps à l'organisme de rediriger le sang vers les muscles en action, et au cœur de s'adapter aux sollicitations accrues

Échelle de perception de l'effort	
6	
7	Extrêmement facile
8	
9	Très facile
10	
11	Facile
12	
13	Quelque peu difficile
14	
15	Difficile
16	
17	Très difficile
18	
19	Extrêmement difficile
20	Effort maximal

Figure 3.8   Évaluation de la perception de l'effort cardiorespiratoire.

Échelle de la perception de l'effort   Système de mesure de l'intensité d'un exercice consistant à noter par un nombre la perception subjective de l'effort déployé.

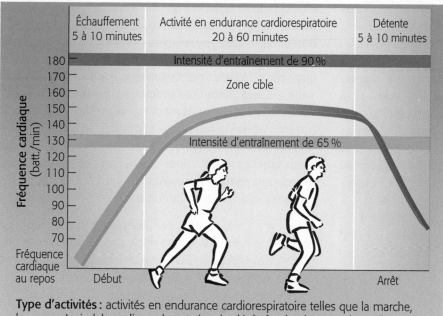

Échauffement 5 à 10 minutes	Activité en endurance cardiorespiratoire 20 à 60 minutes	Détente 5 à 10 minutes

Intensité d'entraînement de 90 %

Zone cible

Intensité d'entraînement de 65 %

Fréquence cardiaque (batt./min)

180
170
160
150
140
130
120
110
100
90
80
70

Fréquence cardiaque au repos

Début

Arrêt

Figure 3.9 **Activité physique d'endurance cardiorespiratoire (exemple de séance d'entraînement pour une personne de 20 ans).**

Une activité physique de plus longue durée et d'intensité moyenne est souvent plus bénéfique pour la santé qu'une activité de moins longue durée et de plus forte intensité.

Type d'activités : activités en endurance cardiorespiratoire telles que la marche, la course à pied, le cyclisme, la natation, le ski de fond et le saut à la corde.
Fréquence : de 3 à 5 fois par semaine.
Intensité : de 65 % à 90 % de la fréquence cardiaque maximale selon la formule standard ; une intensité d'entraînement de 55 % à 64 % est cependant recommandée pour les personnes qui ne sont pas en bonne condition physique.
Durée : de 20 à 60 minutes (soit en une séance, soit en plusieurs séances d'au moins 10 minutes chacune).

dont il fait l'objet. L'échauffement aide aussi le **liquide synovial** à se répandre dans les articulations de façon à protéger leur surface des blessures.

Comme nous l'avons vu au chapitre 2, une séance d'échauffement devrait comprendre des mouvements lents similaires à ceux de l'activité qui suivra. Il peut s'agir, par exemple, de marcher lentement avant d'entreprendre une marche rapide, de frapper des coups droits et des coups de revers avant de disputer un match de tennis. Un bon échauffement de 5 à 10 minutes convient à la plupart des activités physiques. Certains experts recommandent d'y inclure aussi des exercices d'étirement ; il faut toutefois prendre soin de faire ces étirements une fois que les muscles sont suffisamment échauffés (*voir* le chapitre 5).

La détente qui suit l'exercice sert à ramener l'organisme au calme. Elle aide à maintenir constante la circulation sanguine vers le cœur et le cerveau, et à rediriger le sang des muscles vers d'autres parties du corps ; elle aide à prévenir les chutes de pression, les étourdissements et tout autre ennui cardiovasculaire. Après toute séance d'entraînement, faites de 5 à 10 minutes d'activités réduites pour permettre à votre fréquence cardiaque, à votre respiration et à votre circulation de revenir à la normale. Les exercices d'étirement peuvent faire partie de la détente.

La figure 3.9 présente le modèle type d'une séance d'entraînement en endurance cardiorespiratoire.

Améliorer l'endurance cardiorespiratoire

Le rythme des progrès que vous accomplirez dépendra de votre âge, de votre état de santé, de votre condition physique initiale et de votre motivation. La condition physique s'améliore lorsqu'on pousse l'organisme. Toutefois, vous devez augmenter l'intensité, la fréquence et la durée de l'entraînement avec prudence, de façon à éviter les blessures et le surentraînement.

Durant la phase initiale de votre programme, laquelle pourrait durer entre 3 et 6 semaines, demeurez dans la limite inférieure de votre zone cible. Entraînez-vous d'abord à une fréquence hebdomadaire de 3 ou 4 jours et suivant une durée convenant à votre condition physique : de 12 à 15 minutes si vous êtes très peu en forme, 20 minutes si vous êtes sédentaire mais en santé, et de 30 à 40 minutes si vous avez l'habitude de l'exercice. Profitez de cette phase du programme pour bien adopter cette nouvelle routine. Quand vous aurez atteint les niveaux supérieurs de fréquence (4 ou 5 jours par semaine) et de durée (30 à 40 minutes) sans fatigue excessive ni douleurs musculaires, vous pourrez intensifier votre programme.

Liquide synovial Liquide contenu dans les cavités articulaires et assurant lubrification et nutrition aux cellules des surfaces articulaires.

Cette phase dure généralement de 4 à 6 mois. Vous augmenterez lentement et graduellement votre entraînement jusqu'à ce que vous ayez atteint votre condition physique cible (*voir* l'exemple de progression que présente le tableau 3.4). N'augmentez pas trop rapidement. Il vaut généralement mieux éviter d'augmenter l'intensité et la durée durant la même séance, ou les trois variables d'entraînement la même semaine. On recommande habituellement d'accroître la durée de 5 à 10 minutes toutes les 2 ou 3 semaines. Si vous souffrez de courbatures ou de douleurs musculaires, si votre intérêt pour l'entraînement diminue, si vous éprouvez une grande fatigue et êtes incapable de vous rendre au bout de la séance d'entraînement, c'est sûrement que la progression est trop rapide. Surveillez cela de près en tenant un relevé de vos séances d'entraînement.

Maintenir son endurance cardiorespiratoire

Vous ne pouvez améliorer votre condition physique indéfiniment. Plus vous serez en forme, plus vous devrez faire d'efforts pour vous améliorer encore. De plus, il y a des limites à la condition physique que vous pouvez atteindre, et si vous augmentez sans cesse l'intensité et la durée des exercices, vous vous exposerez aux blessures et au surentraînement. Après une progression de 4 à 6 mois, vous aurez probablement atteint votre objectif. Vous pourrez alors vous maintenir en forme en continuant de vous entraîner suivant la même intensité, au moins trois jours non consécutifs par semaine. Si vous cessez de vous entraîner, vous perdrez votre forme assez rapidement. Si, pour une raison quelconque, vous deviez interrompre momentanément votre programme, reprenez-le à un niveau inférieur.

En phase de maintien, vous aurez peut-être envie de vous fixer de nouveaux objectifs et de procéder à des ajustements, histoire de soutenir votre motivation. Un peu de variété ne peut pas nuire. En pratiquant divers types d'activités d'endurance, en faisant ce qu'on appelle l'entraînement multisport, vous aurez plus de plaisir et éviterez certaines blessures. Par exemple, une personne habituée à faire du jogging 5 jours par semaine pourrait varier son programme en courant 3 jours et en consacrant les séances des 2 autres jours au tennis et à la bicyclette.

Tableau 3.4 **Exemple de progression d'un programme en endurance cardiorespiratoire.**

Semaines	Fréquence (jours par semaine)	Durée (minutes)	Intensité* (battements par minute)
Phase initiale			
1	3	20	130 à 135
2	3	25	130 à 135
3	4	25	135 à 150
4	4	30	135 à 150
Phase d'amélioration			
5 à 7	3 ou 4	25 à 30	150 à 160
8 à 10	3 ou 4	30 à 35	150 à 160
11 à 13	3 ou 4	30 à 35	155 à 170
14 à 16	4 ou 5	30 à 35	155 à 170
Phase de maintien			
17 à 20	4 ou 5	35 à 40	155 à 170
21 à 24	4 ou 5	35 à 40	160 à 180
25 et plus	3 à 5	30 à 45	160 à 180

* Les fréquences cardiaques cibles indiquées ici correspondent à celles d'une personne de 20 ans en santé ; le programme passe d'une fréquence cardiaque initiale cible de 65 % à 70 % à un niveau de maintien de 80 % à 90 % de la fréquence cardiaque maximale.

Source : Adapté de American College of Sports Medicine, *ACSM's Guidelines for Exercise Testing and Prescription,* 6ᵉ éd., Philadelphie, Lippincott Williams et Wilkins, 2000. Reproduit avec la permission de l'éditeur.

SÉCURITÉ ET PRÉVENTION DES BLESSURES

Les conditions atmosphériques extrêmes et la prévention des blessures musculaires et articulaires sont les principaux défis à surmonter pour les individus qui font de l'entraînement cardiorespiratoire.

L'activité physique par temps chaud

La survie de l'être humain dépend du maintien d'une température corporelle relativement constante. Il suffit parfois que la température du corps s'élève (ou s'abaisse) de quelques degrés pour causer la détresse physiologique ou même la mort. Pour s'entraîner sans danger par temps

DES RAISONS DE **CHANGER** !

Les résultats d'enquêtes menées auprès d'élèves du collégial ont révélé que le soutien social conditionne nettement la décision de s'entraîner ou non. Vos amis et les membres de votre famille soutiennent-ils vos objectifs et votre programme d'entraînement ? Sinon, sollicitez leur aide et leur encouragement. Vous verrez, ça fera une bonne différence !

très chaud, il faut donc que le corps puisse évacuer la chaleur et assurer l'apport sanguin aux muscles sollicités. La chaleur que suscite l'activité physique se dissipe par la sudation, laquelle rafraîchit la peau ainsi que le sang qui circule en périphérie. Plus il fait chaud, plus le corps transpire et perd de l'eau ; plus le temps est humide, moins les mécanismes de sudation réussissent à abaisser la température corporelle. Si vous perdez trop d'eau ou si la température de votre corps s'élève trop, vous souffrirez de stress de chaleur. Les troubles associés à ce stress sont la déshydratation, les crampes, l'épuisement lié à la chaleur et le coup de chaleur.

La déshydratation   Votre organisme a besoin d'eau pour permettre plusieurs réactions chimiques et réguler sa température. La transpiration provoquée par l'activité physique épuise les réserves d'eau corporelle et ces liquides doivent être remplacés pour éviter la **déshydratation**. Bien que la déshydratation soit plus courante par temps très chaud, elle peut également se produire dans des conditions tempérées si votre apport en liquides est insuffisant.

Quand il y a déshydratation, la température du corps s'élève tandis que le taux de sudation, le volume plasmatique total, le débit cardiaque, la force musculaire et les réserves de glycogène du foie diminuent. Lorsque la perte de liquide représente environ 1 % de la masse corporelle totale, vous avez soif. Lorsque cette perte représente 5 %, les gens se sentent mal et peuvent passer de la fatigue à l'agitation. Une perte de liquide plus élevée peut causer une perte de coordination, du délire et même la mort.

Il est essentiel de boire avant et durant l'entraînement pour prévenir la déshydratation et améliorer sa performance. Quand vous manquez de liquides, certains récepteurs du cerveau vous font ressentir la soif, mais lors d'un entraînement intensif ou de longue durée par temps très chaud, la soif n'est pas un bon indicateur. Il faut donc prévenir la déshydratation en buvant au moins 2 tasses (500 ml) de liquide pendant les 2 heures qui précèdent l'entraînement. Au cours de l'entraînement, buvez suffisamment pour compenser les pertes de liquides dues à la transpiration. Buvez au moins 1 tasse (250 ml) toutes les 20 à 30 minutes, davantage s'il fait chaud et que vous transpirez abondamment.

Apportez une bouteille d'eau à l'entraînement, de façon à vous hydrater au fur et à mesure de vos besoins. Pour les séances d'entraînement de moins de 90 minutes, il est recommandé de boire de l'eau. Pour des séances plus longues, vous auriez avantage à prendre des boissons énergétiques contenant de l'eau, de petites quantités d'électrolytes (sodium, potassium et magnésium) et des glucides simples (du sucre généralement sous forme de saccharose ou de glucose). Les électrolytes que le corps

élimine par sudation sont importants parce qu'ils favorisent le contrôle de liquide dans les cellules corporelles et la circulation sanguine. Les glucides contenus dans les boissons énergétiques courantes sont faciles à assimiler et favorisent donc le maintien de la glycémie.

Les crampes de chaleur   Les crampes et les spasmes musculaires qui se produisent pendant ou après l'entraînement sont parfois appelés **crampes de chaleur**. Bien que ce malaise soit en partie causé par une carence en sodium et en potassium dans les muscles, sa cause première est la fatigue musculaire. Le meilleur traitement consiste en une combinaison d'étirements légers, d'absorption d'eau additionnée d'électrolytes et de repos. Manger une banane convient généralement très bien.

L'épuisement à la chaleur   Cet épuisement se caractérise par un pouls rapide et faible, une basse tension artérielle, des étourdissements, une sudation abondante et, dans certains cas, la confusion ; la température corporelle générale peut être normale ou légèrement élevée. L'**épuisement à la chaleur** se produit quand le cœur n'a pas suffisamment de sang à pomper parce qu'un trop grand volume sanguin est redirigé vers les muscles (sollicités par l'exercice) et la peau (pour la rafraîchir). On traite ce type d'épuisement par du repos dans un endroit frais et par l'ingestion de liquide. L'individu souffrant devrait se reposer le reste de la journée et boire abondamment pendant 24 heures.

Le coup de chaleur   Le **coup de chaleur** résulte d'une défaillance des systèmes thermorégulateurs provoquée par une très haute température corporelle. C'est une urgence médicale. Quand les systèmes thermorégulateurs flanchent, la sudation s'arrête habituellement. Les autres symptômes peuvent comprendre une peau brûlante, de la confusion, un comportement étrange et la perte de conscience. Il faut abaisser rapidement la température et faire transporter la victime à l'hôpital.

En conclusion, pour prévenir les troubles dus à une trop grande chaleur, faites preuve de prudence lorsque vous vous entraînez par temps chaud et humide. Prêtez attention aux signes de stress thermique et suivez les conseils concernant l'hydratation.

Déshydratation   Perte excessive de liquide organique.

Crampes de chaleur   Apparition subite de spasmes et de douleurs musculaires coïncidant avec une séance d'entraînement intensif par temps très chaud.

Épuisement à la chaleur   Malaise dû à un mauvais ajustement du système circulatoire, lequel est amplifié par une perte de liquide importante.

Coup de chaleur   Malaise grave causé par une défaillance des systèmes thermorégulateurs résultant d'une activité physique intense par temps très chaud.

L'activité physique par temps froid

Le grand froid peut entraîner des problèmes si la température corporelle chute ou si certaines parties du corps y sont exposées.

L'hypothermie   Lorsque le corps ne parvient pas à compenser la perte de chaleur par le grelottement ou l'activité physique, la température corporelle se met à baisser. Cela provoque le ralentissement du système nerveux central, lequel entraîne de la somnolence et le ralentissement du métabolisme. À mesure que le métabolisme ralentit, la température du corps s'abaisse encore, pouvant entraîner le coma et la mort.

Les engelures   Le gel des tissus cellulaires est un autre danger lié à l'activité physique par froid extrême. Les **engelures** les plus courantes se produisent sur les parties exposées à l'air ou aux extrémités. Les premiers signes d'une engelure sont un picotement ou un engourdissement des doigts et des orteils ou une sensation de brûlure au nez ou aux oreilles. L'**hypothermie** et les engelures nécessitent des soins médicaux immédiats.

Si vous vous entraînez par temps froid, ne vous exposez pas longtemps à un froid extrême et tenez compte de l'indice de refroidissement du vent. À −20 °C, sans vent, on peut se faire des engelures en moins de 30 minutes. Portez de bons vêtements isolants. Habillez-vous par «couches» de façon à pouvoir enlever des vêtements si vous avez trop chaud et à en remettre si vous vous refroidissez. Couvrez la tête et le cou car ce sont des zones importantes de perte de chaleur. Quand il fait sous zéro, protégez les parties du corps les plus vulnérables aux engelures (doigts, orteils, oreilles, nez et joues). Portez des vêtements qui «respirent» et qui laisseront s'échapper l'humidité.

L'activité physique et la pollution

La pollution de l'air peut réduire vos performances et nuire à votre santé, surtout si vous souffrez de maladies respiratoires comme l'asthme, la bronchite chronique et l'emphysème, ou si vous fumez. Les effets du *smog* sont pires durant les périodes d'activité physique qu'au repos, car l'air entre plus rapidement dans les poumons. L'air pollué peut aussi contenir du monoxyde de carbone qui, en réagissant avec l'oxygène dans le sang, réduit la quantité disponible pour les muscles sollicités par l'exercice. Les symptômes caractéristiques d'une qualité de l'air douteuse sont l'irritation de la gorge, une respiration difficile et possiblement des maux de tête et des étourdissements.

Ne vous entraînez pas à l'extérieur lorsqu'il y a un avertissement de *smog* ou si la qualité de l'air est mauvaise.

Blessures résultant d'une activité physique

Comme chacun sait, mieux vaut prévenir que guérir. Pour vous éviter la plupart des blessures résultant de l'activité physique, choisissez soigneusement les activités de votre programme et suivez les principes généraux d'entraînement énoncés au chapitre 2, de même que les recommandations suivantes.

■ Entraînez-vous régulièrement et demeurez en bonne condition physique.

■ Augmentez graduellement l'intensité, la durée ou la fréquence de votre activité. Variez le type d'activité.

■ Évitez ou réduisez au minimum les activités avec sauts.

■ Accordez-vous un repos suffisant entre deux séances d'activité.

■ Buvez beaucoup de liquide.

■ Échauffez-vous pleinement avant et faites une détente ensuite.

■ Acquérez et maintenez un bon niveau de flexibilité.

■ Utilisez les bonnes techniques lorsque vous soulevez des objets ou que vous vous adonnez à des sports techniques.

■ Ne vous entraînez pas lorsque vous êtes malade ou que vous souffrez de surentraînement.

■ Utilisez l'équipement adéquat, particulièrement les chaussures, et choisissez une surface d'exercice appropriée.

■ Ne reprenez pas l'entraînement normal si vos blessures ne sont pas complètement guéries. Recommencez votre programme à une faible intensité et augmentez progressivement la surcharge.

Hélas, même une personne très prudente peut se blesser lors d'une activité physique. Pour savoir comment soigner les blessures et les inconforts courants, consultez le tableau 3.5. Il faut être conscient qu'une blessure qui n'est pas soignée adéquatement peut se transformer en problème chronique suffisamment grave pour empêcher la pratique de l'activité désirée.

Engelure   Gel des tissus cellulaires se caractérisant par la pâleur, l'engourdissement et l'insensibilité au froid.

Hypothermie   Abaissement de la température corporelle attribuable à une exposition au froid.

Tableau 3.5 Soins des blessures et des inconforts sportifs courants.

Problèmes	Symptômes	Traitement
Ampoule	Accumulation sous-cutanée de liquide	Évitez de crever ou de drainer l'ampoule à moins qu'elle ne vous empêche de fonctionner. Si toutefois l'ampoule crève, nettoyez la région à l'aide d'une solution antiseptique et recouvrez d'un pansement. N'enlevez pas la peau qui couvre l'ampoule.
Ecchymose (contusion)	Douleur, enflure et décoloration	Repos, application de glace, compression et élévation.
Fractures et luxations	Douleur, enflure, sensibilité, perte fonctionnelle de mouvement et déformation	Consultez un médecin, immobilisez la partie affectée et appliquez des compresses froides.
Entorse	Douleur, sensibilité, enflure, décoloration et perte fonctionnelle de mouvement	Repos, glace, compression et élévation. L'enflure disparue, appliquez de la chaleur. Étirez et renforcez la partie atteinte.
Crampe musculaire	Contractions musculaires spasmodiques douloureuses	Faites des étirements légers de 15 à 30 secondes à la fois ou massez l'endroit où la crampe s'est produite, ou faites les deux. Buvez abondamment et augmentez votre consommation de sel si vous vous entraînez par temps chaud.
Courbature et raideur musculaire	Douleur et sensibilité du muscle blessé	Étirez doucement la région atteinte; entraînez-vous à faible intensité; appliquez de la chaleur. Les anti-inflammatoires non stéroïdiens comme l'ibuprofène soulagent certaines personnes.
Claquage	Douleur, sensibilité, enflure et perte de force dans le muscle blessé	Repos, glace, compression et élévation; appliquez de la chaleur quand l'enflure a disparu. Étirez et renforcez la région affectée.
Périostite	Douleur et sensibilité sur le devant de la jambe; parfois aussi douleur dans le mollet	Reposez-vous; mettez de la glace sur la région blessée plusieurs fois par jour et avant l'exercice; mettez un bandage pour donner du soutien. Étirez et renforcez les muscles de la jambe. Achetez de bonnes chaussures et courez sur des surfaces moins dures.
Point au côté	Douleur au côté de l'abdomen	Étirez le bras du côté douloureux aussi haut que possible; si cela ne vous soulage pas, penchez-vous vers l'avant en contractant bien les muscles abdominaux.
Tendinite	Douleur, enflure et sensibilité dans la région blessée	Repos, glace, compression et élévation; appliquez de la chaleur quand l'enflure a disparu. Étirez et renforcez la région blessée.

PASSEZ À L'ACTION !

Une bonne condition cardiorespiratoire est essentielle à la santé et à la longévité. La santé cardiorespiratoire procure aussi plusieurs bienfaits immédiats qui touchent toutes les dimensions du mieux-être: meilleure humeur, meilleur sommeil, plus grande créativité, moins de rhumes, pour n'en nommer que quelques-uns. Et ce qui est formidable, c'est qu'il n'est pas nécessaire d'être un athlète de pointe pour profiter de ces bienfaits.

Vous pouvez dès aujourd'hui:

❭ Faire une courte période d'entraînement: de 10 à 15 minutes de marche, de jogging, de bicyclette ou de toute autre activité d'endurance cardiorespiratoire.

❭ Si vous avez planifié une activité physique plus tard aujourd'hui, boire de l'eau dès maintenant afin d'être bien hydraté(e) lors de l'entraînement.

❭ Passer en revue votre équipement, souliers y compris. Si vous devez vous équiper pour commencer votre programme, informez-vous de façon à acheter le meilleur équipement, selon vos moyens.

❭ Contacter une personne qui fait régulièrement des exercices d'endurance cardiorespiratoire. Demandez-lui comment elle réussit à consacrer du temps à l'entraînement et à demeurer motivée.

RÉSUMÉ

❯ Le système cardiorespiratoire est composé du cœur, des vaisseaux sanguins et de l'appareil respiratoire. Il absorbe et transporte l'oxygène, les nutriments et les déchets.

❯ L'énergie chimique contenue dans les aliments sert à produire l'ATP nécessaire aux activités cellulaires. En période d'activité physique, l'ATP peut être produite par le système ATP-CP, le système de glycolyse anaérobie lactique et le système aérobie; la durée et l'intensité de l'activité déterminent le système prédominant. On mesure la puissance aérobie maximale (VO_2 max) pour connaître la capacité cardiorespiratoire.

❯ L'entraînement cardiorespiratoire procure de nombreux bienfaits: amélioration de la capacité cardiorespiratoire, accélération du métabolisme cellulaire, prévention des maladies chroniques comme la maladie cardiovasculaire, le cancer, le diabète et l'ostéoporose, diminution du taux de graisse corporelle et stimulation de la fonction immunitaire. En plus de tout cela, l'entraînement cardiorespiratoire favorise le bien-être psychologique et émotionnel.

❯ Pour faire de l'activité physique de façon sécuritaire et prévenir les blessures, il faut appliquer des règles de sécurité selon les variations de température et la qualité de l'air. Il faut également suivre les principes généraux de l'entraînement cardiorespiratoire pour éviter de se blesser.

Réponses aux questions fréquentes

1. Dois-je boire beaucoup d'eau avant et durant l'activité physique?

Oui. L'eau est nécessaire pour que s'opèrent les nombreuses réactions chimiques qui servent au fonctionnement de votre organisme et à la régulation de sa température. Par ailleurs, comme la sudation qui se produit durant l'activité physique réduit vos réserves en eau, il faut les reconstituer sous peine de déshydratation. Une déshydratation grave peut mener à une réduction du volume sanguin, à une accélération de la fréquence cardiaque, à une élévation de la température corporelle, à des crampes musculaires, au coup de chaleur et même à la mort. Il est essentiel de boire avant et pendant toute activité physique, d'autant plus que cela améliorera votre performance.

Rappelez-vous que la soif n'est pas un bon indicateur des quantités à boire, car la sensation de soif s'estompe avec très peu de liquide. Buvez donc un verre d'eau par 30 minutes d'activité intense (davantage lorsqu'il fait très chaud). Ayez une bouteille d'eau à portée de la main lorsque vous faites une activité physique, de façon à vous réhydrater continuellement. L'eau, de préférence froide sans être glacée, et les boissons contenant des glucides sont ce qu'il y a de meilleur pour refaire le plein.

2. Peut-on faire des exercices cardiorespiratoires lorsqu'on est menstruée?

Oui. Rien n'indique que cela soit contraire à la santé ou à la performance. Bien entendu, si vous avez des maux de tête, des maux de dos et des douleurs abdominales durant cette période, vous n'aurez probablement pas envie de vous entraîner. Par ailleurs, certaines femmes s'entraînent durant leurs menstruations justement parce que cela les soulage de ces symptômes. Apprenez donc à connaître votre organisme et entraînez-vous au rythme qui vous convient.

Nom : _____   Groupe : _____   Date : _____

MISE EN GARDE !

Avant d'effectuer l'un ou l'autre des tests des labos 3.1, 3.2 et 3.3, il est recommandé de remplir le questionnaire Q-AAP (labo 2.1) au cas où il y aurait contre-indication. Pour choisir un test et connaître les règles de sécurité particulières à chacun, consultez le tableau 3.2 (p. 57).

LE PHYSITEST AÉROBIE CANADIEN MODIFIÉ (PACm)

Équipement

- 2 marches ergométriques d'une hauteur de 20,3 cm et 1 marche d'une hauteur de 40,6 cm
- Magnétophone ou lecteur CD
- Cardiofréquencemètre (facultatif)
- *Guide canadien pour l'évaluation de la condition physique et des habitudes de vie* avec cédérom[1]

Préparation

1. Inscrivez votre âge : _____ , votre sexe : _____ , votre poids en kilogrammes : _____ .

2. Déterminez le palier de départ.
   Hommes   15 à 19 ans : 5ᵉ   Femmes   15 à 19 ans : 4ᵉ
              20 à 29 ans : 5ᵉ   20 à 29 ans : 3ᵉ

3. Faites la séquence suivante sans musique, puis avec musique (pas plus de 2 essais).
   Posez le pied droit sur la 1ʳᵉ marche.   Posez le pied gauche sur la 1ʳᵉ marche.
   Posez le pied gauche sur la 2ᵉ marche.   Posez le pied droit au sol.
   Posez le pied droit sur la 2ᵉ marche à côté du pied gauche.   Posez le pied gauche à côté du pied droit.

Consignes

1. Faites un palier pendant trois minutes à une vitesse préétablie avec un partenaire qui prendra vos fréquences cardiaques par palpation ou avec un cardiofréquencemètre. La fréquence obtenue détermine si vous devez faire un autre palier.

2. Quand la musique cesse, immobilisez-vous si vous utilisez la prise du pouls radial par palpation.
   Votre partenaire doit commencer à compter la fréquence cardiaque immédiatement à la fin du commandement « Comptez » jusqu'au début du commandement « Arrêtez ». Vérifiez si vous devez poursuivre ou non. Arrêtez-vous si votre fréquence cardiaque est égale ou supérieure à celle indiquée dans le tableau A ci-dessous et retenez le numéro du palier que vous avez atteint. Si vous utilisez un cardiofréquencemètre, il faut prendre la mesure immédiatement après l'exercice.

3. Poursuivez le test tant que votre fréquence cardiaque est inférieure aux valeurs du tableau A ci-contre. Les paliers 7 et 8 chez les hommes et 8 chez les femmes se font sur une seule marche de 40,6 cm de hauteur (*voir* le tableau B ci-contre).

Tableau A

Âge	Fréquence cardiaque
15-19 ans	29 (174 batt. /min ou plus)
20-29 ans	28 (168 batt./min ou plus)

4. Inscrivez le numéro du dernier palier effectué et la fréquence cardiaque finale.
   Palier : _____
   Fréquence cardiaque finale : _____
   Valeur au cardiofréquencemètre : _____
   Battements aux 10 s _____ × 6 = _____

Tableau B

Hommes	paliers nᵒˢ 4, 5 et 6 : les 2 marches
	paliers nᵒˢ 7 et 8 : la marche de 40,6 cm
Femmes	paliers nᵒˢ 3, 4, 5, 6 et 7 : les 2 marches
	palier nᵒ 8 : la marche de 40, 6 cm

---

1. Disponible auprès de la Société canadienne de physiologie de l'exercice (SCPE), 185, rue Somerset Ouest, bureau 202, Ottawa (Ontario), Canada, K2P 0J2. Téléphone : (613) 234-3755 ; télécopieur : (613) 234-3565 ; http://www.csep.ca/publicationsmain/htm/

5. Marchez 2 minutes avant de vous asseoir après le dernier palier.

6. Dans le tableau C, cherchez le coût énergétique du dernier palier effectué. Écrivez-le.

Coût énergétique : _____

Tableau C   Coût énergétique des paliers physitest aérobie canadien modifié (PACm) en litres d'oxygène par minute.

Paliers	Hommes		Femmes	
	Cadence (pas/min)	Coût énergétique (l d'O$_2$/min)	Cadence (pas/min)	Coût énergétique (l d'O$_2$/min)
3	102	1,646	102	1,249
4	114	1,859	114	1,418
5	132	2,098	120	1,521
6	144	2,284	132	1,717
7	118*	2,400	144	2,076
8	132*	2,750	118*	2,215

* Marche de 40,6 cm de hauteur.

Source : Guide canadien pour l'évaluation de la condition physique et des habitudes de vie, 2e éd., 1999. Reproduit avec la permission de la Société canadienne de physiologie de l'exercice.

7. Évaluez votre VO$_2$ max à l'aide de la formule suivante où CÉ signifie coût énergétique et FCF/min signifie fréquence cardiaque finale sur une minute.

VO$_2$ max = 42,5 + (16,6 × CÉ) – (0,12 × FCF/min) – (0,12 × poids en kg) – (0,24 × âge)

= 42,5 + (16,6 × _____) – (0,12 × _____) – (0,12 × _____) – (0,24 × _____)

= _____ ml d'O$_2$/kg/min

8. Avec ce résultat, trouvez dans les tableaux qui suivent une appréciation de votre consommation d'oxygène (*voir* le tableau D) ainsi que votre rang centile canadien (*voir* le tableau E) et écrivez vos résultats.

Catégorie : _____   Rang centile : _____

Tableau D   Catégories des mesures de puissance aérobie maximale selon le sexe pour les personnes âgées de 17 à 20 ans.

Catégories	Puissance aérobie maximale (ml d'O$_2$/kg/min)	
	Hommes	Femmes
Très supérieur à la moyenne	55 et +	44 et +
Supérieur à la moyenne	51 à 54	40 à 43
Dans la moyenne	46 à 50	36 à 39
Inférieur à la moyenne	42 à 45	32 à 35
Très inférieur à la moyenne	41 et –	31 et –

Source : Chiasson, Luc, *Normes pour les cours d'éducation physique au collégial*, Mont-Royal, Groupe Modulo, 2003, p. 6.

Tableau E   Normes pour le VO$_2$ max estimé selon le sexe pour les personnes âgées de 17 à 20 ans.

Rangs centiles	Puissance aérobie maximale (ml d'O$_2$/kg/min)	
	Hommes	Femmes
95	55,3	44,8
90	54,6	43,9
85	54,0	42,9
80	53,3	39,6
75	51,9	39,1
70	49,6	38,7
65	49,0	38,2
60	48,6	37,9
55	48,2	37,5
50	47,9	37,0
45	47,4	36,5
40	47,0	35,9
35	46,7	35,4
30	46,3	34,9
25	45,8	34,5
20	45,1	34,0
15	44,2	33,3
10	42,8	32,4
5	41,0	31,5

Nom : _____   Groupe : _____   Date : _____

LABO 3.2 LE TEST DE KLINE (TEST DE MARCHE)

Équipement

- Surface plane, distance de 1600 mètres
- Horloge, montre ou chronomètre
- Pèse-personne

Préparation

1. Mesurez précisément 1600 mètres.

2. Inscrivez votre âge : _____,
   votre sexe : _____
   et votre poids en kilogrammes : _____.

Consignes

1. Étirez-vous pendant quelques minutes (surtout les jambes).

2. Chaussé de souliers de marche ou de sport, marchez aussi rapidement que possible. Maintenez bien votre rythme.

3. Écrivez votre résultat.

   _____ minutes _____ secondes

4. Prenez votre pouls pendant 15 secondes immédiatement après la ligne d'arrivée. Multipliez-le par quatre.

   Pouls pendant 15 secondes :

   _____ × 4 = _____ batt./min

Calcul du VO_2 max

1. Inscrivez les facteurs pondérés que vous utiliserez pour calculer votre VO_2 max.

   a) Le facteur en relation avec votre âge (tableau A) ;
      Âge : _____   A : _____

   b) Le facteur en relation avec votre poids (tableau B) ;
      Poids : _____   B : _____

   c) Le facteur en relation avec le nombre de minutes de votre résultat (tableau C) ;
      Nombre de minutes : _____   Ca : _____

   d) Le facteur en relation avec le nombre de secondes de votre résultat (tableau D) ;
      Nombre de secondes : _____ Cb : _____

   e) Le facteur en relation avec votre fréquence cardiaque pendant 15 secondes (tableau E) ;
      Battements pendant 15 secondes : _____
      D : _____

2. Faites la somme des valeurs de A, B, Ca, Cb et D.
   _____ + _____ + _____ + _____ + _____ = _____

3. Pour obtenir votre VO_2 max, soustrayez cette somme des valeurs indiquées.

   Hommes : 139,2 – _____ = _____ (VO_2 max)

   Femmes : 132,9 – _____ = _____ (VO_2 max)

4. Inscrivez votre catégorie (*voir* les catégories du tableau D de la page 68).

   _____.

Tableau A

Âge			
Âge	A	Âge	A
15	5,8	24	9,3
16	6,2	25	9,7
17	6,6	26	10,1
18	7,0	27	10,5
19	7,4	28	10,9
20	7,8	29	11,2
21	8,1	30	11,6
22	8,5	31	12,0
23	8,9	32	12,4

Tableau B

Poids							
Poids (kg)	B	Poids (kg)	B	Poids (kg)	B	Poids (kg)	B
40	6,8	56	9,5	71	12,0	86	14,6
41	6,9	57	9,7	72	12,2	87	14,7
42	7,1	58	9,8	73	12,4	88	14,9
43	7,3	59	10,0	74	12,5	89	15,1
44	7,5	60	10,2	75	12,7	90	15,3
45	7,6	61	10,3	76	12,9	91	15,4
46	7,8	62	10,5	77	13,1	92	15,6
47	8,0	63	10,7	78	13,2	93	15,8
48	8,1	64	10,8	79	13,4	94	15,9
49	8,3	65	11,0	80	13,6	95	16,1
50	8,5	66	11,2	81	13,7	96	16,3
51	8,6	67	11,4	82	13,9	97	16,4
52	8,8	68	11,5	83	14,1	98	16,6
53	9,0	69	11,7	84	14,2	99	16,8
54	9,2	70	11,9	85	14,4	100	16,9
55	9,3						

Tableau C

Nombre de minutes	
T (min)	Ca
8	26,1
9	29,4
10	32,7
11	35,9
12	39,2
13	42,4
14	45,7
15	49,0
16	52,2
17	55,5
18	58,8
19	62,0
20	65,3

Tableau D

Nombre de secondes							
T (s)	Cb	T (s)	Cb	T (s)	Cb	T (s)	Cb
1	0,1	16	0,9	31	1,7	46	2,5
2	0,1	17	0,9	32	1,7	47	2,6
3	0,2	18	1,0	33	1,8	48	2,6
4	0,2	19	1,0	34	1,9	49	2,7
5	0,3	20	1,1	35	1,9	50	2,7
6	0,3	21	1,1	36	2,0	51	2,8
7	0,4	22	1,2	37	2,0	52	2,8
8	0,4	23	1,3	38	2,1	53	2,9
9	0,5	24	1,3	39	2,1	54	2,9
10	0,5	25	1,4	40	2,2	55	3,0
11	0,6	26	1,4	41	2,2	56	3,0
12	0,7	27	1,5	42	2,3	57	3,1
13	0,7	28	1,5	43	2,3	58	3,2
14	0,8	29	1,6	44	2,4	59	3,2
15	0,8	30	1,6	45	2,4		

Tableau E

Fréquence cardiaque pendant 15 secondes							
FC (15 s)	D	FC (15 s)	D	FC (15 s)	D	FC (15 s)	D
20	12,5	28	17,5	36	22,5	44	27,5
21	13,1	29	18,2	37	23,2	45	28,2
22	13,8	30	18,8	38	23,8	46	28,8
23	14,4	31	19,4	39	24,4	47	29,4
24	15,0	32	20,0	40	25,0	48	30,0
25	15,7	33	20,7	41	25,7	49	30,7
26	16,3	34	21,3	42	26,3	50	31,3
27	16,9	35	21,9	43	26,9		

Nom : _____   Groupe : _____   Date : _____

LABO **3.4** **ÉLABORATION D'UN PROGRAMME D'ENTRAÎNEMENT EN ENDURANCE CARDIORESPIRATOIRE**

1. **Les objectifs.** Dressez la liste des objectifs de votre programme d'entraînement en endurance cardiorespiratoire. Tout d'abord, établissez votre objectif général (but poursuivi), par exemple maintenir ou retrouver un poids santé, augmenter votre capacité respiratoire ou prévenir les maladies cardiaques très fréquentes dans votre famille. Ensuite, fixez-vous des objectifs spécifiques mesurables comme arriver à jogger 30 minutes sans arrêt, nager 45 minutes ou perdre 5 kilos. Ces objectifs spécifiques doivent être en lien avec votre objectif général et vous pourrez vous en servir pour évaluer vos progrès.

   Objectif général : _____

   _____

   _____

   Objectifs spécifiques : _____

   _____

   _____

   _____

2. **Le type d'activités.** Choisissez une ou deux activités d'endurance cardiorespiratoire qui vous permettront d'atteindre vos objectifs. Toute activité énergique et aérobique sollicitant de grands groupes musculaires conviendra. Il peut s'agir, par exemple, de marche rapide, de vélo, de jogging, de natation, de danse aérobie, de sauts à la corde, de ski de fond, de patinage et de sports comme le soccer, le volley-ball ou le tennis. Pour réussir à jogger 30 minutes sans arrêt, vous pouvez pratiquer le patin à roues alignées une fois par semaine, faire de la marche rapide un autre jour et jouer au volley-ball avec vos amis. Toutes les combinaisons d'activités cardiorespiratoires vont vous permettre d'atteindre vos objectifs. Mettez-y de la variété. Retenez des activités pratiques et agréables pour vous. Notez-les dans le plan du programme de la page suivante. Une fois que vous aurez choisi vos activités, il faudra établir à quelle intensité les pratiquer pour obtenir les résultats escomptés.

3. **L'intensité.** Déterminez l'intensité de vos activités à l'aide d'une des méthodes qui suivent, puis reportez-la dans le plan du programme. Si vous êtes inactive ou inactif depuis un certain temps, vous devriez commencer l'entraînement à une plus faible intensité et l'augmenter progressivement selon l'amélioration de votre condition physique.

   a) **Zone cible** de la fréquence cardiaque calculée à l'aide de la **méthode standard** (établie avec une fréquence maximale de 220 – âge et une intensité entre 65 % et 90 %).

   $FC_{maximale}$ = 220 – _____ = _____ batt./min

Âge (années)

   Entraînement à 65 % d'intensité = _____ batt./min × 0,65 = _____ batt./min

$FC_{maximale}$

   Entraînement à 90 % d'intensité = _____ batt./min × 0,90 = _____ batt./min

$FC_{maximale}$

   Zone cible de la FC = _____ à _____ batt./min

Entraînement 65 %   Entraînement 90 %

   Compte aux 10 secondes (Divisez par 6 les deux valeurs précédentes) = _____ à _____ batt./10 s

b) **Zone cible** calculée à l'aide de la **formule de Karvonen** (basée sur la fréquence cardiaque de réserve). La zone cible suggérée pour améliorer son système cardiorespiratoire avec cette formule se situe entre 70 % et 90 %.

FC au repos = _____ batt./min (prise le matin avant de se lever)

$FC_{maximale}$ = _____ batt./min (prise après un test à l'effort maximal)

FC de réserve = _____ batt./min – _____ batt./min = _____ batt./min

                      $FC_{maximale}$ FC au repos

$FC_{minimale}$ = (_____ × 70 %) + _____ = (   )

                 FC de réserve   Intensité   FC au repos

$FC_{maximale}$ = (_____ × 90 %) + _____ = (   )

                 FC de réserve   Intensité   FC au repos

Zone cible = entre la $FC_{minimale}$ (   ) et la $FC_{maximale}$ (   )

c) Indices de la perception de l'effort (IPE): si vous le préférez, déterminez un indice de perception de l'effort correspondant à votre zone cible de fréquence cardiaque (*voir* la figure 3.8, p. 60).

4. **La durée.** On recommande de faire une séance d'une durée totale de 20 à 60 minutes; la durée de votre entraînement variera en fonction de son intensité. Pour développer votre endurance cardiorespiratoire, vous pouvez faire des activités à haute intensité durant moins longtemps; en diminuant l'intensité, vous devez travailler plus longtemps. Notez la durée (ou une plage de durées) dans le plan du programme.

Plan du programme

Activités	Durée (min)	Intensité (batt./min ou IPE)	D	L	M	M	J	V	S

5. **La fréquence.** Dans le tableau ci-dessus, indiquez par un crochet la fréquence à laquelle vous prévoyez vous adonner à chaque activité; il est recommandé de s'entraîner de 3 à 5 fois par semaine.

6. Le suivi de votre programme. Tenez un relevé comme celui présenté ci-dessous, de façon à contrôler votre programme et suivre vos progrès. Écrivez la date dans les cases du haut et notez l'intensité et la durée de chaque séance d'entraînement. Vous pouvez aussi tenir compte d'autres variables telles que la distance. Par exemple, si votre programme en endurance cardiorespiratoire comprend de la marche et de la natation, vous aurez peut-être envie de noter également le nombre de kilomètres que vous effectuerez ou le nombre de mètres que vous nagerez.

Activités		D	L	M	M	J	V	S
	Date							
1	Intensité							
	Durée							
	Distance							
2	Intensité							
	Durée							
	Distance							
3	Intensité							
	Durée							
	Distance							
4	Intensité							
	Durée							
	Distance							

7. La progression. Pour augmenter lentement l'intensité de votre programme, suivez les recommandations du présent chapitre. Tenez un relevé et évaluez vos progrès périodiquement.

Vérification des progrès : _____ semaine du programme

Objectif spécifiques atteints ou non : _____

_____

_____

Correctifs à apporter : _____

_____

_____

_____

Notez votre degré de satisfaction par rapport à chacune des activités de votre programme et par rapport à vos progrès d'ensemble. Énumérez les problèmes, les inconvénients ou les bienfaits que votre programme d'entraînement vous a apportés jusqu'à présent.

_____

_____

_____

_____

Nom : _____   Groupe : _____   Date : _____

3.5 MODIFIER L'HABITUDE D'ENTRAÎNEMENT CARDIORESPIRATOIRE

Identifiez vos comportements et votre stade de changement par rapport à l'entraînement cardiorespiratoire, puis élaborez quelques stratégies pour atteindre ou maintenir un niveau adéquat pour la santé.

ÉVALUATION DE VOS HABITUDES

Pour chaque énoncé, encerclez le chiffre qui décrit le mieux votre comportement.

Habitudes	Presque toujours	Quelquefois	Presque jamais
1. Je pratique 3 fois et plus par semaine une activité physique cardio-respiratoire modérée (marche rapide, jogging, natation, vélo, soccer, etc.).	4	2	0
2. Je suis capable de soutenir une activité cardiorespiratoire intense.	2	1	0
3. J'inclus des activités physiques fonctionnelles (marcher pour me déplacer, monter des escaliers, travaux ménagers ou de jardinage) dans mon quotidien.	2	1	0
4. Dans mes loisirs, j'évite les activités sédentaires (jeux vidéo, écouter la télévision, etc.).	2	1	0

Total : _____

INTERPRÉTATION DE VOTRE RÉSULTAT

Encerclez le nombre qui correspond au score total obtenu et prenez connaissance de l'interprétation de votre résultat.

Catégories	Entraînement cardiorespiratoire	Interprétation
Excellent	10	Si vous avez obtenu 9 ou 10 points, c'est excellent. Vos réponses révèlent que vous êtes conscient(e) de l'importance de l'entraînement cardiorespi-ratoire pour votre santé.
	9	
Bon	8	Un résultat de 6 à 8 indique qu'il y a place à l'amélioration. Pour savoir quels changements vous devez effectuer, revoyez les énoncés auxquels vous avez répondu *quelquefois* ou *presque jamais* et apportez des modifications.
	7	
	6	
À risque	5	Un résultat de 3 à 5 signifie que vous vous exposez à certains risques concernant votre santé. Vous devriez prendre des informations ou demander de l'aide pour réduire ces risques. Passez à l'action en commençant par augmenter les activités physiques quotidiennes ; ensuite, introduisez des activités modérées.
	4	
	3	
À risque élevé	2	Un résultat de 0 à 2 révèle que vous prenez des risques en ce qui concerne votre santé. Soit que vous n'êtes pas conscient(e) de ces risques, soit que vous ne savez pas quoi faire. Consultez un expert dans le domaine ou demandez à des personnes de votre entourage de vous aider.
	1	
	0	

ÉVALUATION DE VOTRE STADE DE CHANGEMENT

Encerclez la lettre qui décrit le mieux votre comportement actuel par rapport à l'entraînement cardio-respiratoire.

Faites-vous des activités physiques cardiorespiratoires modérées presque à tous les jours ?

a) Oui, je le fais depuis plus de 6 mois. ➔ Maintien

b) Oui, je le fais depuis moins de 6 mois. ➔ Action

c) Non, mais j'ai l'intention de commencer d'ici 30 jours. ➔ Planification

d) Non, mais je commence à y penser. ➔ Réflexion

e) Non, je n'ai aucune intention de commencer. ➔ Indifférence

PASSEZ À
L'ACTION !

Pour améliorer votre condition cardiorespiratoire, élaborez une stratégie pertinente en lien avec votre stade de changement (inspirez-vous du tableau 1.3, p. 11). Par la suite, mettez progressivement en application vos stratégies. Modifier un comportement, quel qu'il soit, demande des efforts. Ne vous découragez donc pas au premier obstacle !

Comportements à modifier	Stratégie pertinente en lien avec votre stade de changement
1	
2	
3	

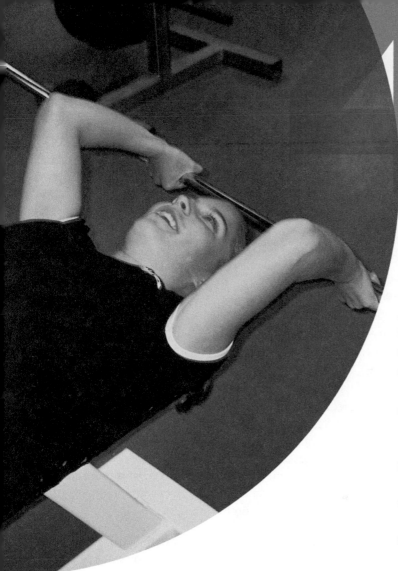

FORCE
ET
ENDURANCE MUSCULAIRES

OBJECTIFS

Après avoir lu le présent chapitre, vous devriez pouvoir:

- distinguer la force de l'endurance musculaires;
- expliquer les effets de l'entraînement musculaire et leurs bénéfices pour la santé;
- connaître et appliquer les principaux moyens de prévenir les blessures associées à la pratique de la musculation;
- évaluer votre force et votre endurance musculaires, et interpréter vos résultats;
- connaître et respecter les règles de sécurité dans l'entraînement musculaire;
- décrire les différents paramètres d'un programme efficace d'entraînement en musculation;
- établir des liens entre le rôle préventif de l'activité physique de type musculaire et la santé.

METTEZ-VOUS À **L'ÉPREUVE!**

1. De quels bénéfices pour la santé l'entraînement musculaire régulier s'accompagne-t-il?
   a) D'une meilleure densité osseuse
   b) D'une diminution du pourcentage de graisse
   c) D'une augmentation du poids musculaire

2. Pour maximiser ses gains en force, il est bon de retenir son souffle quand on soulève une charge. Vrai ou faux?

3. Quelle est la meilleure façon de faire de la musculation?
   a) Les appareils
   b) Les poids libres
   c) Les ballons
   d) Les exercices à mains libres

Réponses

1. Les trois. L'entraînement musculaire régulier apporte également de nombreux autres bénéfices qui contribuent au mieux-être la vie durant.

2. Faux. Retenir sa respiration durant le lever de poids, ce qu'on appelle manœuvre de Valsalva, peut élever considérablement (voire dangereusement) la tension artérielle; cette manœuvre diminue l'afflux sanguin vers le cœur et peut entraîner la perte de conscience. En général, on doit expirer lors de la phase de contraction et inspirer lors de la phase de relâchement.

3. Il n'y a pas une façon meilleure qu'une autre. Chaque méthode a ses avantages et inconvénients. Si vous n'avez jamais fait de musculation, il est recommandé de commencer par des exercices à mains libres. Par la suite, tout dépendra de vos objectifs et de votre motivation.

Les experts en activité physique ont long-temps insisté sur l'importance du système cardiorespiratoire pour la condition physique. Les autres facteurs, la force musculaire et la flexibilité par exemple, passaient au second plan. De nos jours, on reconnaît que le développement de la force et de l'endurance musculaires ainsi que de la flexibilité est nécessaire pour accroître la capacité fonctionnelle. En effet, les muscles représentent plus de 40 % du poids corporel : ce sont eux qui produisent le mouvement. Si vos muscles sont forts et bien développés, vous pourrez plus facilement accomplir vos activités quotidiennes, éviter les blessures et augmenter votre mieux-être général.

Ce chapitre présente les bénéfices de l'entraînement musculaire ; il décrit également différents tests pour évaluer votre force et votre endurance musculaires. Vous y trouverez les principes généraux de l'entraînement en musculation ainsi que des conseils pour planifier un programme d'entraînement efficace.

ASPECTS PHYSIOLOGIQUES DE L'ENTRAÎNEMENT MUSCULAIRE

La musculation améliore les qualités musculaires au même titre que les activités d'endurance cardiorespiratoire développent la capacité aérobie. Un muscle soumis à un stress répété s'adapte et fonctionne mieux. Le genre d'adaptation dépend du stress appliqué.

Ce sont les muscles qui mettent le corps en mouvement. En se contractant, les muscles tirent sur leurs points d'attache et font bouger les membres. Les muscles sont composés de **fibres musculaires**, qui sont de longues cellules regroupées en faisceaux. Ces derniers sont recouverts de tissu conjonctif auquel les fibres s'attachent (*voir* la figure 4.1). Les fibres musculaires sont formées de myofibrilles, unités fondamentales de la contraction. Lorsque les muscles reçoivent la commande de se contracter, les filaments protéiques des myofibrilles glissent les uns contre les autres, ce qui fait se raccourcir les fibres musculaires. C'est parce qu'elle augmente le nombre de myofibrilles que la musculation fait grossir les fibres musculaires et les muscles eux-mêmes. Ce grossissement des fibres musculaires est appelé hypertrophie ou augmentation du volume musculaire. L'inactivité physique, quant à elle, cause l'atrophie des fibres musculaires. En effet, lorsque celles-ci ne subissent aucune stimulation, leur taille diminue. On n'a qu'à penser à un individu dont la jambe a été immobilisée (par exemple avec un plâtre) pendant un certain temps pour se convaincre de l'importance des contractions musculaires sur le volume musculaire.

On classe les fibres musculaires selon leur force, leur vitesse de contraction et la source d'énergie à laquelle elles puisent. Les **fibres à contraction lente** (rouges) sont surtout sollicitées lors des activités musculaires de faible intensité et de longue durée. L'énergie leur vient principalement du système aérobie. Quant aux **fibres à contraction rapide** (blanches), elles entrent en jeu lors des activités musculaires intenses et de courte durée. Elles se contractent plus rapidement et avec plus de force que les fibres à contraction lente. Elles ont besoin d'oxygène pour obtenir de l'énergie, mais, contrairement aux fibres à contraction lente, elles s'alimentent au système de glycolyse anaérobie lactique.

La plupart des muscles contiennent des fibres à contraction lente et des fibres à contraction rapide et, selon le type de travail effectué, les unes ou les autres entrent en action. Les activités d'endurance cardiorespiratoire comme le jogging sollicitent surtout les fibres à contraction lente, tandis que les activités en force et en **puissance** (aussi appelée force-vitesse) comme le sprint font intervenir les fibres à contraction rapide. La musculation peut entraîner une augmentation de la taille et de la force des deux types de fibres, mais elle agit surtout sur les fibres à contraction rapide.

Fibre musculaire Cellule musculaire, classée selon sa force, sa vitesse de contraction et la source d'énergie à laquelle elle s'approvisionne.

Fibres à contraction lente Fibres musculaires rouges qui résistent à la fatigue, mais se contractent lentement ; généralement sollicitées pendant les activités d'endurance.

Fibres à contraction rapide Fibres musculaires blanches qui se contractent rapidement et fortement, mais se fatiguent facilement ; généralement sollicitées pendant les activités qui nécessitent de la force et de la puissance.

Puissance Capacité d'exercer une force rapidement ; on l'appelle aussi force-vitesse.

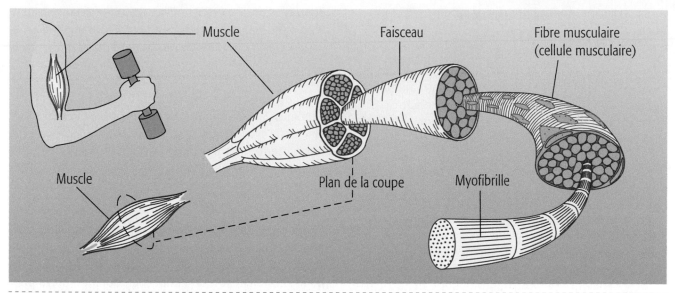

Figure 4.1 **Composition du tissu musculaire squelettique.**

Pour que le corps puisse exercer une force, une ou plusieurs unités motrices doivent entrer en action. L'**unité motrice** est composée d'un neurone moteur et des fibres musculaires auxquelles ce neurone est relié. Lorsqu'un neurone moteur transmet une stimulation, toutes les fibres musculaires qu'il dessert se contractent jusqu'à leur capacité maximale. Le nombre d'unités motrices qui interviennent dans une contraction dépend du degré de force. On utilise moins d'unités motrices pour saisir un caillou que pour soulever une grosse pierre. L'entraînement avec poids améliore la capacité de l'organisme à recruter des unités motrices (un phénomène appelé apprentissage musculaire) et, de ce fait, augmente la force avant même que les muscles grossissent.

En résumé, la musculation accroît la force musculaire parce qu'elle entraîne une augmentation de la taille des fibres musculaires et une amélioration de la capacité de l'organisme à recruter des unités motrices. Le tableau 4.1 présente un sommaire des effets physiologiques et des bénéfices de la musculation.

> **Unité motrice** Ensemble formé par un neurone moteur (régissant le mouvement) et toutes les fibres musculaires qu'il innerve.

Tableau 4.1 **Effets physiologiques et bénéfices de la musculation.**

Effets physiologiques	Bénéfices
Augmentation de la masse musculaire*.	Augmentation de la force musculaire, amélioration de la composition corporelle, élévation du métabolisme, amélioration du tonus musculaire et de l'apparence.
Augmentation du nombre d'unités motrices utilisées pendant les contractions musculaires.	Augmentation de la force et de la puissance musculaires.
Amélioration de la coordination des unités motrices.	Augmentation de la force et de la puissance musculaires.
Augmentation de la force des tendons, des ligaments et des os.	Diminution des risques de blessures de ces tissus.
Augmentation des réserves de carburant dans les muscles.	Augmentation de la résistance à la fatigue musculaire.
Augmentation de la taille des fibres à contraction rapide (entraînement axé sur la résistance).	Augmentation de la force et de la puissance musculaires.
Augmentation de la taille des fibres à contraction lente (entraînement axé sur un nombre élevé de répétitions).	Augmentation de l'endurance musculaire.
Augmentation de l'irrigation des muscles (entraînement axé sur un nombre élevé de répétitions).	Augmentation de l'apport d'oxygène et de nutriments, amélioration de l'élimination des déchets.

* En raison de facteurs génétiques et hormonaux, la masse musculaire augmente davantage chez les hommes que chez les femmes.

BIENFAITS DE LA FORCE ET DE L'ENDURANCE MUSCULAIRES

La force musculaire (aussi appelée force maximale) se définit comme la tension maximale produite par un muscle, tandis que l'endurance musculaire (aussi appelée force-endurance) est la capacité d'un muscle à répéter plusieurs contractions pendant un certain temps.

Il est bon de développer sa force et son endurance musculaires, car on devient plus efficace, on diminue les risques de blessures, on modifie sa composition corporelle, on améliore son image et son estime de soi, on renforce ses muscles et ses os, et on prévient certaines maladies chroniques.

Amélioration de l'efficacité

Les personnes qui ont de la force et de l'endurance musculaires peuvent aisément accomplir leurs tâches quotidiennes. Elles seront plus efficaces et plus endurantes dans des activités récréatives que les personnes plus faibles. En améliorant leur force, elles pourront même réaliser de bonnes performances et maîtriser des techniques sportives plus avancées.

Prévention des blessures

En améliorant sa force et son endurance musculaires, on risque moins de se blesser au quotidien, car on pourra maintenir une bonne posture et une efficacité gestuelle appropriée à l'exécution d'activités courantes comme marcher, soulever des charges et les transporter. Ainsi, en développant les muscles et les tissus entourant l'articulation de la hanche, et en renforçant les muscles abdominaux et les muscles extenseurs du dos, on conservera l'alignement de la colonne vertébrale et on préviendra les maux de dos, problème qui affecte un nombre élevé de Québécois à un moment ou à un autre de leur vie. Les exercices de musculation renforcent non seulement les muscles mais également les **tendons**, les **ligaments** et les facettes articulaires.

Amélioration de la composition corporelle

Comme on l'a vu au chapitre 2, une bonne composition corporelle comprend un pourcentage élevé de masse maigre (composée principalement de muscles) et un pourcentage relativement faible de graisse. Les exercices de musculation modifient favorablement la composition corporelle, car ils augmentent la masse maigre et améliorent ainsi notre ratio masse maigre/masse grasse. Ces exercices favorisent également l'élimination de la graisse, car le métabolisme de base est directement proportionnel à la masse musculaire. En effet, les personnes plus musclées ont un métabolisme plus élevé, elles brûlent donc plus de calories que la moyenne, même au repos. L'entraînement musculaire peut élever le métabolisme au repos jusqu'à 15 %, selon l'intensité de l'entraînement.

Jour et nuit, l'organisme dépense de l'énergie pour maintenir son métabolisme de base, pour ses activités quotidiennes et pour l'activité digestive. L'activité physique augmente bien entendu la quantité d'énergie dépensée pour les activités quotidiennes, ce qui a en outre pour effet d'augmenter le métabolisme de base. Voilà un élément majeur, surtout que le maintien du métabolisme de base est la plus importante dépense énergétique de la majorité des Canadiens (de 60 % à 75 % de l'énergie dépensée) (*voir* la figure 4.2).

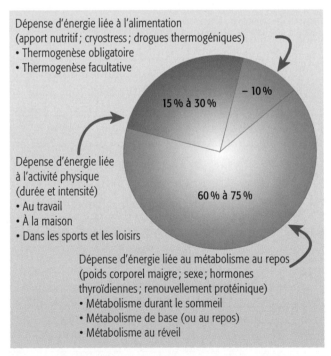

Figure 4.2 **Dépense énergétique totale quotidienne.**

Tendon Faisceau de fibres musculaires qui relie ces dernières aux os ; il sert à mobiliser les os.

Ligament Faisceau de tissu fibreux très résistant et peu extensible ; il unit les os, les maintenant ensemble au niveau articulaire.

LES **UNS** ET LES **AUTRES**

VIGUEUR MUSCULAIRE CHEZ LES HOMMES ET LES FEMMES

En règle générale, les hommes sont plus forts que les femmes parce que leur corps est plus volumineux et qu'un pourcentage plus élevé de leur composition corporelle est constitué de muscles. Cependant, lorsque la force musculaire est exprimée en unité de surface de tissus musculaires, la force des hommes n'est que de 1 % à 2 % supérieure à celle des femmes en ce qui a trait à la partie supérieure du corps et égale pour la partie inférieure. (La proportion de tissus musculaires de la partie supérieure étant plus élevée chez les hommes, il leur est plus facile de développer leur force dans cette région). Les fibres musculaires des hommes sont plus volumineuses, mais le métabolisme des cellules au sein de ces fibres est identique pour tous.

Ces différences entre les sexes tient aux taux d'androgènes et à la vitesse du contrôle nerveux des muscles. Les taux d'androgènes — hormones mâles qui assurent le développement des caractères sexuels masculins (poil facial, timbre de la voix, etc.) et favorisent la croissance des tissus musculaires — sont de 6 à 10 fois plus élevés chez les hommes que chez les femmes. On comprend pourquoi les muscles des hommes sont plus volumineux.

Certaines femmes craignent de trop développer leurs muscles si elles s'entraînent avec des poids. Or, la plupart des études indiquent que, à moins d'un entraînement intensif échelonné sur de nombreuses années, cela ne se produit généralement pas. Il faut tous les efforts auxquels s'astreignent les culturistes pour obtenir des résultats spectaculaires. Une étude a révélé que les femmes qui se sont entraînées 2 ou 3 fois par semaine pendant 8 semaines ont, en moyenne, augmenté leur volume musculaire de 3,85 kg et perdu 7,7 kg de graisse.

La perte de volume musculaire occasionnée par le vieillissement devrait plus préoccuper les femmes que l'augmentation de poids musculaire provoquée par l'exercice, surtout que cette augmentation est compensée par une perte plus importante de graisse. Les hommes et les femmes perdent de la masse et de la puissance musculaires au fur et à mesure qu'ils vieillissent, mais parce que les hommes sont plus musclés lorsqu'ils sont jeunes, ils ne perdent pas de puissance aussi rapidement. Les femmes plus âgées ont donc tendance à voir leurs fonctions musculaires se détériorer plus rapidement que celles des hommes. Cela pourrait en partie expliquer les nombreuses blessures occasionnées par les chutes chez les femmes âgées.

En résumé, l'entraînement musculaire permet tant aux femmes qu'aux hommes d'accroître leur force et leur endurance musculaires. Il se peut que les femmes n'arrivent pas à soulever des poids aussi lourds, leurs muscles demeurant plus petits. Cependant, toutes proportions gardées, elles ont la même capacité que les hommes d'augmenter leur force. Le mieux-être qui découle d'un entraînement musculaire peut donc bénéficier à tous. Ce type d'entraînement est particulièrement conseillé aux femmes parce qu'il aide à prévenir la détérioration des muscles et des os due au vieillissement, qu'il permet de maintenir ou d'augmenter la masse maigre et de diminuer le pourcentage de graisse dans un programme de contrôle du poids corporel.

Sources : Fahey, T. D., 2004, *Weight Training for Men and Women*, 5ᵉ éd., New York, McGraw-Hill ; IDEA, 2001, Fitness Tip — Why Women Need Weight Training (http://www.ideafit.com/ftwomwn.htm ; retrieved October 22, 2002) ; Krivickas, L. S. et *al.*, 2001, « Age and Gender-Related Difference in Maximum Shortening Velocity of Skeletal Muscle Fibers », *American Journal of Physical Medicine and Rehabilitation*, vol. 80, p. 447-455.

Amélioration de l'image et de l'estime de soi

La musculation améliore l'image et l'estime de soi, car le renforcement et le raffermissement des muscles sculptent la silhouette et donnent une apparence de santé. Chez les femmes, la musculation renforce et définit les muscles et entraîne une augmentation de la masse maigre. Chez les hommes, elle renforce et découpe les muscles, et, combinée avec la testostérone, elle produit une augmentation du volume musculaire. En effet, la **testostérone**, la principale hormone mâle, a notamment pour effet de favoriser la formation des tissus (*voir* l'encadré intitulé « Vigueur musculaire chez les hommes et les femmes »).

Un entraînement en musculation est composé d'objectifs mesurables et de résultats tangibles (poids soulevés, nombre de répétitions exécutées), ce qui améliore la confiance en soi et soutient la motivation.

Testostérone Principale hormone mâle ; chez l'homme, la testostérone entraîne l'apparition des caractères sexuels secondaires ainsi qu'une importante augmentation du volume des muscles.

Amélioration de la santé des muscles et des os

La recherche a révélé qu'une bonne force et une bonne endurance musculaires aident les gens à vivre en meilleure santé. En effet, la pratique régulière et à long terme de la musculation prévient la dégénérescence des muscles et des nerfs, un des effets du vieillissement qui nuit à la qualité de vie et augmente les risques de fractures de la hanche et d'autres blessures graves. La masse musculaire commence à décroître dès l'âge de 30 ans (*voir* la figure 4.3). Au début, on constate qu'on n'est plus aussi habile qu'autrefois dans les sports. Puis on se rend compte qu'on a du mal à exécuter des mouvements simples tels que sortir d'une baignoire ou d'une voiture, monter un escalier et jardiner. À cause de cette perte de flexibilité et de vigueur musculaire, les gens risquent de se blesser en accomplissant de simples tâches quotidiennes.

L'activité physique a plusieurs effets bénéfiques pour les personnes âgées. En augmentant leur vigueur musculaire, elle contrebalance la perte de fibres musculaires attribuable au vieillissement, ce qui améliore du même coup l'équilibre. Une bonne vigueur musculaire facilite toutes les activités quotidiennes et diminue les risques de chutes

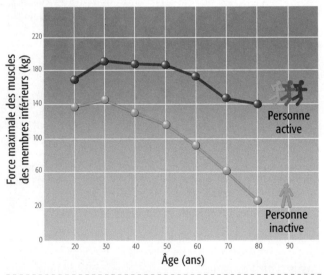

Figure 4.3   Effet de l'activité physique sur la force musculaire.

Chez les personnes actives, la force maximale des muscles extenseurs des membres inférieurs diminue légèrement au cours de la vie (passant de 190 kg à 140 kg entre l'âge de 30 et 80 ans), tandis qu'elle chute rapidement de façon marquée dans le même intervalle si les personnes sont demeurées inactives (passant de 150 kg à 30 kg: un écart de 120 kg plutôt que 50 kg). (*Source: L'activité physique: déterminant de la qualité de vie des personnes de 65 ans et plus*, Avis du Comité scientifique de Kino-Québec, mai 2002.)

et de blessures. Un entraînement en musculation est donc recommandé afin de ralentir les effets du vieillissement.

Par ailleurs, des études récentes indiquent que la musculation peut ralentir la perte de densité osseuse, même chez les personnes qui commencent tardivement à s'entraîner. En effet, la tension qui s'exerce sur les os a pour effet de freiner la déminéralisation. Cela est donc tout indiqué pour prévenir et freiner l'ostéoporose, problème très répandu chez les personnes de tout âge. Cette maladie, que peuvent aussi accélérer l'inactivité physique et une alimentation inadéquate, est la source de fractures extrêmement graves. En augmentant sa force et son endurance musculaires, on contribue en outre à prévenir les chutes, une importante cause de blessures chez les personnes atteintes d'ostéoporose.

Prévention et contrôle de maladies chroniques

L'entraînement musculaire aide à prévenir et à contrôler plusieurs maladies chroniques. Il améliore le métabolisme du glucose, un important facteur de prévention de la forme la plus courante de diabète (type II). Il réduit aussi les facteurs de risque de maladie cardiovasculaire. L'entraînement musculaire régulier est associé à l'augmentation de la puissance aérobie maximale, abaisse la pression diastolique et, chez certains individus, améliore les taux de cholestérol sanguin en haussant le taux de lipoprotéines de haute densité (LHD, le bon cholestérol) et en réduisant le taux de lipoprotéines de basse densité (LBD, le mauvais cholestérol). La santé cardiovasculaire bénéficie aussi de l'amélioration de la composition corporelle et du métabolisme du glucose. Comme on l'a dit précédemment, l'entraînement musculaire accroît la densité osseuse, ce qui aide à prévenir l'ostéoporose et les fractures qui en découlent.

LE TRAVAIL MUSCULAIRE

La force musculaire et l'endurance musculaire sont des composantes à la fois distinctes et interdépendantes de la bonne condition physique. La force musculaire se définit comme la tension ou la force maximale qu'un muscle peut produire en une seule contraction. On l'évalue le plus souvent en mesurant la charge maximale qu'une personne peut déplacer une fois, ou une répétition maximale (1 RM).

L'endurance musculaire est la capacité d'un muscle à répéter des contractions pendant un certain temps, ce qui est nécessaire pour la marche et les promenades à bicyclette par exemple. Cette capacité est liée à la force musculaire, car il en faut pour exécuter quelque mouvement que ce soit. Pour évaluer l'endurance musculaire, on compte le nombre maximal de répétitions d'une contraction musculaire qu'une personne peut effectuer (le nombre de redressements-assis par exemple) ou la durée maximale d'une contraction musculaire (comme la suspension bras fléchis). Vous pourrez évaluer l'endurance et la force de vos principaux groupes musculaires à l'aide du laboratoire 4.1 qui est présenté à la fin du chapitre.

En plus d'évaluer votre force et votre endurance musculaires, vous pouvez déterminer à quel stade de changement vous vous trouvez par rapport à l'entraînement musculaire (*voir* le tableau 4.2) et identifier les comportements à modifier. Le labo 4.2 vous dirigera dans cette démarche.

Exercices musculaires statiques ou dynamiques

On classe généralement les contractions musculaires en deux catégories : les contractions isométriques (statiques) et les contractions isotoniques (dynamiques).

Tableau 4.2   **Les stades de changement de l'entraînement musculaire.**

Stades de changement	Caractéristiques
1. Indifférence	Je ne manifeste aucun intérêt pour l'entraînement musculaire.
2. Réflexion	Je manifeste un intérêt à faire de l'entraînement musculaire, sans passer à l'action.
3. Planification	Je fais de l'entraînement musculaire sans grande conviction ni assiduité.
4. Action	Je fais de l'entraînement musculaire assidûment depuis moins de 6 mois.
5. Maintien	Je fais de l'entraînement musculaire assidûment depuis plus de 6 mois.

Les contractions isométriques (statiques) Les **contractions isométriques**, aussi appelées exercices statiques, consistent à développer une tension sans modifier la longueur du muscle ni produire de mouvement. Pour exécuter un exercice isométrique, il suffit de se donner une résistance (un mur par exemple) ou de contracter un muscle en restant immobile (par exemple, serrer les muscles abdominaux en restant assis).

Les contractions isotoniques Les contractions isotoniques (dynamiques) se divisent en deux catégories :

■ *Les contractions concentriques (positives)* Lors des **contractions concentriques**, le muscle développe une tension en se raccourcissant et en produisant un mouvement. Lors d'une flexion de l'avant-bras, par exemple, le biceps accomplit une contraction concentrique lorsqu'on soulève le poids en direction de l'épaule.

■ *Les contractions excentriques (négatives)* Dans les **contractions excentriques**, le muscle développe une tension tout en s'allongeant. Ainsi, lors d'une flexion de l'avant-bras, le biceps accomplit une contraction excentrique lorsqu'on redescend le poids de l'épaule vers le sol.

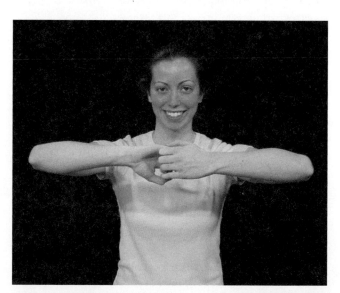

Cet exercice isométrique pour les bras et la partie supérieure du dos consiste à joindre les mains et à tenter de les séparer. Les contractions musculaires de type isométrique exercent une tension, mais ne produisent aucun mouvement.

Contraction isométrique Contraction qui consiste à produire une tension dans le muscle sans induire de mouvement dans l'articulation ni modifier la longueur du muscle.

Contraction concentrique Contraction pendant laquelle le muscle se raccourcit.

Contraction excentrique Contraction pendant laquelle le muscle s'allonge.

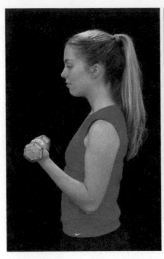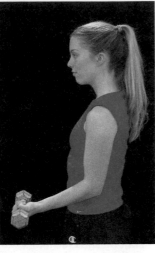

Contraction concentrique : le biceps se raccourcit pendant que l'avant-bras soulève le poids en direction de l'épaule (photo de gauche).

Contraction excentrique : le biceps s'allonge pendant que l'avant-bras redescend le poids vers la cuisse (photo de droite).

Modes de travail musculaire

On distingue cinq modes de travail musculaire : les modes isocinétique, isotonique, plyométrique, dynamique et par électrostimulation.

Le mode de travail musculaire **isocinétique** implique une tension musculaire variable mais une vitesse de mouvement constante. C'est l'appareil qui assure la constance du mouvement (appareils à mécanisme hydraulique).

Au contraire, le mode de travail musculaire **isotonique** implique une tension musculaire constante et une vitesse de mouvement variable. Soulever des charges avec des appareils ou des poids libres est la forme la plus courante de l'entraînement isotonique.

Le mode de travail musculaire **plyométrique** correspond à des mouvements où il y a contraction concentrique des muscles agonistes précédée d'un étirement plus ou moins rapide de ces derniers (par exemple, l'absorption suivie d'un saut au bloc au volley-ball).

Le mode de travail musculaire **dynamique** correspond à des mouvements lors desquels la tension musculaire et la vitesse de mouvement sont variables (par exemple, l'haltérophilie).

Dans le mode de travail musculaire par **électrostimulation**, le muscle développe une tension musculaire involontaire sans changer de longueur. Ce type de travail est très utile pour la réhabilitation des personnes qui ont subi des blessures.

Choix du matériel : appareils, poids libres, ballons ou mains libres

Pour renforcer les muscles, il vaut mieux les faire travailler contre une résistance. Cette résistance peut provenir de poids libres, d'appareils perfectionnés, d'un ballon ou du poids de votre propre corps (routine à mains libres). Beaucoup de gens choisissent les appareils parce qu'ils sont sécuritaires et faciles à utiliser : il suffit de régler la tension (généralement en ajoutant un poids à la pile) et de s'installer ; on n'a pas besoin de la surveillance d'un **pareur**, car on ne risque pas d'être blessé par un poids. Enfin, ces appareils permettent d'isoler et d'entraîner des muscles précis.

En comparaison avec les appareils, l'utilisation de poids libres nécessite attention, équilibre et coordination, et ses effets se font sentir dans tous les gestes de la vie quotidienne. De plus, en développant les muscles stabilisateurs, ce mode de travail aide à prévenir les blessures.

Les exercices avec des ballons suisses ou médicinaux permettent quant à eux d'augmenter la force et l'endurance des différents groupes musculaires en même temps que la stabilité articulaire. L'instabilité dans laquelle se font les différents exercices simule en toute sécurité l'environnement dans lequel sont pratiquées différentes activités physiques ou sportives. En utilisant ces ballons dans votre programme de musculation, vous préparez vos articulations à pouvoir résister à des mouvements imprévisibles que vous aurez à effectuer lorsque vous ferez de la planche à neige, du soccer, du volley-ball, du hockey, du football, etc. Ces exercices permettent également d'améliorer l'équilibre. Ils aident le non-sportif à stabiliser et à protéger ses articulations dans des travaux ou des tâches de la vie quotidienne : pelleter de la neige, transporter des sacs d'épicerie, etc. De plus, les exercices avec ballon pour les muscles abdominaux et dorsaux sont très efficaces pour prévenir les maux de dos.

Avant d'utiliser des appareils de musculation, des ballons ou des poids, il est recommandé de faire des exercices de musculation à mains libres, afin d'apprendre à effectuer correctement les différents mouvements. Comme nous pouvons les exécuter à la maison, au moment qui nous convient le mieux et sans frais, ces exercices à mains libres sont la façon la plus accessible de faire de la musculation. Ces exercices sont en général très sécuritaires et n'exigent pas de supervision particulière. Il faut toutefois une bonne motivation pour persister seul dans un programme réalisé à la maison. Une combinaison d'exercices faits à la maison (seul) et en salle (supervisé et accompagné) semble la solution qui favorise le plus la constance et la persévérance.

De 5 à 10 minutes d'échauffement	Exercices d'entraînement en musculation appliqués aux principaux groupes musculaires (de 8 à 10 exercices)		De 5 à 10 minutes de détente
	Programme type		
	Exercices	*Groupes musculaires développés*	
Début	Développé-couché	Pectoraux, épaules, triceps	*Fin*
	Développé des épaules	Épaules, trapèzes, triceps	
	Développé au banc	Grands dorsaux, biceps	
	Élévation latérale des bras	Épaules	
	Flexion des biceps	Biceps	
	Flexion des jambes	Fessiers, quadriceps	
	Levées de talon	Mollets	
	Replis des genoux sur l'abdomen	Abdominaux	
	Extensions du dos	Extenseurs du bas et du milieu du dos	
	Flexion du cou	Fléchisseurs du cou	

Type d'activité : De 8 à 10 exercices d'entraînement en musculation appliqués aux principaux groupes de muscles.

Fréquence : 2 ou 3 fois par semaine.

Résistance : Poids suffisamment lourds pour causer la fatigue musculaire d'une personne qui réalise correctement les exercices le nombre de fois prévu.

Répétitions : De 9 à 12 par exercice (de 10 à 15 avec des poids inférieurs pour les individus entre 50 et 60 ans).

Série : 1 (en faisant plus d'une série par exercice, vous développerez davantage votre force, et plus rapidement).

Figure 4.4   Entraînement en musculation pour un débutant.

Comme les appareils d'entraînement et les poids et haltères ont leurs avantages et leurs inconvénients, vous devez choisir le mode de travail qui convient le mieux à vos objectifs. Dans un programme d'entraînement visant la santé et la bonne condition physique, il est bon de combiner les modes de travail.

PRESCRIPTION EN ENTRAÎNEMENT MUSCULAIRE

Pour être complet, un **programme** de musculation doit solliciter les principaux groupes musculaires ; il doit donc comprendre de 8 à 10 exercices (*voir* la figure 4.4).

Fréquence

Les experts recommandent à ceux qui veulent améliorer leur condition physique générale et leur santé de s'entraîner 2 ou 3 fois par semaine. Prenez au moins une journée de repos entre les séances de musculation. Autrement, vous ne pourrez pas fournir l'effort nécessaire pour améliorer votre force et votre endurance musculaires, et vous vous exposerez aux douleurs et aux blessures. Si vous désirez vous entraîner plus fréquemment, alternez les exercices. Exécutez des exercices pour les bras et le tronc un jour, des exercices pour les jambes le lendemain et reprenez les exercices pour la partie supérieure du corps le troisième jour.

Intensité

L'intensité d'un exercice musculaire s'exprime différemment de celle d'un exercice d'endurance aérobie. Comme nous l'avons vu au chapitre 2, l'intensité d'un travail d'endurance aérobie se mesure en calories par minute, en pourcentage de la fréquence cardiaque maximale, en METs ou selon l'échelle de Borg (*voir* le tableau 2.2, p. 23). L'intensité du travail musculaire, quant à elle, se mesure en fonction du pourcentage du poids le plus lourd qu'on peut soulever une fois (**1 RM**) pour un mouvement particulier et en respectant la technique d'exécution.

Par exemple, si 100 kg est le 1 RM d'un exercice, 75 kg correspond à 75 **% de 1 RM**.

Pareur   Personne qui veille à la sécurité lors de l'exécution d'un exercice de musculation avec poids libres.

Programme   Organisation systématique des séries de différents exercices de musculation (de 8 à 10 exercices) à réaliser selon une intensité (de faible à très élevée), un nombre de répétitions (de 1 à 20) et une fréquence (2 ou 3 jours par semaine) pendant une période assez longue (ex. : de 8 à 10 semaines).

1 RM   La répétition maximale ou poids le plus lourd que l'on peut soulever une fois en respectant la technique du mouvement.

% de 1 RM   Une partie de 1 RM ; correspond à la prescription de la charge de l'exercice.

POUR EN **SAVOIR** PLUS

L'ENTRAÎNEMENT MUSCULAIRE EN FONCTION DE VOTRE NIVEAU

Pour les débutants, développer force et endurance musculaires dans une perspective de santé est le principal objectif. Les personnes souhaitant modifier leur image corporelle ou améliorer leur efficacité dans une activité sportive en particulier devraient miser respectivement sur un gain en hypertrophie ou une amélioration de la puissance musculaire. Le tableau 4.3 présente des recommandations à cet égard.

Si vous êtes déjà un adepte de la musculation (niveau intermédiaire ou avancé), peut-être devrez-vous tenir compte du niveau débutant selon les qualités musculaires que vous voulez développer. Consultez le tableau 4.3 pour connaître les recommandations en lien avec votre niveau et vos objectifs.

Vous devez choisir les **charges** de votre programme de musculation en fonction de votre condition musculaire actuelle et de vos objectifs. Le poids détermine la nature et la vitesse des adaptations suscitées par la musculation dans votre organisme. Pour un compromis entre les gains en force et en hypertrophie (volume musculaire), il faut travailler à une intensité élevée, soulever de 60 % à 70 % de votre charge maximale (1 RM) et exécuter un nombre maximum de 8 à 12 répétitions. Pour un gain en endurance, il est recommandé de travailler à une intensité modérée, de soulever de 50 % à 70 % de votre charge maximale (1 RM) et d'exécuter de 10 à 15 répétitions.

Charge maximale   Il y a plusieurs façons de déterminer votre charge maximale (1 RM) pour un exercice. Nous allons vous en présenter deux. La première est assez longue, mais précise. Il s'agit de faire plusieurs **séries** du mouvement choisi en commençant avec des charges légères et en vous dirigeant progressivement vers la charge maximale. Il est important de s'accorder un **intervalle de repos** de 2 ou 3 minutes entre chaque série et de bien exécuter chaque mouvement. En temps normal, vous ne devriez pas faire plus de 5 ou 6 séries pour atteindre la charge maximale (une seule **répétition**). Ceux qui connaissent à peu près leur force peuvent réduire le nombre de séries. La deuxième façon est plus simple à réaliser, mais moins précise. Il s'agit d'estimer sa charge maximale à partir d'une équation de régression dans laquelle on introduit un poids sous maximal et le nombre de répétitions réalisées avec ce poids.

$$1 \text{ RM}_{estimé} = \text{charge soulevée} \times [1 + (0,033 \times \text{nombre de répétitions})]$$

Par exemple, si vous faites 10 flexions de bras avec une charge de 15 kg, l'équation permettra d'estimer à 20 kg votre charge maximale :

$$1 \text{ RM}_{estimé} = 15 \text{ kg} \times [1 + (0,033 \times 10 \text{ répétitions})] = 20 \text{ kg}$$

Durée, répétitions et séries

Pour améliorer votre condition physique, vous devez exécuter suffisamment de répétitions par exercice pour fatiguer vos muscles. Le nombre de répétitions dépendra de la charge : plus le poids est élevé, moins il faut de répétitions. En règle générale, pour un débutant, la combinaison poids élevé et nombre peu élevé de répétitions (de 8 à 12) développe la force, l'hypertrophie et la puissance, tandis que la combinaison poids peu élevé et nombre élevé de répétitions (de 10 à 15) développe l'endurance (*voir* le tableau 4.3).

La charge doit être assez élevée pour fatiguer les muscles, mais pas au point d'empêcher de faire toutes les répétitions.

En musculation, la série est un certain nombre de répétitions d'un exercice suivi d'une période de repos. Les personnes qui désirent augmenter leur force et leur endurance pour améliorer leur condition physique peuvent effectuer de 1 à 3 séries de chaque exercice, à condition d'utiliser une charge suffisante pour fatiguer leurs muscles. (Elles devraient avoir beaucoup de difficulté à effectuer la dernière répétition d'une série de 12.) Cependant, l'exécution de plus de 3 séries de chaque exercice peut accélérer le développement de la force.

Charge   Poids quelconque contre lequel un muscle ou un groupe de muscles travaille.

Série   Plusieurs répétitions d'un même mouvement exécutées sans période de repos dans un programme de musculation.

Intervalle de repos ou de récupération   Durée de la période de repos entre deux séries ou exercices.

Répétition   Réalisation complète d'un mouvement (contraction excentrique ou concentrique) lors d'un exercice.

Tableau 4.3 **Les recommandations pour un programme d'entraînement en musculation.**

Objectif	Action musculaire	Mobilisation d'articulation	Ordre des exercices	Charge (% de 1 RM)	Volume	Intervalle de repos	Vitesse d'exécution	Fréquence (fois/sem.)
Force								
Débutant	Excentrique et concentrique	Articulation simple et articulations multiples	Grands groupes musculaires avant les petits	De 60% à 70% de 1 RM	De 1 à 3 séries, de 8 à 12 rép.		•Lente •Modérée	2 ou 3 fois/sem.
Intermédiaire	Excentrique et concentrique	Articulation simple et articulations multiples	Articulations multiples avant articulation simple	De 70% à 80% de 1 RM	Multisérie, de 6 à 12 rép.	2 ou 3 min pour les muscles principaux «core», 1 ou 2 min pour autres	Modérée	De 2 à 4 fois/sem.
Avancé	Excentrique et concentrique	Articulation simple et emphase sur les articulations multiples	Haute intensité avant basse intensité	1 RM – périodisation	Multisérie, de 1 à 12 rép. – périodisation		•Lente non volontaire •Rapide	De 4 à 6 fois/sem.
Hypertrophie								
Débutant	Excentrique et concentrique	Articulation simple et articulations multiples	•Grands groupes musculaires avant les petits •Articulations multiples avant articulation simple •Haute intensité avant basse intensité	De 60% à 70% de 1 RM	De 1 à 3 séries, de 8 à 12 rép.	1 ou 2 min	•Lente •Modérée	2 ou 3 fois/sem.
Intermédiaire	Excentrique et concentrique	Articulation simple et articulations multiples		De 70% à 80% de 1 RM	Multisérie, de 6 à 12 rép.	1 ou 2 min	•Lente •Modérée	De 2 à 4 fois/sem.
Avancé	Excentrique et concentrique	Articulation simple et articulations multiples		De 70% à 100% de 1 RM avec emphase sur 70% à 85% – périodisation	Multisérie, de 1 à 12 rép. avec emphase sur 6 à 12 rép. – périodisation	•2 ou 3 min – très lent •1 ou 2 min de léger à modérément lent	•Lente •Modérée •Rapide	De 4 à 6 fois/sem.
Puissance								
Débutant	Excentrique et concentrique	Articulation simple et articulations multiples	•Grands groupes musculaires avant les petits •Plus complexes avant moins complexes •Haute intensité avant basse intensité	Charges élevées (> 80%) – force : charges légères (de 30% à 60%) – vitesse – périodisation	Entraînement pour la force	•2 ou 3 min pour les muscles principaux «core» •1 ou 2 min pour les autres	Modérée	2 ou 3 fois/sem.
Intermédiaire	Excentrique et concentrique	Surtout les articulations multiples			De 1 à 3 séries, de 3 à 6 rép.		Rapide	De 2 à 4 fois/sem.
Avancé	Excentrique et concentrique	Articulation simple et articulations multiples			De 3 à 6 séries, de 1 à 6 rép. – périodisation		Rapide	De 4 à 6 fois/sem.
Endurance								
Débutant	Excentrique et concentrique	Articulation simple et articulations multiples	On recommande de varier la séquence.	De 50% à 70% de 1 RM	De 1 à 3 séries, de 10 à 15 rép.	•1 ou 2 min pour des séries à rép. élevées •moins de 1 min pour 10 à 15 rép.	•Lente (répétitions moyennes) •Volontaire (répétitions élevées)	2 ou 3 fois/sem.
Intermédiaire	Excentrique et concentrique	Articulation simple et articulations multiples		De 50% à 70% de 1 RM	Multisérie, de 10 à 15 rép. et plus			De 2 à 4 fois/sem.
Avancé	Excentrique et concentrique	Articulation simple et articulations multiples		De 30% à 80% de 1 RM – périodisation	Multisérie, de 10 à 25 rép. et plus – périodisation			De 4 à 6 fois/sem.

Source: American College of Sports Medicine, «Progression Models in Resistance Training for Healthy Adults», *Medicine & Science in Sports & Exercise*, vol. 34, n° 2, 2002, p. 374.

Si vous exécutez plus d'une série d'un exercice, vos périodes de repos entre les séries doivent être assez longues pour permettre à vos muscles de récupérer et de recommencer à fonctionner à une intensité suffisante. La durée des périodes de repos dépend de la charge. Dans un programme visant le développement de la force dans une perspective de santé, 2 à 3 minutes de repos suffisent entre les séries pour les exercices qui mobilisent des articulations multiples et de 1 à 2 minutes pour ceux qui font travailler une articulation simple. Dans un programme visant le développement de l'endurance, moins d'une minute suffit entre les séries. Pour gagner du temps, on peut alterner les régions musculaires.

Type d'exercices

Pour améliorer votre condition physique générale, vous devez introduire dans votre programme des exercices pour le cou, le haut du dos, les épaules, les bras, les pectoraux, les abdominaux, le bas du dos, les cuisses, les fesses et les mollets. Si, en plus, vous vous entraînez pour un sport en particulier, ajoutez des exercices qui renforceront les muscles clés, sans oublier les muscles les plus susceptibles d'être blessés. Nous présentons plus loin un exemple de programme de musculation destiné à l'amélioration de la condition physique générale.

Faites toujours travailler vos muscles par paires. Le muscle qui se contracte est appelé **muscle agoniste** ; le muscle qui se relâche et s'étire pour permettre la contraction du muscle agoniste est appelé **muscle antagoniste**. Si vous choisissez un exercice qui fait travailler une articulation dans un sens, accompagnez-le d'un exercice qui la fera jouer en sens opposé. Si, par exemple, vous exécutez des extensions des jambes pour développer les muscles quadriceps, faites aussi des flexions des jambes pour développer les muscles ischio-jambiers, antagonistes situés à l'arrière des cuisses.

L'ordre des exercices a de l'importance. Exécutez les exercices qui font travailler les grands groupes musculaires ou plusieurs articulations à la fois avant ceux qui font travailler les petits groupes musculaires ou une seule articulation. Les petits groupes musculaires se fatiguent plus vite que les grands et, si vous les faites travailler en premier, vous risquez de manquer d'énergie pour la suite de votre séance d'entraînement. Par exemple, exécutez l'élévation latérale des bras, qui fait travailler les muscles des épaules, après les développés-couchés, qui font également travailler les pectoraux et les muscles des bras. Si vous faites l'inverse, vous fatiguerez les muscles de vos épaules et vous ne pourrez pas soulever autant de poids pendant les développés-

couchés. Votre séance d'entraînement perdra en efficacité. La vitesse d'exécution des exercices doit être de lente à modérée. Terminez la séance avec des exercices pour les groupes musculaires abdominaux et dorsaux qui sont responsables de la posture.

Échauffement et récupération

Une séance de musculation, comme une séance d'entraînement cardiorespiratoire, doit commencer par une période d'échauffement et se terminer par une période de récupération (*voir* la figure 4.4). Il faut d'abord procéder à un échauffement général (quelques minutes de marche, de jogging léger ou de vélo stationnaire de faible intensité), puis se préparer spécifiquement aux exercices de musculation prévus au programme. Si vous comptez par exemple exécuter une ou plusieurs séries de 10 répétitions du développé-couché avec un poids de 57 kg, échauffez-vous en faisant une **série d'échauffement** de 10 répétitions avec un poids de 23 kg. Faites des mouvements d'échauffement semblables avant d'entreprendre les autres exercices.

Pour récupérer à la fin d'une séance d'entraînement, détendez-vous pendant 5 à 10 minutes. Durant cette période, faites des étirements pour prévenir les douleurs musculaires et profitez du fait que vos muscles et vos articulations sont échauffés pour travailler votre flexibilité.

Douleurs musculaires différées

La douleur musculaire différée, celle que l'on ressent une journée ou deux après une séance de musculation, est provoquée par des lésions des fibres musculaires et du tissu conjonctif et non par l'accumulation d'acide lactique. Ces douleurs sont attribuables essentiellement aux exercices excentriques. Par exemple, descendre une côte en courant provoquera des douleurs musculaires plus importantes que si vous la montez. Selon les scientifiques, les lésions des fibres musculaires entraînent la libération d'un excès de calcium dans les muscles, lequel libère à son tour des substances appelées protéases, qui dégradent une partie du tissu musculaire. Ce sont elles qui causent de la douleur. Après un certain temps d'entraînement, les muscles se mettent à produire des protéines qui préviennent les douleurs. Si vous ne vous entraînez pas régulièrement, vous perdez ces protéines protectrices et vous vous exposez à des douleurs après chaque séance.

Progression

Les premières séances d'un programme de musculation devraient être consacrées à l'apprentissage des exercices. Vous devez vous familiariser avec les mouvements, et votre système nerveux doit s'habituer à ce nouveau type de travail. Pour commencer, choisissez une charge que vous pouvez déplacer facilement de 8 à 12 fois et ne faites qu'une série de chaque exercice. Augmentez graduellement la charge et, si vous le désirez, le nombre de séries jusqu'à ce que vous exécutiez 3 séries de 8 à 12 répétitions par exercice.

Au bout de quelques semaines, vous réussirez à exécuter plus de 12 répétitions de certains exercices. Augmentez alors la charge. Si cela vous limite à 8 ou 9 répétitions, conservez cette charge jusqu'à ce que vous parveniez à exécuter 12 répétitions par série. Si vous ne pouvez faire que de 4 à 6 répétitions, diminuez la charge.

Au cours des 6 à 10 premières semaines d'entraînement, vos progrès seront rapides. Vous réussirez probablement à augmenter la charge de 10 % à 30 %. Attendez-vous ensuite à un certain ralentissement. La vitesse des progrès varie d'une personne à l'autre et dépend de plusieurs facteurs, dont l'intensité du travail, les réactions de l'organisme à la musculation, l'âge, la motivation et l'hérédité.

Où faut-il s'arrêter? La décision vous appartient. Après avoir atteint les objectifs que vous visiez en matière de force et de volume musculaires, vous pouvez maintenir votre état en vous entraînant 2 ou 3 fois par semaine. Pour évaluer vos progrès, notez sur une fiche la charge utilisée ainsi que le nombre de répétitions et de séries que vous exécutez.

Périodisation de l'entraînement

Afin d'éviter la fatigue ou le surentraînement, il est recommandé pour ceux qui s'entraînent plus de 3 fois par semaine de varier de manière progressive le **volume**, l'intensité et les exercices de leur programme de musculation. Cette progression peut être linéaire ou ondulatoire; c'est ce qu'on appelle la périodisation. Autrefois réservée aux athlètes, la périodisation est aussi indiquée pour ceux qui font régulièrement de la musculation ou ceux qui sont en réadaptation musculaire.

Le modèle classique de périodisation (modèle linéaire) propose d'amorcer un programme d'entraînement en faisant plusieurs séries et répétitions (volume) à une faible intensité. Au fur et à mesure que votre entraînement progresse, le volume diminue et l'intensité augmente selon l'objectif de votre programme. Par exemple, vous pourriez faire de 5 à 6 semaines d'endurance musculaire, suivies de 6 à 8 semaines d'hypertrophie, puis de 5 à 6 semaines de force et, finalement, de 5 à 6 semaines de puissance.

La périodisation ondulatoire (ou non linéaire) propose quant à elle de varier l'intensité, le volume et l'ordre des exercices sur un cycle de 7 à 10 jours, en changeant régulièrement le protocole des entraînements afin de développer l'ensemble des composantes du système neuromusculaire. Il faut toutefois viser un seul but par séance d'entraînement. Par exemple, si vous vous entraînez 3 fois ou plus par semaine, vous pourriez vous entraîner en force le lundi, en endurance le mercredi et en puissance le vendredi.

Entraînement musculaire sécuritaire

La pratique de la musculation comporte des risques de blessures. Un effort physique maximal, des appareils perfectionnés, des mouvements rapides, des poids lourds sont autant d'éléments qui, combinés, font de la salle de musculation un endroit potentiellement dangereux. Tout exercice doit être exécuté selon une technique qui réduit les risques de blessures et favorise l'atteinte de résultats optimaux. Respectez les consignes de la personne responsable. Adoptez les positions appropriées et exécutez les exercices calmement. Soulevez ou poussez les poids avec force pendant la phase active et maîtrisez vos mouvements pendant la phase passive. Exécutez des mouvements complets. Pour que vos séances d'entraînement soient aussi sécuritaires que productives, suivez les directives présentées dans l'encadré intitulé « La sécurité en salle d'entraînement ».

Muscle agoniste Muscle produisant la contraction.

Muscle antagoniste Muscle qui s'oppose au mouvement d'un muscle agoniste.

Série d'échauffement Une série d'exercices avec une charge légère (exemple : –50 % 1 RM/10 répétitions). Les muscles et les articulations sont échauffés avec des mouvements semblables à ceux du programme à réaliser.

Volume Total de travail réalisé durant une période spécifique, généralement pendant un entraînement. Il est déterminé en multipliant la charge par le nombre de répétitions et par le nombre de séries.

UN PROGRAMME DE MUSCULATION EFFICACE

Un bon programme de musculation est conçu de manière à maximiser les bienfaits de l'activité physique et à prévenir les blessures. Vous devez donc choisir des exercices dont le type et l'intensité sont adaptés à vos capacités et à vos objectifs.

La description détaillée de tous les exercices de musculation dépasse les limites d'un ouvrage général comme celui-ci. Nous vous présentons dans les pages qui suivent quatre exemples de programme de base en musculation :

- sur appareils ;
- avec poids libres ;
- avec un ballon ;
- à mains libres.

Les directives relatives à chaque exercice sont accompagnées de photos et d'une liste des muscles sollicités. (Les principaux muscles sont présentés à la figure 4.5.)

Si vous cherchez à augmenter votre force pour pouvoir vous adonner à une activité particulière, votre programme devrait comprendre des exercices de conditionnement physique général ainsi que des exercices pour les groupes musculaires que sollicite cette activité et pour ceux qui sont susceptibles d'être blessés.

LES UNS ET LES AUTRES

LE RECOURS AUX SUBSTANCES CHIMIQUES ET AUX SUPPLÉMENTS

Peut-être êtes-vous tenté(e) de prendre certains suppléments alimentaires ou des médicaments qui pourraient vous aider à développer votre force et votre endurance musculaires. Soyez bien conscient(e) qu'aucune substance ne peut faire d'une personne faible et en mauvaise condition physique un athlète fort et bien entraîné. Pour gagner en force et en endurance, vous devez faire travailler régulièrement vos muscles, votre cœur et vos poumons, stimuler votre métabolisme et susciter des adaptations dans votre organisme. Les suppléments et les drogues ne sont pas des potions magiques, quoi qu'en disent les fournisseurs. Certains produits sont inefficaces, d'autres sont coûteux et nocifs, et d'autres encore ont les trois défauts.

CONSEILS PRATIQUES

LA SÉCURITÉ EN SALLE D'ENTRAÎNEMENT

- Faites toujours des exercices d'échauffement et de récupération.
- Demandez l'aide d'un ou d'une partenaire lorsque cela est nécessaire.
- Éloignez-vous des autres personnes pendant qu'elles exécutent leurs exercices.
- N'utilisez pas d'appareils défectueux. Signalez tous les bris.
- Vérifiez si les collets sont bien ajustés.
- Stabilisez votre position avant de déplacer une charge.
- Protégez votre dos. Évitez les positions dangereuses. Adoptez les techniques appropriées pour soulever les poids et portez une ceinture d'haltérophilie pour soulever des poids lourds.
- Fermez les pouces autour de la barre et des haltères afin d'assurer une bonne prise.
- Utilisez la force de vos jambes. Contractez les muscles des hanches et des fesses.
- Lorsque vous soulevez un poids à partir du sol, gardez le dos droit et la tête droite ou relevée. Évitez de fléchir le tronc lorsque les jambes sont tendues.

- Gardez votre corps dans l'axe pendant que vous soulevez un poids.
- Gardez les poids le plus près possible de votre corps.
- Soulevez les poids lentement, sans donner de coups. Maîtrisez la charge pendant toute la durée du mouvement.
- Ne faites pas rebondir les poids contre votre corps pendant un exercice.
- Ne retenez jamais votre respiration pendant un lever (manœuvre de Valsalva). Expirez au moment où vous exercez une force maximale et inspirez pendant que vous placez le poids en position du lever. (L'arrêt de la respiration peut diminuer l'apport sanguin au cœur et causer des étourdissements et des évanouissements.)
- Reposez-vous entre les séries si vous en exécutez plus d'une de chaque exercice. La fatigue est un important facteur de blessure et elle diminue l'efficacité d'un programme d'entraînement.
- Ne dépassez pas vos limites. Ne vous entraînez pas si vous êtes malade, si vous avez une blessure ou si vous souffrez de surentraînement.
- Soignez toute blessure sans tarder.

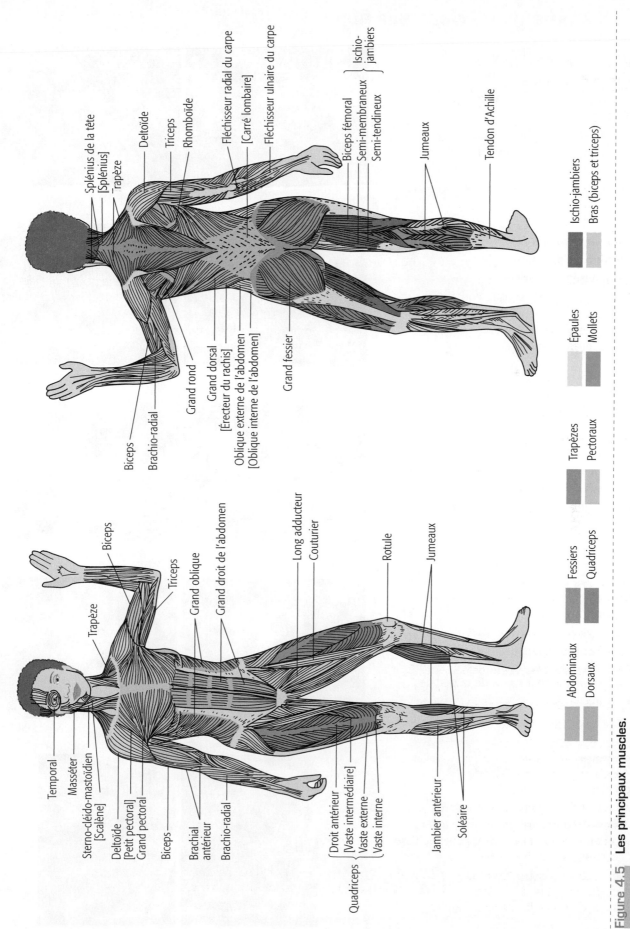

Figure 4.5 Les principaux muscles.
Les muscles dont les noms figurent entre crochets sont des muscles plus profonds.

Programme d'exercices sur appareils

EXERCICE N° 1

Poussée des jambes

Muscles visés : quadriceps, fessiers, ischio-jambiers

Consigne : Les pieds à la largeur des épaules, le dos bien appuyé, fléchissez les genoux à 90°.

Ne bloquez jamais les genoux à l'extension.

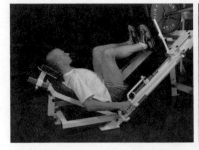
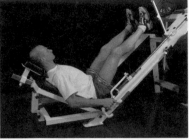

EXERCICE N° 2

Extension des genoux

Muscles visés : quadriceps

Consigne : Les pieds sous le coussin, exécutez une extension des genoux. Gardez une légère flexion des genoux à la fin du mouvement.

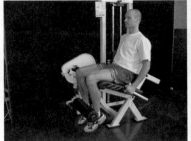
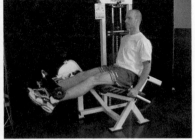

EXERCICE N° 3

Flexion des genoux

Muscles visés : ischio-jambiers

Consigne : Le dos bien appuyé, les chevilles sur le coussin, exécutez une flexion complète des genoux.

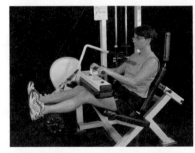
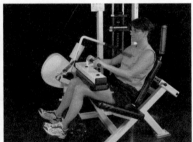

EXERCICE N° 4

Développé-assis

Muscles visés : pectoraux, triceps

Consigne : Les mains à la hauteur des pectoraux, exécutez une poussée des bras. Replacez la charge à l'aide de la pédale devant les jambes.

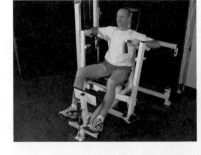
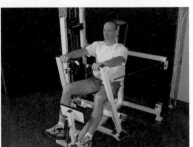

EXERCICE N° 5

Dips

Muscles visés : triceps, pectoraux

Consigne : Au départ, gardez une légère flexion au niveau des coudes, puis fléchissez les coudes à 90°.

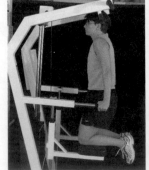
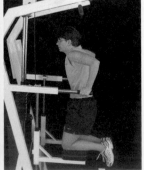

EXERCICE N° 6

Tirade verticale devant au câble

Muscles visés: grand dorsal, biceps

Consigne: Placez les mains en pronation, le dos droit et légèrement incliné vers l'arrière. Exécutez une tirade verticale en plaçant la barre sous le menton.

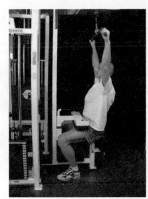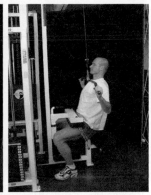

EXERCICE N° 7

Tirade verticale sur graviton

Muscles visés: grand dorsal, biceps

Consigne: Les genoux fléchis à 90°, exécutez une tirade et soulevez-vous jusqu'à ce que les coudes soient à la hauteur des épaules.

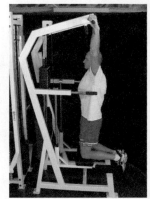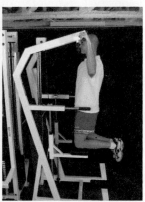

EXERCICE N° 8

Tirade horizontale au câble

Muscles visés: grand dorsal, biceps

Consigne: Le dos droit, les genoux fléchis, tirez la poignée à l'horizontale.

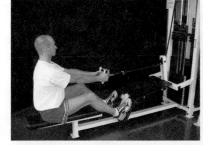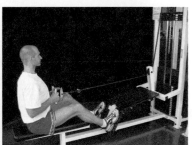

EXERCICE N° 9

Extension du tronc au cadre

Muscles visés: érecteurs spinaux, carré lombaire

Consigne: Les hanches à l'extérieur du coussin, les mains croisées sur les épaules, exécutez une extension du tronc. Arrêtez le mouvement lorsque le dos est à l'horizontale.

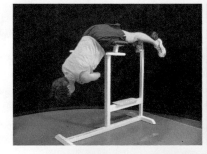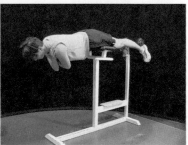

EXERCICE N° 10

Flexion du tronc

Muscles visés: grand droit, abdominaux obliques

Consigne: Le menton sur les mains, exécutez une flexion du tronc à vitesse constante.

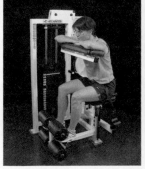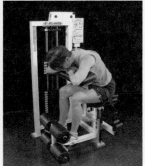

Programme d'exercices avec des poids libres

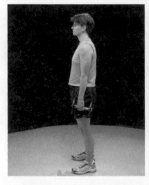

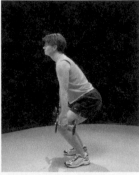

EXERCICE Nº 1

Flexion des jambes

Muscles visés : quadriceps, fessiers, ischio-jambiers, jumeaux

Consigne : Les pieds à la largeur des épaules et parallèles, les bras le long du corps, fléchissez les genoux à 90°. Ne bloquez jamais les genoux à l'extension. Évitez de pousser les genoux en avant des orteils. Gardez le dos plat en tout temps.

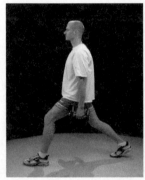

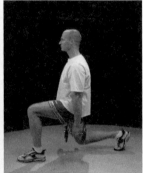

EXERCICE Nº 2

Fente avant

Muscles visés : quadriceps, fessiers, ischio-jambiers

Consigne : Les pieds à la largeur du bassin, les bras le long du corps, avancez un pied en faisant un grand pas, puis fléchissez les genoux à 90°. Assurez-vous que votre genou avant ne dépasse pas vos orteils. Changez de côté lorsque les répétitions sont complétées.

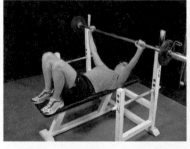

EXERCICE Nº 3

Développé-couché sur banc horizontal

Muscles visés : pectoraux, triceps, deltoïdes

Consigne : Les pieds sur le banc ou au sol, les yeux sous la barre, les mains plus larges que les épaules, descendez la barre à la hauteur des pectoraux. Évitez de cambrer le bas du dos.

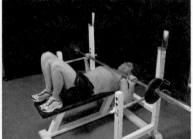

EXERCICE Nº 4

Adduction de l'épaule

Muscles visés : pectoraux, deltoïdes

Consigne : Le dos bien appuyé, les jambes fléchies, les paumes se faisant face, ouvrez les bras en gardant une légère flexion au niveau des coudes. Gardez l'alignement poignet, coude, épaule.

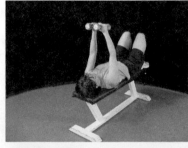

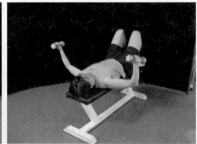

EXERCICE Nº 5

Tirade (rameur) à un bras

Muscles visés : grand dorsal, trapèze, rhomboïde, biceps, deltoïde

Consigne : Le genou et la main gauches en appui sur le banc sous la hanche et l'épaule, le dos plat parallèle au sol, le bras droit en extension et la paume vers l'intérieur, tirez l'haltère jusqu'à la hauteur de la poitrine.

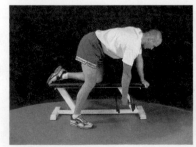

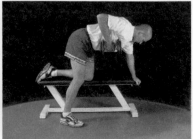

Bien qu'aucun pareur n'apparaisse sur les photographies, leur présence est recommandée pour la plupart des exercices effectués avec des poids et des haltères.

EXERCICE Nº 6

Extension horizontale de l'épaule

Muscles visés : deltoïdes, rhomboïdes, trapèzes

Consigne : Assis, incliné vers l'avant à 45°, les mains plus larges que les épaules, les paumes se faisant face, levez les haltères en gardant les bras perpendiculaires au tronc. Évitez les charges trop lourdes.

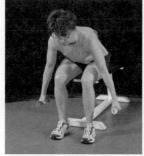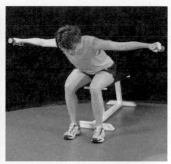

EXERCICE Nº 7

Flexion des coudes alternée

Muscles visés : biceps

Consigne : Assis, le dos droit, les coudes collés le long du corps, fléchissez les coudes en alternance. Gardez une légère flexion du coude à la fin du mouvement.

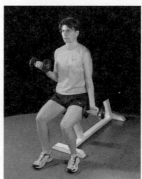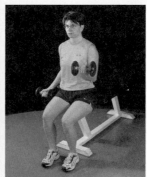

EXERCICE Nº 8

Extension des coudes

Muscles visés : triceps

Consigne : Assis, le dos bien droit et appuyé si possible, les coudes de chaque côté de la tête, dépliez les coudes en poussant la charge vers le plafond. Évitez d'arrondir le bas du dos.

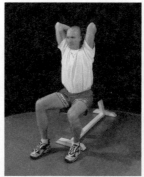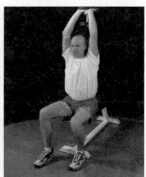

EXERCICE Nº 9

Élévation latérale des bras

Muscles visés : deltoïdes

Consigne : Debout, les pieds à la largeur du bassin, le dos droit, les bras le long du corps, les paumes vers l'intérieur, levez les bras à l'horizontale de chaque côté du corps.

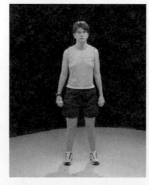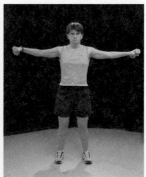

EXERCICE Nº 10

Extension du tronc

Muscles visés : érecteurs spinaux, fessiers, ischio-jambiers, deltoïdes

Consigne : À quatre pattes, les mains sous les épaules et les genoux sous les hanches, le dos plat, allongez simultanément la jambe gauche et le bras droit. Changez de côté.

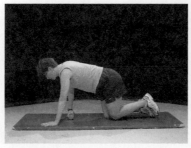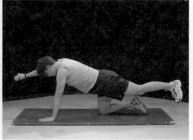

EXERCICE Nº 11

Flexion du tronc

Muscles visés : grand droit, abdominaux obliques

Consigne : Couché sur le dos, les genoux à 90°, les bras croisés sur la poitrine, les haltères dans les mains, relevez partiellement le tronc en arrondissant le haut du dos.

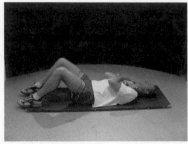
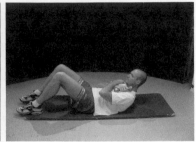

Programme d'exercices avec un ballon

EXERCICE Nº 1

Flexion des jambes

Muscles visés : fessiers, ischio-jambiers, quadriceps

Consigne : Debout, le ballon entre le bas du dos et le mur, les mains sur les hanches, les genoux et les pieds à la largeur du bassin, les pieds en avant du bassin, fléchissez les genoux à 90°. Évitez de barrer les genoux en remontant.

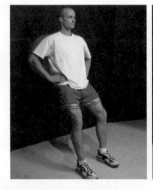
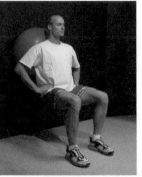

EXERCICE Nº 2

Saut à une jambe

Muscles visés : fessiers, quadriceps, ischio-jambiers

Consigne : Debout sur une jambe, le talon de l'autre sur le ballon, les mains sur les hanches, le dos droit, fléchissez le genou de la jambe au sol en gardant toujours le talon au sol. Évitez de barrer le genou en remontant.

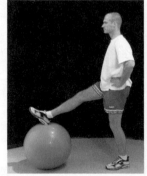
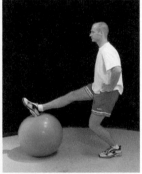

EXERCICE Nº 3

Extension de la hanche

Muscles visés : fessiers, ischio-jambiers

Consigne : Couché sur le dos, les bras allongés le long du corps, les chevilles sur le ballon, la tête au sol, le tronc et les jambes en ligne droite, soulevez une jambe de quelques centimètres. Changez de jambe.

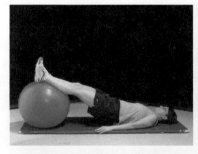
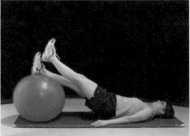

EXERCICE Nº 4

Pompe inclinée

Muscles visés : pectoraux, triceps, deltoïdes

Consigne : Les pieds en appui au sol, les mains en appui sur le ballon à la largeur des épaules, les jambes, le tronc et la tête bien alignés, poussez sur le ballon sans barrer les coudes. Évitez d'arrondir le bas du dos.

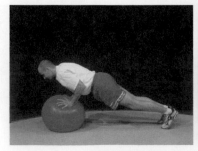
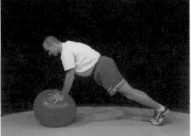

EXERCICE Nº 5

Pompe déclinée

Muscles visés : pectoraux, triceps, deltoïdes

Consigne : Les mains en appui au sol à la largeur des épaules, les bras repliés, les chevilles en appui sur le ballon, les jambes, le tronc et la tête bien alignés, poussez au sol sans barrer les coudes. Évitez d'arrondir le bas du dos.

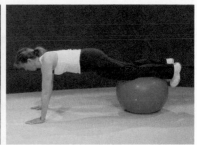
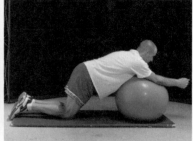

EXERCICE Nº 6

Extension de l'épaule

Muscles visés : grand dorsal, grand rond, triceps

Consigne : En appui sur les genoux et les pieds, les genoux et les coudes fléchis à 90°, les avant-bras sur le ballon, les paumes se faisant face, faites rouler le ballon jusqu'à ce que vos avant-bras soient dégagés.

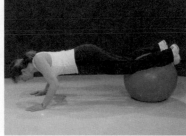
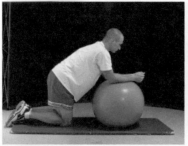

EXERCICE Nº 7

Flexion de l'épaule et extension de la hanche

Muscles visés : fessiers, deltoïdes, érecteurs spinaux

Consigne : Couché à plat ventre sur le ballon, en appui au sol sur la main gauche et le pied droit, l'autre bras et l'autre jambe tendus à l'horizontale, abaissez le bras et la jambe au sol et soulevez les membres opposés. Évitez d'arrondir le bas du dos. Ne dépassez pas la ligne horizontale.

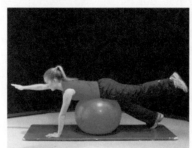
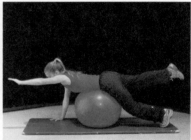

EXERCICE Nº 8

Redressement-assis

Muscles visés : grand droit, abdominaux obliques

Consigne : Le bas du dos en appui sur le ballon, les pieds au sol, les bras croisés sur la poitrine, les cuisses à l'horizontale, relevez le tronc à environ 45°. Évitez d'arrondir le bas du dos en redescendant.

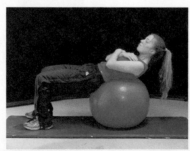
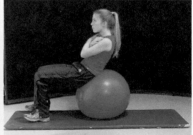

EXERCICE Nº 9

Flexion latérale du tronc

Muscles visés : abdominaux obliques, érecteurs spinaux

Consigne : Couché sur le côté, le ballon sous les côtes, la jambe du dessous fléchie, celle du dessus allongée, la main de dessous sur la tempe et celle du dessus sur le ballon, soulevez les épaules vers le plafond. Évitez les mouvements rapides.

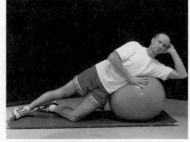
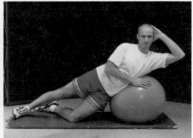

EXERCICE Nº 10

Redressement-assis renversé

Muscles visés : grand droit, abdominaux obliques

Consigne : Couché sur le dos, les bras allongés le long du corps, les paumes vers le sol, la tête au sol, les genoux fléchis pour coincer le ballon, soulevez le bassin de quelques centimètres et redescendez lentement. Évitez de prendre un élan avec vos jambes.

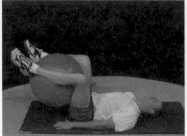
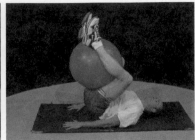

Programme d'exercices à mains libres

EXERCICE Nº 1

Flexion des jambes

Muscles visés : quadriceps, fessiers, ischio-jambiers, jumeaux

Consigne : Les pieds à la largeur des épaules et parallèles, les mains jointes à la hauteur du cou, fléchissez les genoux à 90°. Ne bloquez jamais les genoux à l'extension. Évitez de pousser les genoux en avant des orteils. Gardez le dos plat en tout temps et les talons au sol.

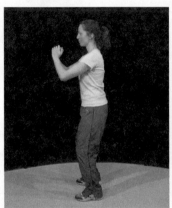
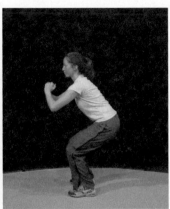

EXERCICE Nº 2

Fente avant

Muscles visés : quadriceps, fessiers, ischio-jambiers

Consigne : Les pieds à la largeur du bassin, les mains sur les hanches, avancez un pied en faisant un grand pas, puis fléchissez les genoux à 90°. Assurez-vous que votre genou avant ne dépasse pas les orteils. Changez de côté lorsque vous avez complété les répétitions.

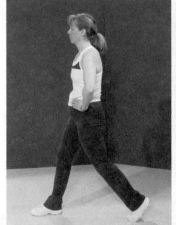
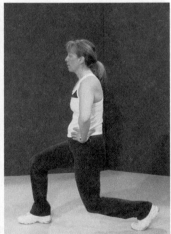

EXERCICE Nº 3

Chaise au mur

Muscles visés : quadriceps, fessiers

Consigne : Le dos bien appuyé au mur, les cuisses à l'horizontale, les talons sous les genoux, les bras le long du corps, les mains en pronation, maintenez la position le temps voulu.

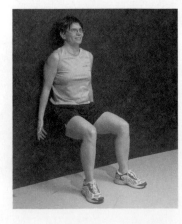

EXERCICE Nº 4

Abduction de la hanche
(élévation latérale de la jambe)

Muscles visés : abducteurs

Consigne : Couché sur le côté, la tête reposant sur le bras du dessous qui est fléchi, l'autre bras maintenant l'équilibre en avant, la jambe du dessous légèrement fléchie, celle du dessus étendue, levez la jambe du dessus de 30 à 40 centimètres.

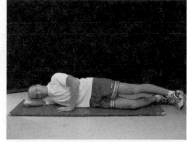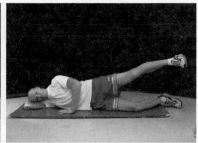

EXERCICE Nº 5

Adduction de la hanche

Muscles visés : adducteurs

Consigne : Couché sur le côté, la tête reposant sur le bras du dessous qui est fléchi, l'autre bras maintenant l'équilibre en avant, la jambe du dessous tendue, celle du dessus fléchie et le genou au sol en avant, levez la jambe du dessous le plus possible.

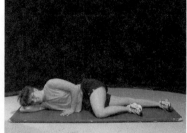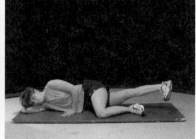

EXERCICE Nº 6

Soulevé du bassin

Muscles visés : fessiers, ischio-jambiers

Consigne : Couché sur le dos, les genoux à 90°, les pieds à plat, les bras au sol le long du corps, soulevez le bassin afin d'amener les cuisses en ligne avec le tronc. Évitez d'arrondir le bas du dos.

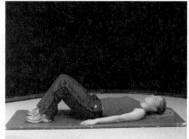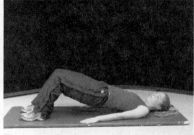

EXERCICE Nº 7

Pompes sur les genoux

Muscles visés : pectoraux, triceps, deltoïdes

Consigne : En appui sur les mains et les genoux, les mains plus larges que les épaules, les doigts tournés vers l'avant, les abdominaux contractés et la tête dans le prolongement du tronc, descendez le tronc parallèlement au sol. Évitez de poser les cuisses au sol.

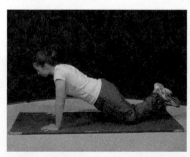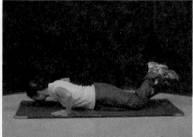

EXERCICE Nº 8

Pompes sur les orteils

Muscles visés : pectoraux, triceps, deltoïdes

Consigne : En appui sur les mains et les orteils, les mains plus larges que les épaules, les doigts tournés vers l'avant, les abdominaux contractés et la tête dans le prolongement du tronc, descendez le tronc parallèlement au sol. Évitez de poser les cuisses au sol.

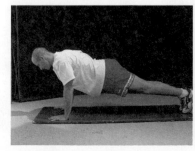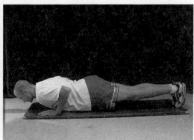

EXERCICE N° 9

Extension tronc jambe

Muscles visés : érecteurs spinaux, fessiers, ischio-jambiers, deltoïdes

Consigne : Couché sur le ventre, les bras allongés vers le haut, les jambes allongées, soulevez doucement un bras et la jambe opposée. Dès le retour au sol, soulevez l'autre bras et l'autre jambe. Évitez les secousses.

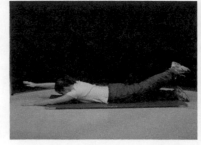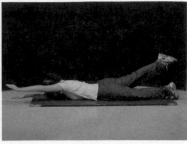

EXERCICE N° 10

Redressement-assis croisé

Muscles visés : abdominaux obliques, grand droit

Consigne : Couché sur le dos, un pied au sol avec le genou à 90°, l'autre jambe fléchie et en appui sur la jambe au sol, un bras allongé au sol ou replié sur l'abdomen et l'autre main sur la tempe, portez le coude fléchi vers le genou opposé.

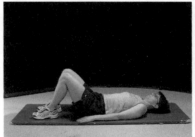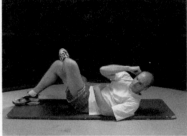

EXERCICE N° 11

Redressement-assis renversé

Muscles visés : grand droit, abdominaux obliques

Consigne : Couché sur le dos, la tête au sol, les bras allongés le long du corps, les paumes vers le sol, les genoux au-dessus des hanches et à 90°, soulevez le bassin de quelques centimètres et redescendez lentement. Évitez de prendre un élan avec vos jambes.

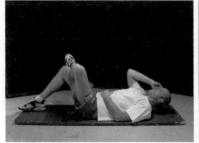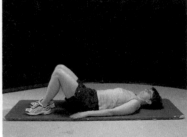

EXERCICE N° 12

Redressement-assis partiel

Muscles visés : grand droit, abdominaux obliques

Consigne : Couché sur le sol, les genoux repliés, les talons au sol, les bras soulevés le long du corps, la tête au sol, relevez partiellement le tronc en arrondissant le dos.

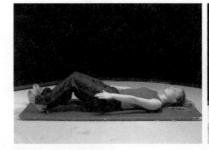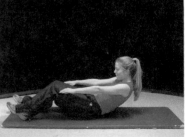

PASSEZ À L'ACTION !

Si vous développez votre force et votre endurance musculaires, votre qualité de vie, présente et future, y gagnera. Il n'est pas nécessaire de vous astreindre à un programme d'entraînement compliqué et difficile pour acquérir de la force : une série de 8 à 12 répétitions de 8 à 10 exercices, à raison de 2 ou 3 fois par semaine, suffira à vous assurer une bonne condition physique.

Vous pouvez dès aujourd'hui :

> Nommer trois tâches quotidiennes qui seraient plus agréables et faciles à exécuter si vous aviez plus de force et d'endurance musculaires. Par exemple, vous auriez plus de facilité à porter votre sac à dos, à monter les escaliers ou à faire du sport. Commencez à visualiser ce qu'une force et une endurance musculaires accrues pourraient vous apporter.

> Exécuter une série d'exercices statiques (isométriques). Si vous êtes assis, contractez vos muscles abdominaux et pressez le bas du dos contre le dossier de votre fauteuil, ou faites travailler vos bras en pressant vos paumes sur le dessus de vos cuisses. Maintenez la contraction 6 secondes et faites de 5 à 10 répétitions ; ne retenez pas votre respiration.

> Vous inscrire aux activités intramurales de votre collège (par exemple, l'entraînement en salle). Un responsable vous aidera à mettre au point un programme de musculation selon vos objectifs et vous expliquera le fonctionnement des appareils.

> Vous acheter un ensemble peu coûteux de petits haltères.

RÉSUMÉ

> L'hypertrophie, soit l'augmentation de la taille des fibres musculaires, résulte de l'accroissement du nombre de myofibrilles présentes dans ces fibres. Cela explique pourquoi l'entraînement avec des poids favorise l'accroissement du volume musculaire total.

> En augmentant votre force et votre endurance musculaires, vous améliorez vos performances physiques, votre composition corporelle, votre image et votre estime de vous-même, vous retardez le processus de vieillissement de vos muscles et de vos os, et vous prévenez l'apparition de certaines maladies chroniques et les blessures.

> Pour évaluer la force musculaire d'une personne, on note le poids le plus lourd qu'elle peut soulever une fois en respectant la technique du mouvement (1 RM) ; l'endurance musculaire est fonction du nombre de répétitions d'un exercice que cette personne peut effectuer.

> Les contractions isométriques (exercices statiques) sont tout indiquées pour les personnes qui se rétablissent d'une blessure ou d'une opération chirurgicale ou qui doivent retrouver l'amplitude d'un mouvement.

> Les contractions isotoniques (exercices dynamiques) sont celles qui induisent des mouvements.

> Les poids et haltères et les appareils spécifiques de musculation contribuent aussi bien les uns que les autres à l'amélioration de la condition physique. Les appareils sont souvent plus sécuritaires, tandis que les poids libres sollicitent plus les muscles stabilisateurs.

> Pour développer la force musculaire, on doit soulever des poids lourds à quelques reprises. Pour développer l'endurance musculaire, on doit soulever des poids plus légers à plusieurs reprises.

> Un programme d'entraînement avec des poids visant l'amélioration de la condition physique se compose de 8 à 10 exercices comprenant au moins une série de 9 à 12 répétitions chacun (suffisamment pour créer un effet de fatigue). Ces exercices doivent être assortis de périodes d'échauffement et de récupération. Le programme doit être effectué 2 ou 3 fois par semaine.

> Les principes généraux de sécurité en matière d'entraînement avec des poids sont les suivants : utiliser la technique appropriée, recourir à un pareur, aux collets et aux ceintures d'haltérophilie lorsque c'est nécessaire, ne pas excéder ses limites et soigner toute blessure sans tarder.

Réponses aux questions fréquentes

1. Pendant combien de temps devrai-je m'entraîner avant de constater des changements physiques?

Pendant les premiers temps de votre entraînement, vous augmenterez votre force très rapidement, car votre système nerveux s'habituera à mobiliser des fibres musculaires. Toutefois, les résultats seront moins spectaculaires par la suite. Quant à l'augmentation du volume de vos muscles, vous ne pourrez la percevoir qu'au bout de 6 à 8 semaines d'entraînement.

2. Je suis préoccupé par mon poids. Est-ce que je prendrai du poids si j'exécute des exercices musculaires?

Un programme de musculation à caractère récréatif (1 série de 9 à 12 répétitions de 8 à 10 exercices quelques fois par semaine) n'entraîne pas de variation notable du poids. Votre masse musculaire augmentera et votre taux de graisse diminuera, de sorte que votre poids demeurera stable. (L'augmentation du volume des muscles est plus marquée chez les hommes que chez les femmes à cause des hormones mâles.) De plus, l'accroissement de votre masse musculaire vous permettra de conserver un faible pourcentage de graisse, car votre activité métabolique augmentera et, par conséquent, vous dépenserez plus de calories. Si vous combinez les exercices musculaires à des activités cardiorespiratoires, votre composition corporelle s'améliorera. Vous aurez donc une perte de graisse et non une perte de poids.

3. Dois-je augmenter mon apport alimentaire en protéines?

Non. Certaines études indiquent que les athlètes de haut niveau qui suivent un entraînement intensif ont des besoins en protéines supérieurs à la normale, mais rien ne justifie une augmentation de l'apport protéique chez la plupart des gens. La majorité des Nord-Américains consomment déjà plus de protéines qu'il ne leur en faut. C'est dire qu'une alimentation normale vous fournira probablement toutes les protéines nécessaires, même en période d'entraînement intense.

4. La pratique de la musculation améliorera-t-elle mes performances sportives?

L'augmentation de la force découlant de la pratique de la musculation ne se traduit pas nécessairement par une augmentation de la puissance dans des sports comme le ski, le tennis et le cyclisme. Le coup droit au tennis et le virage à ski sont des mouvements très spécifiques qui nécessitent une excellente coordination entre le système nerveux et les muscles. Chez les sportifs expérimentés, les mouvements prennent un caractère réflexe et ne nécessitent pas de concentration. Or, l'augmentation de la force peut perturber la coordination neuromusculaire. Le seul moyen d'améliorer votre performance dans un sport consiste à le pratiquer tout en améliorant votre condition physique. Exercez-vous afin d'apprendre à concilier votre vigueur nouvelle et vos techniques sportives. La performance suivra.

5. Est-ce que mes progrès seront plus rapides si je m'entraîne tous les jours?

Non. Vos muscles ont besoin de récupérer entre les séances d'entraînement. Si vous vous surentraînez, vous courez le risque de vous blesser et de retarder votre progrès. Si vous avez l'impression de plafonner, tentez l'une des stratégies suivantes.

- Entraînez-vous moins souvent. Si vous faites travailler les mêmes groupes musculaires plus de 3 fois par semaine, vous ne leur laissez pas le temps de récupérer complètement.
- Variez les exercices. Exécutez divers exercices pour stimuler un même groupe musculaire.
- Variez les charges et le nombre de répétitions. Essayez d'augmenter ou de diminuer les charges et modifiez le nombre de répétitions en conséquence.
- Variez le nombre de séries. Faites plus d'une série de chaque exercice.
- Si vous vous entraînez seul, trouvez-vous un partenaire déterminé. Cette personne pourra vous encourager, vous aider et vous pousser à travailler plus fort.

6. Est-ce que mes muscles vont se transformer en graisse si j'arrête de m'entraîner?

Non. La graisse et le muscle sont deux tissus différents et l'un ne peut pas se substituer à l'autre. Les muscles qui ne servent pas s'atrophient, mais la graisse n'augmentera que si l'apport énergétique est supérieur à la dépense (ce qui est le cas chez les personnes qui ne réduisent pas leur apport en calories après avoir cessé leur entraînement ou la pratique d'une activité physique régulière). L'atrophie des muscles et l'accumulation de graisse sont deux phénomènes distincts, même s'ils peuvent tous deux découler de l'inactivité.

Le calcul de la puissance des jambes se fait avec la formule suivante:

2,21 × masse corporelle (poids) (kg) × √saut vertical (m)

2,21 × (_____ kg) × √_____ m = _____ kg/m/s

Établissez votre rang centile à l'aide du tableau C1 et la catégorie dans laquelle vous vous classez à l'aide du tableau C2.

Rang centile: _____   Catégorie: _____

Tableau C1

Rangs centiles	Saut en hauteur sans élan (cm)		Puissance des jambes (kg/m/s)	
	Hommes	Femmes	Hommes	Femmes
95	62	42	142	97
90	58	39	134	90
85	56	37	127	85
80	54	36	120	82
75	52	35	118	80
70	51	34	114	78
65	50	33	112	76
60	49	32	110	74
55	48	31	108	72
50	47	30*	105	71
45	46	30*	103	69
40	45	29	101	67
35	44	28	98	66
30	43	27	96	64
25	42	26	93	63
20	40	25	90	61
15	38	24	86	58
10	36	22	82	54
5	31	19	77	49

* Cette mesure ne nous permet pas de distinguer les rangs centiles 45 et 50.

Source: Guide canadien pour l'évaluation de la condition physique et des habitudes de vie: Approche de la SCPE pour une vie active et en santé, 2ᵉ édition, 1999. Reproduit avec l'autorisation de la Société canadienne de physiologie de l'exercice.

Tableau C2

Catégories	Saut en hauteur sans élan (cm)		Puissance des jambes (kg/m/s)	
	Hommes	Femmes	Hommes	Femmes
Très supérieur à la moyenne	61 et +	42 et +	139 et +	94 et +
Supérieur à la moyenne	52 à 60	35 à 41	116 à 138	80 à 93
Dans la moyenne	43 à 51	28 à 34	99 à 115	67 à 79
Inférieur à la moyenne	35 à 42	22 à 27	76 à 98	53 à 66
Très inférieur à la moyenne	34 et −	21 et −	75 et −	52 et −

Note: Pour les étudiants de 21 à 30 ans, nous conseillons d'utiliser les mêmes rangs centiles et catégories que pour ceux de 17 à 20 ans. En effet, le déclin généralisé de la fonction neuromusculaire commence plus tard dans le processus de vieillissement.

Source: Chiasson, Luc, *Normes pour les cours d'éducation physique au collégial*, Mont-Royal, Groupe Modulo, 2003, p. 6.

D FORCE DE PRÉHENSION COMBINÉE DES MAINS

Ce test permet d'évaluer la force de préhension des deux mains.

Équipement

- Dynamomètre manuel

Consigne

1. Prenez le dynamomètre dans une main. Saisissez-le entre les doigts et la paume de la main, à la base du pouce, de façon que vos doigts s'ajustent confortablement sous la poignée, au niveau des phalangines (deuxième articulation de la main), et qu'ils supportent le poids de l'instrument. Tenez la poignée du dynamomètre dans le prolongement du bras, à la hauteur de la cuisse et éloignée du corps.

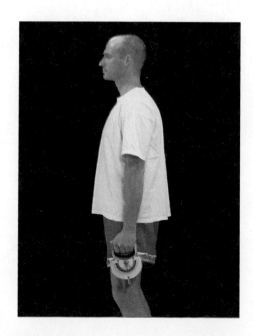

2. Serrez vigoureusement la poignée en exerçant une force maximale. Expirez pendant que vous serrez l'instrument (pour éviter une hausse de votre pression intrathoracique). Durant l'épreuve, ni votre main ni le dynamomètre ne doivent toucher au corps ou à quoi que ce soit.

3. Mesurez le force de préhension des deux mains en faisant alternativement deux essais par main.

Source: Guide canadien pour l'évaluation de la condition physique et des habitudes de vie: Approche de la SCPE pour une vie active et en santé, 2ᵉ édition, 1999. Reproduit avec l'autorisation de la Société canadienne de physiologie de l'exercice.

ÉVALUATION DE VOTRE RÉSULTAT ▶▶▶

Notez les scores pour chaque main au kilogramme près. Additionnez le score maximal de la main droite et celui de la main gauche et notez le résultat.

Main droite   Essai 1 : _____ kg   Essai 2 : _____ kg

Main gauche   Essai 1 : _____ kg   Essai 2 : _____ kg

Meilleur essai de la main droite : _____ kg   Meilleur essai de la main gauche : _____ kg

Total des meilleurs essais : _____ kg

Établissez votre rang centile à l'aide du tableau D1 et la catégorie dans laquelle vous vous classez à l'aide du tableau D2.

Rang centile : _____   Catégorie : _____

Tableau D1

Rangs centiles	Force de préhension combinée des mains (kg)	
	Hommes	Femmes
95	113	69
90	108	65
85	103	62
80	100	60
75	98	59
70	96	58
65	93	56
60	92	55
55	90	54
50	88	53
45	87	52
40	85	51
35	84	50
30	82	49
25	80	48
20	78	46
15	76	44
10	73	43
5	67	39

Note : Pour les étudiants de 21 à 30 ans, nous conseillons d'utiliser les mêmes rangs centiles et catégories que pour ceux de 17 à 20 ans. En effet, le déclin généralisé de la fonction neuromusculaire commence plus tard dans le processus de vieillissement.

Tableau D2

Catégories	Force de préhension combinée des mains (kg)	
	17-20 ans	
	Hommes	Femmes
Très supérieur à la moyenne	110 et +	66 et +
Supérieur à la moyenne	96 à 109	58 à 65
Dans la moyenne	83 à 95	49 à 57
Inférieur à la moyenne	69 à 82	41 à 48
Très inférieur à la moyenne	68 et −	40 et −

Source: Chiasson, Luc, Normes pour les cours d'éducation physique au collégial, Mont-Royal, Groupe Modulo, 2003, p. 6.

Nom : _____   Groupe : _____   Date : _____

MODIFIER L'HABITUDE D'ENTRAÎNEMENT MUSCULAIRE

Identifiez vos comportements et votre stade de changement par rapport à l'entraînement musculaire, puis élaborez quelques stratégies pour atteindre ou maintenir un niveau adéquat de vigueur musculaire pour la santé.

ÉVALUATION DE VOS HABITUDES

Pour chaque énoncé, encerclez le chiffre qui décrit le mieux votre comportement.

Habitudes	Presque toujours	Quelquefois	Presque jamais
1. Je pratique 2 ou 3 fois par semaine des activités ou exercices musculaires (poids et haltères, exercices à mains libres, sports à dominante musculaire).	4	2	0
2. Je suis capable de fournir un effort musculaire élevé.	2	1	0
3. Dans mes activités fonctionnelles, j'utilise ma vigueur musculaire (je transporte mon sac à dos, mes sacs d'épicerie, j'ai une bonne posture assise, je monte des escaliers, etc.).	2	1	0
4. Dans mes loisirs, j'évite les activités sédentaires (jeux vidéo, télévision, etc.).	2	1	0

Total : _____

INTERPRÉTATION DE VOTRE RÉSULTAT ▶▶▶

Encerclez le nombre qui correspond au total obtenu et prenez connaissance de l'interprétation de votre résultat.

Catégories	Entraînement musculaire	Interprétation
Excellent	10	Si vous avez obtenu 9 ou 10 points, c'est excellent. Vos réponses révèlent que vous êtes conscient(e) de l'importance de l'entraînement musculaire pour votre santé.
	9	
Bon	8	Un résultat de 6 à 8 indique qu'il y a place à l'amélioration. Pour savoir quels changements vous devez effectuer, revoyez les énoncés auxquels vous avez répondu *quelquefois* ou *presque jamais* et apportez des modifications.
	7	
	6	
À risque	5	Un résultat de 3 à 5 signifie que vous vous exposez à certains risques concernant votre santé. Vous devriez prendre des informations ou demander de l'aide pour réduire ces risques. Passez à l'action en commençant par diminuer les activités de loisirs sédentaires et augmenter le travail musculaire dans vos activités fonctionnelles. Par la suite, introduisez 2 ou 3 séances hebdomadaires d'activités ou d'exercices musculaires.
	4	
	3	
À risque élevé	2	Un résultat de 0 à 2 révèle que vous prenez des risques en ce qui concerne votre santé. Soit que vous n'êtes pas conscient(e) de ces risques, soit que vous ne savez pas quoi faire. Consultez un expert dans le domaine ou demandez à des personnes de votre entourage de vous aider.
	1	
	0	

ÉVALUATION DE VOTRE STADE DE CHANGEMENT

Encerclez la lettre qui décrit le mieux votre comportement actuel par rapport à l'entraînement musculaire.

Faites-vous 2 ou 3 séances hebdomadaires d'activités ou d'exercices musculaires ?

a) Oui, je le fais depuis plus de 6 mois. ➔ Maintien

b) Oui, je le fais depuis moins de 6 mois. ➔ Action

c) Non, mais j'ai l'intention de commencer d'ici 30 jours. ➔ Planification

d) Non, mais je commence à y penser. ➔ Réflexion

e) Non, je n'ai aucune intention de commencer. ➔ Indifférence

PASSEZ À L'ACTION !

Pour améliorer votre habitude d'entraînement musculaire, élaborez une stratégie pertinente en lien avec votre stade de changement (inspirez-vous du tableau 1.3, page 11). Par la suite, mettez progressivement en application vos stratégies. Modifier un comportement, quel qu'il soit, demande des efforts. Ne vous découragez donc pas au premier obstacle !

Comportements à modifier	Stratégie pertinente en lien avec votre stade de changement
1	
2	
3	

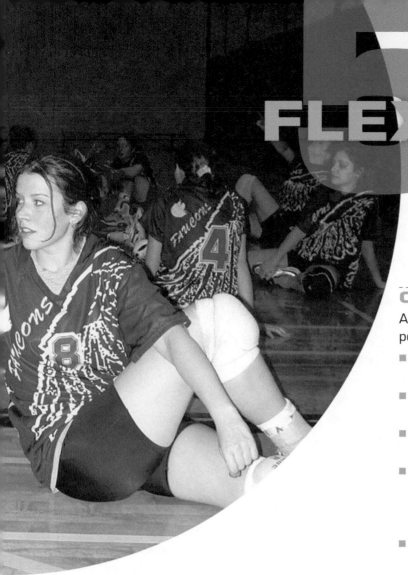

LA FLEXIBILITÉ ET LA SANTÉ DU DOS

OBJECTIFS

Après avoir lu le présent chapitre, vous devriez pouvoir :

- décrire les bénéfices associés à un entraînement en flexibilité ;
- identifier les déterminants de l'amplitude articulaire ;
- distinguer les exercices d'étirement appropriés et décrire les résultats escomptés ;
- décrire la fréquence, l'intensité, la durée et le type d'étirement favorisant une flexibilité fonctionnelle en réduisant au minimum les risques de blessures ;
- composer un programme d'entraînement en flexibilité en fonction de vos besoins ;
- connaître les éléments essentiels à la prévention des maux de dos ;
- évaluer votre flexibilité et l'état de santé de votre dos.

METTEZ-VOUS À L'ÉPREUVE !

1. Quand les exercices d'étirement doivent-ils être exécutés ?
   a) Au début d'une période d'échauffement
   b) Après la partie intense de l'échauffement
   c) Après des exercices d'endurance cardiorespiratoire ou un entraînement musculaire

2. Si on se blesse au dos, il vaut généralement mieux garder le lit quelques jours. Vrai ou faux ?

3. Pour acquérir de la flexibilité, il faut s'étirer jusqu'à la douleur. Vrai ou faux ?

Réponses

1. b) ou c), ou les deux. Il vaut mieux exécuter les exercices d'étirement quand la température corporelle est augmentée à la suite d'un échauffement dynamique (après 5 ou 10 minutes de marche ou de jogging léger) ou à la fin d'une séance d'entraînement en endurance cardiorespiratoire ou en musculation.

2. Faux. L'alitement prolongé risque au contraire d'aggraver le mal. Il faut plutôt limiter l'alitement à un jour ou moins, soigner la douleur ou l'inflammation en appliquant du froid puis de la chaleur et faire de l'activité physique modérée dès que possible.

3. Faux. On doit s'étirer pour sentir une tension ou un léger inconfort, mais pas de la douleur. Si l'on éprouve de la douleur plus de 24 heures après une séance d'étirement, cela indique que les étirements ont été trop intenses.

La flexibilité — c'est-à-dire l'amplitude maximale d'une articulation ou d'un groupe d'articulations — est essentielle à la bonne condition physique et au mieux-être général. La flexibilité permet d'exécuter aisément ses activités quotidiennes et récréatives tout en protégeant des blessures et des maux de dos.

La flexibilité décroît très rapidement avec l'âge si elle n'est pas entretenue. Par contre, il suffit d'un peu de persévérance pour l'améliorer. La flexibilité a aussi un caractère spécifique : les articulations n'ont pas toutes le même degré d'amplitude, mais on peut améliorer la flexibilité de chacune en faisant des exercices d'étirement appropriés.

La flexibilité est l'un des déterminants essentiels pour la santé du dos, l'autre étant la force musculaire (*voir* le chapitre 4). On le sait, les maux de dos sont courants aujourd'hui et réduisent grandement la qualité de vie des gens qui en souffrent. Avoir un dos en bonne santé, c'est avoir une force musculaire et une flexibilité qui permettent d'adopter de bonnes postures.

Le présent chapitre décrit les facteurs influant sur la flexibilité ainsi que les bénéfices santé qu'elle procure. Vous y verrez comment évaluer votre degré actuel de flexibilité et comment planifier un programme d'entraînement axé sur ce déterminant. Dans la seconde partie de ce chapitre, nous traiterons plus particulièrement de la flexibilité en lien avec la posture et les maux de dos.

QU'EST-CE QUI DÉTERMINE LA FLEXIBILITÉ ?

La **flexibilité** d'une articulation est déterminée par sa structure, par la longueur et l'élasticité des muscles et par l'activité du système nerveux. Certains facteurs, comme la structure d'une articulation, ne changeront pas. D'autres, telle la longueur des fibres musculaires au repos, peuvent être modifiés par l'exercice. Ce sont évidemment ces facteurs modifiables qui feront l'objet d'un programme de développement de la flexibilité.

Structure d'une articulation

Le degré d'**amplitude** dépend, entre autres, de la nature et de la structure de l'articulation. Les articulations à charnière, comme celles des doigts et des genoux, ne permettent que des mouvements limités vers l'avant et l'arrière et se bloquent lorsqu'elles sont en extension complète. Les articulations sphéroïdes, comme celles des hanches, rendent possibles de nombreux types de mouvements et possèdent une plus grande amplitude. Les principales articulations sont entourées de capsules articulaires, lesquelles sont des structures semi-élastiques qui confèrent force et stabilité aux articulations, mais qui limitent leur mouvement. L'hérédité détermine en partie la structure et l'amplitude des articulations. Ainsi, l'articulation de la hanche est dotée d'une grande amplitude chez tous les individus, mais tous ne sont pas capables de faire le grand écart. Dans ce texte, nous faisons référence à une mobilité normale de l'articulation qui ne tient pas compte des problématiques particulières comme la laxité (degré anormal d'amplitude) ou l'hypermobilité (articulation instable).

Longueur et élasticité des muscles

Les tissus mous, comme la peau, les muscles, les tendons et les ligaments, limitent également la flexibilité. Le tissu musculaire est un élément important en matière de flexibilité parce qu'il peut s'allonger à la suite d'un entraînement régulier composé d'exercices d'étirement. Toutefois, c'est du tissu conjonctif, qui entoure et enveloppe chaque partie du tissu musculaire, que dépend l'augmentation de la flexibilité de ce tissu. Le tissu conjonctif apporte tonus, élasticité et volume ; il constitue environ 30 % de la masse musculaire.

Lorsqu'un muscle est étiré, les fibres s'allongent. Lorsque l'étirement du muscle cesse, les fibres reprennent rapidement leur position de repos. S'ils sont étirés doucement et régulièrement, les tissus conjonctifs s'allongeront et votre flexibilité s'améliorera. Sans étirement régulier, le processus s'inverse : les tissus conjonctifs rétrécissent et la flexibilité diminue. Des exercices d'étirement réguliers favorisent la flexibilité, car ils suscitent un allongement des fibres musculaires.

Lorsqu'on planifie un programme d'entraînement en flexibilité, on doit tenir compte de la capacité d'étirement limitée du tissu conjonctif dans les muscles. En effet, quand un

Flexibilité Amplitude maximale d'une articulation ou d'un groupe d'articulations.

Amplitude Capacité maximale de mouvement d'une articulation.

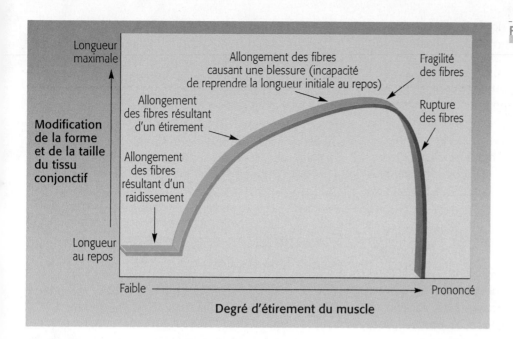

Figure 5.1 Effets d'un étirement sur le tissu conjonctif.

muscle a atteint sa capacité maximale, le tissu conjonctif devient plus fragile et peut se déchirer si on l'étire trop (*voir* la figure 5.1). Un programme sûr et efficace permet d'étirer légèrement les tissus sans leur causer de dommages. Des recherches ont montré que la meilleure façon d'accroître la flexibilité consiste à étirer les muscles lentement et graduellement, après les avoir échauffés (par l'exercice ou l'application de chaleur). Un étirement brusque et intensif est moins efficace et peut causer des blessures musculaires.

L'activité du système nerveux

Les muscles sont pourvus de récepteurs d'élongation qui les informent sur leur degré d'étirement. Quand ces cellules détectent un étirement violent, un réflexe provoque une contraction musculaire pour prévenir un étirement exagéré et la blessure qui pourrait en résulter.

Les étirements rapides et saccadés sont jugés dangereux parce qu'ils peuvent produire une contraction musculaire réflexe au moment de l'étirement, ce qui rend le muscle très vulnérable aux blessures. Voilà pourquoi les étirements doivent toujours être lents et progressifs.

LES BÉNÉFICES ASSOCIÉS À UN ENTRAÎNEMENT EN FLEXIBILITÉ

Une flexibilité adéquate profite à tout le système musculosquelettique. En plus de contribuer à la prévention des blessures et des douleurs, elle améliore les performances physiques et sportives. Elle améliore aussi la posture générale en équilibrant les masses musculaires au pourtour des articulations.

Des articulations en santé

Une flexibilité adéquate est essentielle au bon fonctionnement des articulations. Lorsque les muscles et les autres tissus qui soutiennent une articulation sont tendus, celle-ci subit un stress anormal qui peut l'affaiblir. Par exemple, en exerçant une pression excessive sur la rotule, une tension musculaire de la cuisse causera des douleurs dans l'articulation du genou. De même, une amplitude articulaire insuffisante peut avoir des effets négatifs sur le fonctionnement des articulations et causer des dommages aux cartilages qui les recouvrent. Il peut en résulter des douleurs et des blessures articulaires.

Accroître sa flexibilité par des exercices d'étirement, c'est souvent améliorer sa qualité de vie. C'est très certainement le cas pour les personnes plus âgées. En effet, comme l'élasticité naturelle des muscles et des tendons diminue avec l'âge, il est fréquent que ces personnes souffrent de raideurs. Et cela est encore plus problématique si elles sont aussi atteintes d'arthrite. En induisant une meilleure élasticité des tissus, les exercices d'étirement facilitent les mouvements. Les personnes souples peuvent tout faire plus facilement, qu'il s'agisse de lacer leurs souliers ou d'étirer le bras pour atteindre l'armoire de cuisine la plus haute.

Prévention des douleurs et des blessures lombaires

Les douleurs lombaires résultent parfois d'une déviation de la colonne vertébrale exerçant une pression sur les nerfs. Une force musculaire et une flexibilité adéquates peuvent contribuer à prévenir l'apparition de telles douleurs. Si les études effectuées jusqu'à maintenant n'ont pas clairement établi le lien entre les douleurs au dos et le manque de flexibilité, certaines ont révélé qu'une bonne flexibilité du tronc améliore la santé du dos.

On sait qu'une flexibilité inadéquate accroît les risques de blessures. De plus, il a été démontré qu'un programme général de développement de la flexibilité diminue non seulement la fréquence mais aussi la gravité des blessures. Le traitement d'une blessure devrait comprendre des étirements, car ces exercices diminuent les symptômes et contribuent au rétablissement de l'amplitude articulaire normale.

Répéter exagérément des mouvements qui étirent les muscles à la limite de l'amplitude articulaire peut déstabiliser une articulation. Certaines activités, tels la gymnastique et le ballet, exigent des mouvements articulaires d'une extrême amplitude, que la majorité des gens ne devraient pas tenter de reproduire. En effet, une flexibilité extrême peut augmenter les risques de blessures dans la pratique de sports tels que le ski, le basket-ball et le volley-ball. Comme pour les autres types d'exercices ou d'activités physiques, la modération est le facteur clé d'un entraînement sécuritaire.

Autres bénéfices possibles

Réduction des courbatures à la suite d'un exercice Les **raideurs post-étirement**, qui surviennent un ou deux jours après un exercice, semblent résulter de dommages causés aux fibres musculaires et aux tissus conjonctifs de soutien. Certaines études ont montré qu'on pouvait réduire les raideurs musculaires en exécutant des exercices d'étirement après une activité physique.

Soulagement des malaises et des douleurs Les exercices d'étirement contribuent à soulager les douleurs causées par le stress ou par une position assise de longue durée. Le fait d'étudier ou de travailler très longtemps sans bouger peut produire une tension musculaire. Les étirements favorisent le relâchement musculaire et permettent de reprendre le travail avec plus d'énergie et d'efficacité.

Amélioration du schéma corporel et acquisition d'une plus grande force pour les activités sportives (et les activités quotidiennes) La personne dotée d'une flexibilité adéquate adoptera de bonnes postures et utilisera sa force physique avec une plus grande amplitude. Grâce à une meilleure amplitude articulaire, elle pourra bouger plus librement et sans contrainte. Certaines études indiquent qu'un entraînement en flexibilité favorise également le développement de la force physique.

Maintien d'une bonne posture La flexibilité favorise la symétrie du corps et le maintien d'une bonne posture. Les mauvaises habitudes de posture peuvent entraîner une modification progressive de la structure du corps.

Détente Les exercices d'étirement constituent un excellent moyen de se détendre. Des études ont montré que ces exercices contribuent à diminuer les tensions psychologiques, à ralentir le rythme respiratoire et à réduire la tension artérielle.

Flexibilité et mieux-être pour la vie

Le mieux-être consiste, entre autres, à pouvoir se déplacer aisément et sans douleur, ce à quoi la flexibilité nous aide. Les gens sédentaires ont souvent une mobilité réduite. Même des personnes relativement jeunes souffrent de différents maux de dos, d'épaules, de genoux ou de chevilles. Plus ces personnes vieillissent, plus leurs douleurs sont susceptibles de s'aggraver. Elles deviennent également plus vulnérables aux blessures. Bref, leur qualité de vie s'en ressent.

Assurez-vous d'avoir une flexibilité adéquate ; vos muscles et articulations fourniront ainsi des efforts sans douleur, et vous pourrez alors vous adonner à toutes les activités qui vous plaisent.

ÉVALUER SA FLEXIBILITÉ

Comme la flexibilité varie d'une articulation à l'autre, il n'existe pas de test permettant d'évaluer la flexibilité générale. C'est pourquoi nous vous proposons dans le labo 5.1 une série des tests qui vous donneront un très bon aperçu de la flexibilité de vos principales articulations. Nous vous proposons également de faire le test de flexion du tronc en position assise (labo 5.2) pour évaluer la souplesse des muscles dorso-lombaires et ischio-jambiers.

En plus d'évaluer votre flexibilité, il vous faut déterminer à quel stade de changement vous vous situez (*voir* le tableau 5.1) par rapport à l'entraînement en flexibilité afin d'identifier le processus qui vous aidera à changer votre comportement. Le labo 5.5 vous dirigera dans cette démarche. Des informations plus détaillées sur les différents stades et les processus de changement sont données dans le tableau 1.3 du chapitre 1 (p. 11). Ces résultats pourront certainement vous aider à clarifier votre processus d'exploration pour changer vos habitudes.

DES RAISONS DE **CHANGER** !

Dressez la liste des cinq bienfaits de la flexibilité qui sont les plus significatifs pour vous. Affichez votre liste bien en vue et utilisez-la pour vous motiver à entreprendre un programme d'entraînement en flexibilité et à le suivre assidûment.

PLANIFICATION D'UN PROGRAMME D'ENTRAÎNEMENT EN FLEXIBILITÉ

Pour réussir à améliorer sa flexibilité, il faut effectuer un programme d'exercices d'étirement sécuritaires en appliquant les techniques adéquates (*voir* la figure 5.2).

Rappelez-vous que les termes flexibilité (ROM – *range of movement*) et exercices d'étirement ne sont pas synonymes. Par les exercices d'étirement, les structures constituées des tissus mous sont étirées en deçà de leur longueur maximale dans le but d'augmenter la flexibilité. La flexibilité, ou amplitude articulaire, demeure dans les limites de l'extensibilité des tissus pour maintenir leur longueur maximale. Lorsqu'on effectue des exercices d'étirement, on observe un gain en flexibilité. En résumé, la flexibilité correspond au but poursuivi alors que les exercices d'étirement constituent les moyens pour l'atteindre.

Prescription pour l'entraînement en flexibilité Les paramètres intensité et durée, fréquence et type d'activité s'appliquent autant à un programme d'entraînement en flexibilité qu'à un programme d'entraînement cardiorespiratoire ou musculaire.

Intensité et durée

Pour chaque exercice, il est conseillé d'étirer lentement ses muscles jusqu'à ce que l'on ressente une légère tension. On maintient l'étirement pendant 20 à 30 secondes. La tension devrait disparaître lentement pendant le maintien de l'étirement ; on tente ensuite d'étirer les muscles un peu plus. Tout le long de cet exercice d'étirement, il faut penser à se détendre et à respirer calmement. On doit laisser s'écouler de 30 à 60 secondes entre deux étirements et répéter chaque étirement au moins 4 fois. Une séance complète d'entraînement en flexibilité dure habituellement de 20 à 30 minutes.

Tableau 5.1 **Les stades de changement d'habitudes par rapport à l'entraînement en flexibilité.**

Stades de changement	Caractéristiques
1. Indifférence	Je ne manifeste aucun intérêt pour l'entraînement en flexibilité.
2. Réflexion	Je manifeste un intérêt à faire de l'entraînement en flexibilité, sans passer à l'action.
3. Planification	Je fais de l'entraînement en flexibilité sans grande conviction ni assiduité.
4. Action	Je fais de l'entraînement en flexibilité assidûment, depuis moins de 6 mois.
5. Maintien	Je fais de l'entraînement en flexibilité assidûment, depuis plus de 6 mois.

Exercices d'étirement appliqués aux principales régions
Programme type

À ne faire qu'après un échauffement de 5 à 10 minutes ou une séance d'entraînement en endurance ou en force.

Exercices	Régions
Rotations et inclinaisons de la tête	Cou
Étirement avec une serviette	Triceps, épaules, poitrine
Étirement transversal	Épaules, haut du dos
Étirement du haut du dos	Haut du dos
Étirement latéral	Muscles du tronc
Fente avant	Hanche, devant des cuisses
Fente latérale	Intérieur de la cuisse, hanche, mollet
Étirement assis	Intérieur de la cuisse, hanche
Torsion du tronc	Tronc, extérieur de la cuisse, hanche, bas du dos
Flexion de la hanche alternée	Arrière de la cuisse, hanche, genou, cheville, fesses
Étirement assis modifié	Arrière de la cuisse, bas du dos
Étirement de la partie inférieure des jambes	Mollet, muscle soléaire, tendon d'Achille

Type d'activité : Exercices d'étirement des principales régions.

Fréquence : 2 ou 3 fois par semaine ou plus.

Intensité : Étirer jusqu'à sentir un léger inconfort.

Durée : Tous les étirements doivent être maintenus entre 20 et 30 secondes et effectués au moins 4 fois.

Figure 5.2 **Programme type d'une séance d'entraînement en flexibilité.**

Raideur post-étirement Douleur ressentie un ou deux jours après un exercice et probablement provoquée par des dommages causés aux tissus qui suscitent la libération de calcium et d'enzymes brisant les fibres musculaires.

Fréquence

Il est recommandé d'effectuer des exercices d'étirement au moins deux ou trois fois par semaine. La plupart des gens devraient toutefois en faire plus souvent, soit de trois à cinq fois par semaine, pour en retirer plus de bénéfices. Rappelez-vous qu'il vaut mieux faire des étirements lorsque les muscles sont échauffés, c'est-à-dire lors de la période de retour au calme après un entraînement cardiorespiratoire ou musculaire. Les étirements peuvent aussi faire partie de la période d'échauffement s'ils sont effectués après un exercice léger comme un jogging de cinq à dix minutes. Faire des étirements avant que les muscles soient échauffés peut causer des blessures plutôt que les prévenir.

Types d'étirements

Les techniques d'étirement sont nombreuses : elles vont du simple étirement des muscles résultant des activités quotidiennes aux méthodes très spécialisées basées sur les différents types de réflexes musculaires. Il faut bien connaître les divers types d'exercices d'étirement et leur incidence sur les muscles, car l'application de techniques inadéquates peut avoir de fâcheuses conséquences (*voir* l'encadré intitulé « Exercices d'étirement sans risque »). Nous examinerons ici trois types de techniques d'étirement (*voir* le tableau 5.2) : l'étirement statique, l'étirement balistique et l'étirement proprio-neuro facilitation progressive (PNF). Ces techniques peuvent être exécutées de façon passive ou active.

Étirement statique   L'étirement statique consiste à étirer un muscle graduellement et à le maintenir en position d'étirement pendant 20 à 30 secondes. Maintenir l'étirement moins de 20 secondes n'a à peu près aucun effet. En étirant les muscles lentement, on risque moins de subir des blessures, car les récepteurs d'élongation réagissent alors de façon moins prononcée. L'étirement statique est la technique d'étirement que recommandent généralement les spécialistes, car il est sûr et efficace. L'étirement doit être soutenu mais détendu ; vous devez prêter attention aux muscles qui travaillent. Ces exercices deviennent dangereux s'ils sont réalisés à intervalles irréguliers ou exécutés jusqu'à la douleur.

Étirement balistique   L'étirement balistique est une action musculaire dynamique pendant laquelle les muscles sont étirés de façon soudaine et répétée. Par exemple, lorsqu'on exécute des flexions du tronc rapides et répétées pour aller se toucher les pieds, on réalise un étirement balistique des muscles ischio-jambiers. L'inconvénient de cette technique d'étirement est qu'en stimulant davantage les récepteurs d'élongation, les muscles sont susceptibles de rester contractés un certain temps après l'exercice, ce qui peut causer des blessures lors d'une activité physique subséquente. C'est pourquoi l'étirement balistique n'est pas une technique recommandée en général. Elle devrait être réservée aux adeptes d'activités comme la gymnastique ou le ballet.

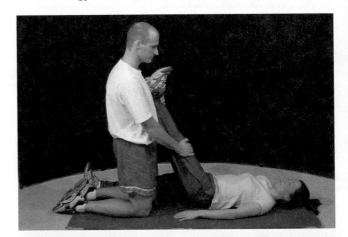

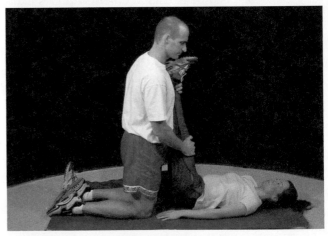

L'étirement des ischio-jambiers de type contraction-détente.

Tableau 5.2   **Comparaison des différentes techniques d'étirement selon certains facteurs.**

Facteurs évalués	Étirement balistique	Étirement statique	Étirement PNF*
Risque de blessures	Élevé	Peu élevé	Moyen
Niveau de « souffrance »	Moyen	Peu élevé	Élevé
Résistance à l'étirement	Élevée	Peu élevée	Moyenne
Efficacité pour augmenter l'amplitude du mouvement	Bonne	Bonne	Bonne

* Étirement proprio-neuro facilitation progressive.

Source : Heyward, Vivian H., *Advanced Fitness Assessment and Exercice Prescription*, 4ᵉ éd., Human Kinetics, 2002, p. 242, tableau 10.7. © 2002 by Vivian H. Heyward. Reproduit avec la permission de Human Kinetics (Champaign, IL).

CONSEILS **PRATIQUES**

EXERCICES D'ÉTIREMENT SANS RISQUE

- Faites les exercices d'étirement statique. Effectuez les étirements de façon à ressentir une légère tension et maintenez la position de 20 à 30 secondes. Reposez-vous de 30 à 60 secondes avant de répéter l'exercice, puis tentez d'augmenter légèrement l'amplitude de l'étirement.

- Ne franchissez pas le seuil de la douleur.

- Détendez-vous et respirez calmement pendant les exercices d'étirement. Détendez les muscles sollicités.

- Effectuez tous les exercices tant du côté gauche que du côté droit.

- Augmentez graduellement l'intensité et la durée des exercices. La flexibilité ne s'améliore de façon notable qu'après des mois d'entraînement.

- Avant de passer aux exercices d'étirement, procédez à de légers exercices d'échauffement. Faites du jogging lent, par exemple.

- La flexibilité varie beaucoup selon les personnes. Ne vous préoccupez pas des autres lors des exercices d'étirement.

Étirement contraction-détente-étirement   Cette technique, la plus populaire des techniques PNF (proprio-neuro facilitation), se sert des mouvements réflexes des récepteurs sensoriels des muscles et des articulations pour créer un effet d'étirement accru : on contracte le muscle, puis on l'étire. Par exemple, pour étirer ses ischio-jambiers, on se couche au sol sur le dos et on amène sa jambe vers soi (flexion de la hanche). Lorsqu'on a atteint l'étirement maximum, un partenaire oppose une résistance pendant qu'on force pour redescendre sa jambe au sol (*voir* les photos ci-contre). Après un bref moment de détente, on étire les muscles ischio-jambiers en ramenant la pointe du pied vers soi et en rapprochant la jambe vers le corps. Il est recommandé de maintenir la contraction pendant 6 secondes et l'étirement pendant 20 à 30 secondes. La technique de facilitation semble permettre un étirement plus efficace, mais cause davantage de raideurs et de douleurs musculaires que l'étirement statique. Elle nécessite également la présence d'un ou d'une partenaire, ce qui allonge la durée des exercices.

Étirement passif et étirement actif   On peut exécuter des étirements de façon passive ou active. Dans l'étirement passif, on applique une force ou une résistance extérieure pour que les articulations atteignent leur pleine amplitude. Cette force peut provenir de la personne elle-même, d'un partenaire, de la gravité ou d'un poids. Ainsi, on peut exécuter un étirement assis des ischio-jambiers et des muscles dorsaux en tendant les mains vers les pieds jusqu'à ce qu'on ressente un sensation d'élongation dans ces muscles. On obtiendra cependant une plus grande amplitude de mouvement (un étirement plus intense) par étirement passif. Toutefois, comme ce type d'étirement n'est pas contrôlé par les muscles eux-mêmes, le risque de blessure est plus élevé. Les partenaires doivent donc établir une bonne communication entre eux de façon à éviter que les articulations ne soient forcées au-delà de leur amplitude fonctionnelle.

Dans l'étirement actif, l'étirement musculaire résulte de la contraction du muscle antagoniste (le muscle opposé). Par exemple, pour effectuer un étirement actif des muscles du mollet en position assise, il faut contracter activement les muscles devant la jambe. La contraction du muscle opposé au mollet produit un réflexe qui relâche les muscles à étirer. Le muscle peut donc être étiré davantage avec un risque de blessure moindre.

Le seul inconvénient de l'étirement actif est que la tension produite par la contraction des groupes de muscles opposés n'est pas toujours suffisante pour améliorer la flexibilité. La technique la plus courante et la moins risquée est l'étirement statique actif, accompagné à l'occasion d'un étirement passif assisté. Par exemple, vous pourriez étirer vos mollets en contractant les muscles devant la jambe et en tirant vos pieds vers vous. Vous combineriez ainsi les avantages de l'étirement actif (sécurité et réflexe de relaxation) à ceux de l'étirement passif (plus grande amplitude de mouvement).

Tout programme d'entraînement complet devrait comprendre des étirements des principales régions (*voir* le programme d'exercices à la page 125). Pour savoir en quoi consiste un programme d'entraînement en flexibilité, *revoir* la figure 5.2.

Progression

Comme pour n'importe quel type d'entraînement, vous ferez des progrès si vous suivez votre programme. Entraînez-vous au moins deux ou trois fois par semaine et notez vos progrès en observant la position de votre corps durant les étirements (vous pouvez, par exemple, faire et refaire les tests proposés dans les labos à la fin du chapitre). Au bout de quelques semaines, vous pourrez déjà observer quelques changements. Rappelez-vous toutefois qu'il faut compter au moins deux mois d'entraînement régulier avant d'obtenir des résultats significatifs.

CONSEILS **PRATIQUES**

ÉTIREMENTS À ÉVITER

Les solutions de rechange sécuritaires que nous vous proposons dans le tableau ci-dessous sont décrites et illustrées aux pages 125 à 128 en tant qu'éléments d'un programme d'entraînement en flexibilité.

Étirements à éviter		Inconvénients	Solutions de rechange
Flexion du tronc en position debout, jambes tendues		Pression excessive sur la colonne vertébrale.	■ Flexion de la hanche (exercice n° 10, p. 127) ■ Étirement assis modifié (exercice n° 11, p. 127) ■ Étirement de la partie inférieure des jambes (exercice n° 12, p. 128)
Étirement des quadriceps en position debout		Pression excessive sur les ligaments des genoux.	■ Fente avant (exercice n° 6, p. 126)
Étirement des ischio-jambiers en position debout		Pression excessive sur les genoux et le bas du dos.	■ Flexion de la hanche (exercice n° 10, p. 127) ■ Étirement assis modifié (exercice n° 11, p. 127)
Étirement de type sauteur de haies		Le fait d'écarter la jambe pliée peut exercer une pression excessive sur les ligaments du genou.	■ Étirement assis modifié (exercice n° 11, p. 127)
Étirement par flexion profonde des genoux		Pression excessive sur les chevilles, les genoux et la colonne vertébrale.	■ Flexion de la hanche (exercice n° 10, p. 127) ■ Étirement de la partie inférieure des jambes (exercice n° 12, p. 128)
Étirement arqué en position ventrale		Pression excessive sur la colonne vertébrale, les genoux et les épaules.	■ Étirement avec une serviette (exercice n° 2, p. 125) ■ Fente avant (exercice n° 6, p. 126)
Étirement par renversement arrière		Pression excessive sur le cou, les épaules et le dos.	■ Rotations et inclinaisons de la tête (exercice n° 1, p. 125) ■ Étirement transversal (exercice n° 3, p. 125) ■ Étirement du haut du dos (exercice n° 4, p. 125)

Programme d'exercices d'étirement

Il existe des centaines d'exercices d'étirement permettant d'accroître la flexibilité. Les exercices proposés dans les pages qui suivent sont faciles et peu risqués. Vous faites peut-être déjà des exercices d'étirement que vous voudriez ajouter à ce programme. Assurez-vous que chacun est sécuritaire en consultant l'encadré de la page 124 intitulé « Étirements à éviter ». Prenez la position appropriée pour chaque étirement. Maintenez chacun pendant 20 à 30 secondes et répétez chaque exercice au moins 4 fois.

EXERCICE Nº 1

Rotations et inclinaisons de la tête

Parties du corps visées : cou, haut du dos

Consigne : *Rotations de la tête*   Tournez la tête vers la droite et maintenez la position. Répétez l'exercice du côté gauche.

Inclinaisons de la tête   Inclinez la tête vers la gauche et maintenez la position. Répétez l'exercice du côté droit.

Variante : Placez la paume droite sur la joue droite et tentez de tourner la tête vers la droite en opposant une résistance avec la main. Répétez du côté gauche.

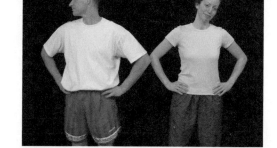

EXERCICE Nº 2

Étirement avec une serviette

Parties du corps visées : triceps, épaules, poitrine

Consigne : Prenez une serviette (ou une corde) et tenez-la à deux mains, les paumes vers le bas. Étirez les bras et ramenez lentement la serviette le plus loin possible derrière la tête. Plus les mains sont rapprochées l'une de l'autre, plus l'étirement est prononcé.

Variante : Répétez l'étirement en plaçant les bras le long du corps et en tenant la serviette derrière le dos. Saisissez-la en plaçant les paumes vers le haut et les pouces vers l'extérieur. Levez lentement les bras derrière le dos.

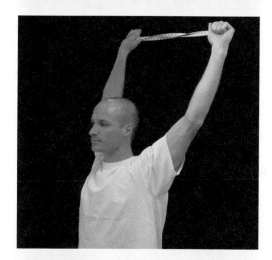

EXERCICE Nº 3

Étirement transversal

Parties du corps visées : épaules, haut du dos

Consigne : En gardant le dos droit, croisez le bras gauche vers la droite et saisissez-le de la main droite. Étirez le bras, les épaules et le dos en ramenant doucement le bras le plus près possible du corps. Répétez l'exercice avec le bras droit.

Variante : Pliez le bras droit au-dessus et derrière la tête, placez la main gauche sur le coude droit et pressez doucement sur votre bras jusqu'à ce que vous ressentiez l'étirement. Répétez de l'autre côté.

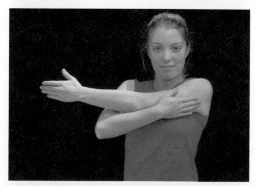

EXERCICE Nº 4

Étirement du haut du dos

Partie du corps visée : haut du dos

Consigne : Debout, pieds écartés à la largeur des épaules, genoux légèrement pliés et bassin centré, croisez les doigts devant vous et étirez les paumes vers l'avant.

Variante : Dans la même position, enveloppez-vous le corps de vos bras à la hauteur des épaules, comme si vous vous donniez l'accolade.

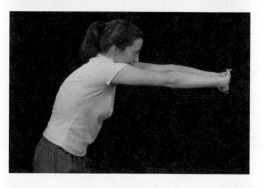

EXERCICE N° 5

Étirement latéral

Parties du corps visées : muscles du tronc

Consigne : Debout, pieds écartés à la largeur des épaules, genoux légèrement fléchis et bassin centré, levez un bras au-dessus de la tête et penchez-vous du côté opposé à partir de la taille. Soutenez votre tronc en plaçant l'autre main à la taille. Penchez-vous directement sur le côté et immobilisez la partie inférieure du corps. Répétez l'exercice de l'autre côté.

Variante : Effectuez le même exercice en position assise.

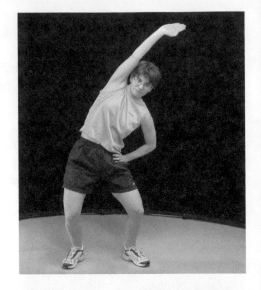

EXERCICE N° 6

Fente avant

Parties du corps visées : hanches, devant des cuisses (quadriceps)

Consigne : Faites un pas vers l'avant et fléchissez le genou de la jambe avant directement au-dessus de la cheville. Étirez l'autre jambe vers l'arrière jusqu'à ce qu'elle soit parallèle au sol. Poussez le bassin vers l'avant et vers le bas jusqu'à l'étirement. Vous pouvez placer les bras le long du corps ou sur le genou pour garder votre équilibre. Répétez de l'autre côté.

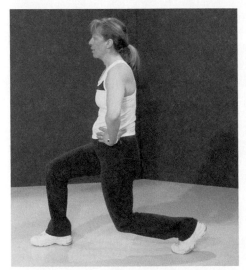

EXERCICE N° 7

Fente latérale

Parties du corps visées : intérieur des cuisses, hanches, mollets

Consigne : Debout, jambes en ouverture et largement écartées, placez les mains sur les hanches. Transférez votre poids d'un côté en fléchissant un genou et en gardant l'autre jambe tendue. Gardez le genou directement au-dessus de la cheville et ne le pliez pas à plus de 90°. Répétez de l'autre côté.

Variante : Dans la même position, levez le talon de la jambe pliée pour produire un étirement plus prononcé. Vous pouvez aussi faire cet exercice en plaçant les mains sur le sol pour mieux assurer votre équilibre.

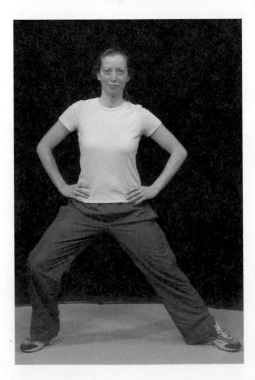

EXERCICE Nº 8

Étirement assis

Parties du corps visées : intérieur des cuisses, hanches

Consigne : Assis, les plantes des pieds l'une contre l'autre, pressez les genoux vers le sol à l'aide des mains ou des avant-bras.

Variante : Lorsque vous commencez à presser les genoux vers le sol, servez-vous des jambes pour offrir une résistance au mouvement. Ensuite, relâchez et pressez de nouveau les genoux le plus loin possible vers le sol.

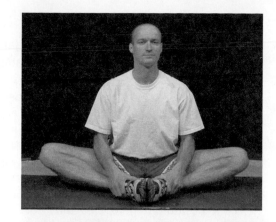

EXERCICE Nº 9

Torsion du tronc

Parties du corps visées : tronc, extérieur des cuisses et des hanches, bas du dos

Consigne : Asseyez-vous en gardant la jambe droite allongée, pliez la jambe gauche en la croisant par-dessus le genou droit ; placez la main gauche au sol à côté de la hanche gauche. Faites une torsion du tronc aussi loin que possible vers la gauche en pressant le genou gauche dans la direction opposée. À l'aide de l'avant-bras ou du coude droits, maintenez le pied gauche au sol. Répétez l'exercice de l'autre côté.

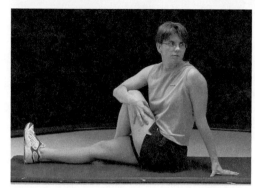

EXERCICE Nº 10

Flexion de la hanche

Parties du corps visées : arrière des cuisses, hanches, genoux, chevilles, fesses

Consigne : Couché sur le dos, les jambes bien tendues, **a)** saisissez la jambe gauche derrière la cuisse et ramenez-la vers la poitrine ; **b)** maintenez cette position, puis étirez complètement la jambe gauche vers le haut ; **c)** maintenez cette position, puis ramenez le genou gauche vers la poitrine et tirez les orteils vers le menton à l'aide de la main gauche. Étirez l'arrière de la jambe en tentant de déplier le genou. Répétez l'exercice avec la jambe droite.

Variante : Effectuez cet exercice avec les deux jambes simultanément.

a)
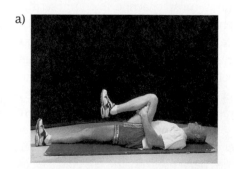

b)
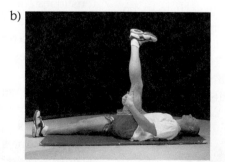

c)
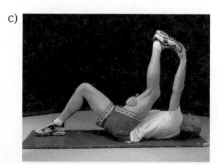

EXERCICE Nº 11

Étirement assis modifié

Parties du corps visées : arrière des cuisses, bas du dos

Consigne : Asseyez-vous en gardant la jambe droite allongée et en repliant la jambe gauche à l'intérieur de la cuisse droite. Étirez-vous en descendant le tronc le plus bas possible. Répétez l'exercice de l'autre côté.

Variante : En vous penchant vers la jambe allongée, fléchissez puis pointez ce pied. Alternez.

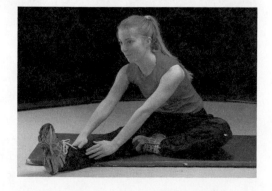

EXERCICE N° 12

Étirement de la partie inférieure des jambes

Partie du corps visée : partie arrière des jambes (mollet, muscle soléaire, tendon d'Achille)

Consigne : Debout, les pieds pointés l'un devant l'autre et espacés de 40 à 80 centimètres, **a)** gardez la jambe arrière allongée, fléchissez le genou de la jambe avant en poussant le talon de la jambe étirée vers le sol, et maintenez cette position ; **b)** rapprochez légèrement le pied arrière, fléchissez le genou arrière et transférez votre poids sur la jambe arrière. Maintenez cette position. Répétez de l'autre côté.

Variante : Placez les mains au mur et allongez une jambe en arrière en appuyant fortement le talon au sol pour l'étirer ; ou encore, placez la plante des pieds sur une marche ou un banc et laissez les talons descendre plus bas que les orteils.

a) 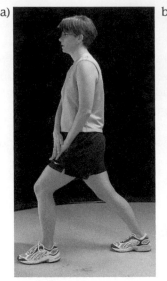   b)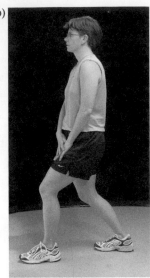

PRÉVENTION ET TRAITEMENT DES DOULEURS LOMBAIRES

Considérés comme l'une des principales causes d'absentéisme au travail, les maux de dos sont aussi, avec l'arthrite et le rhumatisme, la principale cause d'incapacité au Québec. Les douleurs lombaires coûtent plusieurs milliards de dollars par année en pertes de productivité, en frais médicaux et juridiques, en coûts d'assurance-invalidité et en indemnisations.

Les maux de dos peuvent résulter de blessures traumatiques soudaines, mais ils découlent généralement de la faiblesse et du manque de souplesse des muscles, d'une mauvaise posture ou d'une mécanique corporelle inadéquate au moment de soulever et de déplacer des charges, par exemple. Toute pression anormale exercée sur le dos peut engendrer des douleurs. La plupart des douleurs lombaires se dissipent au bout de quelques semaines, mais certaines personnes souffrent de douleurs récurrentes ou chroniques.

Fonctions et structure de la colonne vertébrale

La colonne vertébrale remplit de nombreuses fonctions importantes dans l'organisme.

- Elle offre un support structurel au corps et particulièrement à la cage thoracique.
- Elle entoure et protège la moelle épinière.
- Elle supporte la plus grande partie du poids corporel et le transmet à la partie inférieure du corps.
- Elle sert de point de jonction à un grand nombre de muscles, de tendons et de ligaments.

- Elle permet le mouvement du cou et du dos dans toutes les directions.

Constituée d'os appelés **vertèbres**, la colonne vertébrale (*voir* la figure 5.3) comprend 7 vertèbres cervicales (cou), 12 vertèbres dorsales (haut du dos) et 5 vertèbres lombaires (bas du dos). Les neuf vertèbres situées à la base de la colonne vertébrale sont fusionnées en deux os : le sacrum et le coccyx. La colonne vertébrale présente quatre courbures : la cervicale, la dorsale, la lombaire et la sacrée (ou sacro-coccygienne). Ces courbures contribuent à maintenir le poids corporel dans l'axe du corps.

Les vertèbres ont une structure qui varie selon leur emplacement sur la colonne, mais elles ont aussi des caractéristiques communes. Ainsi, chacune se compose d'un corps vertébral, d'un arc vertébral et de plusieurs éléments osseux (*voir* la figure 5.4). Le corps vertébral est cylindrique et possède des surfaces aplaties auxquelles se rattachent les **disques intervertébraux**. Il est conçu pour supporter le poids corporel et l'effort découlant d'une activité physique. L'arc vertébral entoure et protège la moelle épinière. Les éléments osseux servent d'articulations aux vertèbres adjacentes et de points d'attache aux muscles et aux ligaments. Les **racines nerveuses** de la moelle épinière passent par les trous au centre des arcs vertébraux.

Les disques intervertébraux, qui amortissent et diffusent les tensions subies par la colonne vertébrale, séparent les vertèbres les unes des autres. Chaque disque est constitué d'un noyau pulpeux entouré d'un anneau fibreux. Lorsque s'exerce une compression sur la colonne, le noyau liquide change de forme pour permettre au disque d'absorber le choc. De plus, les disques intervertébraux maintiennent entre les vertèbres l'espace où se trouvent les racines des nerfs rachidiens.

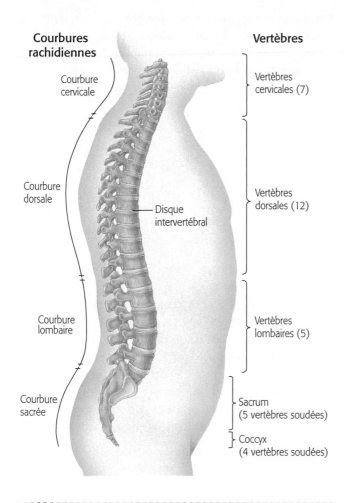

Courbures rachidiennes

Courbure cervicale

Courbure dorsale

Disque intervertébral

Courbure lombaire

Courbure sacrée

Vertèbres

Vertèbres cervicales (7)

Vertèbres dorsales (12)

Vertèbres lombaires (5)

Sacrum (5 vertèbres soudées)

Coccyx (4 vertèbres soudées)

Figure 5.3   La colonne vertébrale.
La colonne vertébrale est divisée en cinq parties et présente quatre courbures distinctes. Un disque intervertébral sépare chaque vertèbre.

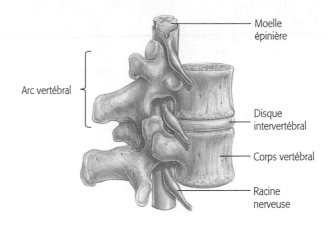

Moelle épinière

Arc vertébral

Disque intervertébral

Corps vertébral

Racine nerveuse

Figure 5.4   Vertèbre et disque intervertébral.

Évaluation de la posture et de la santé du dos

La santé du dos dépend de plusieurs facteurs. Certains, comme l'endurance musculaire, la flexibilité et l'adoption de postures adéquates, sont modifiables ; d'autres, héréditaires, le sont plus difficilement. Le labo 5.3 vous propose de faire une évaluation partielle de votre posture en position debout et de diagnostiquer les problèmes qui pourraient vous occasionner des maux de dos. Le labo 5.4 permet quant à lui de mesurer l'endurance des muscles liés à la santé du dos. Sans une vigueur suffisante, ces muscles ne peuvent soutenir convenablement et de façon équilibrée la région lombaire, ce qui la rend plus vulnérable aux accidents.

Causes des douleurs au dos

On peut éprouver des douleurs dans toutes les parties de la colonne vertébrale. La région lombaire est cependant la plus couramment touchée, car c'est elle qui supporte la plus grande partie du poids corporel. Tout mouvement imposant un stress excessif à la colonne vertébrale peut causer des douleurs ou des blessures. La colonne vertébrale est tout à fait apte à supporter le poids corporel et le stress résultant des mouvements du corps effectués dans un axe longitudinal. Elle supporte beaucoup moins bien un poids qui n'est pas dans l'axe de la colonne. Ainsi, vous pouvez vous blesser au dos simplement en ramassant un crayon par terre si vous vous étirez trop pour le prendre ou si vous vous penchez sans fléchir les genoux (reportez-vous à l'encadré intitulé « Facteurs de risque associés aux douleurs lombaires »).

On le voit, ce n'est pas qu'en transportant des objets très lourds ou en pratiquant un sport de contact vigoureux qu'on se blesse au dos. En effet, les douleurs au dos découlent tout autant de la faiblesse musculaire, du manque de flexibilité de certains muscles et de l'excès de poids que d'une mauvaise posture debout, assis ou couché. Tout effort anormal absorbé par le dos peut avoir des effets directs et indirects, à court et à long terme, sur la colonne vertébrale. Tout muscle, tendon ou ligament ayant subi une tension excessive peut causer des douleurs et, à la longue, des blessures aux vertèbres ou aux disques intervertébraux.

Vertèbres   Série d'os superposés formant la colonne vertébrale, laquelle donne un appui structurel au corps et protège la moelle épinière.

Disque intervertébral   Disque souple et résistant situé entre deux vertèbres adjacentes et qui est constitué d'un noyau pulpeux entouré d'un anneau fibreux ; il sert à amortir les chocs subis par la colonne vertébrale.

Racine nerveuse   Base de chacune des 31 paires de nerfs rachidiens qui se rattachent à la moelle épinière à travers des trous entre les vertèbres.

POUR EN SAVOIR PLUS

FACTEURS DE RISQUE ASSOCIÉS AUX DOULEURS LOMBAIRES

- Âge supérieur à 34 ans.
- Maladie dégénérative (exemples : arthrite, ostéoporose).
- Antécédents familiaux de douleurs lombaires.
- Antécédents de traumatisme au dos.
- Manque d'activité physique.
- Insatisfaction au travail.
- Faiblesse musculaire par rapport au poids corporel.
- Situation socioéconomique défavorisée.
- Sexe masculin (selon certaines études).
- Obésité.
- Emplois ou activités nécessitant de fréquents mouvements de soulèvement de charges, de torsion du corps, de flexion ou la position stationnaire debout.
- Emplois exigeant de grands efforts de concentration (exemple : programmation informatique).
- Travail imposant une grande dépense d'énergie physique.
- Posture inadéquate.
- État dépressif.
- Tension répétée et prolongée dans une position inconfortable.
- Consommation de tabac (associée à une dégénérescence discale accrue).
- Vibrations affectant tout le corps (comme celles que subissent les camionneurs).

Un effort indu imposé à un disque peut l'endommager et lui faire perdre une partie de sa capacité d'absorption des chocs. Si un disque endommagé enfle entre deux vertèbres et exerce une pression sur une racine nerveuse, il y a hernie discale. Il arrive aussi que les nerfs s'enflamment et causent des douleurs si l'espace entre deux vertèbres est réduit parce qu'un disque est endommagé. Par ailleurs, en vieillissant, les disques perdent de leur liquide. Ils sont alors plus susceptibles d'enfler et d'exercer une pression sur les racines nerveuses. Selon l'importance de cette pression sur le nerf, on pourra ressentir un engourdissement dans le dos, les hanches, les jambes ou les pieds, éprouver des douleurs irradiées, une perte des fonctions musculaires, un ralentissement des réflexes ou des spasmes musculaires. Si la pression est très forte, il peut y avoir incapacité permanente.

Prévention des maux de dos

Voici quelques conseils pour améliorer la santé de votre dos et prévenir les maux les plus fréquents associés à la lordose — déviation caractérisée par un creux lombaire très prononcé et une antéversion du bassin — et à la cyphose — déviation caractérisée par un dos voûté et une tête projetée en avant des épaules (*voir* la figure 5.5).

- Adoptez de bonnes postures dans la vie courante.
- Renforcez certaines régions musculaires spécifiques (muscles abdominaux et dorso-lombaires).
- Étirez certaines régions musculaires (muscles pectoraux, dorsaux, ischio-jambiers et quadriceps).

Quant à la scoliose — déviation latérale de la colonne en forme de S —, elle peut être atténuée par des exercices adéquats. Si la scoliose est importante, il vaut mieux consulter un médecin.

On ne le dira jamais assez : une mauvaise posture debout, assis, couché ou lorsqu'on soulève un objet peut causer un grand nombre de blessures au dos. Habituez-vous à bouger votre colonne vertébrale comme un tout en orientant votre effort sur un axe longitudinal. Exercez toujours un certain contrôle sur vos mouvements et effectuez des exercices d'échauffement avant d'entreprendre une activité physique. Vous trouverez des suggestions pour le maintien d'une bonne posture dans l'encadré intitulé « Comment éviter les douleurs lombaires ».

Le rôle de l'exercice en matière de prévention et de traitement des douleurs au dos fait encore l'objet de recherches. Néanmoins, de nombreux spécialistes recommandent aux personnes qui ont déjà souffert de douleurs lombaires de faire de l'exercice régulièrement. Lorsque vous marchez, tenez votre corps droit, centrez votre tête et laissez balancer vos bras librement. Ce mouvement contribue au libre jeu de vos disques vertébraux et accentue la vigueur musculaire du tronc et des jambes.

Pour conserver un dos en bonne santé, il faut aussi effectuer des exercices qui favorisent l'étirement et le renforcement des principaux groupes musculaires qui y sont rattachés. Les exercices proposés dans les pages qui suivent portent sur des régions clés du corps : les muscles abdominaux, les muscles situés le long de la colonne vertébrale et des côtes ainsi que les muscles des hanches et des cuisses.

Pour vous assurer de bien faire travailler votre dos, suivez les conseils que voici.

- Faites des exercices pour le dos au moins trois fois par semaine. Certains experts recommandent d'en faire tous les jours.
- Mettez l'accent sur le développement de l'endurance musculaire plutôt que sur la force : l'endurance a un effet de protection plus élevé.
- Évitez les mouvements de grande amplitude tôt le matin.

■ Ajoutez des activités physiques régulières de type cardiorespiratoire, comme la marche ou le vélo, à vos exercices spécifiques d'endurance musculaire et de flexibilité.

■ Faites preuve de persévérance ; améliorer la santé du dos et diminuer les douleurs peut exiger jusqu'à trois mois d'exercices réguliers.

Si vous souffrez de douleurs au dos, consultez un spécialiste avant d'entreprendre un programme d'exercices. Effectuez les exercices lentement et passez progressivement à des exercices plus difficiles. Si vous ressentez des douleurs au dos pendant vos exercices, cessez de les faire et consultez votre médecin.

a) 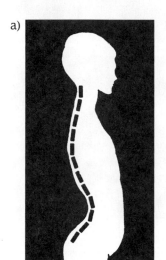 b) 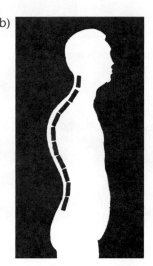 c)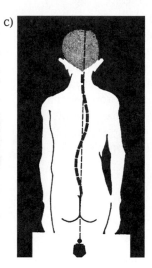

Figure 5.5 Déviations de la colonne vertébrale.
a) lordose ; b) cyphose ; c) scoliose. (*Source :* Macorigh, F. et E. Battista, *Hygiène et prophylaxie par les exercices physiques*, Paris, Vigot Frères, 1973, p. 45, 47, 49.)

CONSEILS **PRATIQUES**

COMMENT ÉVITER LES DOULEURS LOMBAIRES

N'hésitez pas à modifier certaines de vos habitudes quotidiennes, car cela peut vous aider à prévenir et à soulager les douleurs lombaires.

■ *En position couchée* Autant que possible, couchez-vous sur le côté en repliant les genoux. Si vous vous allongez sur le dos, placez un oreiller sous vos genoux. Ne vous couchez pas sur l'abdomen ; cela accentue l'affaissement du dos et la fatigue du cou.

■ *En position assise* En position assise, gardez le bas du dos légèrement courbé, les genoux pliés et les pieds à plat sur le plancher. Alternez les croisements de jambes ou servez-vous d'un repose-pied pour que vos genoux soient plus hauts que vos hanches. Si cette position vous est inconfortable, placez un coussin cylindrique rigide dans le bas de votre dos.

■ *Pour soulever un poids* Si vous devez vous pencher pour soulever un objet, pliez les genoux plutôt que le tronc. Vos pieds devraient être écartés de la largeur des épaules. Levez l'objet doucement, les bras en extension, en vous relevant et en vous servant des muscles des jambes. Gardez l'objet près du corps. Si vous devez changer de direction en vous déplaçant avec l'objet, évitez les mouvements de torsion du dos.

■ *En position debout* Lorsque vous êtes debout, visualisez une ligne droite partant du dessus de l'oreille, passant par le centre de l'épaule, le centre de la hanche, l'arrière de la rotule et se terminant à la saillie osseuse de la cheville. Faites reposer votre poids surtout sur les talons, en pliant légèrement les genoux. Maintenez le bas du dos droit en plaçant un pied sur un tabouret. Ne laissez pas votre bassin basculer vers l'avant ou votre dos s'arquer. Transférez votre poids d'un pied à l'autre. Évitez de rester longtemps en position debout. Pour vérifier si votre posture est adéquate, adoptez votre position debout habituelle en appuyant le dos contre un mur. Le haut de votre dos et vos fesses devraient toucher le mur, mais vos talons peuvent en être écartés de quelques centimètres. Glissez une main dans l'espace entre le bas de votre dos et le mur. Votre main devrait glisser aisément en frôlant à la fois votre dos et le mur. Modifiez votre posture s'il le faut et maintenez-la en vous éloignant du mur.

■ *Pour marcher* Marchez en pointant les orteils droit devant vous. Gardez le dos droit, la tête haute et le menton vers l'intérieur. Ne portez pas de souliers à talons hauts.

Exercices pour le bas du dos

EXERCICE N° 1

Étirement du chat

Objectifs : Augmenter la flexibilité et réduire les raideurs vertébrales.

Consigne : Placez-vous à quatre pattes, les genoux vis-à-vis des hanches et les mains vis-à-vis des épaules. Lentement, effectuez un cycle d'extension et de flexion de la colonne vertébrale. Commencez par arrondir le dos en ramenant légèrement la tête vers la poitrine, jusqu'à ce que votre colonne vertébrale soit en extension (arrondie). Abaissez ensuite lentement le dos et levez légèrement le menton jusqu'à ce que votre colonne vertébrale soit en flexion (relâchée et légèrement arquée). Cessez si vous ressentez de la douleur. Répétez lentement le cycle complet, 10 fois.

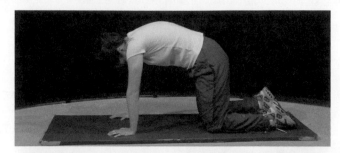

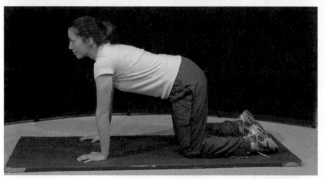

EXERCICE N° 2

Fente avant

Objectif : Augmenter la flexibilité, la force et l'endurance des muscles des hanches et des quadriceps.

Consigne : Faites un pas vers l'avant et fléchissez le genou de la jambe avant directement au-dessus de la cheville. Étirez l'autre jambe vers l'arrière jusqu'à ce qu'elle soit parallèle au sol. Poussez le bassin vers l'avant et vers le bas jusqu'à l'étirement. Vous pouvez placer les bras le long du corps ou sur le genou pour garder votre équilibre. Répétez de l'autre côté.

Tenez chaque étirement de 20 à 30 secondes et répétez-le au moins 4 fois de chaque côté.

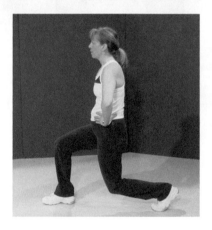

EXERCICE N° 3

Flexion de la hanche

Objectif : Augmenter la flexibilité des ischio-jambiers et des mollets.

Consigne : Couché sur le dos, les jambes bien tendues, a) saisissez la jambe gauche derrière la cuisse et ramenez-la vers la poitrine ; b) maintenez cette position, puis étirez complètement la jambe gauche vers le haut ; c) maintenez cette position, puis ramenez le genou gauche vers la poitrine et tirez les orteils vers le menton à l'aide de la main gauche. Étirez l'arrière de la jambe en tentant de déplier le genou. Répétez l'exercice avec la jambe droite.

Tenez chaque étirement de 20 à 30 secondes et répétez-le au moins 4 fois de chaque côté.

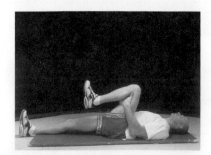
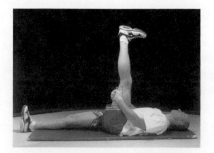
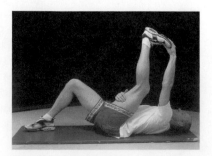

EXERCICE N° 4

Torsion du tronc

Objectif : Augmenter la flexibilité du bas du dos et des muscles latéraux.

Consigne : Couchez-vous sur le côté, fléchissez le genou droit, gardez la jambe et le bras gauches en extension sur le plancher et placez le bras droit perpendiculaire. Descendez le genou droit vers le sol en même temps que vous exécutez une torsion du tronc. Gardez les épaules et le haut du corps à plat sur le sol, en tournant la tête également. Reprenez la position de départ et répétez le mouvement de l'autre côté.

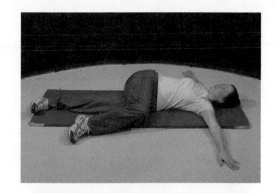

EXERCICE N° 5

Redressement-assis partiel

Objectif : Augmenter la force et l'endurance musculaires des abdominaux.

Consigne : Couchez-vous sur le dos, fléchissez les genoux et croisez les bras sur la poitrine. Placez votre bassin et collez le bas du dos au sol. Ramenez le menton vers la cage thoracique et redressez-vous lente-ment, une vertèbre à la fois, en soulevant d'abord la tête, puis les épaules. Immobilisez-vous dès que vous apercevez vos talons et conservez la position de 5 à 10 secondes avant de revenir à la position de départ. Répétez l'exercice 10 fois.

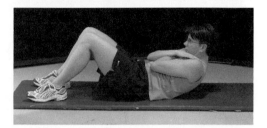

Variante : Ajoutez une torsion pour développer les muscles abdominaux obliques. Lorsque vous vous êtes relevé suffisamment pour que les épaules ne touchent plus le sol, faites une torsion du tronc de sorte qu'une épaule soit plus élevée que l'autre et étirez ce bras vers le genou. Maintenez cette position, puis reprenez la position initiale. Effectuez ensuite la torsion de l'autre côté.

EXERCICE N° 6

Élévation latérale du bassin, avant-bras au sol

Objectif : Augmenter la force et l'endurance des muscles latéraux et des abdominaux.

Consigne : Allongez-vous sur le côté, fléchissez les genoux et prenez appui sur un avant-bras et les genoux. Soulevez les hanches de façon à faire supporter votre poids par l'avant-bras et les genoux. Maintenez cette position 10 secondes en respirant normalement. Répétez l'exercice de l'autre côté. Par la suite, tenez la position jusqu'à 60 secondes et faites plus d'une répétition de chaque côté.

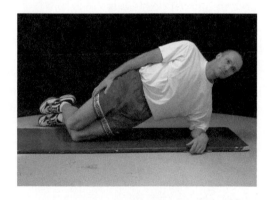

Variante : Gardez les jambes tendues de façon à faire supporter votre poids par l'avant-bras et les pieds lorsque vous soulevez les hanches.

EXERCICE N° 7

Extension du dos

Objectif : Augmenter la force et l'endurance musculaires du dos, des fessiers et des ischio-jambiers.

Consigne : Placez-vous à quatre pattes, les genoux vis-à-vis des hanches et les mains vis-à-vis des épaules. Allongez la jambe gauche vers l'arrière et le bras droit vers l'avant. Gardez le cou relâché et maintenez la jambe allongée à la hauteur de la poitrine. N'arquez pas le dos et ne laissez pas les hanches ni les épaules s'affaisser. Répétez l'exercice avec la jambe droite et le bras gauche. Tenez chaque position de 10 à 30 secondes. Débutez par une répétition de chaque côté et augmentez le nombre progressivement.

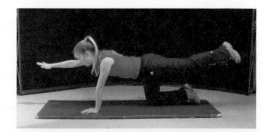

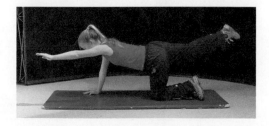

Variante : Faites cet exercice en plaçant les deux mains au sol si vous avez déjà eu des maux de dos par le passé.

EXERCICE N° 8

Chaise appuyée au mur (chaise fantôme)

Objectif: Augmenter la force et l'endurance musculaires du bas du dos, des cuisses et de l'abdomen.

Consigne: Appuyez-vous contre un mur et fléchissez les genoux comme si vous étiez assis sur une chaise. Supportez votre poids avec les jambes. Maintenez la position de 5 à 10 secondes. Augmentez ensuite la durée jusqu'à 1 minute ou plus.

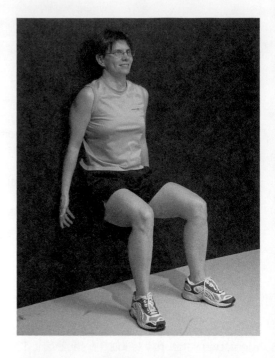

EXERCICE N° 9

Bascule du bassin

Objectif: Augmenter la force et l'endurance musculaires des abdominaux et des fessiers.

Consigne: Couchez-vous sur le dos en gardant les genoux fléchis et les bras en extension sur les côtés. Poussez la région lombaire vers le sol en contractant les abdominaux. Serrez les fesses et tenez la position de 5 à 10 secondes. Respirez normalement. Répétez l'exercice 10 fois au maximum. La bascule du bassin peut aussi être effectuée en position debout ou en appui sur un mur.

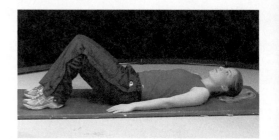

PASSEZ À L'ACTION !

La flexibilité et une bonne posture favorisent la qualité de vie à long terme, car elles améliorent la santé des articulations et des muscles et préviennent blessures et maux de dos. Les exercices d'étirement permettent aussi de se détendre et de soulager les douleurs. Pour devenir plus flexible et le rester, faites des étirements des principales articulations au moins deux fois par semaine.

Vous pouvez dès aujourd'hui:

> Vous lever et vous étirer. Exécutez l'étirement du haut du dos ou l'étirement latéral tels que présentés dans ce chapitre.

> Mettre en application les conseils donnés dans ce chapitre pour améliorer votre posture en position assise et debout. Au besoin, ajustez votre chaise ou trouvez un objet pouvant vous servir de repose-pied.

> Vérifier comment vous vous assoyez généralement pour travailler à l'ordinateur et faire les ajustements nécessaires pour améliorer votre posture. Votre dos, particulièrement le bas du dos, doit être droit et bien soutenu, vos pieds en appui sur le sol (ou sur un repose-pied) et vos genoux à la même hauteur que vos hanches ou légèrement au-dessus. Lorsque vos mains sont sur le clavier, vos épaules doivent être détendues et vos coudes doivent se trouver au même niveau que le clavier; le haut de l'écran doit être au niveau de vos yeux ou légèrement en dessous. L'écran doit être à une distance de lecture confortable (environ la longueur d'un bras ou 70 cm).

RÉSUMÉ

> La flexibilité est l'amplitude maximale d'une articulation ou d'un groupe d'articulations. Chaque articulation a sa flexibilité propre, que l'on peut grandement améliorer par des exercices d'étirement.

> Les bénéfices d'une bonne flexibilité comprennent la prévention des tensions causant la détérioration des articulations, et la réduction des blessures et des maux de dos.

> La mobilité d'une articulation est déterminée par sa structure, par l'élasticité des muscles et par l'activité des récepteurs d'élongation.

> La flexibilité peut s'améliorer à la suite d'un entraînement régulier composé d'exercices d'étirement.

> L'étirement statique est généralement recommandé par les spécialistes, car c'est une technique sécuritaire et efficace. On doit maintenir l'étirement de 20 à 30 secondes et répéter chaque série d'exercices au moins 3 fois par semaine.

> Il est préférable d'effectuer un entraînement en flexibilité après une activité physique, lorsque les muscles sont échauffés.

> La colonne vertébrale est constituée de vertèbres séparées par des disques intervertébraux. Elle offre un soutien structurel au corps et protège la moelle épinière.

> La santé du dos dépend de plusieurs facteurs. Certains, comme la force musculaire, la flexibilité et l'adoption de postures adéquates, sont modifiables ; d'autres, héréditaires, le sont plus difficilement.

Réponses aux questions fréquentes

1. Y a-t-il une différence entre les exercices d'étirement et les exercices d'échauffement ?

Il n'est pas rare que l'on confonde les exercices d'étirement et les exercices d'échauffement qui précèdent l'activité physique. Ce sont là des activités complémentaires mais différentes. L'échauffement comprend de légers exercices qui font s'élever la température du corps de sorte que l'organisme fonctionne mieux quand vous vous entraînez intensément. Les exercices d'étirement sont destinés à améliorer l'élasticité de vos muscles et la mobilité de vos articulations de façon que vous puissiez bouger plus aisément en risquant moins de vous blesser.

Avant d'effectuer des étirements, faites des exercices légers, comme de la marche, du jogging. Une fois vos muscles échauffés, commencez vos étirements. Les muscles échauffés s'étirent mieux et sont moins sujets aux blessures.

2. Est-il vrai que l'entraînement avec des poids peut limiter la flexibilité ?

Non. Au contraire, il peut accroître la flexibilité si les exercices sont faits correctement dans toute l'amplitude du mouvement et s'ils sont axés sur l'amélioration de la condition physique générale.

3. Le jogging nuit-il à la flexibilité ?

Vu l'amplitude limitée de la foulée de jogging, cette activité est susceptible de nuire à la flexibilité. Il est donc essentiel pour les coureurs de faire régulièrement des exercices d'étirement pour les ischio-jambiers et les quadriceps.

Nom : _____   Groupe : _____   Date : _____

LABO 5.3 ÉVALUATION DE LA POSTURE

Demandez à votre partenaire d'encercler au bout de chaque rangée le nombre de points correspondant à l'illustration qui représente le mieux votre posture.

5 points	3 points	1 point	Vos résultats
Tête droite (ligne de gravité passant directement par le centre)	Légère torsion ou flexion latérale de la tête	Torsion ou flexion latérale prononcée de la tête	5 3 1
Épaules à égalité (horizontale- ment)	Une épaule légèrement plus haute	Une épaule nettement plus haute	5 3 1
Colonne vertébrale droite	Colonne vertébrale légère- ment courbée latéralement	Colonne vertébrale nettement courbée latéralement	5 3 1
Hanches à égalité (horizonta- lement)	Une hanche légèrement plus haute	Une hanche nettement plus haute	5 3 1
Pieds pointant droit devant	Pieds pointant vers l'extérieur	Pieds pointant nettement vers l'extérieur ; affaissement des chevilles (pronation)	5 3 1
Cambrure du pied arquée	Cambrure plus affaissée, pieds légèrement plats	Cambrure affaissée, pieds nettement plats	5 3 1

5 points	3 points	1 point	Vos résultats		
Cou droit, menton rentré, tête en équilibre directement au-dessus des épaules	Cou légèrement avancé, menton légèrement sorti	Cou nettement porté vers l'avant, menton nettement sorti	5	3	1
Poitrine dégagée (le sternum étant la partie la plus projetée du corps)	Poitrine légèrement rentrée	Poitrine nettement renfoncée	5	3	1
Épaules centrées	Épaules légèrement en avant	Épaules nettement en avant (omoplates saillantes)	5	3	1
Haut du dos normalement arrondi	Haut du dos légèrement plus arrondi	Haut du dos voûté	5	3	1
Tronc droit	Tronc légèrement incliné vers l'arrière	Tronc nettement incliné vers l'arrière	5	3	1
Ventre plat	Abdomen saillant	Abdomen protubérant et tombant	5	3	1
Bas du dos normalement courbé	Bas du dos légèrement creusé	Bas du dos nettement creusé	5	3	1

INTERPRÉTATION DE VOS RÉSULTATS ⟫⟫

Si vous avez obtenu « 1 point » à plusieurs éléments d'évaluation, il serait bon de consulter un médecin ; vous pourrez améliorer votre posture grâce à des conseils professionnels, à de la physiothérapie, à des orthèses ou à d'autres moyens thérapeutiques. Si vous avez obtenu « 3 points » à certains éléments d'évaluation, votre posture laisse à désirer, revoyez l'encadré « Comment éviter les douleurs lombaires » à la page 131. Si vous avez obtenu « 5 points » à chacun des éléments d'évaluation, vous n'avez aucun problème de posture.

ANALYSE DE VOS RÉSULTATS ⟫⟫

1. Êtes-vous surpris ou surprise de ces résultats ? _____

2. Quelles sont les régions où vous avez des problèmes de posture ? _____

_____

3. Qu'est-ce que vous pourriez faire pour corriger ce(s) problème(s) ? _____

_____

Nom : _____   Groupe : _____   Date : _____

LABO 5.4 ÉVALUATION DE L'ENDURANCE MUSCULAIRE LIÉE À LA SANTÉ DU DOS

Ces tests évaluent l'endurance des principaux muscles stabilisateurs de la colonne vertébrale.

A TEST D'ENDURANCE DES MUSCLES POSTURAUX « PONT LATÉRAL »

Aide et équipement

- Chronomètre ou montre marquant les secondes
- Tapis de gymnastique
- Partenaire
- Banc ou «step»
- Angle de 60°

Préparation

Échauffez vos muscles en faisant une activité de faible intensité comme de la marche ou un jogging léger. Exercez-vous à prendre les positions des tests avant de les effectuer.

Consigne

1. Sur le tapis de gymnastique, couchez-vous sur le côté, jambes en extension. Assurez votre maintien en plaçant le pied du dessus devant celui du dessous. Soulevez vos hanches et soutenez-vous à l'aide d'un coude et de vos pieds. Votre corps devrait former une ligne droite. Respirez normalement ; ne retenez pas votre souffle.

2. Tenez cette position aussi longtemps que possible. Votre partenaire chronomètre votre temps et s'assure que vous maintenez correctement la position. Votre résultat correspond à la durée totale du pont latéral dans une position correcte — depuis le moment où vous avez soulevé les hanches jusqu'à celui où vous les ramenez au tapis.

3. Notez votre temps en secondes dans le tableau de la page 144. Reposez-vous 5 minutes et refaites le test de l'autre côté.

B TEST D'ENDURANCE DES MUSCLES FLÉCHISSEURS DU TRONC

Consigne

1. Assoyez-vous, le dos bien droit et appuyé pour former un angle de 60° par rapport au sol ; utilisez un banc de musculation ou un goniomètre et demandez à un partenaire de vérifier l'angle. Effectuez une flexion des genoux à 90°, croisez les bras sur la poitrine et placez les mains sur les épaules opposées. Vos pieds sont retenus dans une courroie cale-pied ou par un partenaire.

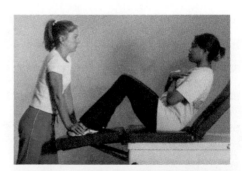

2. Maintenez la position de départ (contraction isométrique) aussi longtemps que possible après le retrait de l'appui et au signal du partenaire. Le test commence aussitôt que vous n'avez plus d'appui. Votre partenaire chronomètre votre temps et vérifie que vous maintenez l'angle. Le résultat final correspond au temps durant lequel vous avez maintenu la position exacte de départ (le dos ne doit pas s'arrondir).

3. Notez votre temps en secondes dans le tableau de la page 144.

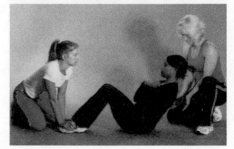

C TEST D'ENDURANCE DES MUSCLES EXTENSEURS DU DOS

Consigne

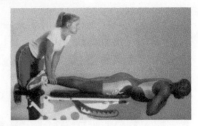

1. Couchez-vous de façon à avoir le bassin, les hanches et les genoux à plat sur le banc. Le haut de votre corps est en extension, dans le vide, à l'extrémité du banc. Croisez les bras sur la poitrine et placez les mains sur les épaules opposées. Vos pieds sont retenus dans une courroie cale-pied ou par un partenaire.

2. Gardez le haut et le bas de votre corps en position horizontale, le plus longtemps possible. Votre cou doit être en position neutre ; ne levez pas la tête et ne cambrez pas la région lombaire. Respirez normalement. Votre partenaire chronomètre votre temps et s'assure que vous maintenez correctement la position. Le résultat correspond au temps total durant lequel vous avez maintenu la position horizontale (du moment où vous avez pris la position jusqu'à ce que vous ne puissiez plus maintenir la ligne horizontale).

3. Notez votre temps en secondes dans le tableau ci-dessous.

D TEST D'ENDURANCE DES MUSCLES POSTURAUX « PLANCHE »

Consigne

1. Couchez-vous sur le ventre en plaçant les coudes près du corps et les mains au sol devant les yeux. Les orteils sont fléchis.

2. Soulevez le corps en vous appuyant sur vos avant-bras et vos orteils, tenez la position horizontale. Vous devez maintenir la tête, le tronc, les hanches et les genoux alignés.

3. Notez votre temps en secondes dans le tableau ci-dessous.

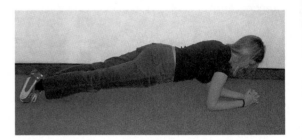

INTERPRÉTATION DE VOS RÉSULTATS ›››

Trouvez dans le tableau A ci-contre le rang centile qui correspond à chacun de vos résultats, puis inscrivez-le dans le tableau suivant.

Tests	Résultats (secondes)	Rangs centiles
A Test d'endurance des muscles posturaux « pont latéral » droit		
A Test d'endurance des muscles posturaux « pont latéral » gauche		
B Test d'endurance des muscles fléchisseurs du tronc		
C Test d'endurance des muscles extenseurs du dos		
D Test d'endurance des muscles posturaux « planche »		

Tableau A

Rangs centiles	Pont latéral				Fléchisseurs du tronc		Extenseurs du dos		Muscles posturaux « planche »	
	Droit		Gauche							
	H	F	H	F	H	F	H	F	H	F
95	140 et +	125 et +	145 et +	130 et +	455 et +	435 et +	240 et +	220 et +	211 et +	198 et +
90	135-139	120-124	140-144	125-129	435-454	415-434	232-239	211-219	204-210	192-197
85	130-134	115-119	135-139	120-124	415-434	395-414	224-231	202-210	198-203	186-191
80	125-129	110-114	130-134	115-119	395-414	375-394	216-223	193-201	192-197	180-185
75	120-124	105-109	125-129	110-114	375-394	355-374	208-215	184-192	186-191	174-179
70	115-119	100-104	120-124	105-109	355-374	335-354	200-207	175-183	180-185	168-173
65	110-114	95-99	115-119	100-104	335-354	315-334	192-199	166-174	174-179	160-167
60	105-109	90-94	110-114	95-99	315-334	295-314	184-191	157-165	168-173	154-159
55	100-104	85-89	105-109	90-94	295-314	275-294	176-183	148-156	160-164	148-153
50	95-99	80-84	100-104	85-89	275-294	255-274	168-175	139-147	154-159	142-147
45	90-94	75-79	95-99	80-84	255-274	235-254	160-167	130-138	148-153	136-141
40	85-89	70-74	90-94	75-79	235-254	215-234	152-159	121-129	142-147	130-135
35	80-84	65-69	85-89	70-74	215-234	195-214	144-151	112-120	136-141	124-129
30	75-79	60-64	80-84	65-69	195-214	175-194	136-143	103-111	130-135	118-123
25	70-74	55-59	75-79	60-64	175-194	155-174	128-135	94-102	124-129	112-117
20	65-69	50-54	70-74	55-59	155-174	135-154	120-127	85-93	118-123	106-111
15	60-64	45-49	65-69	50-54	135-154	115-134	112-119	76-84	112-117	100-105
10	55-59	40-44	60-64	45-49	115-134	95-114	104-111	67-75	106-111	94-99
5	50-54	35-39	55-59	40-44	95-114	75-94	96-103	58-66	100-105	88-93

ANALYSE DE VOS RÉSULTATS ⟩⟩⟩

1. Êtes-vous surpris ou surprise de ces résultats ? En êtes-vous satisfait ou satisfaite ? Expliquez pourquoi.

2. Si vous n'en êtes pas satisfait ou satisfaite, quels muscles posturaux n'ont pas assez d'endurance ?

3. Qu'est-ce que vous pourriez faire pour corriger cette lacune ?

Nom : _____　　Groupe : _____　　Date : _____

LABO 5.5 MODIFIER L'HABITUDE D'ENTRAÎNEMENT EN FLEXIBILITÉ

Identifiez vos comportements et votre stade de changement par rapport à l'entraînement en flexibilité, puis élaborez quelques stratégies pour atteindre ou maintenir un niveau adéquat de flexibilité pour la santé.

ÉVALUATION DE VOS HABITUDES

Pour chaque énoncé, encerclez le chiffre qui décrit le mieux votre comportement.

Habitudes	Presque toujours	Quelquefois	Presque jamais
1. Je pratique 2 ou 3 fois par semaine des activités physiques ou des exercices de flexibilité (exercices d'étirement, yoga, danse, etc.).	4	2	0
2. Je suis capable d'exécuter, sans ressentir de douleur, des mouvenents qui exigent de la flexibilité.	2	1	0
3. Dans mes activités quotidiennes, j'utilise ma flexibilité (je fais des travaux ménagers, je peux m'étirer pour atteindre le haut des armoires, me pencher pour ramasser des objets ou lacer mes chaussures, maintenir une bonne posture, etc.).	2	1	0
4. Dans mes loisirs, j'évite les activités sédentaires (jeux vidéo, écouter la télévision, etc.).	2	1	0

Total : _____

INTERPRÉTATION DE VOTRE RÉSULTAT

Encerclez le nombre qui correspond au score total obtenu et prenez connaissance de l'interprétation de votre résultat.

Catégories	Entraînement en flexibilité	Interprétation
Excellent	10	Si vous avez obtenu 9 ou 10 points, c'est excellent. Vos réponses révèlent que vous êtes conscient(e) de l'importance de l'entraînement en flexibilité pour votre santé.
	9	
Bon	8	Un résultat de 6 à 8 indique qu'il y a place à l'amélioration. Pour savoir quels changements vous devez effectuer, revoyez les énoncés auxquels vous avez répondu *quelquefois* ou *presque jamais* et apportez des modifications.
	7	
	6	
À risque	5	Un résultat de 3 à 5 signifie que vous vous exposez à certains risques. Vous devriez prendre des informations ou demander de l'aide pour réduire ces risques. Passez à l'action en commençant par augmenter le travail en flexibilité dans vos activités quotidiennes ; ensuite, introduisez 2 ou 3 séances hebdomadaires d'activités physiques axées sur la flexibilité ou les exercices d'étirement.
	4	
	3	
À risque élevé	2	Un résultat de 0 à 2 révèle que vous prenez des risques en ce qui concerne votre santé. Soit que vous n'êtes pas conscient(e) de ces risques, soit que vous ne savez pas quoi faire. Consultez un expert dans le domaine ou demandez à des personnes de votre entourage de vous aider.
	1	
	0	

ÉVALUATION DE VOTRE STADE DE CHANGEMENT

Encerclez la lettre qui décrit le mieux votre comportement actuel.

Faites-vous 2 ou 3 séances hebdomadaires d'activités axées sur la flexibilité ou les exercices d'étirement ?

a) Oui, je le fais depuis plus de 6 mois. ➜ Maintien

b) Oui, je le fais depuis moins de 6 mois. ➜ Action

c) Non, mais j'ai l'intention de commencer d'ici 30 jours. ➜ Planification

d) Non, mais je commence à y penser. ➜ Réflexion

e) Non, je n'ai aucune intention de commencer. ➜ Indifférence

PASSEZ À
L'ACTION !

Pour améliorer votre flexibilité, élaborez une stratégie pertinente en lien avec votre stade de changement (inspirez-vous du tableau 1.3, p. 11). Par la suite, mettez progressivement en application vos stratégies. Modifier un comportement, quel qu'il soit, demande des efforts. Ne vous découragez donc pas au premier obstacle !

Comportements à modifier	Stratégie pertinente en lien avec votre stade de changement
1	
2	
3	

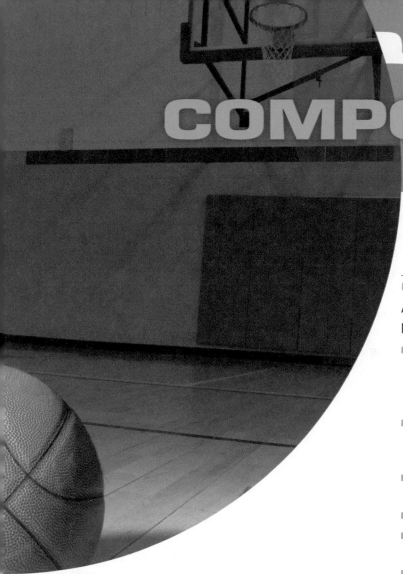

COMPOSITION

CORPORELLE
ET CONTRÔLE
DU POIDS

OBJECTIFS

Après avoir lu le présent chapitre, vous devriez pouvoir :

- distinguer ce que sont la masse maigre, les graisses essentielles et les graisses de réserve ainsi que leurs fonctions dans l'organisme ;

- expliquer comment la composition corporelle peut influer sur le mieux-être général et la santé ;

- décrire de quelle façon on mesure la composition corporelle ;

- déterminer votre poids santé ;

- connaître les principaux facteurs qui ont une influence sur le poids corporel ;

- identifier les moyens les plus efficaces de contrôler son poids.

METTEZ-VOUS À L'ÉPREUVE !

1. L'activité physique réduit les risques associés au surpoids et à l'obésité même lorsqu'elle n'améliore pas la composition corporelle. Vrai ou faux ?

2. Lequel des éléments suivants est le plus important facteur de risque du diabète de type II ?
   a) Le tabagisme
   b) Une alimentation faible en fibres
   c) L'excès de poids et l'obésité
   d) L'inactivité physique

3. Chez les femmes, lequel ou lesquels des troubles suivants peuvent être causés par le surentraînement et un trop faible apport énergétique (calorique) ?
   a) Une masse grasse insuffisante
   b) L'aménorrhée (absence ou fréquence irrégulière des menstruations)
   c) Une perte de densité osseuse et l'ostéoporose
   d) L'atrophie musculaire et la fatigue
   e) Toutes ces réponses

Réponses

1. Vrai. L'activité physique régulière protège contre les risques liés au surpoids et à l'obésité, et elle est d'une importance primordiale pour la santé, même quand elle n'apporte aucune modification de la composition corporelle. En effet, certaines études concluent que les gens obèses actifs vivent plus longtemps et en meilleure santé que les sédentaires de poids normal. Toutefois, il vaut mieux être actif et maintenir un poids santé.

2. c). Les quatre sont des facteurs de risque du diabète, mais l'excès de poids et l'obésité est le plus grave. On estime que 90 % des cas de diabète de type II pourraient être évités si les gens adoptaient un mode de vie plus sain.

3. e). Une masse grasse extrêmement faible et les comportements qu'on adopte pour y parvenir nuisent gravement à la santé, autant chez les hommes que chez les femmes.

La composition corporelle correspond à la quantité relative de masse grasse et de masse maigre du poids corporel ; c'est une composante importante de la dimension physique du mieux-être. En général, les personnes dont la composition corporelle est optimale sont en meilleure santé, se déplacent plus facilement et ont une meilleure estime d'elles-mêmes. Elles sont aussi moins à risque de développer des maladies chroniques. Pour assurer votre mieux-être, vous devez d'abord déterminer la composition corporelle souhaitable pour vous, puis vous efforcer de l'atteindre ou de la maintenir.

C'est l'excédent de graisse qui représente le véritable risque pour la santé. Bien que les expressions *contrôle du poids* et *perte de poids* reviennent fréquemment dans ce chapitre, elles sont toujours associées à l'adoption d'un mode de vie orienté vers le mieux-être et n'incitent aucunement à se conformer à des normes rigides en matière de poids. Contrôler son poids et son pourcentage de graisse n'est pas sorcier : il suffit de maintenir un équilibre quotidien entre le nombre de calories qu'on ingère et celui qu'on dépense. Autrement dit, il faut manger en quantités raisonnables et faire de l'activité physique régulièrement. C'est le principe de la balance énergétique.

La première partie de ce chapitre porte sur la définition et la mesure de la composition corporelle ainsi que sur la façon de déterminer votre poids santé. La seconde partie présente des moyens efficaces pour atteindre vos objectifs en matière de composition corporelle et de contrôle du poids.

PARTIE 1
Composition corporelle

QU'EST-CE QUE LA COMPOSITION CORPORELLE ?

Le corps humain est constitué d'une masse grasse et d'une masse maigre. La masse maigre correspond à l'ensemble des tissus non adipeux : les os, l'eau, les muscles, les tissus conjonctifs, les tissus des organes et les dents. La masse grasse comprend les graisses essentielles et les graisses de réserve (*voir* la figure 6.1). Les **graisses essentielles** sont les lipides présents dans la moelle osseuse, le cerveau, le cœur, les poumons, le foie et les glandes mammaires. Ces graisses sont essentielles au fonctionnement normal du corps ; elles contribuent entre autres au métabolisme hormonal et à la fabrication d'anticorps. Elles représentent de 3 % à 5 % du poids corporel total chez les hommes de 8 % à 12 % chez les femmes. Ce pourcentage de graisse plus élevé chez les femmes résulte d'accumulations dans les seins, l'utérus et d'autres parties propres au corps féminin. Les **graisses de réserve** se trouvent principalement dans les cellules adipeuses ; elles se déposent sous la peau et autour des organes vitaux. Elles fournissent l'énergie nécessaire aux activités quotidiennes et protègent les organes contre les pertes de chaleur et les chocs. La quantité de graisses de réserve varie d'un individu à l'autre et dépend de facteurs comme le sexe, l'âge, l'hérédité, le métabolisme, l'alimentation et l'activité physique. L'excès de graisses de réserve résulte généralement d'une absorption énergétique (provenant des aliments) supérieure à la dépense (par le métabolisme et l'activité physique).

Le pourcentage de graisse

Comment savoir si votre pourcentage de graisse est excessif pour la santé et le bien-être ? On s'est longtemps fié aux tableaux indiquant le poids proportionnel à une taille donnée, établis à partir des statistiques de mortalité compilées par les compagnies d'assurances. Toutefois, ces tableaux ne fournissent qu'une mesure indirecte de la quantité de graisse dans le corps. En effet, comme on l'a vu au chapitre 4, les tissus musculaires étant plus denses et plus lourds que la graisse, il arrive souvent qu'une personne en bonne condition physique ait un poids supérieur à celui que présentent ces tableaux. Inversement, une personne en mauvaise condition physique a parfois un poids inférieur aux recommandations.

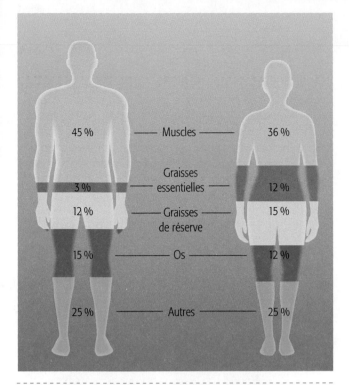

Figure 6.1 **Composition corporelle d'une femme et d'un homme moyens, âgés de 20 à 24 ans.**

(*Source*: Adaptation de données tirées de Brooks, G. A., T. D. Fahey et T. P. White, *Exercise Physiology: Human Bioenergetics and its Applications*, 2ᵉ éd., Mountain View (Californie), Mayfield, 1996.)

Le facteur le plus important de la composition corporelle est le **pourcentage de graisse** par rapport au poids total. Prenons par exemple deux femmes qui mesurent 1,65 m et pèsent 59 kg. Le corps d'une de ces femmes, qui fait de la course à pied, peut être composé de 20 % de graisse comparativement à 40 % pour l'autre, qui est sédentaire. Selon la plupart des normes utilisées, ces femmes n'ont pas d'excès de poids. L'une d'elles a cependant un excès de graisse, et c'est justement l'excès de graisse (et non le poids total) qui nuit à la santé et au mieux-être. (Le labo 6.1B vous permettra d'évaluer votre pourcentage de graisse.)

Plusieurs méthodes permettent d'évaluer la composition corporelle, et elles sont décrites plus loin dans ce chapitre. Les plus précises sont basées sur le pourcentage de graisse, mais la plus utilisée — car facile à mesurer — est l'indice de masse corporelle (IMC), lequel tient compte de la taille et du poids. Le système canadien de classification du poids utilise l'IMC pour identifier les risques pour la santé reliés au poids. L'**excès de poids** se définit généralement comme la proportion du poids corporel qui dépasse le poids moyen recommandé pour jouir d'une bonne santé (poids déterminé à partir d'études démographiques réalisées à grande échelle). L'**obésité** correspond à un excès

de poids encore plus important. Le seuil d'obésité peut être défini à l'aide d'une mesure du poids corporel total ou par rapport au pourcentage de graisse (*voir* le tableau 6.1).

Notons enfin, bien que ce problème soit moins répandu, qu'une quantité insuffisante de graisse comporte également des risques pour la santé. Le désir de perdre du poids, même en visant la zone de poids santé, est tout aussi problématique que l'excès de poids.

L'excès de poids : un problème à la hausse

Le nombre d'individus en surpoids ou obèses ne cesse d'augmenter et les problèmes qui y sont associés sont également à la hausse. En 1987 au Québec, l'obésité touchait 9 % de la population de 15 ans et plus. Onze ans plus

Tableau 6.1 **Classification selon le pourcentage de graisse.**

Catégories	Pourcentage de graisse (%)	
	Femmes 20-39 ans	Hommes 20-39 ans
Essentiel	8-12	3-5
Faible/athlétique	13-20	6-7
Recommandé	21-32	8-19
Excès de poids	33-38	20-24
Obésité	≥ 39	≥ 25

Les valeurs de référence indiquées pour les catégories Recommandé, Excès de poids et Obésité sont fondées sur une étude liant les classifications par indices de masse corporelle établies par les National Institutes of Health à un taux de masse grasse estimé.

Sources : Gallagher, D. *et al.*, « Healthy Percentage Body Fat Ranges : An Approach for Developing Guidelines Based on Body Mass Index », dans l'*American Journal of Clinical Nutrition* 72, 2000, p. 694-701 ; American College of Sports Medicine, *ACSM's Resource Manual for Guidelines for Exercise Testing and Prescription*, 4ᵉ éd., Philadelphie, Lippincott, Williams et Wilkins, 2001.

Graisses essentielles Graisses nécessaires au fonctionnement normal de l'organisme.

Graisses de réserve Graisses accumulées dans le corps, servant principalement à fournir l'énergie nécessaire pour effectuer les activités quotidiennes.

Pourcentage de graisse Proportion de graisse dans le poids corporel total.

Excès de poids (synonymes : surpoids ou embonpoint) Partie du poids qui excède le poids moyen recommandé pour être en bonne santé. Pour l'Organisation mondiale de la santé, cela correspond à un IMC (kg/m²) de 25,0 à 29,9.

Obésité Important excès de poids caractérisé par une accumulation exagérée de graisse, soit plus de 24 % du poids corporel chez l'homme et plus de 33 % chez la femme. Pour l'Organisation mondiale de la santé, cela correspond à un IMC (kg/m²) de 30,0 et plus.

POUR EN **SAVOIR** PLUS

PEUT-ON ÊTRE GRAS ET EN FORME ?

Si une plus grande proportion de la population faisait de l'activité physique, les coûts de santé associés à l'obésité seraient grandement réduits. Il ne s'agit pas ici de minimiser les risques de l'obésité pour la santé, mais plutôt de souligner combien l'activité et la condition physiques peuvent les diminuer.

Dans l'extrait ci-dessus, tiré de la revue *President's Council on Physical Fitness and Sports Research Digest*, deux chercheurs concluent de leurs nombreuses années de recherches scientifiques que les adultes peuvent à la fois être gras et en forme.

L'obésité est reliée à plusieurs maladies et problèmes de santé graves. L'activité physique régulière peut aider à prévenir l'obésité. Et même quand elle n'apporte aucune modification de la composition corporelle, elle demeure d'une importance primordiale pour la santé. L'exercice contre plusieurs des effets pernicieux de l'obésité, même chez les individus qui conservent un excès de poids. Il améliore la tension artérielle, les taux de lipides et de sucres sanguins ainsi que la répartition des graisses ; il réduit les risques de diabète, de cardiopathie et de mort prématurée. Les recherches ont révélé que les personnes obèses actives avaient moins de problèmes de santé et vivaient plus longtemps que les gens sédentaires de poids normal.

Vaut-il mieux être actif ou en bonne condition physique pour mieux combattre les dangers de l'obésité ? Les résultats de nombreuses études montrent qu'être actif et en bonne condition physique importent tous deux — plus vous serez en forme et actif, moins vous risquez de mourir préma-

turément ou de souffrir de problèmes de santé. Des deux cependant, l'activité physique quotidienne semble contribuer davantage au maintien de la santé. Alors, tandis qu'on accède au mieux-être en réduisant sa masse grasse et en améliorant sa condition physique, on peut profiter de plusieurs bienfaits santé simplement en étant quotidiennement plus actif.

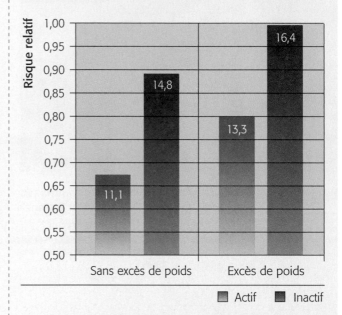

Risques de mortalité, activité physique et excès de poids.
Les valeurs au-dessus des barres indiquent les taux de mortalité par 1000 individus.

Sources : Katzmarzyk, P. T. *et al.*, « Physical Inactivity, Excess Adiposity, and Premature Mortality », dans *Obesity Reviews,* vol. 4, n° 4, 2003, p. 257-290 ; Blair, S.N., Y. Cheng et J.S. Holder, « Is Physical Activity or Physical Fitness More Important in Defining Health Benefits ? », dans *Medicine and Science in Sports and Exercise,* vol. 33 (Suppl.), p. S379-S399, 2001 ; Welk, G.J. et S.N. Blair, « Physical Activity Protects Against the Health Risks of Obesity », dans *President's Council on Physical Fitness and Sports Research Digest,* vol. 12, n° 3, 2000.

tard, en 1998, cette proportion était passée à 13 %. Durant cette même période, l'excès de poids est passé de 19 % à 28 % chez les 20 à 64 ans[1]. Au Canada, on considère que les flambées de surpoids et d'obésité constituent une épidémie[2]. On sait que la diminution de la pratique d'activités physiques et l'augmentation de l'apport en calories y sont pour beaucoup dans cette situation. En effet, la multiplication des ordinateurs personnels, des jeux vidéo et les déplacements en automobile ont favorisé la

sédentarité (les emplois sédentaires sont maintenant plus nombreux que ceux qui nécessitent une activité physique). Par ailleurs, les individus mangent aussi davantage.

Conséquences de l'obésité sur le mieux-être et la santé

Selon l'OMS (Organisation mondiale de la santé)[3], les conséquences de la forte hausse de cas d'obésité sur les

1. *Les problèmes reliés au poids au Québec : un appel à la mobilisation,* Groupe de travail provincial sur la problématique du poids (GTPPP), éditions ASPQ, octobre 2004.

2. Institut canadien d'information sur la santé, *Le surpoids et l'obésité au Canada, Une perspective de la santé de la population,* Ottawa, 2004.

3. Organisation mondiale de la santé, *Obésité : Prévention et prise en charge de l'épidémie mondiale,* série de rapports techniques, n° 894, Genève, OMS, 2000.

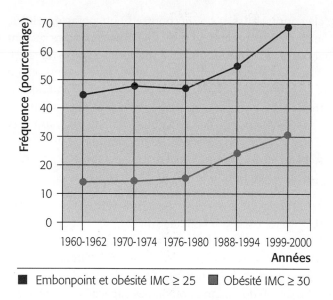

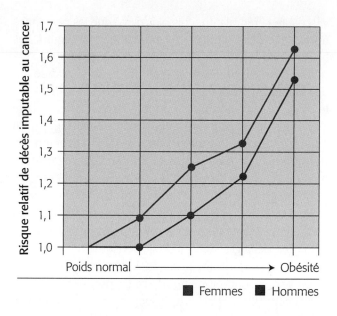

Figure 6.2 **Fréquence de l'excès de poids et de l'obésité chez les Américains.**

(*Source :* National Center for Health Statistics, *Health, United States,* Hyattsville, Maryland, 2003.)

Figure 6.3 **Poids corporel et décès imputables au cancer.**

Les taux de décès imputables au cancer sont considérablement plus élevés chez les hommes et les femmes obèses ou ayant un excès de poids. (*Source :* Calle, E. *et al.*, «Overweight, Obesity and Mortality From Cancer in a Prospectively Studied Cohort of U. S. Adults», dans le *New England Journal of Medicine*, vol. 348, n° 17, 2003, p. 1625-1638.)

maladies cardiovasculaires, le diabète de type II et le cancer (*voir* les figures 6.2 et 6.3) menacent de surcharger le système de santé. Selon les données disponibles, l'obésité pourrait avoir d'énormes répercussions économiques sur le système de santé du Canada. En 1999, on a estimé à 1,8 milliard de dollars les coûts directs de l'obésité (soins hospitaliers, services de médecins et d'autres professionnels de la santé, médicaments, autres soins de santé, recherche...). Et ce montant doublerait si l'on tenait compte des coûts indirects associés à la perte de productivité et aux limitations d'activité[4].

L'excès de graisse nuit au mieux-être général et à la santé, car il a un effet sur les maladies chroniques, sur la capacité de pratiquer des activités physiques et sur l'estime de soi.

Le risque de maladies chroniques et de décès prématuré Le taux de mortalité chez les personnes obèses est presque deux fois plus élevé que chez celles ayant un poids santé, et même un surpoids de léger à modéré augmente significativement le risque de mort

prématurée. L'obésité augmente dangereusement les complications métaboliques (hyperglycémie, hypertension, hypercholestérolémie, etc.) et elle est la cause d'insuffisance cardiaque et de mortalité cardiovasculaire. L'obésité accroît également le risque de mortalité découlant de plusieurs types de cancers. Les autres problèmes de santé liés à l'obésité sont la déficience immunitaire, l'apnée du sommeil, le dysfonctionnement érectile, la cholécystopathie (pierre à la vésicule biliaire), les complications en cours de grossesse, les maux de dos, l'arthrite et d'autres problèmes osseux et articulaires. On a également établi une corrélation entre l'excès de graisse et le diabète : l'incidence de diabète est trois fois plus élevée chez les personnes obèses que chez celles ayant un poids santé. D'ailleurs, la progression phénoménale des cas de diabète est en lien direct avec l'augmentation de l'obésité.

La localisation de la graisse est aussi un indicateur de santé très important. Les personnes dont l'excès de graisse a tendance à se loger dans la région abdominale (la forme «pomme») s'exposent à un risque de maladie coronarienne, d'hypertension, de diabète et d'accident

---

4. Birmingham, C.L., J.L. Muller, J.J. Spinelli et A.H. Anis, «The Cost of Obesity in Canada», *Journal de l'Association médicale canadienne*, vol. 160, n° 4, 1999, p. 483-488.

vasculaire cérébral deux fois plus élevé que les personnes dont l'excès de graisse se situe dans la région des hanches (la forme «poire»). Ce risque accru n'a pas été pleinement expliqué, mais il semble que la graisse abdominale soit plus facilement mobilisée et absorbée par le sang, ce qui entraînerait une hausse du pourcentage de lipides dans le sang susceptible d'être pathogène. En général, l'excès de graisse se situe dans la région abdominale chez les hommes et dans la région des hanches chez les femmes; les femmes dont la répartition des graisses correspond au modèle masculin sont exposées aux mêmes risques que les hommes. Il n'est pas nécessaire de faire de l'embonpoint pour que la localisation de la graisse corporelle constitue un facteur de risque. Cependant, les personnes considérées comme obèses selon leur indice de masse corporelle ne doivent pas négliger l'importance de la localisation de leur graisse corporelle : toutes les formes d'obésité ont de graves conséquences pour la santé.

La capacité de pratiquer des activités physiques   En général, les personnes faisant de l'embonpoint sont en moins bonne forme que les autres et ne possèdent pas la force, l'endurance et la flexibilité musculaires qui facilitent la réalisation d'activités quotidiennes. Elles font donc moins d'activités physiques parce que cela leur est plus difficile, et se privent ainsi d'un moyen efficace d'améliorer leur composition corporelle. Les activités axées sur l'endurance cardiorespiratoire et l'entraînement musculaire contribuent à la diminution des réserves de graisse et à l'augmentation de la masse maigre (*voir* la figure 6.4).

L'estime de soi   Chez les femmes, l'augmentation des cas d'anorexie, de boulimie et les diètes à répétition découlent de l'obsession de la minceur qu'entretient notre société. Chez les hommes, le désir d'être mince et musclé conduit aussi à des comportements néfastes. Hélas, les tentatives pour se sculpter un corps de rêve se soldent souvent par un échec et une mauvaise estime de soi. Il faut encourager les individus qui font face à ce problème à se prendre en charge, à se respecter et à adopter un mode de vie visant le mieux-être, car ce n'est sûrement pas en se privant de nourriture, en s'astreignant aux diètes «yo-yo», en faisant usage de substances chimiques, tels les stéroïdes anabolisants, ni même en recourant aux chirurgies esthétiques qu'ils y parviendront.

Un mieux-être pour la vie   Une composition corporelle saine est essentielle au mieux-être, et l'atteinte ou le maintien du poids santé a de nombreux avantages : augmentation de l'espérance de vie, diminution du risque de maladie cardiaque, de cancer, de diabète et de douleurs au dos, augmentation des capacités énergétiques et amélioration de l'estime de soi. Il faut se rappeler que la capacité de modifier sa composition corporelle dépend non seulement d'une saine alimentation et de la pratique d'activités physiques, mais aussi de facteurs héréditaires dont il faut tenir compte pour se fixer des objectifs réalistes.

Les problèmes associés à un très faible pourcentage de graisses corporelles

Le problème de l'insuffisance pondérale, bien que moins répandu que l'obésité, est également très grave. Les graisses essentielles étant nécessaires au fonctionnement de l'organisme, les professionnels de la santé considèrent généralement l'insuffisance de graisse — moins de 12 % chez les femmes et moins de 5 % chez les hommes — comme un risque pour la santé et le mieux-être.

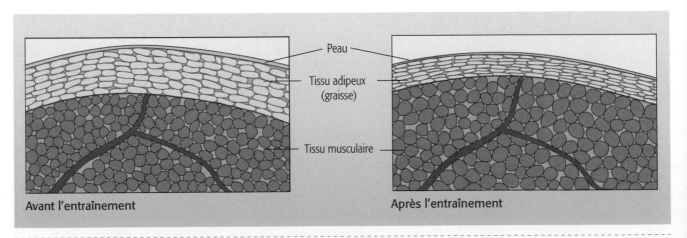

Figure 6.4   Effets de l'exercice sur la composition corporelle.
Les exercices d'endurance cardiorespiratoire et l'entraînement en musculation favorisent la réduction des graisses corporelles et l'augmentation de la masse musculaire.

L'extrême maigreur a été associée à des troubles des systèmes reproducteur, circulatoire et immunitaire. Les personnes extrêmement maigres sont prédisposées à la fatigue et à l'atrophie musculaire. Elles sont également plus sujettes aux troubles de l'alimentation. Chez les femmes, un trop faible pourcentage de graisse peut causer l'**aménorrhée** et une perte de densité osseuse (*voir* l'encadré intitulé «La triade de la femme athlète»). Maigreur et santé ne vont donc pas forcément de pair. Dans notre société obsédée par la minceur, le désir de perdre du poids amène trop souvent les gens à recourir à des solutions miracles sans se soucier vraiment de leur santé[5]. Il faudrait s'intéresser autant aux conséquences de l'insuffisance pondérale qu'à l'obésité.

LES **UNS** ET LES **AUTRES**

LA TRIADE DE LA FEMME ATHLÈTE

Beaucoup de jeunes filles et de femmes, victimes des pressions de leurs pairs et d'une société obsédée par l'apparence, aspirent à un idéal de minceur. Il résulte de cette quête de minceur un syndrome encore méconnu, mais de plus en plus répandu, qu'on appelle triade de la femme athlète.

La triade se compose de trois troubles interreliés : comportement alimentaire anormal et surentraînement menant à l'aménorrhée (arrêt des menstruations), puis à la réduction de la masse osseuse (ostéoporose prématurée). Non traitée, la triade peut entraîner une diminution de la capacité physique, accroître le nombre de fractures osseuses, troubler la fréquence cardiaque et le métabolisme, et même causer la mort.

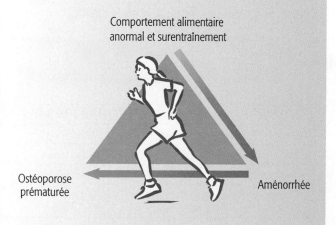

Comportement alimentaire anormal et surentraînement

Ostéoporose prématurée

Aménorrhée

ÉVALUATION DE LA COMPOSITION CORPORELLE

Pour évaluer la composition corporelle, il existe plusieurs moyens simples, peu coûteux et plus précis qu'un pèse-personne. Parmi les tests les plus utilisés, mentionnons l'indice de masse corporelle (IMC), la mesure des plis cutanés, l'impédance bioélectrique et les tests des circonférences. La validité et l'objectivité de ces méthodes peuvent cependant varier considérablement. Si on a le loisir de choisir son test, on devrait dans un premier temps opter pour le test des plis cutanés ou celui de l'impédance bioélectrique. De tous les tests retenus, ce sont eux qui offrent les meilleures validité et objectivité. Viennent ensuite le test des circonférences et l'indice de masse corporelle. Néanmoins, peu importe le test que vous utiliserez, ils permettent tous de vérifier adéquatement l'évolution de votre composition corporelle d'une période à l'autre.

Voici les tests que vous pourrez effectuer à la fin du chapitre pour évaluer votre composition corporelle :

- Labo 6.1A Indice de masse corporelle.
- Labo 6.1B Mesure des plis cutanés.
- Labo 6.1C Tour de taille.
- Labo 6.1D Ratio taille/hanches.
- Labo 6.1E Circonférences.

Outre votre composition corporelle, vous aurez à évaluer à quel stade de changement (*voir* le tableau 6.2) vous vous trouvez pour ce qui est de l'amélioration ou du maintien de votre composition corporelle, et définir votre processus de changement. Le labo 6.2 vous dirigera dans cette démarche. Vous trouverez des informations détaillées sur les différents stades et les processus de changement dans le chapitre 1.

Calcul de l'indice de masse corporelle

L'indice de masse corporelle (IMC) est l'indicateur le plus utilisé pour classer les risques de maladies associées

> **Aménorrhée** Absence ou fréquence irrégulière des menstruations, parfois liée à un faible pourcentage de graisse et à une intensité ou un rythme excessifs d'activités physiques.
>
> **Indice de masse corporelle (IMC)** Mesure du poids corporel associée au poids santé ; il résulte de la division du poids en kilogrammes par le carré de la taille en mètres.

---

5. *Les problèmes reliés au poids au Québec : un appel à la mobilisation*, Groupe de travail provincial sur la problématique du poids (GTPPP), éditions ASPQ, octobre 2004, p. 9.

au poids. Bien que plus précis que les chartes taille-poids des compagnies d'assurances, l'IMC comporte des limites. Cet indice classe l'obésité en fonction de la taille et du poids seulement et ne tient donc pas compte de la composition corporelle (masse grasse — masse maigre), ni de la localisation des graisses. Il se peut donc que ce ne soit pas un indicateur valable du risque chez les sujets musclés, chez les adultes naturellement très minces, chez les jeunes qui n'ont pas atteint leur plein potentiel de croissance (la limite inférieure d'âge étant fixée à 18 ans) et chez les personnes âgées. Si vous êtes de ces personnes, optez plutôt pour des mesures du pourcentage de graisse comme celle des plis cutanés, des circonférences ou de l'impédance bioélectrique.

De façon générale, l'IMC est facile à calculer et convient à la majorité des individus ; il rend compte assez fidèlement des risques de maladies attribuables au poids et les chercheurs y ont couramment recours. Un IMC inférieur à 18,4 indique un poids insuffisant, un IMC de 18,5 à 24,9 indique un poids normal, un IMC de 25,0 à 29,9 reflète un excès de poids et un IMC de 30,0 et plus est associé à l'obésité et à une augmentation des risques de maladies.

Pour obtenir votre IMC, divisez votre poids en kilos par le carré de votre taille en mètres. Par exemple, l'IMC d'une personne de 59 kilos et mesurant 1,60 m se calcule ainsi : $59 \text{ kg} \div (1,60 \text{ m})^2 = 23$. Selon le tableau 6.3, cet IMC correspond à un poids santé. Toutefois, si l'on combine l'IMC à la mesure du tour de taille de cette personne, qui est de 90 cm, le tableau montre que les risques de problèmes de santé s'en trouvent accrus.

Un IMC trop bas ou trop élevé est un facteur de risque reconnu pour plusieurs problèmes de santé (*voir* le tableau 6.4).

En juin 2000, de nouveaux paramètres relatifs à la classification des poids excessifs et de l'obésité ont été publiés[6]. Ils correspondent aux normes qu'utilisent plusieurs pays et l'Organisation mondiale de la santé. Selon ces paramètres, une personne a un excès de poids lorsque son IMC est égal ou supérieur à 25, et elle est obèse lorsque son IMC est égal ou supérieur à 30.

Évaluation du pourcentage de graisse

Pour évaluer la composition corporelle, il faut estimer le pourcentage de graisse. Seule l'autopsie, qui consiste à disséquer et à faire l'analyse chimique du corps, permet

Tableau 6.2 **Les stades de changement pour modifier ou maintenir sa composition corporelle.**

Stades de changement	Caractéristiques
1. Indifférence	Je ne manifeste aucun intérêt pour ma composition corporelle.
2. Réflexion	Je pense que je pourrais avoir une meilleure composition corporelle. Je vais probablement m'en occuper bientôt.
3. Planification	Je suis en train de planifier un programme d'entraînement ou d'alimentation qui va me permettre d'améliorer ou de maintenir ma composition corporelle.
4. Action	Je fais de l'entraînement et je surveille mon alimentation depuis moins de 6 mois afin d'améliorer ou de maintenir ma composition corporelle.
5. Maintien	Je fais de l'entraînement et je surveille mon alimentation assidûment depuis plus de 6 mois afin d'améliorer ma composition corporelle.

Tableau 6.3 **Risques de problèmes de santé selon l'IMC et selon le tour de taille en lien avec l'IMC.**

Classification	IMC (kg/m²)	Niveau de risque	Tour de taille et IMC			
			Hommes		Femmes	
			≤ 102 cm	> 102 cm	≤ 88 cm	> 88 cm
Poids insuffisant	≤ 18,4	Risque accru				
Poids normal	18,5-24,9	Moindre risque	Moindre risque	Risque accru	Moindre risque	Risque accru
Excès de poids	25,0-29,9	Risque accru	Augmente	Élevé	Augmente	Élevé
Obésité classe I	30,0-34,9	Risque élevé	Risque élevé	Risque très élevé	Risque élevé	Risque très élevé
Obésité classe II	35,0-39,9	Risque très élevé	Risque très élevé	Risque très élevé	Risque très élevé	Risque très élevé
Obésité classe III	≥ 40,0	Risque extrêmement élevé	Risque extrêmement élevé	Risque extrêmement élevé	Risque extrêmement élevé	Risque extrêmement élevé

Source : Adapté du National Heart, Lung, and Blood Institute, *Clinical Guidelines on the Identification, Evaluation, and Treatment of Overweight and Obesity in Adults : The Evidence Report*, Bethesda (Maryland), National Institutes of Health, 1998 ; Organisation mondiale de la santé, *Obésité : Prévention et prise en charge de l'épidémie mondiale*, série de rapports techniques, n° 894, Genève, OMS, 2000.

6. Organisation mondiale de la santé, *Obésité : Prévention et prise en charge de l'épidémie mondiale*, série de rapports techniques, n° 894, Genève, OMS, 2000.

Tableau 6.4	Quelques problèmes de santé reliés au poids.	

Excès de poids/obésité	Poids insuffisant*
Diabète de type II	Malnutrition
Lipidémie anormale	Ostéoporose
Hypertension	Infertilité
Maladies coronariennes	Diminution de la fonction immunitaire
Maladies de la vésicule biliaire	
Apnée obstructive du sommeil	
Certains types de cancer	

* Peut être un signe de troubles alimentaires ou d'une autre maladie sous-jacente.

d'établir directement quel pourcentage du poids corporel est constitué de graisse. On dispose heureusement de méthodes moins radicales, dont l'une des plus précises est la pesée hydrostatique. Les autres techniques comprennent entre autres la mesure des plis cutanés, le système Bod Pod et l'impédance bioélectrique. Toutes ces méthodes présentant une marge d'erreur, il ne faut pas trop focaliser sur une valeur précise. Si vous avez l'intention de suivre l'évolution de votre composition corporelle dans le temps, assurez-vous d'utiliser la même méthode à chaque évaluation. Le tableau 6.1 présente les valeurs estimées correspondant à un sain pourcentage de graisse.

Le tour de taille Dans la classification des risques d'un excès de poids et de l'obésité pour la santé, on tient de plus en plus compte de la circonférence de la taille. Comme on l'a vu, un excès de graisse dans la région abdominale est plus nocif pour la santé, puisque la graisse est plus rapprochée d'organes vitaux comme le cœur, le foie et les intestins. Lorsque la graisse est accumulée dans les bras ou les jambes, elle est moins nocive pour la santé.

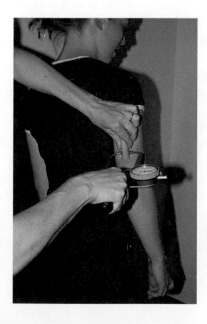

Il est important d'utiliser la technique appropriée pour mesurer les plis cutanés. Effectuez plusieurs mesures de chaque point pour plus de précision.

Un tour de taille supérieur à 88 cm chez les femmes et à 102 cm chez les hommes est associé à des risques élevés de maladies chroniques. Pour évaluer votre tour de taille, faites le labo 6.1C.

Le ratio taille/hanches Le test du ratio taille/hanches permet de localiser les graisses en établissant un rapport entre le tour de taille et celui des hanches. Ainsi, lorsqu'on divise le tour de taille d'un homme de 20 ans par le tour de ses hanches et que le résultat est supérieur à 0,94, on peut affirmer que sa forme taille/hanches est très à risque pour sa santé. Toutefois, avant de porter un jugement définitif, il est prudent d'associer ce résultat à une mesure plus précise du pourcentage de graisse (plis cutanés ou impédance bioélectrique) afin de ne pas faire d'erreur d'interprétation. En effet, il est possible qu'une personne très maigre ait une taille et des hanches de la même circonférence et qu'elle donne ainsi l'impression d'avoir un ratio à risque pour la santé, bien que ce ne soit pas le cas. Pour évaluer votre ratio taille/hanches, faites le labo 6.1D.

On peut illustrer ce ratio taille/hanches en disant que les personnes ayant la forme «pomme» (l'excès de graisse se loge dans la région abdominale) sont plus exposées aux maladies cardiovasculaires, à l'hypertension, au diabète et à un accident vasculaire cérébral que celles qui ont la forme «poire» (l'excès de graisse se trouve dans la région des hanches).

La pesée hydrostatique La pesée hydrostatique (sous l'eau) est la norme qui sert à d'autres techniques, dont la mesure des plis cutanés. Suivant cette méthode, l'individu est immergé et pesé sous l'eau. Ses pourcentages de graisse et de masse maigre sont calculés à partir de la densité corporelle. Comme les muscles ont une plus haute densité dans l'eau que la graisse ($1,1$ g/cm^3 pour la masse maigre, $0,91$ g/cm^3 pour la graisse et 1 g/cm^3 pour l'eau), les personnes grasses ont tendance à flotter et à peser moins sous l'eau, alors que c'est l'inverse pour les personnes maigres. Si vous désirez obtenir une bonne évaluation de votre composition corporelle, optez pour la pesée hydrostatique.

La mesure des plis cutanés La mesure des plis cutanés est une façon simple, peu coûteuse et efficace d'évaluer la composition corporelle en établissant un rapport entre l'épaisseur des plis cutanés en différents points du corps et des calculs du pourcentage de graisses corporelles. On procède à la mesure des plis cutanés en utilisant un **adiposomètre**, qui comporte une paire de pinces graduées à ressort.

Adiposomètre Instrument de mesure sensible à la pression comportant deux pinces ajustables pour déterminer l'épaisseur des plis cutanés.

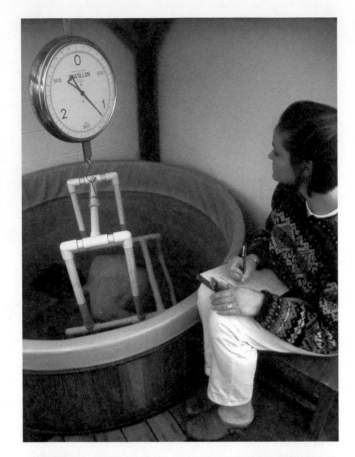

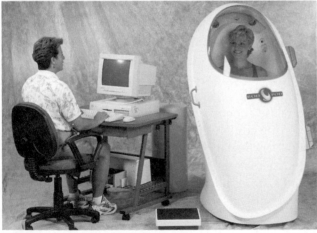

La pesée hydrostatique (photo du haut) permet de calculer le pourcentage de graisse à partir de la densité corporelle ; les muscles ayant une plus haute densité que l'eau, les personnes plus musclées pèsent relativement plus sous l'eau. Le système Bod Pod (photo du bas) mesure le déplacement de l'air, ce qui peut servir à calculer le pourcentage de graisse.

Pour prendre des mesures précises, il faut être expérimenté et avoir l'habitude de se servir de l'adiposomètre. Pour plus de précision, il est bon de prendre plusieurs mesures de chaque point du corps. Puisque le volume d'eau dans le corps humain varie selon les moments de la journée, la mesure des plis cutanés donnera souvent des résultats différents selon qu'on l'effectue le matin ou le soir.

Si vous refaites les mesures à intervalles réguliers pour observer les modifications de votre composition corporelle, veillez à mesurer les plis cutanés au même moment de la journée. Pour évaluer vos plis cutanés, reportez-vous au labo 6.1B.

Le système Bod Pod Le système Bod Pod est une petite nacelle contenant des senseurs informatisés qui mesurent la composition corporelle par le déplacement de l'air plutôt que par le déplacement de l'eau. Il détermine le pourcentage de graisse en calculant la quantité d'air déplacé par la personne assise dans la nacelle. Beaucoup de gens préfèrent ce court test de cinq minutes à la pesée hydrostatique, parce qu'il est plus pratique et presque aussi exact.

La mesure des circonférences La mesure des circonférences permet d'estimer avec une assez bonne précision la densité corporelle ou le pourcentage de graisse, sans avoir recours à de l'équipement de laboratoire très sophistiqué. Il suffit de mesurer, à l'aide d'un ruban, la circonférence de différentes régions anatomiques et de transposer les résultats obtenus dans une équation qui permettra de déterminer le pourcentage de graisse. Ce test est très utile pour connaître la répartition des graisses corporelles. De plus, si vous suivez un régime amaigrissant, il vous donnera une information pertinente sur la perte ou le gain de circonférence dans certaines régions. Il faut cependant vous assurer de choisir la formule qui correspond à votre sexe et à votre groupe d'âge. C'est un test qui ne convient pas très bien aux personnes qui font beaucoup de musculation. En effet, il a tendance à confondre assez facilement une augmentation de volume musculaire avec une augmentation de graisse. Pour évaluer votre pourcentage de graisse à partir des circonférences, faites le labo 6.1E.

L'impédance bioélectrique La technique de l'impédance bioélectrique consiste à faire passer un léger courant électrique dans le corps et à mesurer la résistance de l'organisme à ce courant. Les tissus maigres, où se concentre la plus grande partie de l'eau, sont de bons conducteurs d'électricité, tandis que la graisse ne l'est pas. Donc, la résistance au courant électrique dépend de la quantité de tissus maigres dans le corps (plus la résistance est faible, plus la masse maigre est élevée) et peut servir à évaluer le pourcentage de graisse. L'analyse de l'impédance bioélectrique est assez exacte pour la plupart des gens. Pour prévenir les erreurs, il est important de bien suivre les instructions du fabricant de l'appareil de mesure et d'éviter la surhydratation ou la sous-hydratation (plus ou moins d'eau dans le corps que normalement). Comme les lectures varient selon les appareils de mesure, utilisez le même instrument pour comparer vos mesures d'une fois à l'autre.

ÉVALUATION DU POIDS SANTÉ

La première chose à faire lorsque des tests révèlent qu'il vaut mieux réduire son pourcentage de graisse, c'est de se fixer un objectif. Optez pour un pourcentage de graisse ou un IMC qui corresponde à une bonne santé. Assurez-vous que votre objectif est réaliste. Les possibilités de modifier votre composition corporelle peuvent être limitées par des facteurs génétiques. Rappelez-vous que, malgré tous les efforts, peu de gens réussiront à se sculpter un corps de mannequin ou de culturiste. Tous peuvent cependant améliorer leur composition corporelle grâce à un programme régulier d'activités physiques et à une alimentation saine.

Après avoir fixé votre objectif, calculez le poids corporel que vous voulez atteindre. Sans être une mesure d'évaluation précise de la composition corporelle, le poids corporel est utile pour évaluer vos progrès. Si vous perdez peu de poids tout en faisant de l'activité physique, il est probable que le pourcentage de graisse diminue et que la masse musculaire augmente.

En recourant au pourcentage de graisse ou à l'IMC, la plupart des individus réussissent à se fixer un poids santé relativement précis. Toutefois, il faut se montrer prudent devant un poids santé calculé par une formule, car les facteurs individuels liés à la génétique, à la culture et au mode de vie sont également importants. C'est à vous qu'il revient de décider si le poids corporel que vous voulez atteindre est sain, réaliste et conforme à vos objectifs, et si vous pourrez le maintenir.

LES FACTEURS QUI CONTRIBUENT À UN EXCÈS DE POIDS

Pourquoi certaines personnes deviennent-elles obèses alors que d'autres restent minces ? Des recherches montrent que les problèmes de poids sont attribuables, entre autres, à des facteurs génétiques et physiologiques. Mais des facteurs psychologiques, culturels et sociaux jouent également un rôle.

Facteurs génétiques et environnementaux

L'obésité s'explique par des facteurs génétiques et environnementaux. Certains gènes influent sur la taille et la forme du corps, la répartition des graisses corporelles et le métabolisme. Des facteurs génétiques influent aussi sur

le rythme du gain de poids par suite d'une suralimentation et sur l'endroit où se logent les graisses. Les enfants dont le père et la mère ont un surplus de poids sont deux fois plus susceptibles de faire de l'embonpoint que ceux dont un seul des parents a un excès de poids. Des études comparatives portant sur des enfants adoptés et leurs parents biologiques ont révélé que le poids de ces enfants se rapprochait plus de celui de leurs parents biologiques que de celui de leurs parents adoptifs, ce qui confirme que le facteur génétique est déterminant. On estime que 25 % à 40 % des variations de l'IMC entre diverses personnes sont attribuables à des facteurs génétiques.

L'importance des facteurs héréditaires n'élimine pas celle des facteurs environnementaux. Les enfants de parents obèses ne deviennent pas tous obèses, et il y a des parents de poids normal dont les enfants ont un excès de poids. L'alimentation et l'activité physique expliquent bien souvent cette différence. Ainsi, la propension à devenir obèse peut être héréditaire, mais elle est aussi influencée par des facteurs environnementaux.

Il est vrai que certaines personnes ont plus de difficulté que d'autres à perdre du poids et à ne pas le regagner. Cependant, en faisant plus d'activité physique et en surveillant davantage leur alimentation, ces personnes peuvent déjouer l'hérédité et maintenir un poids santé. Dans ce domaine comme dans beaucoup d'autres, le mode de vie est fondamental.

Facteurs physiologiques

Le métabolisme est le facteur physiologique clé dans le contrôle des graisses et du poids corporels ; les hormones jouent un rôle important dans ce processus. La spirale des diètes est un autre facteur physiologique qui contribue au développement de l'obésité.

Le métabolisme et la balance énergétique Le métabolisme est l'ensemble des transformations physiques et chimiques qui ont lieu dans l'organisme. La plus importante composante du métabolisme, le **métabolisme de repos**, correspond à la dépense énergétique nécessaire au maintien des fonctions vitales. Comme le montre la figure 6.5, la dépense énergétique au repos compte pour 55 % à 75 % de la dépense énergétique quotidienne, alors que l'énergie nécessaire à la digestion oscille entre 5 % et 15 %. Le reste de la dépense énergétique quotidienne est attribuable aux activités physiques, ce qui constitue le facteur le plus variable chez l'humain.

On l'a dit : l'hérédité et les comportements ont une incidence certaine sur le métabolisme. Ainsi, le métabolisme de repos des hommes est plus élevé que celui des femmes, parce que leur masse musculaire est supérieure à celle des femmes et que ces tissus ont une activité métabolique supérieure à celle des graisses. Par ailleurs, l'activité métabolique dépend aussi du bagage génétique de chacun. Une personne ayant une activité métabolique élevée au repos dépense plus d'énergie au repos et peut donc absorber davantage de calories sans gagner de poids.

En plus de brûler des calories, l'activité physique régulière fait augmenter la masse maigre et, du même coup, le métabolisme de repos, haussant ainsi la dépense totale de l'organisme. Or, plus cette dépense énergétique est grande, plus on peut manger sans engraisser.

Dans la **balance énergétique**, les deux facteurs qui dépendent de l'individu sont la quantité d'énergie absorbée (dans les aliments) et la quantité de calories dépensées lors d'une activité physique. On voit donc que l'activité physique est un élément essentiel d'un programme efficace de contrôle du poids à long terme.

Les hormones Les hormones jouent un rôle important dans l'accumulation de la graisse corporelle, particulièrement chez les femmes. Les changements hormonaux qui surviennent à la puberté, durant la grossesse et à la ménopause participent à l'augmentation et à la répartition des dépôts de graisse. Par exemple, à la puberté, les hormones enclenchent le développement des caractères sexuels secondaires : grossissement des seins, élargissement des hanches et ajout d'une couche de graisse sous la peau. Cette augmentation de la graisse à la puberté est normale et saine.

La leptine est une des hormones que l'on croit liées à l'obésité. Sécrétée par les cellules graisseuses de l'organisme, la leptine est acheminée au cerveau, où elle semble rendre compte de l'état des réserves en graisses du corps. Ainsi informé, le cerveau peut réguler l'appétit et le taux de métabolisme en conséquence. Certains cas d'obésité découlent entièrement ou principalement d'un dysfonctionnement hormonal, mais ils sont rares. Les choix de mode de vie expliquent la plus grande partie des écarts de poids ou de composition corporelle entre les individus.

Spirale des diètes On a avancé l'hypothèse que les diètes à répétition, où se succèdent pertes et gains de poids (diètes dites « yo-yo »), sont nuisibles au contrôle du poids et à la santé en général. Lorsqu'il y a une perte de poids à la suite d'une diète, il y a inévitablement une perte musculaire. La masse musculaire est un déterminant important du métabolisme de base ; elle constitue en quelque sorte la « fournaise du corps », car les muscles utilisent beaucoup d'énergie. La réduction de

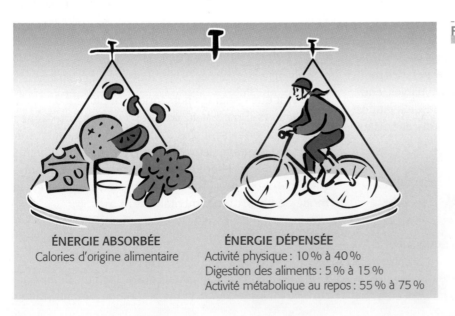

ÉNERGIE ABSORBÉE
Calories d'origine alimentaire

ÉNERGIE DÉPENSÉE
Activité physique : 10 % à 40 %
Digestion des aliments : 5 % à 15 %
Activité métabolique au repos : 55 % à 75 %

Figure 6.5 **La balance énergétique.** Pour maintenir son poids, il faut dépenser autant de calories que l'on en absorbe.

la masse musculaire entraîne donc une diminution du métabolisme de base. Il y a alors une utilisation plus efficiente de la nourriture absorbée : l'organisme emmagasine les calories fournies par les aliments, dans le but de défendre la zone de poids naturel. Après une diète, lorsque le poids est repris, il s'agit principalement de graisse et non de muscle, ce qui diminue dans certains cas les besoins en énergie, favorisant ainsi le gain de poids. L'escalade dans l'utilisation des méthodes amaigrissantes est contre-productive. En plus de rompre avec le plaisir de manger, ces méthodes ne solutionnent pas le problème, mais semblent, au contraire, l'accroître d'une tentative à l'autre.

Facteurs liés au mode de vie

Certains facteurs génétiques et physiologiques peuvent prédisposer à l'excès de poids, mais ils ne suffisent pas à expliquer l'augmentation du taux d'obésité au Canada. Depuis une trentaine d'années, de nombreuses transformations sociales ont amené les individus à adopter un mode de vie plus sédentaire et à modifier leurs habitudes alimentaires. Ainsi, au-delà des choix personnels, les comportements sont tributaires de la société que nous avons créée[7].

L'alimentation Les Canadiens ont accès à une foule d'aliments savoureux et riches en calories, et beaucoup ont des habitudes alimentaires qui favorisent la prise de poids. La plupart des adultes ayant un excès de poids reconnaissent qu'ils mangent plus d'aliments riches en graisses, en sucres et en calories qu'ils ne devraient.

De nos jours, nous comptons davantage sur la restauration minute et sur les repas préparés en industrie. Les portions que servent les restaurants sont d'ordinaire très copieuses, tandis que les aliments qui les composent sont généralement hautement raffinés, riches en sucres et en gras, pauvres en fibres et très caloriques. Des études montrent invariablement que les gens sous-évaluent de 25 % la taille de leurs portions.

Selon le Centre pour le contrôle et la prévention des maladies, l'apport quotidien moyen des Canadiens s'est accru de 100 à 300 Cal depuis 20 ans. Et comme le niveau d'activité physique a diminué durant cette période, il y a maintenant beaucoup plus de Canadiens souffrant d'un excès de poids. Nous décrirons plus loin dans le pré-sent chapitre les saines habitudes alimentaires qui permettent de bien contrôler son poids.

L'activité physique On peut constater le déclin du niveau d'activité physique des Canadiens dès l'enfance et durant tout le cycle de vie. La plupart des adultes vont au travail en voiture, ils sont assis à longueur de journée et se détendent, le soir, devant le téléviseur. Durant leurs temps libres, enfants et adultes naviguent dans Internet, jouent à des jeux électroniques ou regardent la télé plutôt que de se promener à bicyclette ou faire du sport. Une étude a révélé que 60 % des excès de poids peuvent être attribués à trop de visionnement télé. Toutes les innovations, de même que la réorganisation du travail et le mode de vie qu'elles ont engendrés, ont donc eu pour effet de réduire considérablement l'énergie physique investie dans les tâches quotidiennes et, conséquemment, de favoriser un gain de poids.

Facteurs psychologiques Pour beaucoup de gens, manger est un moyen de composer avec le stress et les émotions négatives. La nourriture devient alors un exutoire à l'isolement, à la colère, à l'ennui, à l'anxiété, à la honte, à la tristesse ou à l'inadaptation. Ils s'en servent pour se remonter le moral, se revigorer et compenser leur faible estime d'eux-mêmes. Lorsque la nourriture joue le rôle de soupape, les épisodes d'alimentation excessive et d'autres troubles de comportement alimentaire suivent.

Facteur socioéconomique Il y a une forte corrélation entre l'obésité et la situation socioéconomique : plus le revenu est élevé, moins il y a d'obésité. Chez les gens à faible revenu, ce sont davantage les femmes qui sont obèses ; c'est l'inverse lorsque le revenu est élevé. Cela s'explique peut-être par une plus grande préoccupation pour la minceur chez les femmes ayant un revenu élevé, de même que par des choix différents concernant l'alimentation.

Métabolisme de repos Énergie requise (en calories) pour maintenir les fonctions vitales de l'organisme, dont la respiration, la fréquence cardiaque, la température corporelle et la tension artérielle, lorsque l'organisme est au repos.

Balance énergétique Équilibre entre la quantité d'énergie absorbée et la quantité de calories dépensées lors d'une activité physique.

---

7. *Les problèmes reliés au poids au Québec : un appel à la mobilisation*, groupe de travail provincial sur la problématique du poids (GTPPP), éditions ASPQ, octobre 2004.

PARTIE 2
Le contrôle du poids

Selon de nombreuses recherches, la plupart des problèmes de poids seraient attribuables au mode de vie. Il ressort par ailleurs que les diètes à la mode et autres solutions miracles sont parfaitement inefficaces lorsqu'il s'agit de perdre du poids et de maintenir son poids santé.

UN MODE DE VIE SAIN

Perdre du poids et ne pas le reprendre nécessite l'adoption d'un mode de vie dans lequel une saine alimentation et l'activité physique occupent une place prépondérante.

L'alimentation et les habitudes alimentaires

L'alimentation désigne les aliments que l'on consomme chaque jour. Chacun a des habitudes alimentaires qui lui sont propres. Il est important d'avoir une alimentation saine qui comble les besoins de l'organisme en énergie et en éléments nutritifs tout en procurant du plaisir.

Nombre total de calories Pour maintenir son poids, on doit dépenser autant de calories que l'on en consomme (reportez-vous à la balance énergétique illustrée à la figure 6.5). Pour perdre du poids, on doit diminuer l'apport en calories, augmenter la dépense de calories, ou faire les deux à la fois.

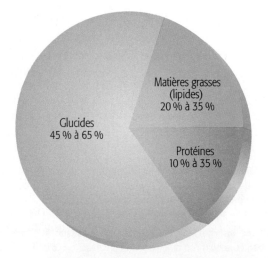

Figure 6.6 **Répartition recommandée des sources d'énergie dans l'alimentation pour les 19 ans et plus.** (*Source*: Santé Canada, *Les apports nutritionnels de référence*, 2005. Reproduit avec l'autorisation du Ministre des Travaux publics et Services gouvernementaux Canada, 2006).

DES RAISONS DE **CHANGER** !

Réussir à contrôler son poids, c'est un projet de vie et non un effort ponctuel. Pour vous aider à vous motiver et à maintenir une attitude positive, donnez-vous des objectifs réalistes et utilisez des stratégies efficaces de contrôle du poids. Tenez compte de ce que vous mangez actuellement et des activités physiques que vous pratiquez, et évaluez ce que vous pouvez faire mieux ou autrement. Faites des choix sains, mangez moins de gras, moins de sucre, plus de fruits et de légumes et dépensez-vous un peu plus chaque jour. Entourez-vous de partenaires pour soutenir votre motivation à être actif et vous encourager. N'oubliez pas de récompenser vos efforts!

La meilleure méthode pour perdre du poids consiste sans doute à augmenter son activité physique et à réduire légèrement son apport en calories. Évitez les diètes trop restrictives, car vous avez besoin d'une quantité d'aliments suffisante pour combler les besoins de votre organisme en énergie et en éléments nutritifs (*voir* la figure 6.6).

Nombre de portions Un apport de calories trop élevé est étroitement lié au nombre de portions. La plupart des gens sous-estiment la quantité d'aliments qu'ils consomment. Pour bien contrôler votre poids, suivez les recommandations du *Guide alimentaire canadien* en ce qui a trait à la taille et au nombre de portions (consultez le chapitre 7). Dites-vous bien qu'il est généralement beaucoup plus facile de modifier le nombre de portions que de comptabiliser toutes les calories absorbées.

Densité calorique Les experts recommandent aussi de prêter attention à la «densité calorique» des aliments, c'est-à-dire au nombre de calories par gramme. Les études tendent à montrer que ce n'est pas la quantité de gras ou de calories contenue dans les aliments que l'on ingère qui soulage la faim et mène à la satiété et à la satisfaction, mais plutôt le poids de nourriture que l'on absorbe. Les aliments dont la densité calorique est faible ont plus de volume et de masse — autrement dit, ils sont relativement lourds, mais contiennent peu de calories. Par exemple, pour un apport de 100 Cal, vous pourriez consommer 21 minicarottes ou 4 bretzels; il y a plus de chances que vous vous sentiez repu après avoir mangé les carottes parce qu'elles pèsent 10 fois plus que la portion de bretzels (283 grammes par rapport à 28,3 grammes).

Pour réduire l'apport en calories et vous sentir quand même repu, vous devez donc préférer les aliments à faible densité calorique. Les fruits et légumes frais, qui contiennent beaucoup d'eau et de fibres alimentaires, ont une faible densité calorique, tout comme les aliments complets. La viande, la crème glacée, les croustilles, les croissants, les craquelins, les biscuits et gâteaux sont des exemples d'aliments à haute densité calorique. Pour réduire la densité calorique de votre alimentation, considérez les stratégies suivantes :

■ Mangez des fruits au déjeuner et comme dessert.

■ Mettez plus de légumes dans vos sandwiches, ragoûts, mets sautés, pizzas, plats de pâtes et fajitas.

■ Commencez vos repas par un bol de soupe à base de bouillon ; ajoutez une salade verte ou une salade de fruits.

■ Pour la collation, préférez les fruits ou les légumes frais aux craquelins, croustilles ou autres aliments à haute densité calorique.

■ Réduisez la taille de vos portions d'aliments à haute densité calorique comme le beurre, la mayonnaise, le fromage, le chocolat, les viandes grasses, les croissants et les casse-croûte contenant de la friture ou une haute teneur en sucres ajoutés (y compris les produits allégés en matières grasses).

Lipides (matières grasses) Les lipides ou matières grasses sont une composante importante d'un régime santé. Un apport en matières grasses de 20 % à 35 % du nombre total de calories quotidiennes est indispensable pour obtenir certains éléments nutritifs essentiels dans un régime alimentaire équilibré. En plus d'être une source d'énergie privilégiée, les lipides permettent notamment à notre organisme de fabriquer les cellules et aident au bon fonctionnement du cerveau. Il faut cependant éviter toute surconsommation d'aliments riches en matières grasses puisque les calories provenant des lipides se transforment plus facilement en graisses corporelles que celles provenant des protéines ou des glucides et qu'elles peuvent être mauvaises pour la santé.

La grande famille des lipides est composée de quatre types d'acides gras : les polyinsaturés, les monoinsaturés, les saturés et les trans. Les gras saturés et trans tendent à accroître le risque de maladies cardiaques en augmentant le mauvais cholestérol dans le sang (LDL) et en diminuant le bon (HDL). On les retrouve, par exemple, dans le gras de la viande et du lait d'animaux ruminants. Les craquelins, biscuits, beignes, pâtisseries, muffins, frites et aliments panés peuvent contenir jusqu'à 45 % de gras trans. Pour réduire l'apport de ce type de gras, il est recommandé de remplacer ces aliments par des fruits et des légumes, du pain et des céréales à grains entiers, des pois, des fèves, des lentilles et des noix.

Par ailleurs, les gras monoinsaturés et polyinsaturés (oméga-3 et oméga-6) peuvent aider au fonctionnement du cerveau, du système cardiovasculaire, à la stabilisation du système hormonal et à la régulation des processus inflammatoires. Comme ces gras ne peuvent être fabriqués par l'organisme, il faut les puiser dans différents aliments. Les principales sources d'oméga-3, qui

CONSEILS **PRATIQUES**

COMMENT REPÉRER LES CALORIES CACHÉES

Voici quelques aliments qui contiennent plus de calories qu'il n'y paraît.

■ *Les produits «allégés»* Les entreprises du secteur de l'alimentation remplacent souvent les graisses par des sucres. C'est pourquoi un grand nombre d'aliments contenant peu ou pas de matières grasses comptent autant ou plus de calories que les mêmes aliments avec matières grasses. Lisez bien les étiquettes.

■ *Les boissons gazeuses* Dans une boisson gazeuse de 375 ml, il y a beaucoup de sucres ajoutés et environ 150 à 200 Cal. Buvez plutôt de l'eau.

■ *L'alcool* L'alcool contient 7 Cal par gramme. Un verre de vin fournit environ 100 Cal, une bière, environ 150. Faites l'essai des boissons peu ou non alcoolisées et de celles à faible teneur en calories.

■ *Les jus de fruits, les boissons fruitées et les limonades* Une tasse de jus comprend le jus de plusieurs fruits et contient donc davantage de calories qu'un fruit entier (une tasse de jus d'orange contient environ 110 Cal comparativement à 65 pour une orange). Les boissons fruitées et les limonades contiennent souvent beaucoup de sucres ajoutés, mais peu d'éléments nutritifs. Il est préférable de boire du jus plutôt que des boissons fruitées et des limonades ; de plus, il vaut mieux boire les jus en petites quantités et choisir plutôt des fruits entiers.

■ *Les muffins* Les muffins sont souvent très gros, ils contiennent beaucoup de matières grasses et renferment de 300 à 500 Cal. Il est préférable de les remplacer par du pain à grains entiers, des céréales, des bagels ou des muffins anglais.

■ *Les condiments* Le beurre, la margarine, la mayonnaise et les vinaigrettes contiennent tous environ 100 Cal par cuillerée à soupe, tandis que les confitures et les gelées en contiennent à peu près 50. La crème, la crème sure, le sucre, les sirops et le miel sont aussi très riches en calories. Il vaut mieux limiter sa consommation de sources concentrées de matières grasses et de sucres et adopter les produits laitiers partiellement ou entièrement écrémés ainsi que les vinaigrettes à faible teneur en calories. Ayez recours aux fines herbes, aux épices, au jus de citron, à la moutarde ou aux sauces piquantes pour rehausser le goût des aliments.

Sources : Adapté de «Hidden Calories», *Mayo Clinic Health Letter*, septembre 1997 ; U.S. Department of Agriculture, Center for Nutrition Policy and Promotion, *The Food Guide Pyramid*, Home and Garden Bulletin, n° 252, 1996.

devraient fournir de 0,6 % à 1,2 % du total des lipides absorbés, sont les huiles et les graines de tournesol, de noix de Grenoble, d'olive, les poissons (le thon, la sardine, le saumon, le flétan, le maquereau), etc. Les principales sources d'oméga-6, qui devraient fournir de 5 % à 10 % du total des lipides absorbés, sont l'huile de pépins de raisin, de tournesol, de noix, de maïs, les margarines au tournesol, la spiruline, les graines de tournesol, les œufs entiers, le beurre, l'huile de foie de morue, la graisse d'animaux.

Glucides Selon la plupart des experts, notre apport quotidien en calories devrait comprendre entre 45 % et 65 % de glucides provenant surtout des produits de grains entiers, des légumes, des fruits et d'autres aliments riches en fibres alimentaires. Les Canadiens tirent présentement la majorité de leurs glucides d'aliments riches en glucides raffinés, en sucres ajoutés et en amidons facilement digestibles — boissons gazeuses et boissons sucrées aux fruits, riz blanc, pommes de terre, de même que pains, céréales et collations faits de céréales raffinées. Ces aliments sont généralement riches en calories et pauvres en fibres alimentaires et en nutriments essentiels. De plus, ils font souvent grimper en flèche les niveaux glycémique et insulinique, phénomène qui influe sur l'appétit et est lié au développement des maladies cardiovasculaires et du diabète de type II.

On parvient plus rapidement à satiété en mangeant des aliments riches en grains entiers et en fibres alimentaires. Ces aliments, qui contiennent généralement moins de calories, de graisses saturées et de sucres ajoutés, sont donc tout indiqués dans une alimentation axée sur le contrôle du poids. Ils aident aussi à maintenir des niveaux glycémique et insulinique normaux et réduisent le risque de maladies cardiovasculaires et de diabète. Lorsqu'on se préoccupe de son poids et de sa santé en général, on a avantage à opter pour un régime alimentaire riche en glucides complexes provenant de céréales à grains entiers, de légumes et de fruits, et à réduire sa consommation de féculents comme les pommes de terre. Évitez les modes de cuisson comme la friture et limitez votre consommation de glucides raffinés, de garnitures à forte teneur lipidique et de sucres ajoutés (particulièrement les boissons gazeuses, les boissons aux fruits et les desserts sucrés).

Protéines La consommation de protéines dans les pays industrialisés dépasse amplement les apports recommandés, soit 10 % à 35 % des calories quotidiennes. La majorité des individus n'a donc aucunement besoin de suppléments alimentaires riches en protéines, d'autant plus que les protéines dont l'organisme ne se sert pas pour construire ou réparer les tissus corporels seront emmagasinées sous forme de graisses. Les aliments riches en protéines sont souvent riches en lipides ; or, une alimentation riche en lipides et en protéines est à l'origine de plusieurs problèmes de santé graves.

Des repas légers et fréquents Un autre moyen de contrôler son poids consiste à prendre des repas légers et fréquents — soit au moins trois par jour, plus quelques collations au besoin — selon un horaire régulier. Sauter des repas crée une sensation de privation et incite aux excès alimentaires et au grignotage d'aliments riches en calories, en graisse et en sucre. En décidant de prendre vos repas régulièrement et d'adopter des règles personnelles concernant le choix des aliments, vous vous convaincrez de l'avantage d'un régime alimentaire sain et faible en calories. Au contraire, en vous privant de certains aliments, vous risquez de vous en créer l'envie. Au fond, il est préférable de manger de tout mais avec modération.

L'activité physique et l'entraînement

L'activité physique régulière est un autre important facteur de contrôle du poids. En l'intégrant à votre mode de vie, vous brûlerez des calories et habituerez votre métabolisme à transformer la nourriture en énergie plutôt qu'en réserves de gras.

L'activité physique Pour devenir plus actif, intégrez plus d'activités physiques dans votre quotidien. Si vous êtes présentement sédentaire, suivez les recommandations du *Guide canadien d'activité physique* et cumulez 30 minutes ou plus d'activité physique modérée — marche rapide, jardinage, entretien de la maison, etc. — quotidiennement ou presque. Saisissez toutes les occasions de bouger. Prenez l'escalier au lieu de l'ascenseur, déplacez-vous à pied ou à bicyclette plutôt qu'en auto. À la longue, une augmentation du niveau d'activité peut aider à maintenir son poids ou à faire perdre un léger embonpoint.

Vous faites de l'embonpoint et désirez perdre du poids ? Vous tentez de maintenir votre poids après avoir maigri ? Faites davantage d'activité physique : cela vous aidera. Des études ont révélé que les gens qui perdent du poids et n'en regagnent pas brûlent généralement 2800 Cal par

DES RAISONS DE **CHANGER** !

Modifier votre environnement vous aidera à adopter de nouvelles habitudes qui faciliteront les choix «santé». Par exemple, si le garde-manger regorge de grignotines peu recommandables, remplacez-les par de bons aliments. Placez vos vêtements sport bien en vue pour qu'ils vous rappellent d'être actif. Affichez des notes d'encouragement sur le miroir de la salle de bains, sur le frigo ou près de la porte d'entrée.

semaine en faisant de l'activité physique — l'équivalent d'environ 1 heure de marche rapide par jour.

L'entraînement Quand vous serez devenu plus actif, entreprenez un programme d'entraînement structuré comprenant des activités d'endurance cardiorespiratoire, de l'entraînement musculaire et des exercices d'étirement. Exécutées sur une base régulière, les activités modérées d'endurance cardiorespiratoire peuvent vous faire brûler un nombre considérable de calories. L'entraînement en endurance cardiorespiratoire accroît aussi le nombre de calories que l'organisme brûle après la séance d'exercice — entre 5 et 180 Cal supplémentaires, selon l'intensité de l'activité. L'entraînement musculaire augmente la masse musculaire, ce qui élève le métabolisme. Ce type d'entraînement peut aussi vous aider à maintenir votre masse musculaire lorsque vous perdez du poids, ce qui vous évitera une baisse significative du métabolisme de repos.

La dépense énergétique de l'organisme varie selon l'intensité de l'entraînement et se modifie durant la récupération. Durant un entraînement à faible intensité, on puise plus d'énergie de la masse grasse (50 %) que pendant un entraînement à haute intensité (40 %). Toutefois, l'entraînement à haute intensité entraîne une dépense énergétique totale supérieure. Donc, même si moins des calories brûlées proviennent de la masse grasse, l'entraînement à haute intensité permet généralement de brûler plus de graisse. L'entraînement intense amène aussi l'organisme à brûler plus de graisse durant la période de récupération. Toutefois, l'entraînement à haute intensité n'est pas nécessairement la meilleure stratégie de contrôle du poids. Toute activité physique vous aidera à contrôler votre poids, et la plupart des gens ont plus de facilité à suivre avec assiduité un programme d'entraînement d'intensité modérée. À long terme, même une légère augmentation du niveau d'activité peut vous aider à maintenir votre poids actuel ou à perdre du poids (*voir* le tableau 6.5).

Que conclure de ce qui précède sinon que l'activité physique favorise la perte de poids et peut grandement améliorer le profil métabolique ? Ajoutons encore que les personnes qui souffrent d'un surplus de poids peuvent profiter de tous les avantages métaboliques de l'activité physique sans nécessairement atteindre leur poids santé. Il leur faut donc adopter — et conserver leur vie durant — de saines habitudes alimentaires et pratiquer régulièrement des activités physiques. De façon générale, ce mode de vie santé apporte rapidement des bienfaits physiologiques et psychologiques à ceux qui l'adoptent. Pour des conseils pratiques en la matière, consultez l'encadré intitulé « Un mode de vie favorisant le contrôle du poids ».

DES RAISONS DE **CHANGER** !

Votre environnement ne favorise pas vos efforts de contrôle du poids autant que vous le souhaiteriez ? Possible. Mais c'est à vous de vous prendre en charge. Le contrôle du poids, c'est une question de choix. Par exemple, tenez un relevé pour prendre davantage conscience de vos choix alimentaires et pour être en mesure de prévenir le grignotage réflexe ou émotif. Considérez votre apport calorique quotidien comme une allocation que vous devez dépenser chaque jour. Ce genre de stratégie vous aidera à mieux contrôler vos habitudes alimentaires et votre niveau d'activité physique quotidiens, ce qui améliorera vos chances de succès à long terme.

Tableau 6.5 **Calcul des calories dépensées lors de certaines activités physiques*.**
Pour déterminer le nombre de calories selon les activités physiques, multipliez le coefficient calorique indiqué ci-dessous par votre poids corporel (en kg), puis par la durée de l'exercice effectué (en minutes).

Activités	Cal/kg/min	×	Poids corporel (kg)	×	Durée (min)	=	Nombre total de calories
Faire de la bicyclette (20 km/h)	0,156						
Creuser	0,136						
Conduire une voiture	0,044						
Faire des travaux ménagers	0,063						
Peindre la maison	0,074						
Pelleter de la neige	0,114						
Rester assis	0,019						
Dormir ou se reposer	0,017						
Se tenir debout	0,026						
Travailler à l'ordinateur	0,028						
Marcher rapidement (7,2 km/h)	0,105						

*La dépense d'énergie découlant des activités de conditionnement physique est indiquée au chapitre 2, p. 24.

Source : Adapté de Kusinitz, I. et M. Fine, *Your Guide to Getting Fit*, 3ᵉ éd., Mountain View (Californie), Mayfield, 1995.

CONSEILS **PRATIQUES**

UN MODE DE VIE FAVORISANT LE CONTRÔLE DU POIDS

En ce qui a trait au mode de vie, il n'en tient qu'à vous de prendre les bonnes décisions.

- Consommez quotidiennement une quantité modérée de calories. Prêtez attention à la grosseur des portions.
- Restreignez votre consommation de matières grasses et de sucres ajoutés.
- Augmentez votre apport en glucides complexes.
- Limitez votre apport en protéines aux quantités recommandées.
- Adoptez un horaire stable.
- Pratiquez des activités modérées d'endurance cardio-respiratoire de moyenne ou longue durée.
- Ajoutez des exercices de musculation à votre programme.

- Adoptez une attitude positive.
- Apprenez à surmonter les sentiments de stress, d'ennui, de fatigue et d'isolement sans compenser par l'alimentation ou l'alcool.

Voici quelques grandes lignes pour établir un programme personnel de contrôle du poids.

- Prenez conscience de vos sources de motivation.
- Fixez-vous des objectifs santé raisonnables.
- Faites un bilan énergétique apport calorique/dépense énergétique.
- Augmentez la fréquence de vos activités physiques.
- Faites les modifications qui s'imposent à votre alimentation et à vos habitudes alimentaires.
- Passez à l'action!

PASSEZ À
L'ACTION !

Pour maintenir un poids santé, il faut équilibrer apport et dépense caloriques. Il y a plusieurs façons d'y parvenir, mais la plus simple est de manger modérément et de s'entraîner régulièrement.

Vous pouvez dès aujourd'hui:
> Boire un verre d'eau au lieu d'une boisson gazeuse.
> Débarrasser votre cuisine ou votre chambre de toutes les collations hypercaloriques et faibles en

nutriments qui s'y trouvent et dresser une liste de fruits et de légumes à acheter pour les remplacer.
> Fixer sur le frigo une note rappelant vos objectifs de contrôle de poids.
> Sortir 15 minutes pour marcher, jogger ou faire une balade à bicyclette.
> Évaluer si les portions qui composent généralement vos repas sont plus grosses qu'elles ne devraient.

RÉSUMÉ

> Le corps humain se compose de masse maigre (os, eau, muscles, tissus des organes et tissus conjonctifs) et de masse grasse (graisses essentielles et de réserve).

> Une quantité excessive de masse grasse est mauvaise pour la santé; elle peut notamment causer des maladies cardiovasculaires. La localisation de cette graisse est un important indicateur de santé.

> Pour avoir un corps en forme et en santé et une composition corporelle optimale, il faut avoir de bonnes habitudes en matière d'alimentation et d'activité physique.

> La pesée matinale ne constitue pas un moyen précis d'évaluer la composition corporelle, car elle ne permet pas de faire la distinction entre la masse musculaire et la graisse.

> L'indice de masse corporelle (produit de la division du poids en kg par le carré de la taille en mètres) et le pourcentage de graisse (obtenu par la mesure des plis cutanés) sont des méthodes d'évaluation de la composition corporelle.

> Pour évaluer la répartition des graisses corporelles, on peut établir le rapport taille/hanches ou mesurer le tour de taille.

> Le poids corporel recommandé peut être déterminé en fonction de l'IMC ou du pourcentage de graisse visé. Il faut tenir compte des facteurs héréditaires quand on se fixe des objectifs de poids santé.

RÉSUMÉ

› Partiellement déterminé par des facteurs héréditaires, le métabolisme de repos, qui est la quantité d'énergie nécessaire au maintien des fonctions vitales de l'organisme, peut être accru par l'activité physique et l'augmentation de la masse musculaire.

› L'apport en calories (par l'alimentation) et la dépense des calories (par l'activité physique) sont les deux éléments de la balance énergétique sur lesquels tout le monde peut agir.

› L'activité physique et une saine alimentation sont la clé du succès pour contrôler son poids ou pour perdre du poids.

Réponses aux questions fréquentes

1. L'amaigrissement ciblé est-il efficace?

Non. En fait, l'amaigrissement ciblé désigne les tentatives d'élimination de la graisse dans des parties spécifiques du corps au moyen d'exercices particuliers. Ainsi, certains peuvent chercher à maigrir des cuisses en effectuant des élévations latérales des jambes. Les exercices d'amaigrissement ciblé ne contribuent à l'élimination de la graisse que dans la mesure où ils entraînent une dépense de calories; ils améliorent aussi le tonus des muscles. La seule façon d'éliminer la graisse consiste à établir un bilan énergétique global négatif, c'est-à-dire absorber moins de calories qu'on en dépense par l'exercice et le fonctionnement du métabolisme.

2. En quoi l'activité physique agit-elle sur la composition corporelle?

Les activités d'endurance cardiorespiratoire provoquent une dépense d'énergie et contribuent ainsi à établir un bilan énergétique négatif, ce que ne permet pas un entraînement avec des poids, qui élimine peu de calories. Par contre, l'entraînement avec des poids favorise une augmentation de la masse musculaire, maintient un métabolisme énergétique (la capacité énergétique du corps) élevé et amène une amélioration de la composition corporelle. Pour éliminer de la graisse corporelle, augmenter votre masse musculaire et ainsi améliorer votre composition corporelle, vous devrez recourir tant à des activités d'endurance cardiorespiratoire qu'à un entraînement avec des poids.

3. Comment faire pour que mon corps ait du tonus et soit en bonne santé?

Votre corps aura du tonus si vous faites de l'activité physique régulièrement, et vous serez en bonne santé si votre alimentation et votre mode de vie sont sains. Par ailleurs, à cause de facteurs génétiques, certaines personnes accumulent ou éliminent la graisse corporelle plus facilement que d'autres. Que vous fassiez partie de l'une ou l'autre de ces catégories, respectez les principes d'un mode de vie visant le mieux-être, fixez-vous des objectifs réalistes et soyez fier des améliorations que vous réussirez à apporter à votre composition corporelle.

4. Les personnes ayant une composition corporelle idéale sont-elles en bonne condition physique?

Le fait d'avoir une composition corporelle saine n'est pas nécessairement garant d'une bonne condition physique globale. Ainsi, de nombreux culturistes ont très peu de graisse corporelle, sans pour autant avoir une capacité cardiorespiratoire et une flexibilité adéquates. Pour être en bonne condition physique, il faut accorder la même importance à tous les déterminants de la condition physique.

5. Comment puis-je avoir un gain de poids sans nuire à ma santé?

Un programme visant un gain de poids, comme celui visant une diminution, doit être progressif et inclure des activités physiques et des changements dans les habitudes alimentaires. La réussite d'un programme de gain de poids repose sur la combinaison d'un entraînement en force musculaire et d'une alimentation riche en glucides et en calories. L'entraînement en force musculaire est fondamental, car il vous aidera à augmenter votre volume musculaire sans augmenter vos réserves de graisse. La balance énergétique est aussi un facteur déterminant dans un programme visant un gain de poids. Vous devez absorber plus de calories que ce qui est normalement recommandé pour vos besoins corporels, mais ces calories additionnelles doivent être bien choisies. Même si les aliments à haute teneur en gras semblent indiqués, il faut se rappeler que les calories additionnelles prises en gras peuvent compromettre votre santé — notamment en augmentant les risques de maladies cardiovasculaires et de cancer. De plus, ces graisses provenant de l'alimentation se convertissent en graisses de réserve plutôt qu'en muscle. Une meilleure stratégie est de consommer vos calories additionnelles en glucides complexes. Pour un programme de gain de poids, les experts recommandent que l'apport quotidien de glucides représente de 60 % à 65 % des calories. En ce qui concerne les protéines, les besoins augmentent lorsque vous faites de l'activité physique, mais les Canadiens en consomment déjà beaucoup plus que les 10 % recommandés, alors il n'y a pas lieu de s'inquiéter. Voici quelques stratégies pour augmenter votre apport de calories :

- ne pas sauter de repas ;

- ajouter 2 ou 3 collations par jour ;

- essayer les boissons énergétiques et les suppléments alimentaires.

6. Qu'est-ce que la cellulite ? Comment puis-je m'en débarrasser ?

La cellulite consiste en des accumulations de graisse qui se forment sous la couche extérieure immédiate de la peau des cuisses et des fesses et qui lui donnent une apparence de pelure d'orange. En fait, ces accumulations de graisse sont identiques à celles qui se trouvent dans n'importe quelle autre partie du corps, seule leur apparence est différente. La seule façon de diminuer ces accumulations consiste à instaurer un bilan énergétique négatif, c'est-à-dire à éliminer plus de calories qu'on en absorbe. Par ailleurs, même les femmes les plus minces ont de la cellulite ; diminuer l'apport en calories n'est donc pas la solution pour elles. Aucune crème, aucune lotion ne parviendra à supprimer les accumulations superficielles (sous-cutanées) de graisse, pas plus que l'amaigrissement ciblé. La seule solution est d'adopter un régime alimentaire sain et un bon programme d'activités physiques.

3. Effectuez la première série de mesures et répétez l'opération pour obtenir une deuxième mesure du pli cutané de chaque région.

4. Inscrivez la moyenne des deux résultats, sauf si la différence entre la première et la deuxième mesure d'une région particulière est supérieure à 0,4 mm. Dans ce cas, procédez à une troisième mesure de cette région ; choisissez alors les deux valeurs qui se rapprochent le plus et établissez une moyenne. Si les trois mesures sont équidistantes (ex. : 18,6 ; 19,2 ; 19,8), faites-en la moyenne.

L'exactitude des mesures des plis cutanés dépend des facteurs suivants :

- la précision avec laquelle la région du pli cutané est déterminée ;
- la formation du pli cutané avant l'application des pinces de l'adiposomètre ;
- l'uniformité avec laquelle la ligne saillante du pli cutané est centrée ;
- le maintien de la pression des doigts sur le pli cutané au moment de la mesure ;
- le relâchement complet des pinces de l'adiposomètre.

Le pli cutané du triceps

1. Le sujet est debout, les bras de chaque côté du corps.

2. Mesurez à l'arrière du bras droit, à mi-distance entre la pointe de l'épaule et celle du coude. Pour déterminer le point médian, placez le cinquième doigt de la main gauche sur la pointe de l'épaule droite de votre partenaire et le cinquième doigt de la main droite sur le coude droit : les pouces réunis indiquent l'endroit à mesurer. Soulevez les tissus adipeux parallèlement à l'axe longitudinal, à l'arrière du bras.

Mesure 1 : _____ mm   Mesure 3 : _____ mm

Mesure 2 : _____ mm   Moyenne : _____ mm

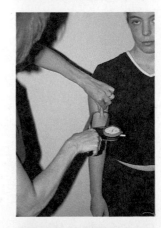

Le pli cutané du biceps

1. Mesurez le pli cutané du biceps du bras droit étendu, au même niveau que pour le triceps.

2. Soulevez le pli cutané parallèlement à l'axe longitudinal, au point médian de la partie antérieure du bras.

Mesure 1 : _____ mm   Mesure 3 : _____ mm

Mesure 2 : _____ mm   Moyenne : _____ mm

Le pli cutané sous-scapulaire

1. Le sujet se tient debout, les épaules détendues et les bras de chaque côté du corps.

2. Soulevez le pli cutané de façon à former une ligne diagonale du bord interne de l'omoplate à un point situé à 1 cm sous l'angle inférieur. Le pli cutané doit former un angle d'environ 45° vers le bas par rapport à la colonne vertébrale.

Mesure 1 : _____ mm   Mesure 3 : _____ mm

Mesure 2 : _____ mm   Moyenne : _____ mm

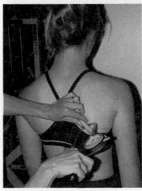

Le pli cutané à la crête iliaque

1. Le sujet se tient debout, lève le bras droit horizontalement sur le côté et place sa main droite sur son épaule droite. S'il est incapable de replier sa main sur son épaule, il laisse son bras étendu horizontalement.

2. Prenez la mesure à 3 cm au-dessus de la crête iliaque, au milieu du corps en orientant le pli cutané vers l'avant et légèrement vers le bas.

   Mesure 1 : _____ mm   Mesure 3 : _____ mm

   Mesure 2 : _____ mm   Moyenne : _____ mm

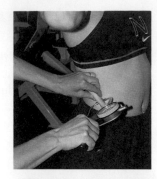

Le pli cutané du mollet

1. Le sujet place son pied droit sur une marche, le genou à un angle de 90°.

2. Soulevez le pli cutané à l'intérieur du mollet droit, juste au-dessus de la partie la plus charnue et formez le pli verticalement le long de la ligne médiane.

   Mesure 1 : _____ mm   Mesure 3 : _____ mm

   Mesure 2 : _____ mm   Moyenne : _____ mm

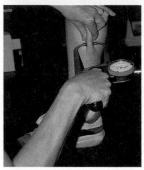

ÉVALUATION DE VOS RÉSULTATS ⟩⟩⟩

Pour évaluer les résultats de la mesure de vos plis cutanés, remplissez les sections suivantes et consultez les tableaux B.1 et B.2 pour déterminer vos rangs centiles et vos catégories.

Somme des 2 plis cutanés (S2PC)

Sous-scapulaire : _____ mm

Crête iliaque : _____ mm

Total : _____ mm

Rang centile : _____

Catégorie : _____

Somme des 5 plis cutanés (S5PC)

Triceps : _____ mm   Mollet : _____ mm

Biceps : _____ mm   Crête iliaque : _____ mm

Sous-scapulaire : _____ mm

Total : _____ mm

Rang centile : _____   Catégorie : _____

Somme des 4 plis cutanés (S4PC) et pourcentage de graisse selon Durnin

1. Notez vos résultats aux mesures des quatre plis cutanés et faites-en le total.

   Triceps : _____ mm

   Biceps : _____ mm

   Sous-scapulaire : _____ mm

   Crête iliaque : _____ mm

   Total : _____ mm

ÉVALUATION DE VOS RÉSULTATS 〉〉〉

Pour calculer votre pourcentage de graisse, il vous suffit de transposer vos résultats dans la formule qui convient à votre sexe et à votre âge.

Note Ce test ne doit pas être utilisé pour évaluer l'adiposité chez les individus qui apparaissent très minces ou très gras, ou qui ont pratiqué pendant de nombreuses années un sport d'endurance ou suivi un important entraînement en musculation.

Pourcentage de graisse pour les 18 à 36 ans

Hommes = 1,45 (**A**) + 0,52 (**C**) − 2,14 (**B**) − 10,2

       = 1,45 ___ + 0,52 ___ − 2,14 ___ − 10,2

       = _____ + _____ − _____ − 10,2

Femmes = 0,53 (**C**) + 0,82 (**E**) − 1,70 (**B**) − 19,6

       = 0,53 ___ + 0,82 ___ − 1,70 ___ − 19,6

       = _____ + _____ − _____ − 19,6

Pourcentage de graisse pour les 37 à 50 ans

Hommes = 0,41 (**D**) + 0,35 (**C**) − 1,18 (**B**) − 15

       = 0,41 ___ + 0,35 ___ − 1,18 ___ − 15

       = _____ + _____ − _____ − 15

Femmes = 0,47 (**C**) + 0,49 (**E**) − 0,57 (**F**) − 18,4

       = 0,47 ___ + 0,49 ___ − 0,57 ___ − 18,4

       = _____ + _____ − _____ − 18,4

Mon pourcentage de graisse : _____ %

INTERPRÉTATION DE VOTRE RÉSULTAT 〉〉〉

_____

_____

_____

_____

_____

_____

_____

_____

ANALYSE DE VOS RÉSULTATS 〉〉〉

Compilation générale

LABO 6.1A Indice de masse corporelle (IMC)

_____

_____

LABO 6.1B Mesure des plis cutanés

_____

_____

LABO 6.1C Tour de taille

_____

_____

LABO 6.1D Ratio taille/hanches

LABO 6.1E Circonférences

1. Êtes-vous surpris ou surprise de ces résultats? En êtes-vous satisfait ou satisfaite?

2. Si vous n'en êtes pas satisfait ou satisfaite, fixez-vous quelques objectifs réalistes à atteindre.

Nom : _____   Groupe : _____   Date : _____

LABO 6.2 MODIFIER OU MAINTENIR VOTRE COMPOSITION CORPORELLE

Identifiez vos comportements et votre stade de changement en lien avec votre capacité à maintenir ou à modifier votre composition corporelle, puis élaborez quelques stratégies pour atteindre ou maintenir une composition corporelle favorisant une bonne santé.

ÉVALUATION DE VOS HABITUDES

Pour chaque énoncé, encerclez le chiffre qui décrit le mieux votre comportement.

Habitudes	Presque toujours	Quelque- fois	Presque jamais
1. Je dépense 1000 Cal et plus par semaine en faisant des activités physiques de modérées à intenses.	3	2	0
2. Je suis capable de doser ma dépense énergétique (activités physiques) en fonction de ma consommation d'aliments (calories ingérées).	2	1	0
3. Dans mes activités quotidiennes, je fais des choix santé (marcher, monter les escaliers, manger sainement).	2	1	0
4. Dans mes loisirs, j'évite d'être sédentaire.	3	2	0

Total : _____

INTERPRÉTATION DE VOTRE RÉSULTAT

Encerclez le nombre qui correspond au score total obtenu et prenez connaissance de l'interprétation de votre résultat.

Catégories	Composition corporelle	Interprétation
Excellent	10	Si vous avez obtenu 9 ou 10 points, c'est excellent. Vos réponses révèlent que vous êtes conscient(e) de l'importance de pratiquer des activités physiques et de bien manger.
	9	
Bon	8	Un résultat de 6 à 8 indique qu'il y a place à l'amélioration. Pour savoir quels changements vous devez effectuer, revoyez les énoncés auxquels vous avez répondu *quelquefois* ou *presque jamais* et apportez des modifications.
	7	
	6	
À risque	5	Un résultat de 3 à 5 signifie que vous vous exposez à certains risques. Vous devriez prendre des informations ou demander de l'aide pour réduire ces risques. Passez à l'action en commençant par augmenter vos activités physiques quotidiennes et révisez vos comportements alimentaires.
	4	
	3	
À risque élevé	2	Un résultat de 0 à 2 révèle que vous prenez des risques. Soit que vous n'êtes pas conscient(e) qu'une composition corporelle adéquate favorise la santé, soit que vous ne savez pas quoi faire. Consultez un expert dans le domaine ou demandez à des personnes de votre entourage de vous aider.
	1	
	0	

ÉVALUATION DE VOTRE STADE DE CHANGEMENT

Encerclez la lettre qui décrit le mieux votre comportement actuel par rapport à votre composition corporelle.
Mangez-vous sainement et pratiquez-vous des activités physiques tous les jours ?

a) Oui, je le fais depuis plus de 6 mois. ➜ Maintien

b) Oui, je le fais depuis moins de 6 mois. ➜ Action

c) Non, mais j'ai l'intention de commencer d'ici 30 jours. ➜ Planification

d) Non, mais je commence à y penser. ➜ Réflexion

e) Non, je n'ai aucune intention de commencer. ➜ Indifférence

PASSEZ À
L'ACTION !

Pour modifier ou maintenir votre composition corporelle, élaborez une stratégie pertinente en lien avec votre stade de changement (inspirez-vous du tableau 1.3, p. 11). Par la suite, mettez progressivement en application vos stratégies. Modifier un comportement, quel qu'il soit, demande des efforts. Ne vous découragez donc pas au premier obstacle !

Comportements à modifier	Stratégie pertinente en lien avec votre stade de changement
1	
2	
3	

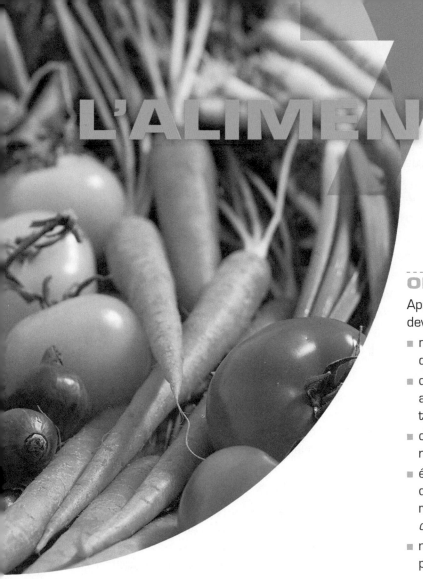

L'ALIMENTATION

7

OBJECTIFS

Après avoir lu le présent chapitre, vous devriez pouvoir :

- nommer les nutriments essentiels et expliquer leurs fonctions dans l'organisme ;

- décrire les principes directeurs d'une alimentation saine et sans carences nutritionnelles ;

- cerner les problèmes de santé et les maladies chroniques liés à l'alimentation ;

- évaluer votre alimentation en tenant compte de votre niveau d'activité physique et des recommandations du *Guide alimentaire canadien* ;

- modifier votre alimentation dans une perspective de prévention et de santé.

METTEZ-VOUS À **L'ÉPREUVE !**

1. On considère qu'une portion de poulet ou de viande pèse 75 grammes. Quelle taille une telle portion a-t-elle ?
   a) La taille d'un domino
   b) La taille d'un jeu de cartes
   c) La taille d'un petit livre de poche

2. Dans le régime alimentaire des Canadiens, les friandises sont la source première de sucres ajoutés. Vrai ou faux ?

3. Lequel des aliments suivants n'est pas un produit de grains entiers ?
   a) Le riz brun
   b) La farine de blé
   c) Le maïs éclaté

Réponses

1. b). Beaucoup de gens consomment trop de calories et de gras parce qu'ils sous-estiment la taille des portions qu'ils mangent.

2. Faux. La consommation de boissons gazeuses ordinaires est la première source de sucres ajoutés.

3. b). À moins d'être étiquetée « à grains entiers », la farine de blé a été traitée pour enlever le son et le germe et n'est donc pas de grains entiers.

Au cours de votre vie, vous passerez environ 6 ans à manger l'équivalent de 70 000 repas et 60 tonnes de nourriture. Ce que vous mangez influe sur votre niveau d'énergie, votre mieux-être et votre santé en général. On sait aujourd'hui qu'il y a un lien entre l'alimentation et de nombreuses maladies chroniques, notamment les maladies cardiovasculaires, le cancer, les accidents vasculaires cérébraux et le diabète. Inversement, une saine alimentation et un programme d'activités physiques aident à prévenir l'apparition de ces maladies et font généralement partie du traitement.

Vous désirez planifier votre alimentation pour atteindre une condition physique optimale et prévenir les problèmes de santé ? Il vous faut donc connaître les nutriments essentiels à l'organisme, savoir quelles quantités absorber et surtout appliquer ces connaissances dans votre quotidien.

Après avoir déterminé l'alimentation qui vous convient, vous voudrez peut-être modifier vos comportements alimentaires actuels pour atteindre vos objectifs. Vos choix influent grandement sur votre état de santé actuel et futur.

Ce chapitre présente les principes fondamentaux de la nutrition, il décrit les six catégories de nutriments essentiels et explique leur rôle dans le bon fonctionnement de l'organisme. Vous y trouverez les principes d'une alimentation saine et équilibrée, des conseils pratiques et les principales recommandations du *Guide alimentaire canadien*.

L'alimentation est une habitude de vie sur laquelle on a beaucoup de prise. N'hésitez pas à revoir la vôtre à la lumière des connaissances en nutrition que vous aurez acquises dans ce chapitre ; vous ferez ainsi un pas important sur la voie du mieux-être.

LES COMPOSANTES D'UNE ALIMENTATION SAINE ET ÉQUILIBRÉE

Lorsque vous pensez **alimentation**, vous songez probablement aux aliments qui vous plaisent : un sandwich jambon-fromage et un verre de lait ou un steak accompagné d'une pomme de terre au four. Cependant, vous devriez avant tout vous soucier de votre **nutrition**. En effet, votre organisme a besoin de protéines, de lipides (matières grasses), de glucides, de vitamines, de minéraux et d'eau — au total, de quelque 45 **nutriments essentiels**. Le mot «essentiel» signifie ici que vous devez tirer ces nutriments des aliments ingérés parce que votre organisme est incapable de les produire ou ne peut les produire assez rapidement pour satisfaire vos besoins physiologiques. Les six catégories de nutriments, leurs fonctions et les principaux aliments qui les contiennent sont présentés dans le tableau 7.1. Le corps a besoin de grandes quantités de certains nutriments essentiels. Ces **macronutriments** comprennent les protéines, les lipides et les glucides. Les **micronutriments**, tels que les vitamines et les minéraux, sont nécessaires en quantités bien plus petites.

Les nutriments sont libérés dans l'organisme lors de la **digestion**, qui les dégrade en composés pouvant être absorbés et utilisés par l'organisme (*voir* la figure 7.1). C'est ainsi que les nutriments essentiels remplissent trois fonctions fondamentales :

■ fournir de l'énergie,

■ synthétiser les tissus et réparer les cellules,

■ régulariser les fonctions physiologiques.

La fonction la plus importante des nutriments est de fournir de l'énergie. Cette énergie se mesure en diététique en grandes **calories (Cal)** ou kilocalories. Une grande calorie est

Alimentation Action ou manière de se nourrir.

Nutrition Ensemble des processus d'assimilation et de désassimilation qui ont lieu dans un organisme vivant et qui lui permettent de se maintenir en bon état en lui fournissant l'énergie dont il a besoin.

Nutriments essentiels Eau, glucides, lipides (matières grasses), protéines, vitamines, minéraux et autres substances que l'organisme doit tirer des aliments parce qu'il ne peut les produire en quantités suffisantes pour satisfaire ses besoins.

Digestion Dégradation des aliments en nutriments dans l'organisme ; ce processus permet leur assimilation.

Calorie (Cal) Unité d'énergie utilisée pour les aliments ; une grande calorie ou kilocalorie représente la quantité de chaleur nécessaire pour élever de 1 °C la température d'un kilogramme d'eau.

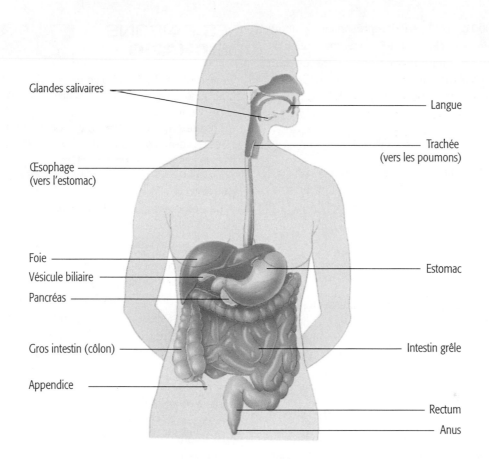

Figure 7.1 **Le système digestif.**

Les aliments sont partiellement dégradés par la mastication et par la salive dans la bouche. Lorsqu'ils descendent dans le tube digestif, des contractions musculaires les font se mélanger tandis que des substances chimiques les dégradent. Une fois dans l'estomac, les aliments sont dégradés encore davantage par des acides gastriques. La plus grande partie de l'absorption des nutriments se produit dans l'intestin grêle, à l'aide de sécrétions provenant du pancréas, de la vésicule biliaire et de la paroi intestinale. Le gros intestin réabsorbe l'eau excédentaire. Les déchets solides restants s'accumulent dans le rectum et sont expulsés par l'anus.

Tableau 7.1 **Les six catégories de nutriments essentiels.**

Nutriments	Fonctions	Principales sources
Eau	Est essentielle aux fonctions vitales de contrôle de la température corporelle, de transport des nutriments jusqu'aux cellules et d'élimination des déchets.	Eau, jus, boissons pour sportifs, limonade, lait, soupes et aliments contenant de l'eau (fruits, légumes).
Glucides (4 Cal/g)	Fournissent de l'énergie aux cellules du cerveau, du système nerveux et du sang ainsi qu'aux muscles lors d'une activité physique.	Grains (pains et céréales), pâtes alimentaires, fruits, légumes, lait.
Lipides (matières grasses) (9 Cal/g)	Constituent la plus grande source d'énergie de l'organisme. Fournissent un tissu protecteur aux organes vitaux. Isolent l'organisme du froid.	Viande, noix et graines, poisson, avocats, olives.
Protéines (4 Cal/g)	Entrent dans la composition de tous les tissus corporels (muscles, os, cheveux, etc.). Participent au métabolisme, au transport et aux activités des hormones.	Viande, poisson, volaille, œufs, produits laitiers, légumineuses, noix.
Vitamines	Favorisent (déclenchent ou accélèrent) certaines réactions chimiques au sein des cellules. Sont nécessaires aux fonctions métaboliques de croissance et de réparation.	Surtout dans les fruits, les légumes et les grains ; également dans la viande et les produits laitiers.
Minéraux	Contribuent à la régulation des fonctions physiologiques ainsi qu'à la croissance et au maintien des tissus de l'organisme. Catalysent les sources d'énergie.	La plupart des groupes alimentaires.

en effet égale à 1000 cal ou 1 kcal et représente la quantité de chaleur nécessaire pour élever de 1 °C la température d'un kilogramme d'eau. Un adulte moyen consomme environ 2000 Cal par jour pour satisfaire ses besoins énergétiques. Les calories consommées en plus sont conservées sous forme de graisse corporelle.

$$1 \text{ Cal} = 1 \text{ kcal} = 1000 \text{ cal}$$

Trois des six catégories de nutriments sont des sources d'énergie : les protéines, les glucides et les lipides (matières grasses).

- lipides : 9 Cal par gramme
- protéines : 4 Cal par gramme
- glucides : 4 Cal par gramme

L'alcool, bien qu'il ne soit pas un nutriment essentiel, fournit aussi de l'énergie (7 Cal par gramme). Vu l'apport calorique très élevé des lipides, les spécialistes conseillent d'en limiter la consommation. Si l'on considère le régime alimentaire canadien moyen, il est clair que la plupart des individus n'ont nullement besoin de calories supplémentaires pour satisfaire leurs besoins énergétiques.

On aurait tort d'ailleurs de croire que la nourriture n'a d'autre fonction que de satisfaire les besoins énergétiques. Tous les nutriments remplissent de nombreuses autres fonctions vitales. Quantitativement, c'est l'eau qui constitue le nutriment le plus important.

DES RAISONS DE **CHANGER** !

Tenir un relevé alimentaire est un moyen très efficace pour évaluer et améliorer son alimentation. Celui-ci vous fera prendre davantage conscience de vos choix alimentaires et de la taille de vos portions. Cela peut par ailleurs vous aider à modifier vos comportements alimentaires pour favoriser l'atteinte ou le maintien d'un poids santé et diminuer ainsi le risque de problèmes de santé d'origine nutritionnelle. En tenant un relevé, vous démontrez et renforcez votre engagement.

Chaque aliment renferme plusieurs nutriments et est généralement classé selon ceux qui prédominent. Ainsi, les pâtes alimentaires sont classées dans les aliments riches en glucides, bien qu'elles contiennent aussi d'autres nutriments en faibles quantités. Examinons maintenant les six catégories de nutriments, leurs fonctions et leurs sources.

L'eau : une composante vitale

L'eau est essentielle à la vie. C'est en quelque sorte l'huile dans les rouages de votre mécanique. Bien vous hydrater permet donc à votre organisme de mieux fonctionner. L'eau représente plus de 60 % de la masse corporelle. Vos besoins en eau sont nettement supérieurs à vos autres besoins en nutriments. Vous pouvez survivre jusqu'à 50 jours sans consommer d'aliments, mais à peine quelques jours sans boire d'eau.

POUR EN **SAVOIR** PLUS

COMBIEN DE CALORIES AVEZ-VOUS BESOIN DANS UNE JOURNÉE ?

Chaque jour, votre organisme gère les activités de toutes ses cellules et s'assure qu'elles reçoivent assez d'énergie pour réaliser leurs fonctions. Si vous n'ingérez pas suffisamment de calories, votre organisme aura recours à vos réserves d'énergie et vous perdrez du poids. Si, au contraire, vous en ingérez plus que nécessaire, les calories excédentaires seront stockées sous forme de graisses. Vos besoins en calories dépendent des facteurs suivants.

- *Votre âge*   La quantité de calories utilisée par votre organisme lorsque vous dormez ou que vous ne bougez pas (métabolisme de base) diminue de 2 % à 3 % tous les 10 ans. Et cette diminution s'accentue vers 40 ans chez l'homme et 50 ans chez la femme.

- *Votre poids et votre taille*   Moins vous avez de cellules à nourrir, moins votre organisme a besoin d'énergie pour bien fonctionner. Ainsi, pour une même taille, un homme de 80 kg consommera quotidiennement envi-

ron 300 Cal de plus qu'un homme de 60 kg pour maintenir son poids.

- *Votre niveau d'activité physique*   Bouger ne fait pas que vous aider à dépenser votre énergie. Au repos, les muscles demandent plus d'énergie que la masse grasse. Vous vous entraînez en musculation trois fois par semaine ? Eh bien, assis à votre bureau, vous brûlez plus de calories qu'une personne de votre stature et de votre âge qui est sédentaire. Vous dépensez doublement !

- *Votre sexe*   Les hommes ont une plus grande masse musculaire que les femmes : ils ont donc des besoins énergétiques plus élevés.

De manière générale, les femmes ont des besoins caloriques inférieurs à ceux des hommes. Cependant, d'autres facteurs peuvent influer sur leur budget calorique, dont la grossesse, l'allaitement et le niveau d'activité physique.

Les deux tiers de l'eau corporelle se trouvent à l'intérieur des cellules; l'autre tiers circule dans les espaces intercellulaires et dans le plasma sanguin. L'eau est essentielle aux fonctions vitales de contrôle de la température corporelle, de transport des nutriments et d'élimination des déchets qui circulent dans le sang par la transpiration, l'urine, etc.

L'eau est présente dans presque tous les aliments, notamment dans les liquides, les fruits et les légumes, dans des quantités très variables. Les légumes, les fruits, le lait et le yogourt sont les aliments les plus riches en eau. Leur teneur dépasse 80 %. Les aliments et les liquides fournissent de 80 % à 90 % de l'apport quotidien en eau; le reste provient du métabolisme lui-même. Le corps perd de l'eau continuellement par la peau et la respiration, et de façon intermittente dans l'urine et les selles.

Comme on l'a déjà mentionné, la déshydratation grave cause la faiblesse et peut entraîner la mort. Toutefois, la plupart des gens maintiennent un sain équilibre liquidien en buvant suffisamment. En 2004, la Food and Nutrition Board a fixé l'apport liquidien nécessaire au maintien d'un bon niveau d'hydratation (*voir* le tableau 7.2) selon l'âge et le sexe; tous les liquides sont pris en compte dans cet apport total quotidien. Attention, les boissons contenant de la caféine ou de l'alcool ont des efets déshydratants. Ce sont les moins bons choix. L'eau et les autres boissons constituent généralement 80 % de la consommation de liquides; le reste provient des aliments. Ainsi, une femme adulte qui a besoin de 2,7 litres de liquides par jour consomme environ 2,2 litres (9 tasses) d'eau et d'autres boissons et tire le 0,5 litre restant des aliments, surtout des fruits et des légumes. Bien sûr, si l'on s'entraîne intensivement ou qu'il fait chaud, on doit augmenter l'apport de liquides pour maintenir l'équilibre entre l'eau que l'on absorbe et celle que l'on élimine.

La soif est l'un des premiers symptômes de déshydratation. Cependant, au moment où on la ressent, les cellules ont besoin de liquide depuis un certain temps. Il est bon de boire avant d'avoir soif, particulièrement avant de faire une activité physique. Si le mécanisme de la soif est perturbé, comme lors d'une maladie ou d'une activité physique vigoureuse, des mécanismes hormonaux favoriseront la conservation de l'eau en réduisant la production d'urine. La fatigue est souvent un des symptômes de la déshydratation.

Les glucides: la source d'énergie la plus efficace

Le rôle principal des glucides est de fournir de l'énergie aux cellules de l'organisme. Certaines, dont les cellules du cerveau, les cellules nerveuses et les cellules sanguines, en tirent toute leur énergie. C'est aussi des glucides emmagasinés sous forme de **glycogène** que les muscles tirent la plus grande partie de leur énergie lors d'une activité physique intense. Le corps emmagasine sous forme de graisses les glucides consommés dont il n'a pas besoin.

Glucides simples, complexes et fibres Il existe trois types de glucides: les simples, les complexes et les fibres. Les **glucides simples**, ou sucres, se retrouvent dans le sucrose (sucre blanc), le fructose (sucre de fruits, miel), le maltose (bière, céréales) et le lactose (lait), qui donnent aux aliments leur douceur et leur goût sucré. Les sucres sont naturellement présents dans les fruits et le lait; ils sont ajoutés aux boissons gazeuses, aux boissons fruitées, aux bonbons et aux desserts. Il n'existe aucune preuve qu'un type spécifique de sucre simple soit plus nutritif qu'un autre.

Les féculents sont des **glucides complexes** (ou amidons). Les féculents sont présents dans beaucoup de plantes, notamment les graminées (blé, seigle, riz, avoine, orge, millet), les **légumineuses** (lentilles, haricots et pois secs) et les tubercules (pomme de terre, patate douce). La plupart des autres légumes contiennent des féculents et des glucides simples en proportions diverses.

> **Glycogène** Glucide complexe emmagasiné principalement dans le foie, les muscles et les reins; principale source d'énergie dans la plupart des activités physiques intenses.
>
> **Légumineuses** Plantes ayant pour fruit une gousse, qui sont riches en fibres et constituent d'importantes sources de protéines: haricot Pinto, haricot commun, pois chiche, pois à hile noir et soya.

Tableau 7.2 **Apport quotidien en liquides nécessaire au maintien d'un bon niveau d'hydratation (température normale, légèrement actif) selon l'âge et le sexe.**

		Eau + boissons	Eau + boissons + aliments
Hommes	14-18 ans	2,6 litres	3,3 litres
	19 ans et +	3 litres	3,7 litres
Femmes	14-18 ans	1,8 litre	2,3 litres
	19 ans et +	2,2 litres	2,7 litres

Les **fibres alimentaires** sont des substances végétales difficiles ou impossibles à digérer par l'être humain. Les fibres, particulièrement celles qui proviennent des produits céréaliers à grains entiers et des légumineuses, régularisent le fonctionnement intestinal et contribuent à prévenir la constipation. Contrairement à la croyance populaire, ce n'est pas la consommation de certains aliments qui provoque la constipation, mais bien le manque de fibres dans l'alimentation globale. Bien que les fibres alimentaires ne puissent être assimilées par l'être humain, elles demeurent indispensables au maintien d'une bonne santé.

Il existe deux types de fibres : les **fibres solubles** et les **fibres insolubles**. Les fibres solubles, que l'on trouve dans les fruits, les légumineuses, l'orge, le psyllium et l'avoine, aident à maintenir dans le sang des taux normaux de sucre (glycémie) et de «bon cholestérol». Elles permettent aux diabétiques de mieux contrôler leur glycémie. Quant aux fibres insolubles, présentes dans le son de blé, les grains entiers, les fruits et les légumes, elles aident à favoriser la régularité et la santé du système digestif. Elles permettent d'éviter la constipation, les hémorroïdes et la diverticulite (formation de petites poches sur la paroi du gros intestin qui cause une inflammation). Les fibres ont besoin d'eau pour agir : il faut boire au moins 1 tasse (250 ml) de liquide chaque fois que l'on prend un repas ou une collation riche en fibres. Certaines études ont établi un lien entre une grande consommation de fibres alimentaires et une plus faible incidence des cancers du côlon et du rectum ;

CONSEILS **PRATIQUES**

Voici quelques suggestions pour augmenter la quantité de fibres dans votre alimentation.

- Choisissez de préférence les pains, biscottes et céréales qui indiquent «grains entiers» en tête de liste des ingrédients. Farine de blé entier, avoine entière et riz entier sont des produits de grains entiers. Choisissez une céréale à déjeuner contenant 5 grammes ou plus de fibres par portion.
- Remplacez les trempettes ou tartinades à base de fromage ou de crème sure par des trempettes à base de haricots. Accompagnez-les de légumes crus de préférence aux croustilles.
- Mangez des fruits frais plutôt que de boire des jus de fruits. Ajoutez des fruits frais dans vos desserts, céréales et yogourts.
- Ajoutez des haricots aux soupes et aux salades. Préparez des salades composées de légumes crus avec des pâtes, du riz ou des haricots.

inversement, un régime faible en fibres peut accroître le risque de développer le cancer du côlon.

Tous les aliments végétaux contiennent des fibres alimentaires. Cependant, le traitement qu'on fait subir aux aliments préemballés leur fait perdre des fibres. Il faut donc manger des fruits et légumes frais ainsi que des aliments faits de grains entiers (non raffinés) pour fournir à l'organisme les fibres alimentaires dont il a besoin.

Les fibres alimentaires se retrouvent surtout dans les fruits, les légumes, les grains entiers, le son de blé et d'avoine et dans les légumineuses.

Glucides raffinés et non raffinés Les glucides complexes peuvent être classés en glucides raffinés ou transformés, et en glucides non raffinés ou de grains entiers. Avant traitement, toutes les céréales sont à grains entiers. Le raffinage des grains entiers transforme la farine de blé entier en farine blanche, le riz brun en riz blanc, et ainsi de suite.

Les glucides raffinés ont généralement le même apport calorique que les glucides qui ne le sont pas, mais ils sont habituellement beaucoup plus pauvres en fibres alimentaires, en vitamines, en minéraux et autres éléments nutritifs. On met plus de temps à mastiquer et à digérer les glucides non raffinés que les glucides raffinés ; ils sont aussi absorbés plus lentement dans la circulation sanguine. À cause de cette digestion plus lente, les gens parviennent plus rapidement à satiété lorsqu'ils consomment des glucides non raffinés, et pour plus longtemps ; ils risquent donc moins de trop manger. Par ailleurs, la consommation de glucides non raffinés peut aider à contrôler le diabète, car ils favorisent une lente élévation de la glycémie. Ils sont aussi de bonnes sources de fibres alimentaires et ils en ont les avantages. On croit également que l'apport de glucides non raffinés permettrait de réduire les risques de cardiopathie, d'hypertension artérielle, d'infarctus et de certains types de cancer. Voilà pourquoi les glucides non raffinés sont plus recommandés que les glucides raffinés. Cela ne signifie pas que vous ne devriez jamais manger de glucides raffinés comme du pain ou du riz blancs : simplement, le pain de blé entier, le riz brun et les autres céréales à grains entiers sont de meilleurs choix santé. Vous trouverez des conseils pour accroître votre apport en glucides non raffinés dans l'encadré intitulé «Optez pour les produits de grains entiers».

L'indice glycémique L'indice glycémique (IG) est une échelle qui classe les aliments en fonction de leurs effets sur le taux de sucre dans le sang (glycémie). En fait, l'IG mesure la rapidité avec laquelle l'organisme décompose les aliments et les convertit en glucose, lequel, s'il n'est pas dépensé en énergie, est stocké sous forme de graisses. Les niveaux insulinique et glucidique s'élèvent et s'abaissent après un repas ou une collation contenant

CONSEILS **PRATIQUES**

OPTEZ POUR LES PRODUITS DE GRAINS ENTIERS

Pour accroître sa consommation de céréales à grains entiers, il faut d'abord savoir reconnaître ces denrées. Les aliments suivants en sont:

- blé entier,
- seigle entier,
- avoine,
- flocons d'avoine,
- maïs entier;
- maïs à éclater,
- riz brun,
- riz sauvage,
- orge,
- quinoa.

Intégrez les produits de grains entiers à votre alimentation quotidienne

- *Les pains* Choisissez des pains à sandwich, des bagels, des muffins anglais, des brioches et des pitas dont l'ingrédient principal est une céréale à grains entiers. Ne vous fiez pas à la couleur de l'aliment, car c'est parfois trompeur: consultez la liste des ingrédients.

- *Les céréales à déjeuner* L'éventail des céréales à grains entiers comprend les flocons d'avoine, les müeslis, le blé filamenté et certains mélanges de son et raisins, de flocons de son, de flocons de blé et d'avoine grillée. Consultez la liste des ingrédients pour vous assurer que le produit contient une céréale à grains entiers.

- *Le riz* Choisissez le riz brun ou des mélanges qui en contiennent.

- *Les pâtes* Recherchez les pâtes faites de blé entier.

- *Les tortillas* Choisissez des tortillas de blé ou de maïs entier.

- *Les craquelins et les collations* Certaines variétés de craquelins, dont les pains plats ou pains craquelins, craquelins de blé filamenté et craquelins de seigle, sont faites de céréales à grains entiers. Le maïs à éclater, les galettes de maïs soufflé, les galettes au riz brun, les croustilles de maïs entier et les biscuits de blé entier aux figues sont aussi des collations de grains entiers. Prenez soin de vérifier la teneur en matières grasses de ces produits, car plusieurs en contiennent beaucoup.

- *Les mets composés de grains mélangés* Créez des mets variés et sains en ajoutant à d'autres produits des aliments de grains entiers, comme des couscous; préparez des soupes avec de l'orge mondé ou des grains de blé; préparez des riz pilaf, des casseroles à l'américaine et des salades avec du riz brun, du couscous de blé entier, du millet, du boulgour et du quinoa.

Si vous ne trouvez pas ces produits à l'épicerie, faites un saut au magasin d'aliments naturels.

---

des glucides, quel qu'en soit le type. Certains aliments provoquent une hausse rapide et prononcée de la glycémie et de la quantité d'insuline dans le sang; d'autres ont un effet plus lent et modéré. On dit d'un aliment qui provoque une forte augmentation de la glycémie qu'il a un indice glycémique élevé. Les repas comprenant des aliments à indice glycémique élevé peuvent stimuler l'appétit de certaines personnes; à long terme, les régimes riches en aliments à indice glycémique élevé augmentent les risques de diabète et de maladies cardiovasculaires.

Il est cependant difficile de faire ses choix alimentaires en se fondant sur l'indice glycémique. Bien que l'on puisse dire que les glucides complexes non raffinés et les aliments riches en fibres ont en général de faibles indices glycémiques, la chose n'est pas aussi claire pour d'autres types d'aliments. On ne peut donc juger de l'indice glycémique des aliments selon qu'ils font partie des glucides simples, des glucides complexes ou des fibres. Ainsi, certains fruits ayant une teneur en glucides simples assez élevée n'ont cependant qu'un effet modéré sur la glycémie, tandis que le riz blanc, les pommes de terre et le pain blanc, pourtant riches en glucides complexes, ont un indice glycémique élevé. Le melon d'eau a un indice

glycémique plus de deux fois supérieur à celui des fraises, et l'indice glycémique de la banane se modifie énormément durant son mûrissement. L'indice glycémique des spaghettis équivaut à la moitié de celui du pain blanc, bien que ces deux aliments soient faits des mêmes ingrédients. La teneur en acides et en matières grasses d'un aliment influe également sur son indice glycémique — plus un aliment est acide et riche en matières grasses, moins il a d'effet sur la glycémie.

C'est à cause de cette complexité que les principaux organismes sanitaires s'abstiennent de se prononcer sur l'indice glycémique. Pour les gens qui ont des problèmes de santé particuliers, l'indice glycémique pourrait être une question importante; toutefois, cela ne devrait pas être

---

Fibres alimentaires Glucides et autres substances qui se trouvent dans les plantes et qui sont difficiles ou impossibles à digérer par les êtres humains.

Fibre soluble Fibre qui se dissout dans l'eau ou qui est dégradée par les bactéries du gros intestin.

Fibre insoluble Fibre qui ne se dissout pas dans l'eau et qui n'est pas dégradée par les bactéries du gros intestin.

l'unique critère sur lequel fonder ses choix alimentaires. Par exemple, la crème glacée et le chocolat ont des indices glycémiques beaucoup plus faibles que le riz brun et les carottes, mais ils ont moins de valeur nutritive. Pour l'instant, rappelez-vous que la plupart des céréales non raffinées, les fruits, les légumes et les légumineuses sont riches en nutriments et ont des indices glycémiques allant de faibles à modérés.

Apport glucidique recommandé Les Canadiens consomment quotidiennement trop de glucides ; 130 g par jour suffisent pour combler les besoins de l'organisme en glucides essentiels. Santé Canada recommande aux adultes de consommer en glucides de 45 % à 65 % de leur apport calorique quotidien. On doit s'efforcer de consommer des aliments variés riches en glucides complexes (surtout de grains entiers), des fibres et diminuer l'apport de glucides simples.

Les sportifs ont particulièrement intérêt à adopter un régime alimentaire riche en glucides complexes (entre 60 % et 70 % de l'apport calorique quotidien) pour en emmagasiner davantage dans les muscles (sous forme de glycogène) et disposer ainsi de plus d'énergie lors d'épreuves d'endurance et de longues séances d'entraînement. De plus, les glucides consommés durant les épreuves sportives de longue durée peuvent alimenter les muscles et prolonger les réserves de glycogène. La prudence est de mise, toutefois, car une surconsommation de glucides peut entraîner une sensation de fatigue et une consommation insuffisante d'autres nutriments.

Les fibres sont essentielles au maintien de la santé. Cependant, on n'en consomme pas autant que l'on devrait. Alors que l'apport quotidien recommandé est de 25 grammes pour les femmes et de 38 grammes pour les hommes, les Québécois n'en ingèrent que 15 grammes. Consommer plus d'aliments riches en fibres peut aussi aider au contrôle du poids, puisque ces aliments sont généralement faibles en gras, nutritifs et procurent une sensation de satiété.

Dans un rapport publié en 2003, l'Organisation mondiale de la santé recommande pour sa part de limiter l'apport en sucres ajoutés (glucides simples) à 10 % de la ration calorique quotidienne. Les aliments riches en sucres ajoutés contiennent généralement beaucoup de calories et peu de nutriments et de fibres, de sorte qu'ils procurent des calories «vides». Pour réduire votre apport en sucres ajoutés, consommez moins de boissons gazeuses, de friandises, de desserts sucrés et de boissons fruitées. Vous devriez tirer vos glucides simples d'aliments qui en contiennent naturellement, c'est-à-dire des fruits, qui sont aussi d'excellentes sources de vitamines et de minéraux, et du lait qui est riche en protéines et en calcium.

Les lipides (matières grasses) : essentiels en petites quantités

Une saine alimentation doit inclure une certaine quantité de lipides ou matières grasses. Fournissant 9 Calories par gramme, les lipides constituent la source d'énergie la plus concentrée pour l'organisme. Ils protègent les organes vitaux et isolent du froid. Ils sont aussi les transporteurs de quatre vitamines liposolubles : A, D, E et K. Une réduction substantielle des lipides dans le régime quotidien entraîne donc une réduction de l'apport vitaminique. Les lipides ajoutent de la saveur aux aliments et contribuent à la sensation de satiété. Durant les périodes de repos et d'activités légères, ils sont la principale source d'énergie du corps. L'acide linoléique et l'acide alpha-linoléique sont deux lipides essentiels à notre régime alimentaire ; ils sont les régulateurs clés de plusieurs fonctions de l'organisme, tels le maintien de la pression sanguine et le développement d'une grossesse en santé.

Types et sources de lipides (matières grasses) La plupart des lipides présents dans les aliments et le corps sont des triglycérides, qui se composent de glycéride et de trois **acides gras** : **saturé**, **monoinsaturé** et **polyinsaturé** (*voir* le tableau 7.3). Ces matières grasses se retrouvent en quantités variables dans les aliments. Les deux acides gras essentiels — linoléique et alpha-linoléique — sont des acides polyinsaturés. La plupart des aliments sont composés d'acides gras saturés et insaturés. Les aliments contenant beaucoup de graisses saturées sont habituellement à l'état solide à la température de la pièce. Les principales sources dans le régime nord-américain sont les viandes rouges, le lait entier et le fromage. Les aliments contenant une grande quantité de graisses monoinsaturées et polyinsaturées proviennent habituellement de sources végétales et sont sous forme liquide à la température de la pièce. Les avocats, l'huile de canola, les arachides, les olives et les huiles qu'on en tire contiennent surtout des graisses monoinsaturées. Quant aux principales sources de graisses polyinsaturées, ce sont le poisson, les huiles de soya, de maïs et de tournesol.

Mais il faut nuancer. En effet, l'**hydrogénation** des huiles végétales insaturées produit des acides gras tant saturés qu'insaturés. En changeant la configuration moléculaire des acides gras, ce processus transforme les huiles en graisses. Ces acides gras modifiés sont alors appelés **acides gras trans**. L'industrie alimentaire a recours à l'hydrogénation afin de stabiliser les huiles qui seront utilisées en friture, pour améliorer la texture de certains aliments (par exemple, pour rendre plus feuilletées les pâtisseries et les pâtes à tarte), pour empêcher l'huile de se déposer à la surface du beurre d'arachide ou pour prolonger la conservation des aliments préparés avec de

Tableau 7.3   **Tableau comparatif des matières grasses alimentaires.**

Types d'acides gras	Sources*	Effets potentiels sur la santé
SATURÉ	Gras animal (surtout les viandes grasses, le gras et la peau des volailles) Beurre, fromage et lait entier Huile de palme et huile de noix de coco	Augmente le taux de cholestérol total et de «mauvais» cholestérol (LBD). Augmente le risque de maladies cardiaques. Peut augmenter le risque de cancer du côlon et de la prostate.
TRANS	Frites et autres aliments de restauration rapide frits Margarine dure, shortening, saindoux Biscuits et craquelins industriels Sucreries et grignotines transformées	Augmente le taux de cholestérol total et de «mauvais» cholestérol (LBD). Diminue le taux de «bon» cholestérol (LHD). Peut augmenter le risque de maladies cardiaques et de cancer du sein.
MONOINSATURÉ	Huile d'olive, de canola et de soya Avocats, olives Beurre d'arachide (sans gras ajouté) De nombreuses noix telles que les amandes, les noix de cajous, les pacanes et les pistaches	Diminue le taux de cholestérol total et de «mauvais» cholestérol (LBD). Peut réduire la tension artérielle et le taux de triglycérides (un facteur de risque des maladies cardiovasculaires). Peut réduire le risque de maladies cardiaques, d'arrêt cardiaque et de certains cancers.
POLYINSATURÉ (2 groupes)**		
Acide gras oméga-3	Les poissons gras comme le saumon, le thon blanc, le maquereau, les anchois, la truite et les sardines Plus petites quantités dans l'huile de noix, de lin, de canola et de soya; tofu; noix de Grenoble; graines de lin; œufs et lait enrichis en oméga-3	Diminue la coagulation sanguine et l'inflammation, et inhibe l'arythmie cardiaque. Diminue le taux de triglycérides (un facteur de risque des maladies cardiovasculaires). Peut faire diminuer la tension artérielle de certaines personnes. Peut réduire le risque de maladies cardiaques, d'arrêt cardiaque et de certains cancers. Effet anti-inflammatoire sur les articulations arthritiques.
Acide gras oméga-6	Huile de maïs, de soya, de carthame et de tournesol (souvent inclus dans la composition des margarines, de la mayonnaise et des vinaigrettes)	Diminue le taux de cholestérol total et de «mauvais» cholestérol (LBD). Peut réduire le taux de «bon» cholestérol (LHD). Peut augmenter le risque de maladies cardiaques. Peut légèrement augmenter le risque de cancer si la quantité d'oméga-6 ingérée est importante et celle d'oméga-3, faible.

À consommer en faible quantité (catégories SATURÉ et TRANS)

À consommer en quantité modérée (catégories MONOINSATURÉ et POLYINSATURÉ)

 * Les acides gras contiennent une combinaison de plusieurs acides gras en proportions variables; par exemple, l'huile de canola se compose principalement d'acides gras monoinsaturés (62 %).

 ** Les acides gras essentiels sont polyinsaturés: l'acide linoléique est un acide gras oméga-6 et l'acide alpha-linoléique, un acide gras oméga-3.

l'huile. C'est par hydrogénation qu'une huile liquide est transformée en margarine ou en graisse végétale.

De nombreux aliments cuits ou frits sont préparés avec une huile végétale hydrogénée et leur teneur en acides gras saturés et en acides gras trans peut donc être relativement élevée. Les principales sources d'acides gras trans sont les pommes de terre frites, le poulet et le poisson frits (dans la graisse végétale et non dans l'huile), les tourtières, les gâteaux, les biscuits, les pâtisseries, les beignes, les croustilles et la margarine solide. En général, plus la consistance d'une huile hydrogénée est solide, plus elle contient d'huiles saturées et d'acides gras trans. C'est ainsi que la margarine sous sa forme la plus solide renferme davantage d'acides gras saturés et d'acides gras trans que les margarines plus molles. La viande et le lait, pour leur part, contiennent une plus faible quantité d'acides gras trans.

Les huiles végétales hydrogénées ne sont pas les seules matières grasses végétales à contenir des graisses

Acide gras saturé Acide gras qui ne comporte aucune liaison double entre les atomes de carbone et qui est à l'état solide à la température ambiante.

Acide gras monoinsaturé Acide gras qui comporte une liaison double entre les atomes de carbone et qui est à l'état liquide à la température ambiante.

Acide gras polyinsaturé Acide gras qui comporte au moins deux liaisons doubles entre les atomes de carbone et qui est à l'état liquide à la température ambiante.

Hydrogénation Processus par lequel des atomes d'hydrogène sont ajoutés à des graisses insaturées, ce qui élève le degré de saturation et transforme les huiles liquides en graisses solides.

Acide gras trans Acide gras insaturé qui a subi le processus d'hydrogénation.

saturées. Bien que d'origine végétale, l'huile de palme et l'huile de noix de coco contiennent aussi beaucoup de graisses saturées.

Les lipides (matières grasses) et la santé Il y a plusieurs types de matières grasses et chacun a des effets différents sur la santé. De nombreuses études ont examiné comment l'apport en lipides alimentaires influe sur les taux de **cholestérol** et le risque de maladie cardiovasculaire. Il en ressort que les acides gras saturés et les acides gras trans contribuent à une hausse du taux de **lipoprotéines de basse densité** (LBD, le « mauvais » cholestérol) dans le sang et augmentent ainsi le risque de maladie cardiovasculaire. Par contre, les acides gras insaturés font diminuer le taux de « mauvais » cholestérol et peuvent contribuer à augmenter le taux de **lipoprotéines de haute densité** (LHD, le « bon » cholestérol). Il est donc préférable de limiter la consommation de gras saturés et trans.

Si, comme la plupart des Canadiens, vous consommez trop de graisses saturées, vous auriez intérêt à manger moins de viande et de produits laitiers riches (lait entier, crème, beurre, fromage, crème glacée). Pour réduire la quantité de graisses trans ingérées, mangez moins d'aliments frits et d'aliments cuits dans des huiles végétales hydrogénées, et servez-vous d'huiles liquides plutôt que de margarine. Si vous utilisez de la margarine, choisissez les plus molles. Rappelez-vous que plus une graisse est liquide, moins elle renferme de graisses saturées et de graisses trans. En lisant l'étiquette des aliments préparés, vous saurez s'ils contiennent des graisses saturées ou des graisses trans.

Des recherches ont révélé que certains types d'acides gras polyinsaturés — les **acides gras oméga-3** présents dans des poissons gras comme le saumon, le maquereau et le hareng, dans les graines de lin et les huiles de lin et de canola — peuvent avoir un effet particulièrement bénéfique sur la santé cardiovasculaire. Il a en effet été démontré que les acides gras de ce type réduisent les risques de formation de caillots de sang et les réactions inflammatoires de l'organisme, et augmentent le taux de lipoprotéines de haute densité. Les acides gras oméga-3 diminueraient également les risques de maladie cardiaque chez certaines personnes. Les spécialistes de la nutrition recommandent donc d'augmenter la proportion de graisses polyinsaturées de type oméga-3 dans notre alimentation et de manger du poisson au moins deux fois par semaine. Les bonnes sources d'acides gras de type oméga-3 sont le maquereau, le hareng, l'omble, le saumon, les sardines et la truite.

Les matières grasses présentes dans l'alimentation peuvent aussi avoir d'autres effets sur la santé. Ainsi, les régimes riches en ces matières augmentent les risques de cancer, comme celui du côlon (reportez-vous à l'encadré intitulé « L'alimentation et le cancer », p. 197), et rendent plus difficile le contrôle du poids santé. En effet, comme les matières grasses sont une source concentrée de calories (9 Calories par gramme, comparativement à 4 Calories par gramme de protéines ou de glucides), un régime riche en lipides est souvent riche en calories et favorise donc un gain de poids. Il semble par ailleurs que les calories provenant des matières grasses se transforment en graisses corporelles plus facilement que celles provenant des protéines ou des glucides.

Apport en lipides (matières grasses) recommandé Pour combler les besoins en graisses essentielles de votre organisme, Santé Canada recommande que 20 % à 35 % des calories consommées chaque jour proviennent des lipides et qu'au plus 10 % de ces calories soient des gras saturés. Par exemple, pour une femme dont les besoins énergétiques seraient de 2000 Calories par jour, cela équivaut à 60 g de matières grasses, dont environ 22 g de gras saturés. Pour combler leurs besoins en graisses essentielles, les hommes ont besoin chaque jour d'environ 17 g d'acide linoléique et de 1,6 g d'acide alpha-linoléique ; les femmes, de 12 g d'acide linoléique et de 1,1 g d'acide alpha-linoléique. Il suffit d'incorporer quotidiennement à votre alimentation de 2 à 3 cuillers à table (entre 30 g et 45 g) d'huile végétale pour obtenir votre ration de matières grasses essentielles. Cela inclut les huiles végétales pour la cuisson, les vinaigrettes, la margarine et la mayonnaise. La plupart des Canadiens consomment suffisamment de graisses essentielles ; leur problème est plutôt de limiter l'apport en graisses nuisibles à la santé. Le tableau 7.4 présente le pourcentage de matières grasses de nombreux aliments courants.

Les protéines : le fondement du corps humain

Les protéines sont des éléments importants des muscles, des os, du sang, des enzymes, des membranes cellulaires et de certaines hormones. Elles sont essentielles à presque toutes les tâches que vous demandez à votre organisme comme digérer, marcher, se concentrer, lutter contre les infections. Comme on l'a vu, elles fournissent également de l'énergie, soit 4 Cal par gramme.

Acides aminés Les protéines sont constituées d'**acides aminés**. On en retrouve 20 dans la nourriture, dont 9 sont essentiels au régime alimentaire d'un adulte. Ici encore, le terme « essentiel » signifie que ces acides sont indispensables à la santé et à la croissance, et qu'on doit les trouver dans l'alimentation, parce que le corps ne les produit qu'en quantité insuffisante ou pas du tout. Les autres acides aminés peuvent être produits par le corps à condi-

Tableau 7.4 Pourcentage du total des calories sous forme de lipides (matières grasses).

Aliments	Pourcentage de calories sous forme de lipides (matières grasses)				
	0 % à 10 %	10 % à 30 %	30 % à 50 %	50 % à 75 %	75 % à 100 %
Pains, céréales, riz et pâtes alimentaires	Plusieurs céréales sèches et pains, riz, pâtes, tortillas, bretzels	Maïs soufflé, gruau, certains pains	Barres granola, maïs soufflé avec beurre, biscottes, biscuits, muffins	Croissants	
Légumes et fruits	La plupart des légumes et fruits frais, congelés, en boîte ou séchés		Frites, rondelles d'oignons frites	Croustilles, noix de coco	Avocats, olives
Lait, yogourt et fromage	Lait écrémé, yogourt, fromage cottage	Yogourt et fromage cottage à faible teneur en gras, lait 2 %, babeurre	Lait entier, crème glacée	La plupart des fromages, crème glacée riche en matières grasses	Fromages à la crème, crème sure, crème de table
Viande, volaille, poisson, fèves séchées, œufs, noix	Poitrine de dinde sans la peau, aiglefin, morue, la plupart des fèves séchées, blancs d'œufs	Viande blanche de poulet sans la peau, flétan, crevettes, palourdes, thon dans l'eau, truite, tofu faible en gras	Bœuf bouilli, jambon, brun de poulet sans la peau, saumon, maquereau, espadon	Rôti de bœuf, côtelettes de porc, de veau ou d'agneau, poulet avec la peau, thon dans l'huile, tofu, œufs	Salami, bacon, hot dogs, côtes levées, la plupart des noix et des graines, beurre d'arachide, jaunes d'œufs
Repas combinés	Bouillons	Chili végétarien, la plupart des soupes à base de bouillon	Hamburgers, lasagne, chili au bœuf, salade de pommes de terre, pizza végétarienne ou au fromage, macaroni au fromage, enchiladas	Hamburgers avec fromage, pizza toute garnie, sandwich au jambon, au poulet ou au fromage	
Graisses, huiles et friandises	Bonbons durs, gomme à mâcher			Chocolat en barre	Beurre, margarine, huile végétale, mayonnaise, sauce à salade

tion que les composantes nécessaires lui soient fournies par l'alimentation.

Protéines complètes et incomplètes Les différentes sources de protéines sont considérées comme «complètes» si elles procurent, en quantité suffisante, tous les acides aminés essentiels. Autrement, on les dit «incomplètes». La viande, le poisson, la volaille, les œufs, le lait, le fromage et le soya sont des sources de protéines complètes. Les protéines des végétaux, contrairement aux protéines animales, sont «incomplètes». Les protéines alimentaires sont des chaînes d'acides aminés qui doivent être défaites dans l'intestin pour être absorbées et refaites dans l'organisme pour former de nouvelles protéines qui ont divers rôles. Les protéines des légumineuses ne possèdent pas tous les acides aminés nécessaires pour permettre à l'organisme de refaire certaines protéines. Cependant, les céréales et les noix possèdent les éléments manquant aux légumineuses. Ainsi, si vous ne mangez aucun aliment d'origine animale, vous devez consommer chaque jour différentes sources de protéines pour fournir à votre organisme tous les acides aminés dont il a besoin. Si, par contre, vous consommez des produits laitiers et des œufs, ceux-ci vous fournissent en quantité suffisante les acides aminés manquants. Pour détermi-

Cholestérol Graisse synthétisée par l'organisme qui se retrouve aussi dans des aliments d'origine animale. Des taux élevés de cholestérol dans le sang peuvent entraîner l'apparition de maladies cardiovasculaires.

Lipoprotéine de basse densité Matière grasse présente dans le sang qui porte le cholestérol aux organes et aux tissus et qui, en quantité excessive, peut s'accumuler sous forme de dépôts sur les parois artérielles.

Lipoprotéine de haute densité Matière grasse présente dans le sang qui transporte le cholestérol hors des artères et qui procure ainsi une certaine protection contre les maladies cardiaques.

Acide gras oméga-3 Acide gras polyinsaturé souvent présent dans les huiles de poisson et qui a un effet bénéfique sur la santé cardiovasculaire. La liaison double la plus éloignée du centre se situe à trois atomes de carbone de l'extrémité de la chaîne formée par l'acide gras, d'où le chiffre 3.

Acides aminés Éléments des protéines constituant les tissus musculaires et autres.

ner si votre régime alimentaire comporte suffisamment d'acides aminés et de protéines complètes, tenez compte de ce que vous consommez par jour plutôt que par repas. En effet, bien qu'on ait déjà cru que les personnes végétariennes devaient « compléter » leur apport protéique à chaque repas pour bénéficier de protéines complètes, on sait maintenant que les protéines consommées durant la journée se complètent les unes les autres et forment un bassin d'acides aminés dans lequel l'organisme va puiser pour produire les protéines nécessaires.

La solution végétarienne

Les personnes qui optent pour le végétarisme bannissent de leur régime les aliments d'origine animale (viande, volaille, poisson, œufs, lait) ou en limitent la consommation. Beaucoup le font pour des raisons de santé, les régimes végétariens étant généralement plus faibles en graisses saturées, en cholestérol et en protéines animales et plus riches en glucides complexes, en fibres alimentaires, en acide folique, en vitamines C et E, en caroténoïdes et en substances phytochimiques. D'autres adoptent une alimentation végétarienne par souci environnemental, pour des raisons économiques, pour des questions d'éthique ou encore par conviction religieuse.

Les formes de végétarisme Il y a différentes formes de végétarisme ; plus on aura un régime varié, plus il sera facile de satisfaire ses besoins nutritifs. Les **végétaliens**

ne mangent que des aliments végétaux. Les **lacto-végétariens** consomment des aliments végétaux et des produits laitiers. Les **ovo-lacto-végétariens** mangent des aliments végétaux, des produits laitiers et des œufs. On peut classer les autres adeptes du végétarisme en **végétariens partiels**, en **semi-végétariens** ou en **piscivégétariens** ; il s'agit d'individus qui mangent des aliments végétaux, des produits laitiers, des œufs et généralement certaines volailles, certains poissons et fruits de mer. Il y a enfin les innombrables personnes qui font fréquemment des repas végétariens, sans être végétariennes pour autant. Vivre sans viande, c'est possible. Mais vivre sans protéines peut être catastrophique. Les végétariens doivent s'assurer d'en consommer suffisamment. Par exemple, le soya est une légumineuse riche en protéines, de même que le lait de soya et le tofu. Consultez la pyramide pour végétariens pour vous assurer d'avoir une alimentation équilibrée (*voir* la figure 7.2).

Apport de protéines recommandé De façon générale, vos besoins en protéines sont un peu moins élevés que votre poids (kg). Par exemple, si vous pesez 57 kg, vos besoins sont d'environ 50 g de protéines chaque jour. Vos besoins peuvent augmenter selon votre âge, votre état de santé et votre niveau d'activité physique. La plupart des Canadiens satisfont ou excèdent la ration de protéines nécessaire à la saine alimentation. L'organisme transforme en graisses ces protéines excédentaires et les emmagasine pour répondre à d'éventuels besoins énergétiques. Il n'est pas nuisible d'ex-

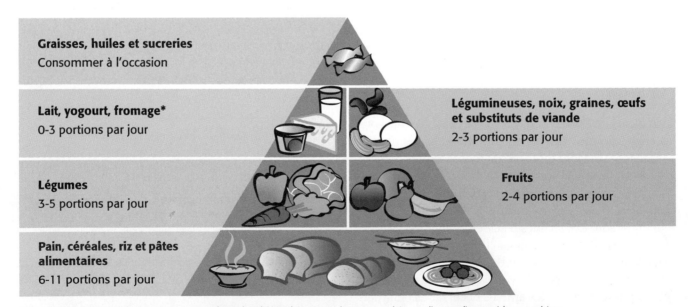

Graisses, huiles et sucreries
Consommer à l'occasion

Lait, yogourt, fromage*
0-3 portions par jour

Légumineuses, noix, graines, œufs et substituts de viande
2-3 portions par jour

Légumes
3-5 portions par jour

Fruits
2-4 portions par jour

Pain, céréales, riz et pâtes alimentaires
6-11 portions par jour

* Les gens qui choisissent de ne pas consommer de produits laitiers doivent remplacer ces produits par d'autres aliments riches en calcium.

Figure 7.2   La pyramide alimentaire pour les végétariens.
Une alimentation végétarienne équilibrée comprend une grande variété d'aliments, dont des céréales à grains entiers, des fruits, des légumes, des noix, des graines, et, selon le régime adopté, des œufs et des produits laitiers. (*Source: Journal of the Dietetic Association*, « Vegeterian Diets — Position of ADA », p. 1317-1321, © 1997 American Dietetic Association. Avec la permission de l'American Dietetic Association.)

céder quelque peu ses besoins protéiniques, mais cela ajoute des graisses à l'alimentation, parce que les aliments riches en protéines le sont souvent en matières grasses. Une réelle surconsommation de protéines peut fatiguer les reins et causer la déshydratation. Un bon apport en protéines est associé à la bonne santé ; de 10 % à 35 % des calories absorbées chaque jour devraient provenir des protéines.

Les vitamines : des micro-nutriments organiques

Les **vitamines** sont des substances organiques nécessaires en très petites quantités pour faciliter certaines réactions chimiques dans les cellules. Les êtres humains ont besoin de 13 vitamines. Quatre d'entre elles sont liposolubles (les vitamines A, D, E et K) et neuf sont hydrosolubles (la vitamine C et les huit types de vitamine B : thiamine, riboflavine, niacine, pyridoxine, acide folique, vitamine B_{12}, biotine et acide pantothénique). La solubilité indique dans quelle mesure une vitamine est absorbée, transportée et emmagasinée dans l'organisme. Les vitamines hydrosolubles sont absorbées directement par le sang, dans lequel elles circulent librement. En quantité excessive, elles sont détectées par les reins et éliminées dans l'urine. Les vitamines liposolubles font l'objet d'un processus de digestion plus complexe : elles sont généralement transportées dans le sang par des protéines spécifiques et emmagasinées dans les graisses au lieu d'être éliminées.

Fonctions des vitamines Les vitamines facilitent les réactions chimiques qui se produisent dans l'organisme (*voir* le tableau 7.5). Elles ne lui fournissent aucune énergie directe, mais contribuent à libérer l'énergie contenue dans les glucides, les protéines et les lipides. Elles jouent un rôle crucial dans la production de globules rouges et dans le maintien des systèmes nerveux, squelettique et immunitaire. Certaines vitamines forment également des antioxydants, qui protègent les cellules saines de l'organisme. La vitamine E, la vitamine C et le bêta-carotène (un dérivé de la vitamine A) sont les principaux antioxydants d'origine vitaminique. (L'action des antioxydants est décrite à la page 195.)

Sources des vitamines L'organisme ne fabrique pas la plupart des vitamines dont il a besoin ; il les obtient en s'alimentant. Les fruits, les légumes et les grains en contiennent beaucoup. De plus, un grand nombre d'aliments préparés, comme la farine et les céréales de déjeuner, sont enrichis de vitamines. Il faut savoir cependant que le stockage des aliments et leur cuisson peuvent détruire les vitamines et les minéraux qu'ils contiennent.

Les quelques vitamines que fabrique le corps sont la vitamine D, produite par la peau lorsqu'elle est exposée au soleil, ainsi que la biotine et la vitamine K, synthétisées par des bactéries intestinales.

Carence et excès vitaminiques Si votre alimentation vous procure une quantité insuffisante d'une ou de plusieurs vitamines, des symptômes spécifiques de carence se manifesteront (*voir* le tableau 7.5). Ainsi, une carence en vitamine A peut causer la cécité nocturne. Les maladies dues à une carence vitaminique sont relativement rares dans les pays industrialisés, car les aliments de consommation courante contiennent beaucoup de vitamines. Le *Guide alimentaire canadien* recommande un apport en vitamine D pour les personnes de 50 ans et plus afin de contrer la perte de masse osseuse et les fractures. Bien sûr, la santé se ressent d'un apport vitaminique inférieur aux besoins, même s'il n'engendre pas de maladie comme le ferait une carence. Par exemple, un faible apport en acide folique accroît les risques de donner naissance à un enfant affligé d'une malformation congénitale du système nerveux central affectant le tube neural.

Les vitamines rajoutées à l'alimentation peuvent être nocives, surtout lorsqu'on les consomme sous forme de suppléments. De fortes doses de vitamine A ont un effet toxique et font augmenter le risque de malformation congénitale. Prise en grandes quantités, la vitamine B_6 peut causer des dommages neurologiques irréversibles. Les doses excessives de vitamines liposolubles sont particulièrement dangereuses, car l'organisme emmagasine l'excès au lieu de l'éliminer, ce qui augmente le risque de toxicité. Même sans excès, la consommation de suppléments de vitamines est à déconseiller, car les aliments contiennent, en plus des vitamines et des minéraux, de nombreuses autres substances qui, en s'y combinant, pourraient avoir des répercussions importantes sur la santé. Par exemple, un apport en zinc supérieur à la quantité recommandée peut affaiblir le système immunitaire, accroître la vulnérabilité aux infections et réduire le taux de « bon » cholestérol. Il est préférable de tirer des aliments, et non de suppléments, la plus grande partie des vitamines qui nous sont nécessaires.

Végétalien Personne végétarienne qui ne mange strictement aucun aliment d'origine animale.

Lacto-végétarien Personne végétarienne dont le régime alimentaire comprend du lait et des fromages.

Ovo-lacto-végétarien Personne végétarienne qui ne mange ni viande, ni volaille, ni poisson, mais consomme des œufs et des produits laitiers.

Végétarien partiel, **semi-végétarien** ou **piscivégétarien** Personne végétarienne dont le régime alimentaire comprend des œufs, des produits laitiers et de petites quantités de volaille, de poisson et de fruits de mer.

Vitamines Substances organiques nécessaires à des fonctions métaboliques spécifiques et à des fonctions de croissance et de réparation.

Tableau 7.5   Les vitamines.

Vitamines	Importantes sources alimentaires	Principales fonctions	Symptômes de carence	Effets toxiques d'une consommation excessive
Liposolubles				
A (rétinol ou carotène)	Foie, produits laitiers, carottes, épinards et autres fruits et légumes de couleur orange ou vert foncé.	Maintien en bon état de la vision, de la peau et des tissus conjonctifs, fonction immunitaire.	Cécité nocturne, peau sèche, vulnérabilité aux infections, perte d'appétit, anémie, calculs rénaux.	Maux de tête, vomissements, diarrhée, vertiges, vision double, anomalies osseuses, problèmes de foie, fausse couche, malformations congénitales.
D (calciférol)	Poissons gras, huile de foie de morue, œufs. Ajoutée au lait, à la margarine et aux boissons au soya.	Croissance et maintien des os et des dents, augmentation de l'absorption du calcium.	Rachitisme (déformation des os) chez l'enfant; perte de densité osseuse et fractures chez l'adulte.	Problèmes de rein, vomissements, diarrhée.
E (toroférol)	Huiles végétales, margarine, grains entiers, noix et graines, légumes à feuilles vertes.	Prévient l'atteinte des membranes cellulaires, mécanisme antioxydant, stimule le système immunitaire.	Anémie possible.	Relativement peu toxique, mais peut causer des saignements excessifs ou la formation de caillots.
K (phylloquinone)	Légumes à feuilles vertes, petites quantités dans les céréales, les fruits et la viande.	Coagulation du sang.	Hémorragie.	Relativement peu toxique. Fortes doses peuvent causer la jaunisse.
Hydrosolubles				
C (acide ascorbique)	Poivrons verts, salades vertes, fruits.	Puissant antioxydant, maintien et guérison du tissu conjonctif, des os, des dents et des cartilages, aide à la guérison, contribue à l'absorption du fer.	Scorbut, anémie, faible résistance aux infections, affaiblissement de la dentition, douleurs articulaires, lente guérison des plaies, faible absorption du fer.	Possibilité de calculs rénaux.
B₁ (thiamine)	Porc, abats, grains entiers, légumes.	Transformation des glucides en énergie utilisable, maintien de l'appétit et des fonctions du système nerveux.	Béribéri (symptômes: atrophie musculaire, confusion, anorexie, hypertrophie du cœur, rythme cardiaque anormal, instabilité nerveuse).	Pas rapportés.
B₂ (riboflavine)	Produits laitiers, pains et céréales enrichis, viandes maigres, volaille, poisson, légumes verts.	Métabolisme des glucides, maintien de la peau, des membranes muqueuses et des structures du système nerveux.	Fissures aux commissures des lèvres, irritation de la gorge, éruption cutanée, hypersensibilité à la lumière, langue de couleur pourpre.	Pas rapportés.
B₃ (niacine)	Œufs, volaille, poisson, lait, grains entiers, noix, pains et céréales enrichis, viande, légumineuses.	Transformation des glucides, des lipides et des protéines en énergie utilisable.	Pellagre (lésions cutanées, troubles digestifs et nerveux).	Rougeurs, nausée, vomissements, diarrhée, problèmes de foie, intolérance au glucose.
B₆ (pyridoxine)	Viande, légumes, céréales à grains entiers.	Métabolisme des protéines et des neurotransmetteurs, synthèse des globules rouges.	Anémie, convulsions, fissure aux commissures des lèvres, dermatite, nausée, confusion.	Anomalies et problèmes neurologiques.
B₉ (folate ou acide folique)	Légumes verts, légumineuses, produits de blé entier.	Métabolisme énergétique, formation des globules rouges, tissus nerveux.	Anémie, troubles gastro-intestinaux, langue rouge.	Masquage de la carence en vitamine B₁₂.
B₁₂ (cyanocobalamine)	Œufs, produits laitiers, viande (absente des végétaux).	Synthèse des globules rouges et des globules blancs, autres réactions métaboliques.	Anémie, troubles neurologiques.	Pas rapportés.
Biotine	Légumineuses, légumes, viande.	Métabolisme des lipides, des glucides et des protéines.	Dermatite, nausée, dépression, fatigue, douleurs musculaires.	Pas rapportés.
Acide pantothénique	Aliments d'origine animale, grains entiers, légumineuses; très répandu dans les aliments.	Métabolisme des lipides, des glucides et des protéines.	Fatigue, engourdissement et picotement dans les mains et les pieds, problèmes gastro-intestinaux.	Pas rapportés.

Sources: Adapté de Food and Nutrition Board, *Dietary Reference Intakes for Thiamin, Riboflavin, Niacin, Vitamin B₆, Folate, Vitamin B₁₂, Pantothenic Acid, and Choline,* Washington (D.C.), 2003, National Academy Press; National Research Council, *Recommended Dietary Allowances,* 10ᵉ édition, Washington (D.C.), 1989, National Academy Press; National Academy of Sciences, adapté avec l'autorisation de la National Academy Press, Washington (D.C.), 1989; Shils, M.E. et V.R. Young (dir.), *Modern Nutrition in Health and Disease,* 8ᵉ édition, Baltimore, 1993, Williams & Wilkins.

Les minéraux: des micronutriments inorganiques

Les **minéraux** sont des composés inorganiques dont l'organisme a besoin en quantités relativement faibles pour régulariser son fonctionnement, faciliter la croissance et le maintien des tissus corporels et transformer certaines substances en énergie (*voir* le tableau 7.6). Il existe quelque 17 minéraux essentiels. Les minéraux dont l'organisme a besoin en quantités supérieures à 100 milligrammes sont le calcium, le phosphore, le magnésium, le sodium, le potassium et le chlore. Les minéraux essentiels sous forme de traces, c'est-à-dire ceux qui sont nécessaires en quantités infimes, comprennent le cuivre, le fluor, l'iode, le fer, le sélénium et le zinc.

Des symptômes spécifiques apparaissent si l'on consomme un minéral en quantités insuffisantes ou excessives pour la bonne santé. Le régime alimentaire de la plupart des Canadiens ne contient pas suffisamment de fer, de calcium, de zinc et de magnésium. Efforcez-vous donc de consommer des aliments qui en contiennent (*voir* le tableau 7.6). Les viandes maigres sont riches en fer et en zinc, alors que les produits laitiers partiellement ou entièrement écrémés sont d'excellentes sources de calcium. Les aliments d'origine végétale fournissent beaucoup de magnésium. L'**anémie** résultant d'une carence en fer affecte certains groupes démographiques, et les chercheurs craignent qu'un apport insuffisant en calcium n'engendre de nombreux cas d'**ostéoporose**, notamment chez les femmes. Pour en savoir davantage à ce sujet, reportez-vous à l'encadré intitulé «L'alimentation et la santé osseuse», p. 198.

Les autres substances présentes dans les aliments

Il y a dans les aliments de nombreuses substances qui ne sont pas des nutriments essentiels, mais qui peuvent avoir une incidence sur la santé.

Antioxydants Lorsque l'organisme utilise de l'oxygène ou dégrade certains lipides (matières grasses) durant le métabolisme normal, il produit des substances appelées **radicaux libres**. Ces dernières sont associées au vieillissement prématuré, aux cataractes, au cancer, aux maladies cardiovasculaires et à des maladies dégénératives comme l'arthrite. Des facteurs environnementaux tels que la fumée de cigarette, les gaz d'échappement, les radiations, une lumière solaire trop intense, certains médicaments et le stress peuvent accroître la production de radicaux libres.

Les **antioxydants** présents dans les aliments peuvent aider l'organisme à éliminer les radicaux libres et à protéger ainsi les cellules. Il est donc souhaitable de consommer des fruits et légumes, car ils sont riches en antioxydants (*voir* l'encadré «L'alimentation et le cancer», p. 197).

Substances phytochimiques Les aliments d'origine végétale regorgent de **substances phytochimiques** qui aident à prévenir les maladies chroniques. Plusieurs d'entre eux sont également antioxydants. Les chercheurs ne font que commencer à identifier et à étudier les composés que recèlent les aliments, mais déjà de nombreuses découvertes s'annoncent prometteuses. Ainsi, il semble que certaines protéines présentes dans les aliments à base de soya pourraient permettre d'abaisser les taux de cholestérol. Le sulforaphane, un composé qu'on a isolé dans le brocoli et dans d'autres **légumes crucifères**, pourrait inhiber la toxicité de certains cancérigènes. Les sulfures d'allyle, un groupe de substances chimiques qu'on trouve dans l'ail et les oignons, semblent activer les cellules immunitaires qui combattent le cancer (*voir* l'encadré «L'alimentation et le cancer», p. 197). Peut-être la recherche sur les substances phytochimiques permettra-t-elle d'élargir le rôle de la nutrition dans la prévention et le traitement de plusieurs maladies chroniques.

Pour accroître votre apport en substances phytochimiques, mangez différents fruits et légumes plutôt que de vous en remettre aux suppléments. En effet, comme c'est le cas de nombreuses vitamines et minéraux, prises isolément et à fortes doses, les substances phytochimiques peuvent être nuisibles. D'ailleurs, il est probable que c'est en se combinant à d'autres substances chimiques qu'elles contribuent à la santé.

Minéraux Composés inorganiques nécessaires en faibles quantités pour assurer la régulation, la croissance et le maintien des tissus et des fonctions de l'organisme.

Anémie Déficience des éléments responsables du transport de l'oxygène dans les globules rouges.

Ostéoporose Condition se caractérisant par le fait que les os deviennent extrêmement poreux et friables; il s'ensuit fréquemment des fractures au poignet, à la colonne vertébrale et à la hanche.

Radical libre Composé auquel manque un électron et qui peut réagir avec des graisses, des protéines et de l'ADN, endommager les membranes cellulaires et entraîner la mutation de certains gènes avant de trouver l'électron qui lui manque. Il est le produit de réactions chimiques survenant dans l'organisme et de l'exposition à des facteurs environnementaux tels que la lumière solaire et la fumée du tabac.

Antioxydant Substance qui protège les cellules contre les dommages que pourraient lui causer les radicaux libres; elle agit en se liant à l'oxygène, en cédant des électrons aux radicaux libres et en réparant les dommages causés aux molécules.

Substance phytochimique Substance qui se trouve naturellement dans les aliments d'origine végétale et qui aide à prévenir et à traiter des maladies chroniques telles que la cardiopathie et le cancer; *phyto* signifie «plante».

Légumes crucifères Légumes de la famille du chou, soit chou, brocoli, chou de Bruxelles, chou frisé et chou-fleur; les pétales des fleurs de ces plantes sont disposés en croix, d'où leur nom.

Tableau 7.6 Les principaux minéraux.

Minéraux	Importantes sources alimentaires	Principales fonctions	Symptômes de carence	Effets toxiques d'une ingestion excessive
Calcium	Produits laitiers, tofu, pain et jus d'orange enrichis, légumes vert foncé, arêtes de poisson.	Formation et maintien des os et des dents, transmission nerveuse et coagulation.	Arrêt de croissance, rachitisme, ostéoporose, convulsions.	Constipation, calculs urinaires, dépôts de calcium dans les tissus mous, inhibition de l'absorption des minéraux.
Fluor	Eau potable fluorée, thé, fruits de mer.	Maintien en bon état de la dentition et des os.	Fréquence plus élevée de caries dentaires.	Taches sur les dents, problèmes rénaux.
Fer	Viandes maigres, légumineuses, œufs, farine enrichie, légumes à feuilles vertes, fruits séchés, foie.	Élément constitutif de l'hémoglobine, des fibres musculaires et des enzymes.	Anémie, fatigue, diminution de la résistance immunitaire, troubles gastro-intestinaux, problèmes de concentration.	Malaises au foie et aux reins, douleurs articulaires, stérilité, troubles cardiaques.
Iode	Sel iodé, fruits de mer, produits laitiers, légumes.	Élément essentiel des hormones thyroïdiennes, régulation du métabolisme.	Goitre (hypertrophie de la glande thyroïde), crétinisme (malformation congénitale).	Diminution de l'activité thyroïdienne.
Magnésium	Grains entiers, légumes à feuilles vertes.	Transmission neuromusculaire, métabolisme énergétique, activation de nombreuses enzymes.	Troubles de croissance, troubles de comportement.	Diarrhée.
Phosphore	Produits laitiers, céréales, légumineuses, viande, volaille, poisson.	Croissance et maintien des os et des dents, transfert d'énergie dans les cellules.	Faiblesse, perte osseuse, perte de calcium.	Diminution du taux de calcium dans le sang, dépôts de calcium dans les tissus mous.
Potassium	Viande, lait, fruits, légumes, grains, légumineuses.	Maintien des fonctions nerveuses et de l'équilibre osmotique.	Faiblesse musculaire, nausée, somnolence, paralysie, confusion, perturbation du rythme cardiaque.	Arrêt cardiaque.
Sélénium	Fruits de mer, viande, œufs, grains entiers.	Combat les effets des radicaux libres, maintien du système immunitaire.	Faiblesse et douleurs musculaires, troubles cardiaques, anémie (rare).	Troubles gastro-intestinaux, irritation pulmonaire.
Sodium	Sel, sauce soya, aliments salés.	Maintien de l'équilibre osmotique, de l'équilibre acido-basique et des fonctions nerveuses.	Crampes musculaires, apathie cérébrale, perte d'appétit.	Œdème, hypertension.
Zinc	Grains entiers, viande, œufs, foie, fruits de mer (notamment les huîtres).	Synthèse des protéines, de l'ARN et de l'ADN, cicatrisation, maintien du système immunitaire, contribution au sens du goût.	Croissance entravée, perte d'appétit, diminution des capacités gustatives, éruption cutanée, troubles du système immunitaire, problèmes de guérison des blessures.	Fièvre, nausée, vomissements, diarrhée.

Sources: Adapté de Food and Nutrition Board, *Dietary Reference Intakes for Thiamin, Riboflavin, Niacin, Vitamin B₆, Folate, Vitamin B₁₂, Pantothenic Acid, and Choline*, Washington (D.C.), 2003, National Academy Press; National Research Council, *Recommended Dietary Allowances*, 10ᵉ édition, Washington (D.C.), 1989, National Academy Press; National Academy of Sciences, adapté avec l'autorisation de la National Academy Press, Washington (D.C.), 1989; Shils, M.E., et V.R. Young (dir.), *Modern Nutrition in Health and Disease*, 8ᵉ édition, Baltimore, 1993, Williams & Wilkins.

RECOMMANDATIONS EN MATIÈRE DE NUTRITION

Maintenant que vous connaissez mieux les nutriments essentiels, il vous faut apprendre à bien choisir les aliments qui les contiennent de façon à combler vos besoins en énergie. Que vous mangiez à la cafétéria, au restaurant ou «sur le pouce», l'encadré «Une alimentation saine pour les cégépiens» saura vous être utile (*voir* p. 199). Consultez également le *Guide canadien de la saine alimentation* (*voir* la figure 7.3, p. 200). Vous y trouverez illustrés les divers aliments des quatre groupes alimentaires, ce qui pourra vous aider à avoir une alimentation saine et équilibrée comprenant tous les nutriments essentiels.

Rappelez-vous que ce qui compte, c'est l'ensemble des aliments que vous consommez au cours de votre vie. Un aliment n'est pas bon ou mauvais en soi, car sa valeur nutritive pourra être complétée ou équilibrée par la consommation d'autres aliments dans la journée ou les jours à venir.

BIEN-ÊTRE **GLOBAL**

L'ALIMENTATION ET LE CANCER

Il est maintenant admis que l'alimentation joue un rôle certain dans la prévention des cancers. Le tableau A présente les aliments qui ont des effets protecteurs contre différentes formes de cancer. Le tableau B présente les aliments à éviter.

Tableau A   Aliments qui préviennent le cancer.

Aliments	Consommation conseillée	Effets protecteurs
■ **Choux** (brocoli, chou-fleur, navet, cresson, tous les choux)	• Trois ou quatre portions par semaine • Cuire le moins possible dans peu de liquide et bien mastiquer	• Vessie, poumon, sein, estomac, côlon, prostate, leucémie lymphoblastique aiguë, œsophage, endomètre, col de l'utérus
■ **Ail et oignon** (+ poireau, ciboulette, échalote)	Manger l'ail fraîchement écrasé	• Œsophage, estomac, côlon, leucémies, poumon, prostate, sein • Combat le fort potentiel cancérigène des nitrosamines contenues dans les marinades, les saucisses, le bacon et le jambon.
■ **Soya**	De 50 à 100 g par jour. Sous forme d'aliment, pas de supplément	Sein et prostate
■ **Curcuma**	1 c. à thé par jour dans les soupes, vinaigrettes et plats de pâtes, mêlé à du poivre pour en augmenter l'absorption	• Côlon, estomac, peau, foie, sein, ovaire • Freine le développement de polypes dans le côlon.
■ **Thé vert japonais**	Trois tasses par jour	Leucémies, rein, peau, sein, bouche, prostate, poumon, œsophage, estomac, côlon
■ **Petits fruits** (bleuets, framboises, fraises, canneberges)	Frais ou congelés. Canneberges séchées de préférence	Œsophage, côlon
■ **Oméga-3** (poissons gras — saumon, truite —, graines de lin, noix, soya)	• 1 c. à soupe de graines de lin moulues chaque matin • Deux ou trois portions de poisson par semaine	• Sein, prostate, côlon et peut-être pancréas • Augmente l'efficacité des médicaments de chimiothérapie.
■ **Tomate**	En sauce, associée à de l'huile d'olive	Prostate
■ **Agrumes** (orange, citron, mandarine, pamplemousse)		• Œsophage, bouche, larynx, pharynx, estomac, leucémies • Détoxifie les substances cancérigènes.
■ **Vin rouge**	En quantité modérée, sinon l'effet est contraire	• Sein, côlon, œsophage, leucémie, mélanome, prostate • Active le mécanisme de réparation cellulaire.
■ **Chocolat noir à 70 % de cacao**		Poumon

Tableau B   Aliments à éviter.

Aliments	Causes du risque
Aliments marinés	Ils contiennent beaucoup de sel.
Aliments en conserve	Ils contiennent trop de sel ou trop de sucre.
Aliments fumés	Les nitrites transformés qu'ils contiennent deviennent des substances très cancérigènes.
Aliments frits	C'est dans l'huile d'olive, dotée de propriétés anticancéreuses, qu'il est préférable de frire les aliments. Malheureusement, on n'utilise jamais l'huile d'olive pour frire les aliments du commerce.
Aliments transformés	Les aliments préparés contiennent beaucoup trop de sucre, de mauvais gras et de sel en plus d'être appauvris en éléments nutritifs.
Viandes rouges	Une forte consommation de viandes rouges (bœuf, agneau, porc) augmente considérablement les risques de cancer du côlon en plus d'apporter d'énormes quantités de calories sous forme de matières grasses.
Alcool	L'alcool, comme les drogues, est un facteur de risque.

Source : R. Béliveau et D. Gingras, *Les aliments contre le cancer*, Éditions du Trécarré.

POUR EN **SAVOIR** PLUS

L'ALIMENTATION ET LA SANTÉ OSSEUSE

L'ostéoporose, trouble qui accompagne souvent le vieillissement, se caractérise par un amincissement et une fragilisation graves des os.

Les personnes qui souffrent d'ostéoporose ont les os dangereusement poreux et fragiles. Au Québec, plus de 500 000 personnes de plus de 50 ans sont atteintes de cette maladie et risquent la fracture ostéoporotique grave. Ce nombre pourrait doubler dans les 25 prochaines années à cause du vieillissement de la population.

La masse osseuse des individus atteint sa densité maximale entre l'âge de 25 et 35 ans. Ensuite, elle décline lentement. La meilleure façon de prévenir l'ostéoporose consiste donc à développer autant de masse osseuse que possible durant sa jeunesse, et de tout mettre en œuvre pour la conserver en vieillissant (jusqu'à 50 % de la perte de masse osseuse est contrôlable, puisqu'elle est attribuable à des facteurs liés au mode de vie). Les éléments nutritifs essentiels aux os sont les suivants.

Le calcium Il est important de consommer une quantité appropriée de calcium toute sa vie pour développer et conserver sa masse osseuse. Le lait, le yogourt et le jus d'orange enrichi de calcium, le pain et les céréales en sont de bonnes sources.

La vitamine D Les os ont besoin de vitamine D pour absorber le calcium. L'apport quotidien recommandé est de 400 à 800 UI. Les aliments contiennent de la vitamine D et la peau en fabrique aussi quand on s'expose au soleil. Les gens qui auraient avantage à prendre des suppléments de vitamine D sont ceux qui ne mangent pas beaucoup d'aliments riches en vitamine D ; ceux dont le visage, les bras et les mains ne bénéficient pas d'une période d'exposition solaire directe (sans écran solaire) de 5 à 15 minutes, à raison de quelques jours par semaine ; et ceux qui habitent les pays nordiques (latitude où le soleil est plus faible). Le *Guide alimentaire canadien* recommande d'ailleurs un apport en vitamine D pour les personnes de 50 ans et plus.

La vitamine K La vitamine K favorise la synthèse des protéines qui aident à fortifier les os. Le brocoli et les légumes-feuilles sont riches en vitamine K.

Les autres éléments nutritifs Les autres éléments nutritifs qui contribuent grandement à la santé osseuse sont la vitamine C, le magnésium, le potassium, le manganèse, le zinc, le cuivre et le bore. Par contre, il y a plusieurs substances nutritives qui peuvent avoir un effet négatif sur la santé osseuse, particulièrement si on les consomme avec excès. C'est le cas de l'alcool, du sodium, de la caféine et du rétinol (une forme de vitamine A). On sait aussi que les risques de fractures osseuses augmentent chez les adolescentes qui remplacent le lait par des boissons gazeuses, car ces liquides contiennent beaucoup de phosphore (un minéral susceptible de nuire à l'absorption du calcium). Pour avoir des os sains, il est donc important de modérer sa consommation d'alcool, de sodium, de caféine, de rétinol et de boissons gazeuses.

Enfin, il est essentiel d'allier d'autres comportements de mieux-être à un sain régime alimentaire. Ainsi, les activités aérobiques des articulations portantes peuvent aider à développer et à maintenir la masse osseuse durant toute la vie si on s'y adonne régulièrement. En accroissant la densité osseuse, la masse musculaire, la force et l'équilibre, l'entraînement en force nous protège contre la perte de masse osseuse et les chutes, lesquelles constituent les principales causes de fractures. Pour conserver des os solides, il faut aussi s'abstenir de fumer et combattre la dépression et le stress. Il existe une variété de médicaments pour traiter les personnes qui développent l'ostéoporose.

L'importance d'une alimentation variée

Ayez une alimentation variée apprêtée de différentes façons. Vous favoriserez ainsi un apport adéquat en nutriments essentiels et vous consommerez probablement moins de matières grasses, de sel, de caféine et d'alcool.

Chaque groupe d'aliments possède une série de nutriments clés. Cela vous ennuierait de calculer les quantités de vitamines et de minéraux que vous devez consommer chaque jour pour être en bonne santé ? Suivez plutôt les principes de base du *Guide alimentaire canadien* et vous consommerez tous les nutriments essentiels à votre santé. Voilà qui est simple et pratique.

Pour être équilibrée, l'alimentation doit fournir un apport suffisant de protéines — que l'on trouve dans les produits céréaliers, les produits laitiers, les viandes et substituts —, de lipides (matières grasses) — que l'on trouve dans les produits laitiers, les viandes et substituts — et de glucides — que l'on trouve dans les produits céréaliers et les fruits et légumes. Il faut aussi consommer une bonne proportion de fibres, lesquelles se trouvent, comme on l'a déjà vu, dans les produits céréaliers et les fruits et légumes (*voir* le tableau 7.7).

Tableau 7.7   **Les nutriments essentiels présents dans les aliments des quatre groupes.**

Types de nutriments	Produits céréaliers	Légumes et fruits	Lait et substituts	Viandes et substituts
Protéines	✗		✗	✗
Matières grasses			✗	✗
Glucides	✗	✗		
Fibres	✗	✗		
Calcium			✗	
Fer	✗	✗		✗
Folacine	✗	✗		✗
Magnésium	✗	✗	✗	✗
Niacine	✗			✗
Riboflavine	✗		✗	✗
Thiamine	✗	✗		✗
Vitamine A		✗	✗	
Vitamine B$_{12}$			✗	✗
Vitamine C		✗		
Vitamine D			✗	
Zinc	✗		✗	✗

Source : Santé Canada, *Guide alimentaire canadien pour manger sainement*, Ottawa, 1992. Reproduit avec l'autorisation du Ministre des Travaux publics et Services gouvernementaux Canada, 2006.

Nombre de portions recommandées par groupe alimentaire

Vous trouverez indiqué à la figure 7.3 le nombre de portions d'aliments de chaque groupe nécessaires à une bonne santé. Les quantités varient selon l'âge, le sexe et les activités de chacun.

Le *Guide alimentaire canadien* (édition 2007) fait passer la catégorie «Légumes et fruits» en tête de liste de l'arc-en-ciel. La consommation journalière minimale est de 4 portions pour les enfants de 2 à 3 ans jusqu'à un maximum de 8 à 10 portions pour les hommes âgés de 19 à 50 ans. Les légumes et fruits deviennent les premiers aliments à consommer en ce qui concerne les portions quotidiennes. Concernant les produits céréaliers, on y recommande entre 3 portions pour les enfants de 2 à 3 ans et 8 portions pour les hommes âgés de 19 à 50 ans. La moitié des portions de céréales devrait être composée de grains entiers. La consommation de produits laitiers et substituts doit être de 2 à 4 portions par jour selon l'âge et le sexe et celle des viandes et substituts, de 1 à 3, toujours selon l'âge et le sexe. Les femmes enceintes et celles qui allaitent ont des besoins en calories plus élevés. Elles doivent consommer chaque jour 2 ou 3 portions additionnelles. Quant aux personnes très actives, qui ont également des besoins plus élevés, elles doivent choisir des portions additionnelles dans chacun des quatre groupes alimentaires, selon les recommandations du *Guide alimentaire canadien*.

Il existe aussi d'autres aliments et boissons qui ne font pas partie des quatre groupes alimentaires : le beurre, la margarine, les confitures, le miel, les bonbons, les croustilles, le thé, le café, l'alcool, les boissons gazeuses et les condiments, par exemple. Bien qu'ils ne soient pas essentiels à la nutrition, ces aliments peuvent apporter saveur et plaisir. Cependant, comme ils sont pour la plupart très riches en gras ou en sucre, il faut les consommer avec modération.

Les énoncés clés du *Guide*

Le *Guide alimentaire canadien* (version 2007) contient une mine d'informations utiles. Nous présentons ici ses principales recommandations.

- Mangez au moins un légume vert foncé et un légume orangé chaque jour.
- Choisissez des légumes et des fruits préparés avec peu ou pas de matières grasses, de sucre ou de sel.
- Consommez des légumes et des fruits de préférence aux jus.

- Consommez au moins la moitié de vos portions de produits céréaliers sous forme de grains entiers (avoine, orge, quinoa, riz brun et riz sauvage).
- Choisissez des produits céréaliers plus faibles en lipides, en sucre et en sel (consultez les étiquettes).
- Buvez chaque jour du lait écrémé ou du lait à 1 % ou 2 % de matières grasses (si vous ne buvez pas de lait, buvez des boissons de soya enrichies).
- Choisissez des substituts du lait plus faibles en matières grasses.
- Consommez souvent des substituts de la viande comme des légumineuses ou du tofu.
- Consommez au moins deux portions du *Guide alimentaire* de poisson chaque semaine.

- Choisissez des viandes maigres et des substituts préparés avec peu ou pas de matières grasses ou de sel.

Évaluation de votre alimentation

Évaluer son alimentation peut être une tâche pénible et fastidieuse. Afin de vous faciliter la tâche, nous vous proposons une série de laboratoires qui vous permettront de faire un bilan valable de votre alimentation et de vos comportements alimentaires. La première étape pour planifier une bonne alimentation consiste à vérifier ce que vous mangez (labo 7.1). L'analyse que vous ferez de ces résultats vous permettra de savoir si votre alimentation est suffisante et équilibrée pour votre niveau d'activité physique et pour vous maintenir en santé. Le labo 7.2 vous

Nombre de **portions** du **Guide alimentaire** recommandé chaque jour

	Enfants			Adolescents		Adultes			
Âge (ans)	2-3	4-8	9-13	14-18		19-50		51+	
Sexe	Filles et garçons			Filles	Garçons	Femmes	Hommes	Femmes	Hommes
Légumes et fruits	4	5	6	7	8	7-8	8-10	7	7
Produits céréaliers	3	4	6	6	7	6-7	8	6	7
Lait et substituts	2	2	3-4	3-4	3-4	2	2	3	3
Viandes et substituts	1	1	1-2	2	3	2	3	2	3

Figure 7.3 **Nombre de portions par groupe alimentaire.**
Un régime alimentaire composé d'aliments provenant des quatre groupes assure une alimentation saine et équilibrée.

Tableau 7.8 **Les stades de changement pour modifier ou maintenir une saine alimentation.**

Stades de changement	Caractéristiques
1. Indifférence	Je ne manifeste aucun intérêt pour mon alimentation.
2. Réflexion	Je pense que je pourrais avoir une meilleure alimentation. Je vais probablement m'en occuper bientôt.
3. Planification	Je passe plus de temps à vérifier la qualité des produits que j'achète à l'épicerie. Je commence à me préoccuper de ce qu'il y a dans mon assiette.
4. Action	Je fais attention à la qualité de mon alimentation depuis moins de 6 mois.
5. Maintien	Je fais attention à la qualité de mon alimentation depuis plus de 6 mois.

amènera à remettre en question vos habitudes alimentaires. Finalement, vous pourrez identifier votre stade de changement (*voir* le tableau 7.8) en réfléchissant sur les actions que vous aurez entreprises pour améliorer votre alimentation ou en maintenir la qualité (labo 7.3). Des informations plus détaillées sur les différents stades et les processus de changement sont données au chapitre 1.

Pour manger sainement

Malgré toutes les connaissances que vous avez acquises sur la nutrition, vous aurez aussi besoin de soutien dans les situations difficiles. Il vous sera plus facile de respecter votre plan d'action si vous choisissez vous-même vos repas et que vous les préparez à la maison. La clé du succès, c'est la planification : élaborez soigneusement vos menus et faites vos emplettes sérieusement (*voir* l'encadré intitulé «*Savoir lire les étiquettes des produits*

À quoi correspond une portion du Guide alimentaire ?
Regardez les exemples présentés ci-dessous.

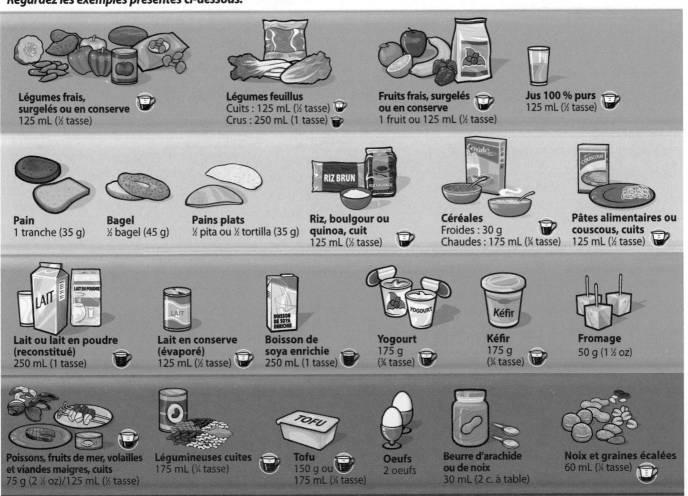

Légumes frais, surgelés ou en conserve 125 mL (½ tasse)

Légumes feuillus Cuits : 125 mL (½ tasse) Crus : 250 mL (1 tasse)

Fruits frais, surgelés ou en conserve 1 fruit ou 125 mL (½ tasse)

Jus 100 % purs 125 mL (½ tasse)

Pain 1 tranche (35 g)

Bagel ½ bagel (45 g)

Pains plats ½ pita ou ½ tortilla (35 g)

Riz, boulgour ou quinoa, cuit 125 mL (½ tasse)

Céréales Froides : 30 g Chaudes : 175 mL (¾ tasse)

Pâtes alimentaires ou couscous, cuits 125 mL (½ tasse)

Lait ou lait en poudre (reconstitué) 250 mL (1 tasse)

Lait en conserve (évaporé) 125 mL (½ tasse)

Boisson de soya enrichie 250 mL (1 tasse)

Yogourt 175 g (¾ tasse)

Kéfir 175 g (¾ tasse)

Fromage 50 g (1 ½ oz)

Poissons, fruits de mer, volailles et viandes maigres, cuits 75 g (2 ½ oz)/125 mL (½ tasse)

Légumineuses cuites 175 mL (¾ tasse)

Tofu 150 g ou 175 mL (¾ tasse)

Oeufs 2 oeufs

Beurre d'arachide ou de noix 30 mL (2 c. à table)

Noix et graines écalées 60 mL (¼ tasse)

(*Source :* Santé Canada, *Bien manger avec le Guide alimentaire canadien*, Ottawa, 2007. Reproduit avec l'autorisation du Ministre des Travaux publics et Services gouvernementaux Canada, 2007.)

POUR EN **SAVOIR** PLUS

SAVOIR LIRE LES ÉTIQUETTES DES PRODUITS ALIMENTAIRES

La valeur nutritive est donnée en fonction d'une quantité déterminée de l'aliment. Comparez cette quantité à celle que vous consommez.

Valeur nutritive par 125 ml (87 g)	
Teneur	% valeur quotidienne
Calories 80	
Lipides 0,5 g	1 %
saturés 0 g + trans 0 g	0 %
Cholestérol 0 mg	
Sodium 0 mg	0 %
Glucides 18 g	6 %
Fibres 2 g	8 %
Sucres 2 g	
Protéines 3 g	
Vitamine A	2 %
Calcium	0 %
Vitamine C	10 %
Fer	2 %

Utilisez le pourcentage de la valeur quotidienne pour vérifier si un aliment contient beaucoup ou peu d'un nutriment particulier.

Les lipides (matières grasses)

Ils se divisent en quatre catégories. Les saturés et les trans prédisposent aux maladies coronariennes. Recherchez donc les plus bas taux possible. Les monoinsaturés et polyinsaturés sont de bons gras, consommés en quantité raisonnable.

Basez-vous sur la valeur quotidienne :
Une faible teneur en lipides = moins de 5 %
Faible teneur en gras saturés et trans = moins de 10 %

Les vitamines et les minéraux

Fer, calcium, vitamines A et C.

Basez-vous sur la valeur quotidienne :
Faible teneur = moins de 5 %
Teneur élevée = 15 % et plus

Les glucides (sucres)

Ils se divisent sur l'étiquette en deux catégories : les fibres et les sucres.

Les fibres Elles sont d'une grande importance pour la santé.

Source élevée = de 4 g à 6 g de fibres
Source très élevée = 6 g et plus de fibres
Ou basez-vous sur la valeur quotidienne :
Teneur élevée en fibres = 15 % et plus

Les sucres Pour certaines personnes ayant des problèmes de santé tels que le diabète, il est important de bien gérer sa quantité de glucides (quelle que soit leur provenance), à chaque repas.

En général
Par repas : de 45 g à 60 g
Par collation : 15 g
Total pour la journée : de 165 g à 210 g

Les protéines

Elles sont non seulement nécessaires mais d'une très grande importance pour une foule de réactions métaboliques de notre corps.

En général, basez-vous sur l'équation suivante :
Besoin quotidien = 1 g de protéines par kg de poids santé.
Ex. : une personne de 60 kg aura besoin de 60 g de protéines par jour, idéalement bien répartis entre les repas et collations de toute la journée.

Le sodium

Certaines personnes souffrant d'hypertension artérielle, par exemple, doivent surveiller leur consommation de sodium de façon particulière.

Basez-vous sur la valeur quotidienne :
Faible teneur = 5 % et moins
Haute teneur = 20 % et +

Sources : Santé Canada. Reproduit avec l'autorisation du Ministre des Travaux publics et Services gouvernementaux Canada, 2006 ; magazine de La Capitale, groupe financier, *Pensez-y bien*, juin 2004.

alimentaires ») ; cuisinez à l'avance autant que possible et préparez suffisamment de nourriture pour avoir des restes dont vous pourrez vous servir plus tard, vers la fin de la semaine. Et sachez qu'un budget limité n'empêche pas la saine alimentation. Au contraire, il est très sensé et économiquement rentable de ne manger que de petites portions de viande et de faire quelques repas végétariens chaque semaine.

Au restaurant, il est un peu plus difficile de respecter les objectifs nutritionnels qu'on s'est fixés. Les portions dans ces établissements sont souvent d'une taille supérieure à celle que recommande le *Guide alimentaire canadien*.

Vous pourrez tout de même vous en tenir à vos objectifs en ne mangeant qu'une partie de votre repas, quitte à emporter le reste à la maison. N'hésitez pas à poser des questions avant de commander au restaurant ou à demander de légères modifications, comme de servir la vinaigrette et les sauces à part. Pour limiter votre consommation de matières grasses, choisissez les viandes bouillies ou les poissons pochés ou grillés plutôt que frits ou sautés, optez pour le riz et les pommes de terre vapeur de préférence aux frites et prenez une soupe plutôt qu'un potage crémeux. Les desserts « irrésistibles » peuvent à tout le moins être partagés.

CONSEILS **PRATIQUES**

UNE ALIMENTATION SAINE POUR LES CÉGÉPIENS

Principes généraux

- Mangez lentement et avec plaisir.

- Adoptez un régime alimentaire varié. Plus votre régime alimentaire sera varié et riche en fruits et légumes, plus il sera agréable. Les Canadiens mangent peu de fruits et de légumes, bien qu'il s'agisse là d'aliments peu coûteux, délicieux, riches en nutriments et faibles en matières grasses et en calories.

- Déjeunez. Vous vous sentirez plus énergique le matin.

- Si vous avez un creux, comblez-le avec des aliments bons pour la santé, comme des fruits, des légumes, des grains et des céréales.

- L'activité physique est le complément idéal d'une saine alimentation. Si vous en faites, vous paraîtrez mieux et vous vous sentirez mieux. Même un peu d'activité peut faire une grande différence.

À la cafétéria

- Si les menus sont affichés, choisissez ce que vous voulez manger et tenez-vous-y. Avant d'opter pour un plat, pensez à ce que vous prévoyez faire et manger durant le reste de la journée.

- Demandez de plus grosses portions de légumes et de plus petites portions de viande et des autres plats principaux riches en graisses. Accordez une place de choix aux grains et aux légumes dans vos repas.

- Choisissez des plats à base de volaille, de poisson ou de légumineuses, dont la teneur en graisses est faible, plutôt que des plats à base de friture ou de viande riches en graisses.

- Insistez pour qu'on vous serve les sauces séparément.

- Choisissez des soupes à base de bouillon ou des soupes aux légumes plutôt que des soupes à base de crème.

- Buvez du lait écrémé, de l'eau ou des jus de fruits plutôt que des boissons fruitées sucrées ou du lait entier.

- Au dessert, prenez des fruits plutôt que des pâtisseries, des biscuits ou du gâteau.

Au restaurant

- Choisissez un hamburger simple sans fromage plutôt qu'un hamburger double rempli de garniture.

- Demandez à la personne qui vous sert de ne pas mettre de mayonnaise ou d'autres sauces riches en graisses. Préférez la moutarde ou la mayonnaise et la crème sure sans matières grasses.

- Choisissez des pains à grains entiers pour vos hamburgers et vos sandwichs.

- Choisissez des plats de poulet faits de viande blanche et évitez la viande traitée.

- Si vous choisissez une pizza, prenez de préférence celle de type végétarien sans fromage extra.

- Au comptoir à salades, choisissez une vinaigrette à faible teneur en graisses. Évitez les salades de pommes de terre et de pâtes servies avec des sauces crémeuses. N'ajoutez pas de croûtons ni de bacon sur vos salades aux légumes.

- Si vous prenez des pommes de terre frites ou des rondelles d'oignon frites, demandez la plus petite portion et partagez-la.

- Évitez les restaurants qui offrent des buffets à volonté.

Sur le pouce

Voici quelques aliments sains et nourrissants grâce auxquels vous pouvez casser la croûte rapidement : fruits frais ou séchés, jus de fruits, légumes frais crus, bagels, biscottes, barres de céréales et craquelins à faible teneur en graisses, yogourt partiellement ou entièrement écrémé, galettes de riz ou de maïs, soupe, eau.

Il est très difficile d'avoir une saine alimentation lorsqu'on mange dans un restaurant-minute. Des enquêtes ont révélé qu'environ 70 % des 18 à 24 ans et 64 % des 25 à 34 ans mangent dans ce type d'établissements au moins une fois par semaine. Les repas-minute sont souvent riches en calories, en matières grasses totales, en graisses saturées, en graisses trans, en sodium et en sucres ; ils contiennent généralement peu de fibres alimentaires et sont dépourvus de certains minéraux et vitamines. Si vous mangez dans les restaurants-minute, assurez-vous que vos autres repas de la journée sont faibles en matières grasses et riches en fruits et légumes.

PASSEZ À
L'ACTION !

Manger est l'un des grands plaisirs de la vie. Et les bonnes habitudes alimentaires ne s'acquièrent pas du jour au lendemain. Si les vôtres ne sont présentement pas aussi saines qu'elles le devraient, sachez que vous avez le pouvoir de choisir des mets délicieux qui vous apporteront de surcroît des bienfaits santé à court et à long terme. Allez-y graduellement et, au bout d'un an, vous verrez que plusieurs petits changements finissent par faire une grande différence.

Vous pouvez dès aujourd'hui :

> Prendre un petit-déjeuner tous les matins. Cela pourrait vous aider à contrôler votre faim plus tard dans la journée.

> Remplacer un sac de croustilles ou de biscuits par un goûter santé (une pomme, une banane ou du maïs éclaté nature).

> Boire un verre d'eau et mettre une bouteille d'eau dans votre sac à dos pour demain.

> Savourer ce qu'il y a dans votre assiette. Prendre de petites bouchées et bien mastiquer. Vous pourrez ainsi mieux digérer et permettre à votre cerveau d'envoyer à l'estomac un signal de satiété.

> Manger à votre faim, ni plus ni moins. Vous arrêter dès que vous vous sentez rassasié, même si cela signifie d'en laisser dans votre assiette.

RÉSUMÉ

> Les six catégories de nutriments sont l'eau, les glucides, les lipides (matières grasses), les protéines, les vitamines et les minéraux.

> Les 45 nutriments essentiels sont libérés dans l'organisme par la digestion. Ils fournissent à l'organisme de l'énergie qui se mesure en diététique en grandes calories. Les nutriments constituent et préservent les tissus de l'organisme et régularisent les fonctions physiologiques.

> L'eau corporelle se trouve dans les cellules, entre les cellules et dans le sang. Elle est essentielle aux fonctions vitales de contrôle de la température, de transport des éléments nutritifs et d'élimination des déchets.

> Les glucides fournissent de l'énergie aux cellules du cerveau, aux cellules nerveuses, aux cellules sanguines et aux muscles lors d'une activité physique intense. Il vaut mieux consommer des glucides non raffinés. Les fibres alimentaires, impossibles ou difficiles à digérer, favorisent l'élimination des déchets corporels par les intestins.

> Les lipides (matières grasses) procurent de l'énergie, contribuent à l'isolation thermique du corps, soutiennent et protègent les organes. Une quantité de 15 mg à 20 mg d'huile végétale comble nos besoins quotidiens en ce qui concerne les graisses essentielles.

> Consommer des acides gras saturés et des acides gras trans augmente le risque de maladie cardiaque ; consommer des gras insaturés, au contraire, le diminue.

> Les protéines, un élément important des tissus corporels, sont constituées d'acides aminés, dont neuf sont essentiels au régime alimentaire d'un adulte. Les aliments d'origine animale sont des sources complètes de protéines, tandis que les protéines des végétaux sont incomplètes.

> Les 13 vitamines essentielles sont soit liposolubles, soit hydrosolubles. Elles facilitent la libération de l'énergie des autres nutriments et agissent en tant qu'antioxydants. Les 17 minéraux es-

sentiels régularisent le fonctionnement de l'organisme, facilitent la croissance et le maintien des tissus corporels, et contribuent à libérer l'énergie absorbée. Les carences en vitamines et en minéraux comportent des dangers, mais les excès peuvent aussi être très toxiques.

> Les aliments contiennent d'autres substances, comme les antioxydants, qui ne sont pas des nutriments essentiels, mais qui peuvent protéger l'organisme contre les maladies chroniques.

> En suivant les normes et les recommandations du *Guide alimentaire canadien*, on s'assure d'une alimentation saine procurant tous les nutriments essentiels à une bonne santé physique. Les recommandations clés du Guide sont les suivantes : choisissez des aliments préparés avec peu ou pas de matières grasses, de sucre ou de sel et privilégiez les aliments frais ; mangez au moins un légume vert foncé et un légume orangé chaque jour ; consommez au moins la moitié de vos portions de produits céréaliers sous forme de grains entiers ; consommez chaque jour du lait et des substituts de lait non gras ; consommez souvent des substituts de la viande comme des légumineuses ou du tofu, mangez au moins deux portions de poisson chaque semaine.

Réponses aux questions fréquentes

1. Beurre ou margarine ? Lequel est préférable pour la santé ?

Le beurre et la margarine constituent des sources concentrées de matières grasses : ils contiennent environ 11 g de matières grasses et 100 Cal par cuillerée à table. Cependant, le beurre est riche en graisses saturées, type de graisses étroitement associé à des taux élevés de lipoprotéines de basse densité (le « mauvais » cholestérol) propices à l'athérosclérose. Une cuillerée à table de beurre renferme environ 8 g de graisses saturées alors que la même quantité de margarine n'en contient que 2. De plus, le beurre contient du cholestérol, contrairement à la margarine.

De ce point de vue, la margarine est un meilleur choix. Cependant, des études récentes ont révélé l'existence d'un problème potentiel lié à la consommation de margarine. Comme on l'a vu dans ce chapitre, l'hydrogénation produit des acides gras trans, qui entraînent aussi une hausse des taux de cholestérol dans le sang. Or, une cuillerée à table de margarine dure contient environ 2 g de gras trans.

Alors, que faut-il choisir ? Puisque la quantité totale de graisses saturées et trans qui se trouvent dans le beurre est deux fois plus élevée que dans la margarine, la majorité des nutritionnistes recommandent la margarine. Mais il y a encore mieux. En effet, les margarines plus molles contiennent moins de graisses saturées et trans que les margarines dures, et la plupart des huiles végétales comprennent peu de graisses saturées et aucune graisse trans. Quand on sait que la consommation de graisses non hydrogénées et insaturées est associée à une diminution du risque de maladie cardiaque, la décision devient facile.

2. Est-ce que je dois cesser de manger de la viande afin de ramener au niveau recommandé la quantité de lipides (matières grasses) présentes dans mon régime alimentaire ?

Non. La viande peut faire partie d'un régime alimentaire sain si vous choisissez les parties les moins grasses et si vous respectez la taille des portions recommandée par le *Guide alimentaire canadien*. La quantité de graisses présente dans la viande varie beaucoup. La portion recommandée — 75 g — correspond à la taille d'un jeu de cartes, soit une portion beaucoup plus petite que ce que mangent de nombreuses personnes, surtout au restaurant. Considérez donc la viande comme un plat d'accompagnement plutôt que comme un plat principal. Et surtout, limitez votre apport en viandes riches en graisses, comme les saucisses, le salami et les charcuteries.

3. Qu'est-ce que la caféine ? Est-ce mauvais pour la santé ?

La caféine est un stimulant du système nerveux central que l'on retrouve à l'état naturel dans les feuilles, les graines et les fruits de plusieurs plantes. Les feuilles de thé, les noix de kola, le maté, la guarana, les fèves de café et de cacao contiennent de la caféine. Les principales sources de caféine sont les aliments, les boissons et les médicaments produits à partir de ces plantes. Le café, le thé, le cola, les boissons énergétiques, le chocolat, plus de 1000 médicaments sous ordonnance ou en vente libre et même des suppléments alimentaires et pour sportifs ne sont que quelques exemples de sources de caféine.

C'est bien connu, la caféine diminue la perception de fatigue et améliore les performances, particulièrement dans des sports d'endurance comme le vélo ou la course. Toutefois, boire du café, une des principales sources de caféine, peut vite devenir une habitude. Et les grands buveurs de café risquent de souffrir de sérieux maux de tête quand ils n'obtiennent pas leur dose de «java» matinale.

Une consommation quotidienne modérée de caféine (de 400 à 450 mg de caféine ou de 3 à 4 tasses de café) s'avère inoffensive pour la plupart des adultes.

4. Dois-je éviter de manger des aliments contenant du cholestérol?

Le cholestérol alimentaire est une matière grasse que l'on retrouve dans les aliments d'origine animale.

Le cholestérol suscite beaucoup d'intérêt et d'inquiétude chez les consommateurs. Cependant, il ne faut pas confondre cholestérolémie (taux de cholestérol sanguin) et cholestérol alimentaire.

Maintenir la cholestérolémie dans les limites prescrites aide à réduire de façon importante les risques de maladies cardiovasculaires et d'accident vasculaire cérébral. Pour atteindre cet objectif, la meilleure stratégie alimentaire consiste à réduire la consommation totale de matières grasses, et tout particulièrement de graisses saturées.

Le cholestérol alimentaire n'est pas le principal facteur qui influe sur la cholestérolémie, bien qu'il ait un effet sur la cholestérolémie de certaines personnes.

Source des réponses 3 et 4 : Santé Canada, *Renseignements sur le Guide alimentaire à l'intention des éducateurs et des communicateurs*. Reproduit avec l'autorisation du Ministre des Travaux publics et Services gouvernementaux Canada, 2006.

Nom : _____   Groupe : _____   Date : _____

LABO 7.1 VOTRE RELEVÉ ALIMENTAIRE

Pour savoir si vous devez ou non modifier votre régime alimentaire, évaluez votre alimentation en faisant un relevé alimentaire et en le comparant au plan alimentaire correspondant à votre niveau d'activité physique, à votre sexe et à votre âge.

1. Faites trois copies du tableau suivant puis, trois jours d'affilée, notez chaque composante et le nombre de portions des plats que vous choisissez ; par exemple, une grosse salade peut comprendre deux portions de légumes, une de fromage, une demie de produits céréaliers (croûtons) et un quart d'aliments autres (mayonnaise ou vinaigrette, la mayonnaise correspondant aussi à un choix gras). Notez également la quantité de liquide que vous consommez et faites un X pour indiquer que vous avez consommé un aliment gras. Servez-vous de la figure 7.3 (p. 200-201) pour calculer le nombre de portions pour chaque groupe.

Relevé alimentaire			Produits céréaliers	Légumes et fruits	Lait et substituts	Viandes et substituts	Autres aliments	Choix gras	Eau et boissons
Repas	**Aliments**	**Quantité**	Nombre de portions						(mL)*
Déjeuner									
Collation									
Dîner									
Collation									
Souper									
Collation									
Total									

*Écrivez le nombre de mL de liquide (eau, bouillon, jus).

Source : Adapté de Thibault, Guy, Pierrette Bergeron et Pierre Anctil, *Guide de mise en forme*, Montréal, Éditions de l'Homme, 1998, p. 115.

2. Voici huit plans alimentaires correspondant aux besoins nutritifs quotidiens des individus selon le degré d'activité physique, le sexe et l'âge.

Catégorie d'aliments	Nombres de portions quotidiennes							
	Adolescent (14-18 ans)				Adulte (19-50 ans)			
	Fille		Garçon		Femme		Homme	
	Sédentaire[1] ou peu actif[2]	Active[3]	Sédentaire ou peu actif	Actif	Sédentaire ou peu active	Active	Sédentaire ou peu actif	Actif
Légumes et fruits	7	8	8	9	7-8	9-10	8-10	11-12
Produits céréaliers	6	7	7	8	6-7	8-9	8	9
Lait et substituts	3-4	5-6	3-4	4-5	2	3	2	3
Viandes et substituts	2	3	3	4	2	3	3	4
Autres aliments	Avec modération	Pour combler l'énergie	Avec modération	Pour combler l'énergie	Avec modération	Pour combler l'énergie	Avec modération	Pour combler l'énergie
Choix gras	2 à 3 c. à thé de matières grasses essentielles							
Eau et boissons	2,6 litres	Pour combler le besoin	2,6 litres	Pour combler le besoin	2,6 litres	Pour combler le besoin	2,6 litres	Pour combler le besoin

1. Niveau sédentaire : Activités quotidiennes typiques (c.-à-d. tâches ménagères, marche jusqu'à l'autobus).

2. Niveau peu actif : Activités quotidiennes typiques PLUS 30-60 minutes d'activités quotidiennes modérées (p. ex. : marche à 5-7 km/h).

3. Niveau actif : Activités quotidiennes typiques PLUS au moins 60 minutes d'activités quotidiennes modérées.

Note : Dans ce tableau, les catégories Sédentaire et Peu actif ont été regroupées afin de faciliter la compréhension.

Source : Adaptation du *Guide alimentaire canadien*, Ottawa, 2007.

Mon plan alimentaire quotidien devrait correspondre au suivant :

☐ Adolescent 14-18 ans   ☐ Garçon   ☐ Sédentaire ou peu actif (ou active)
                          ☐ Fille   ☐ Actif (ou active)

☐ Adulte 19-50 ans   ☐ Homme   ☐ Sédentaire ou peu actif (ou active)
                          ☐ Femme   ☐ Actif (ou active)

3. Reportez dans le tableau ci-dessous le nombre de portions que vous avez consommé dans chacun des groupes au cours des trois derniers jours. Faites-en le total et la moyenne par jour et comparez votre résultat au plan que vous devriez suivre. Finalement, indiquez les corrections à apporter à vos habitudes alimentaires.

Aliments	Total des portions / jour			Total (J1 + J2 + J3)	Moyenne (Total / 3)	Les portions moyennes correspondent-elles à votre plan ?	Corrections à apporter aux portions
	Jour 1	Jour 2	Jour 3				
Légumes et fruits						☐ Oui ☐ Non	☐ Non ↗ de _____ portions ↘ de _____ portions
Produits céréaliers						☐ Oui ☐ Non	☐ Non ↗ de _____ portions ↘ de _____ portions
Lait et substituts						☐ Oui ☐ Non	☐ Non ↗ de _____ portions ↘ de _____ portions
Viandes et substituts						☐ Oui ☐ Non	☐ Non ↗ de _____ portions ↘ de _____ portions
Autres aliments						☐ Oui ☐ Non	☐ Non ↗ de _____ portions ↘ de _____ portions
Choix gras						☐ Oui ☐ Non	☐ Non ↗ de _____ portions ↘ de _____ portions
Eau et boissons						☐ Oui ☐ Non	☐ Non ↗ de _____ portions ↘ de _____ portions

4. Selon votre relevé et le questionnaire ci-dessus, que devriez-vous améliorer ?

_____

_____

_____

_____

5. Donnez des exemples concrets de changements que vous pourriez apporter à votre alimentation.

_____

_____

_____

_____

Nom : _____   Groupe : _____   Date : _____

LABO 7.2 VOS HABITUDES ALIMENTAIRES

Les énoncés suivants correspondent-ils à vos habitudes alimentaires ? Répondez par *oui* ou par *non*.

Habitudes alimentaires	Oui	Non
1. Je mange au moins un légume vert foncé (brocoli, épinard, laitue romaine, etc.) et un légume orangé (carottes, courges d'hiver, patates douces, etc.) chaque jour.		
2. Je choisis des légumes et des fruits préparés avec peu ou pas de matières grasses.		
3. Je consomme des légumes et des fruits frais de préférence aux jus.		
4. Je consomme au moins la moitié de mes portions de produits céréaliers sous forme de grains entiers (avoine, orge, quinoa, riz brun, riz sauvage, etc.).		
5. Je choisis des produits céréaliers plus faibles en lipides, en sucre et en sel.		
6. Je bois chaque jour du lait écrémé, à 1 % ou à 2 % de matières grasses ou des boissons de soya enrichies.		
7. Je choisis des substituts du lait faibles en matières grasses.		
8. Je consomme souvent des substituts de viande comme des légumineuses ou du tofu.		
9. Je consomme au moins deux portions de poisson (hareng, maquereau, omble, saumon ou truite) chaque semaine.		
10. Je choisis des viandes maigres (poitrine de dinde, de poulet, etc.) et des substituts préparés avec peu ou pas de matières grasses et de sel.		

Si vous avez répondu *oui* à tous les énoncés, c'est que vous avez de très bonnes habitudes.

Si vous avez répondu *non* à un ou plusieurs énoncés, expliquez les conséquences que pourrait avoir l'une de ces habitudes alimentaires sur votre santé.

Par exemple, si vous avez répondu *non* à l'énoncé 1, vous pourriez en expliquer l'impact de la façon suivante :

Comme je ne consomme pas suffisamment de légumes vert foncé et de légumes orangés, je risque d'avoir des carences en vitamines A et C. Comme l'apport en vitamine A favorise la fonction immunitaire et que la vitamine C agit comme un puissant antioxydant et aide l'organisme à éliminer les radicaux libres associés au vieillissement prématuré, aux cataractes, au cancer, aux maladies cardiovasculaires et dégénératives, il est possible que ma santé en souffre.

1. J'ai répondu *non* à l'énoncé.

2. Quelles sont les conséquences possibles de cette habitude alimentaire sur votre santé à court et à long terme ?

Court terme : _____

_____

_____

Long terme : _____

_____

_____

Nom : _____   Groupe : _____   Date : _____

7.3 MODIFIER OU MAINTENIR VOS HABITUDES ALIMENTAIRES

Identifiez vos comportements et votre stade de changement par rapport à vos habitudes alimentaires, puis élaborez quelques stratégies pour atteindre ou maintenir un niveau adéquat pour votre santé.

ÉVALUATION DE VOS HABITUDES ALIMENTAIRES

Pour chaque énoncé, encerclez le chiffre qui décrit le mieux votre comportement.

Habitudes alimentaires	Presque toujours	Quelque-fois	Presque jamais
1. Je consomme le nombre de portions journalières recommandé dans le *Guide alimentaire canadien*.	2	1	0
2. Je choisis les types d'aliments recommandés dans le *Guide alimentaire canadien*.	2	1	0
3. Je prends un petit-déjeuner chaque matin.	2	1	0
4. Je limite ma consommation de gras trans (frites, biscuits, craquelins, pâtisseries, etc.).	2	1	0
5. Je bois de l'eau régulièrement pour étancher ma soif.	2	1	0

Total : _____

INTERPRÉTATION DE VOTRE RÉSULTAT

Encerclez le nombre qui correspond au score total obtenu et prenez connaissance de l'interprétation de votre résultat.

Catégories	Habitudes alimentaires	Interprétation
Excellent	10	Si vous avez obtenu 9 ou 10 points, c'est excellent. Vos réponses révèlent que vous êtes conscient(e) de l'importance d'une saine alimentation pour votre santé.
	9	
Bon	8	Un résultat de 6 à 8 indique que vos habitudes alimentaires sont bonnes mais qu'il y a place à l'amélioration. Pour savoir quels changements vous devez effectuer, revoyez les énoncés auxquels vous avez répondu *quelque-fois* ou *presque jamais* et apportez des modifications.
	7	
	6	
À risque	5	Un résultat de 3 à 5 signifie que vous vous exposez à certains risques concernant votre santé. Vous devriez prendre des informations ou demander de l'aide pour réduire ces risques. Passez à l'action en commençant par tenir un relevé alimentaire et par cibler les comportements à risque que vous devez changer.
	4	
	3	
À risque élevé	2	Un résultat de 0 à 2 révèle que vous prenez des risques en ce qui concerne votre santé. Soit que vous n'êtes pas conscient(e) de ces risques, soit que vous ne savez pas quoi faire. Consultez un expert dans le domaine ou demandez à des personnes de votre entourage de vous aider.
	1	
	0	

ÉVALUATION DE VOTRE STADE DE CHANGEMENT

Encerclez la lettre qui décrit le mieux votre comportement actuel par rapport à vos habitudes alimentaires.
Avez-vous de saines habitudes alimentaires ?

a) Oui, depuis plus de 6 mois. → Maintien

b) Oui, depuis 6 mois ou moins. → Action

c) Non, mais j'ai l'intention de commencer à mieux m'alimenter d'ici 30 jours. → Planification

d) Non, mais j'y pense. → Réflexion

e) Non, je n'ai aucune intention de modifier mes habitudes alimentaires. → Indifférence

PASSEZ À
L'ACTION !

Pour modifier vos habitudes alimentaires, élaborez une stratégie pertinente en lien avec votre stade de changement (inspirez-vous du tableau 1.3, p. 11). Par la suite, mettez progressivement en application vos stratégies. Modifier un comportement, quel qu'il soit, demande des efforts. Ne vous découragez donc pas au premier obstacle !

Habitudes à modifier	Stratégie pertinente en lien avec votre stade de changement
1	
2	
3	

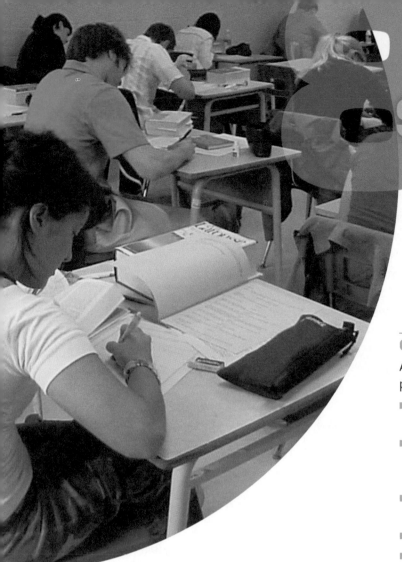

LE
STRESS

OBJECTIFS

Après avoir lu le présent chapitre, vous devriez pouvoir :

- définir le stress et le différencier de l'agent stressant ;
- reconnaître les réactions physiques, émotives et comportementales de l'organisme aux agents stressants ;
- établir des liens pertinents entre le stress et son incidence sur la santé et le mieux-être ;
- identifier vos principales sources de stress ;
- connaître différentes stratégies pour prévenir et gérer le stress et appliquer celles qui vous conviennent.

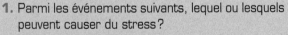

METTEZ-VOUS À **L'ÉPREUVE !**

1. Parmi les événements suivants, lequel ou lesquels peuvent causer du stress ?
   a) Faire un emprunt.
   b) Rater un examen.
   c) Obtenir son diplôme d'études collégiales.
   d) Regarder une partie de football.

2. Lequel ou lesquels de ces effets l'entraînement physique modéré peut-il produire ?
   a) Le soulagement de la douleur
   b) La régénération de cellules du cerveau
   c) La détente

3. Un niveau de stress élevé peut influer sur la mémoire. Vrai ou faux ?

Réponses

1. Les quatre. Les agents stressants peuvent être positifs ou négatifs ; il peut s'agir tout aussi bien d'un défi sportif ou d'une réussite que d'un événement désagréable.

2. Les trois. L'entraînement régulier contribue à l'amélioration de plusieurs dimensions du mieux-être.

3. Vrai. Un peu de stress peut stimuler la mémoire alors qu'un niveau élevé de stress nuit à l'apprentissage et affecte la mémoire.

Le mot *stress* est un terme qu'on utilise souvent à tort pour désigner une situation irritante. En fait, le stress ne désigne pas la situation elle-même, mais plutôt la réponse physiologique ou psychologique de l'organisme aux contraintes de l'environnement. On reconnaît d'ailleurs de plus en plus que l'organisme donnera une réponse d'adaptation différente selon qu'un événement stressant est perçu négativement ou positivement. Ainsi, des événements stressants perçus positivement pourront provoquer des adaptations de l'organisme favorisant la santé ou la croissance d'un individu, tandis que ceux qui sont perçus négativement pourront favoriser la maladie ou l'anxiété. Un événement stressant tel un examen provoquera chez certains un stress positif qui accroîtra leur concentration et leurs performances, alors que chez d'autres ce même agent stressant entraînera des pertes de mémoire et de l'anxiété.

La gestion du stress est un élément important de tout programme axé sur le mieux-être, car apprendre à bien réagir aux agents stressants peut contribuer à améliorer sa santé et à prévenir diverses maladies. Le présent chapitre traite des réations physiques, émotives et comportementales liées au stress et décrit comment ces réactions positives ou négatives peuvent influer sur la santé et le mieux-être. Il propose également des moyens de gérer le stress.

QU'EST-CE QUE LE STRESS ?

Pour éviter toute confusion, dans le présent ouvrage, l'expression **agent stressant** servira à désigner tout stimulus, contrainte de l'environnement ou irritant. Le mot **stress** servira, quant à lui, à identifier les réactions physiques, émotives et comportementales de l'organisme à l'agent stressant. Ainsi, un exposé oral devant la classe représente un agent stressant, tandis que des mains moites, le cœur qui bat la chamade, les genoux qui tremblent constituent le stress : la réponse de l'organisme à

l'agent stressant. Et comme tous les agents stressants ne sont pas nécessairement négatifs, il faut faire une distinction entre **détresse** et **eustress**. Dans le premier cas, la tension nerveuse associée à un événement négatif constitue une menace pour l'organisme. Dans le second cas, l'agent stressant exerce une action bénéfique sur l'organisme, la situation de stress étant perçue dans son ensemble comme un événement positif.

LE STRESS ET LE MIEUX-ÊTRE

L'incidence du stress sur la santé et sur l'apparition de maladies est une question complexe, et il se fera encore beaucoup de recherche avant qu'on puisse expliquer précisément comment le stress affecte la santé. Conjugué aux prédispositions génétiques d'un individu, à sa personnalité, à son milieu social et à ses comportements en matière de santé, le stress peut accentuer sa vulnérabilité à un grand nombre de maladies et de problèmes de santé. C'est ce qui se dégage de nombreuses études et recherches médicales.

Le syndrome général d'adaptation

Hans Selye — enseignant et chercheur à l'Université McGill et à l'Université de Montréal et cofondateur de l'Institut canadien du stress — a développé une théorie de l'impact du stress sur l'organisme. Ce physicien endocrinologue a conduit des recherches sur l'aptitude des individus à s'adapter au stress provoqué par la maladie ou une blessure. Au fil de ses recherches, il a constaté que certains agents stressants pouvaient être agréables (eustress), tandis que d'autres pouvaient être désa-

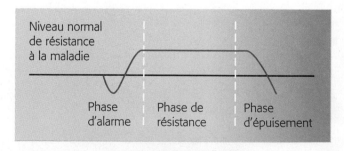

Figure 8.1   Le syndrome général d'adaptation.
Selye a constaté que les réactions aux agents stressants suivaient une séquence prévisible. Durant la phase d'alarme, la résistance à la maladie est moindre. Si les irritants persistent, la résistance à la maladie augmente. Une exposition prolongée à des agents stressants répétés entraîne l'épuisement et le retour aux faibles niveaux de résistance observés durant la phase d'alarme.

gréables (détresse), mais que la réaction émotionnelle à ces deux types de stress avait un caractère prévisible et universel qu'il a désigné par l'expression *syndrome général d'adaptation*. Ainsi, il a démontré que la succession des réactions physiques associées au syndrome général d'adaptation était la même, peu importe que l'agent stressant soit perçu positivement ou négativement, et il l'a divisée en trois phases : la phase d'alarme, la phase de résistance et la phase d'épuisement (*voir* la figure 8.1).

La phase d'alarme C'est la réponse aux agents stressants déclenchée par l'activation du système nerveux sympathique et du système endocrinien. Elle se manifeste par une accélération des battements cardiaques, une augmentation de la tension artérielle et du flux sanguin, la dilatation des artères, la libération des réserves de sucre et de graisse dans les muscles, le blocage des fonctions digestives et sexuelles, etc. Cette phase s'accompagnant de la fameuse décharge d'adrénaline, l'organisme dispose alors d'une grande source d'énergie. Sa vigilance est accrue et il est prêt à combattre l'agent stressant ou à le fuir si l'exigence est trop élevée. Simultanément, la résistance du corps diminue. Ainsi, au cours de cette phase, une personne est plus susceptible de souffrir de maux de tête, de troubles de digestion et d'anxiété. Ses habitudes de sommeil et d'alimentation risquent d'être perturbées. Si l'agent stressant est trop fort (brûlures graves, températures extrêmes), la personne peut en mourir. Si l'agent stressant se prolonge ou se répète et que le corps ne peut s'adapter, il entre alors en phase de résistance.

La phase de résistance Durant cette phase, l'alarme s'estompe et l'organisme s'adapte à l'agent stressant. Des phénomènes inverses à ceux de la phase d'alarme se produisent, soit une plus grande production d'hormones cortico-surrénales, dont l'hydrocortisone, et une augmentation du niveau d'activité. Le niveau de résistance de l'organisme face à l'agent stressant s'élève au-dessus de la normale. Cette résistance ou cette adaptation demande beaucoup d'énergie. L'exposition prolongée à un agent stressant use la machine humaine, épuise l'énergie d'adaptation et mène tôt ou tard à la phase d'épuisement.

La phase d'épuisement Si un agent stressant perdure, ou que plusieurs se succèdent, l'organisme entre en phase d'épuisement. Les signes de la phase d'alarme réapparaissent, mais ils sont maintenant irréversibles. Le système nerveux n'arrive plus à réguler les mécanismes physiologiques et le corps ne peut reconstituer ses ressources. Il ne s'agit pas ici de l'épuisement qu'on éprouve après une longue et difficile journée de travail, mais plutôt d'un épuisement physique qui menace l'état de santé de l'individu

et sa survie. L'épuisement des réserves énergétiques et psychiques peut provoquer la distorsion des perceptions, l'incohérence de la pensée, un état de fatigue et d'épuisement et une usure prématurée du système cardiovasculaire.

La surexposition prolongée aux hormones de stress est reliée à plusieurs problèmes de santé. Par exemple, on a associé un niveau de cortisol élevé au syndrome métabolique, lequel est lié à un risque accru de cardiopathie, de diabète de type II, de dépression et d'ostéoporose.

Les réactions physiques aux agents stressants

Imaginez la scène : vous traversez la rue lorsqu'une voiture surgie de nulle part fonce droit sur vous. En moins de deux, vous bondissez de côté et réussissez à l'éviter. Pendant cette fraction de seconde et les quelques minutes qui ont suivi, vous êtes passé par un ensemble de réactions physiques prévisibles qui vous ont sauvé la vie. Cet état d'alerte salutaire, vous le devez à vos deux systèmes de contrôle : le système nerveux et le système endocrinien.

L'action du système nerveux Le système nerveux comprend le cerveau, la moelle épinière et les nerfs. Une partie de ce système est sous le contrôle de votre volonté, si bien que votre bras obéit lorsque vous lui demandez de s'étirer pour atteindre un morceau de chocolat. Mais la digestion du chocolat sera assurée par le système nerveux autonome, partie du système nerveux dont le fonctionnement est indépendant de la conscience. Le **système nerveux autonome** contrôle le rythme cardiaque, la respiration, la tension artérielle et des centaines d'autres fonctions normalement tenues pour acquises. Il se compose lui-même de deux systèmes : le **système nerveux parasympathique**, qui en période de calme contribue à

Agent stressant Tout stimulus qui cause un stress ; aussi appelé événement stressant.

Stress Ensemble des réactions non spécifiques (physiques, émotives, comportementales), aussi bien positives que négatives, à un agent stressant, ce dernier consistant aussi bien en stimuli internes (cognitifs) qu'externes (environnants).

Détresse Agent stressant perçu comme désagréable ou dont l'effet menace le mieux-être.

Eustress Agent stressant perçu comme agréable ou dont l'effet se révèle stimulant.

Système nerveux autonome Partie du système nerveux périphérique qui, sans l'intervention de la conscience, contrôle les fonctions de base de l'organisme. Il regroupe les systèmes nerveux sympathique et parasympathique.

Système nerveux parasympathique Partie du système nerveux autonome qui tempère l'effet excitant produit par le système nerveux sympathique, ralentit le métabolisme et rétablit l'apport en énergie.

la digestion des aliments, à l'emmagasinage de l'énergie et à la stimulation de la croissance, et le **système nerveux sympathique**, qui entre en action dans les situations d'urgence caractérisées par une douleur aiguë, la colère ou la peur.

L'action du système endocrinien   Une tâche importante du système nerveux sympathique consiste à activer le **système endocrinien**. Ce système contribue au bon fonctionnement de l'organisme en libérant des **hormones**. En interaction étroite avec le système nerveux, le système endocrinien aide ainsi l'organisme à réagir en présence d'un agent stressant.

L'action des deux systèmes combinés   De quelle façon les deux systèmes collaborent-ils en situation d'urgence? Revenons brièvement à l'accident que vous avez évité de justesse. Lorsque la voiture s'approche de vous, vous ressentez de la peur; inconsciemment, des modifications se produisent pour vous préparer à faire face au danger. Le message de peur est transmis par le nerf sympathique, qui active immédiatement les glandes surrénales. Celles-ci injectent alors des hormones dans le système sanguin: l'**adrélanine** et la **noradrénaline**. Ces hormones suscitent un ensemble de réactions physiques très prononcées (*voir* la figure 8.2).

- L'ouïe et la vue gagnent en acuité.

- Le rythme cardiaque s'accélère afin d'augmenter l'apport d'oxygène à tout l'organisme.

- Le foie libère davantage de sucres dans le système sanguin pour fournir un supplément d'énergie aux muscles et au cerveau.

- La transpiration augmente, rafraîchissant ainsi la peau.

- Des endorphines sont libérées, qui apaisent la douleur en cas de blessure.

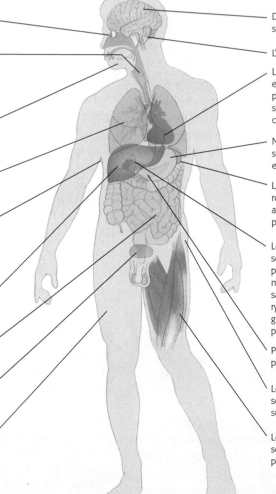

Les pupilles se dilatent pour laisser passer plus de lumière et améliorer l'acuité visuelle.

Les muqueuses du nez et de la gorge se contractent, pendant que les muscles font s'élargir les voies respiratoires afin de faciliter le passage de l'air.

La sécrétion de salive et de mucus diminue; l'action digestive devient secondaire dans une situation d'urgence.

Les bronches se dilatent pour faciliter l'entrée d'air dans les poumons.

La transpiration augmente, notamment aux aisselles, à l'aine, aux mains et aux pieds, pour éliminer les déchets et évacuer par évaporation l'excès de chaleur produit.

Le foie libère des sucres dans le sang afin de fournir de l'énergie aux muscles et au cerveau.

La digestion étant interrompue, les muscles des intestins cessent leurs contractions.

La vessie se relâche. L'excrétion de l'urine qui s'y trouve élimine un poids excédentaire et rend la fuite plus aisée.

Les vaisseaux sanguins situés dans la peau et les viscères se contractent, ceux situés dans les muscles squelettiques se dilatent. Cela a pour effet d'augmenter la pression sanguine et l'apport de sang là où sa présence est cruciale.

Des endorphines sont libérées pour supprimer toute douleur perturbatrice.

L'ouïe devient plus sensible.

Les battements du cœur s'accélèrent et la force de contraction s'accentue pour permettre l'arrivée d'un volume sanguin accru là où sa présence est cruciale.

N'étant pas nécessaires lors d'une situation d'urgence, les fonctions digestive et sexuelle sont bloquées.

La rate libère davantage de globules rouges pour satisfaire des besoins accrus en oxygène et remplacer le sang perdu à la suite d'une blessure.

Les glandes surrénales stimulent la sécrétion d'épinéphrine et de norépinéphrine, ce qui entraîne une augmentation du taux de sucre dans le sang, de la tension artérielle, du rythme cardiaque et de la quantité de graisses dans le sang. Ces modifications procurent un surcroît d'énergie.

Parce que la digestion a cessé, le pancréas produit moins de sécrétions.

Les graisses emmagasinées dans le corps sont décomposées afin de fournir un supplément d'énergie.

Les muscles volontaires (squelettiques) se contractent dans tout l'organisme pour être prêts à agir.

Figure 8.2   Les réactions de combat ou de fuite.
En réaction à la présence d'un agent stressant, le système nerveux autonome et le système endocrinien déclenchent des réactions physiques qui préparent l'organisme à affronter une situation d'urgence.

Pendant ce temps, l'hypophyse a déversé dans le circuit l'hormone corticotrophe (ACTH) qui, elle, commande aux surrénales de sécréter une autre hormone, l'hydrocortisone (ou **cortisol**). À partir de ce moment, les fonctions digestive et sexuelle sont bloquées, toutes les ressources énergétiques disponibles se trouvant au service du système de défense. Les artères, pour leur part, sont inondées par des quantités supplémentaires de globules rouges, ce qui leur permet d'apporter plus d'oxygène aux muscles et d'évacuer plus de gaz carbonique.

Considérées dans leur ensemble, ces réactions physiques presque instantanées constituent la **réaction de combat ou de fuite**. Elles entraînent l'accélération de vos réflexes et l'accroissement de la force dont vous avez besoin pour éviter la voiture ou réagir à la présence d'autres agents stressants. Ce sont essentiellement les mêmes réactions physiques qui se produisent en présence de tout type d'agent stressant, positif ou négatif ; elles peuvent cependant varier en intensité.

Le rétablissement de l'homéostasie (ou équilibre interne) Lorsque la situation stressante prend fin, le système nerveux parasympathique entre en jeu. Il déclenche les ajustements nécessaires au rétablissement de l'**homéostasie**, qui correspond à un retour à la normale de la tension artérielle, du rythme cardiaque, des taux d'hormones et d'autres fonctions vitales. Le système nerveux parasympathique calme votre organisme, ralentit votre rythme cardiaque, assèche vos mains moites et ramène votre respiration à la normale. Votre organisme reprend graduellement ses « banales » fonctions quotidiennes, comme la digestion et la régulation de la température corporelle. Il a déjà pris soin de réparer les divers dommages occasionnés par la réaction de combat ou de fuite. Ainsi, le lendemain de l'accident que vous avez évité, vous vous réveillez en pleine forme. De cette façon, votre organisme peut assurer sa croissance, se régénérer et emmagasiner des réserves d'énergie. Lorsqu'une autre situation d'urgence surviendra, vous serez prêt à réagir de nouveau.

La réaction de combat ou de fuite dans le monde d'aujourd'hui La réaction de combat ou de fuite fait partie de notre patrimoine génétique, et c'est un mécanisme de survie qui a été très utile à l'humanité. Cependant, étant donné les agents stressants auxquels nous sommes confrontés aujourd'hui, cette réaction se révèle plutôt inadaptée. En effet, pour se tirer d'un examen, régler des problèmes courants de cohabitation avec un camarade ou survivre à l'heure de pointe, le combat physique ou la fuite sont peu appropriés. Pourtant, en présence d'un agent stressant, la réaction de combat ou de fuite continue à préparer notre corps à

entrer en action, que le danger soit réel ou imaginaire, ce qui a un effet important sur l'organisme. En effet, l'accumulation de stress risque de causer des dommages à notre santé.

Les réactions émotives et comportementales aux agents stressants

Personne n'échappe à l'ensemble des réponses physiques qu'entraînent nécessairement les réactions de combat ou de fuite ; toutefois, l'intensité de ces réponses varie selon les personnes et les situations auxquelles elles sont confrontées. Sur les plans émotif et comportemental, la nature même des réponses varie grandement d'une personne à l'autre.

Ainsi, il se peut que vous envisagiez les périodes d'examens avec confiance, mais que vous soyez mal à l'aise à l'idée de parler à des inconnus, tandis que votre coloc, que les examens angoissent, trouve stimulantes les situations sociales qui vous dérangent. Ces différences s'expliquent par de nombreux facteurs tant internes qu'externes. L'évaluation cognitive que vous faites d'un agent stressant potentiel influe sur la perception que vous en avez. Votre stress sera moindre si vous pouvez prévoir l'agent stressant et avez le sentiment de pouvoir intervenir. Par exemple, le plan de cours qu'on vous remet au début du

---

Système nerveux sympathique Partie du système nerveux autonome qui réagit en présence d'un danger ou d'un risque en provoquant une accélération presque instantanée des fonctions de l'organisme.

Système endocrinien Système de glandes, de tissus et de cellules qui diffusent des hormones dans le système sanguin pour modifier le métabolisme et les autres fonctions de l'organisme.

Hormone Messager chimique produit dans l'organisme et transporté par le sang vers les cellules ou les organes auxquels il est destiné pour assurer une régulation spécifique de leurs activités.

Adrénaline Hormone sécrétée par la partie interne des glandes surrénales ; aussi appelée épinéphrine ou « hormone de la peur ».

Noradrénaline Hormone sécrétée par la partie interne des glandes surrénales ; aussi appelée norépinéphrine ou « hormone de la colère ».

Cortisol Hormone stéroïde sécrétée par la partie externe des glandes surrénales ; aussi appelée hydrocortisone.

Réaction de combat ou de fuite Réaction de défense qui prépare une personne à lutter ou à fuir en provoquant des modifications hormonales, cardiovasculaires, métaboliques ou autres.

Homéostasie État d'équilibre des différentes fonctions physiologiques d'une personne.

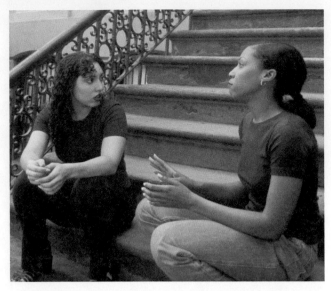

Les réactions émotives et comportementales aux agents stressants varient selon les personnes, car elles dépendent de facteurs comme la personnalité, le sexe et les antécédents culturels. Des études révèlent que les femmes sont plus portées à rechercher un soutien social pour faire face au stress.

semestre vous permet de planifier votre étude en fonction de vos principaux examens. Grâce à cette possibilité de prévoir, vous pouvez planifier vos périodes d'étude et de loisirs de façon à réduire le stress des examens.

L'évaluation cognitive est un processus très personnel, hautement conditionné par les émotions. L'évaluation des faits (Qui? Quoi? Où? Quand?) ne varie généralement pas selon les personnes, contrairement à l'évaluation de leurs conséquences personnelles : Qu'est-ce que cela signifie pour moi? Est-ce que je peux réagir? Est-ce que ça améliorera ou aggravera la situation? Si un individu se sent dépassé, il manifestera des émotions négatives et réagira à la situation de façon inappropriée. Au contraire, s'il la perçoit comme un défi à relever, il est probable que ses réactions seront plus constructives et appropriées.

Les réactions appropriées et inappropriées

L'anxiété, la dépression, la rage et la peur sont des réactions émotives que l'on éprouve couramment en présence d'agents stressants. Si ce type de réactions dépend de caractéristiques relevant de la personnalité ou du tempérament, ce n'est qu'en partie ; c'est dire qu'il est possible de les tempérer ou d'apprendre à les maîtriser.

En présence d'agents stressants, nos réactions comportementales dépendent largement de cette partie de notre système nerveux que contrôle la volonté. C'est donc à nous qu'il revient de recourir à la parole, au rire, à l'activité physique, à la méditation, à l'apprentissage de techniques de gestion du temps, bref à toutes les réactions comportementales appropriées susceptibles de nous

conduire au mieux-être et à l'utilisation optimale de nos capacités. Par contre, des réactions comportementales inappropriées telles que la boulimie et la consommation de tabac, d'alcool et d'autres drogues peuvent nuire au mieux-être et devenir elles-mêmes des agents stressants.

Observons les réactions de deux élèves, Éric et Émilie, en présence du même agent stressant, soit le premier examen de la session. Éric se présente à l'examen plein d'appréhension. Après avoir lu les questions de l'examen, il devient encore plus anxieux. Plus il devient angoissé, moins il se rappelle ce qu'il a appris et plus son angoisse s'accentue. Bientôt paralysé par l'angoisse, il ne pense plus qu'aux conséquences d'un échec. Pour sa part, avant de lire les questions, Émilie prend quelques respirations profondes pour se détendre. Elle s'efforce ensuite de se concentrer sur les réponses qu'elle peut donner et relit attentivement les questions qui l'embêtent. Lorsqu'elle quitte la salle d'examen, elle est calme, détendue et confiante.

Il est clair qu'en évitant les comportements négatifs face à des agents stressants et en y opposant plutôt des comportements positifs et appropriés, on agit sur son mieux-être émotif et physique.

La personnalité et le stress

Il y a des gens que le moindre contretemps rend nerveux et irritables ; d'autres restent calmes et maîtres d'eux-mêmes dans les pires situations. Les scientifiques n'arrivent pas encore à expliquer la raison de cet état de fait ni les mécanismes complexes des émotions dans le cerveau. Mais la personnalité, c'est-à-dire l'ensemble des dispositions comportementales et affectives, influe nettement sur la façon de percevoir les agents stressants et d'y répondre. Pour étudier les liens entre la personnalité, le stress et le mieux-être général, les chercheurs ont examiné différents ensembles de caractéristiques, ou «types de personnalités».

La personnalité de **type A** renvoie à des personnes très compétitives, directives, impatientes et agressives. Les gens dotés d'une personnalité de ce type ont tendance à réagir par la colère aux agents stressants et à être contrariés par ce que d'autres considèrent comme de légers contretemps. Des études ont révélé que les caractéristiques des personnalités de type A — colère, cynisme et hostilité — accroissent le risque de maladies cardiovasculaires. Les personnalités de ce type ont probablement une perception plus aiguë des agents stressants et une plus grande difficulté à y faire face.

Les individus de **type B**, quant à eux, sont détendus et pondérés. Ils sont moins dérangés par les contrariétés de la vie et plus tolérants envers les autres. Enfin, la personnalité de **type C** se caractérise par une difficulté à exprimer ses émotions, par la colère dissimulée, par un sentiment d'impuissance et de désespoir et par une réaction de stress exagérée à de légers agents stressants cognitifs. Cette réaction disproportionnée pourrait être reliée à une déficience des fonctions immunitaires. En effet, la réserve de cellules immunitaires, vitales à la lutte contre le cancer, est moindre chez les gens dont le comportement habituel correspond à la personnalité de type C. Des études portant sur les personnalités de types A et C semblent indiquer qu'il est bon d'exprimer ses émotions, mais qu'il est nuisible de manifester constamment de l'hostilité et d'avoir des réactions de stress exagérées.

Les chercheurs se sont aussi intéressés aux traits de personnalité qui permettent aux gens de faire face efficacement au stress. Ces personnes perçoivent les agents stressants potentiels comme des occasions d'épanouissement et d'apprentissage plutôt que comme un fardeau. Elles discernent moins de situations stressantes, et leurs réactions aux agents stressants sont généralement moins intenses. Elles se consacrent à leurs activités, ont un discours intérieur réaliste et sentent qu'elles exercent un certain contrôle sur leur vie.

Peut-on développer une personnalité plus résistante au stress ? Bien que vous ne puissiez changer de personnalité, vous pouvez certainement modifier vos comportements et vos façons de penser habituels et en arriver à développer des stratégies pour réagir de manière constructive. Des techniques de gestion du stress seront présentées plus loin dans le présent chapitre.

Le sexe et le stress   Le rôle sexuel, c'est-à-dire l'ensemble des occupations, habiletés et comportements dévolus à chaque sexe dans une société donnée, peut conditionner notre réaction au stress. Certaines façons de réagir aux agents stressants, par les pleurs ou la colère par exemple, semblent mieux appropriées à un sexe qu'à l'autre. Le strict respect du rôle sexuel limite donc les façons de réagir à une situation stressante, ce qui, en soi, peut constituer une source de stress. Par exemple, pour l'homme dont le sentiment d'accomplissement dépend entièrement de son travail, la retraite représente un changement de vie plus stressant que pour la femme, dont l'image de soi s'est construite sur différents rôles.

Bien que la réaction physiologique de combat ou de fuite que déclenche un agent stressant soit présente chez les deux sexes, les femmes réagissent mieux au stress en cherchant à créer des liens et à obtenir un soutien social. Plutôt que d'adopter une attitude agressive ou de se replier sur elles-mêmes en situation difficile, les femmes tentent de réduire leur stress en nouant des amitiés et en développant leurs réseaux sociaux. Des recherches semblent indiquer que cette façon différente de réagir selon les sexes pourrait être liée à l'oxytocine, une hormone fabriquée en plus grande quantité par l'organisme féminin, qui est associée aux rapports d'amitié et participe à la régulation de l'humeur.

Les expériences   Les expériences passées peuvent grandement influer sur l'évaluation d'un agent stressant potentiel. Par exemple, l'individu qui a un jour fait un exposé oral catastrophique percevra tout exposé à faire en classe comme beaucoup plus stressant que quiconque ayant déjà pris la parole en public avec succès. Cependant, en adoptant des comportements efficaces, par exemple en se préparant et en pratiquant l'imagerie mentale (s'imaginer en train de faire un bon exposé oral), il est possible de surmonter le stress causé par les mauvaises expériences.

La réaction globale au stress

Les réactions physiques, émotives et comportementales en présence d'agents stressants sont interreliées. Une réaction émotive intense entraîne une réaction physique prononcée. Et s'il est probable que les réactions appropriées réduisent le stress, il est certain que les réactions inappropriées ne font que l'aggraver. Il y a d'ailleurs des gens qui doivent recourir à de l'aide professionnelle parce que leurs réactions au stress sont excessives et véritablement inadaptées. (Consultez le tableau 8.1 pour connaître les différents symptômes de stress.) En général, toutefois, chacun peut apprendre à faire face adéquatement aux agents stressants.

Les liens entre le stress et certains problèmes de santé

Les personnes subissant un stress chronique ou réagissant fortement en présence d'agents stressants s'exposent à un large éventail de problèmes de santé. À court terme, ces problèmes peuvent se résumer à un rhume, à des douleurs dans le cou ou à des maux d'estomac. À plus long terme, ils peuvent s'aggraver et causer une maladie cardiovasculaire, de l'hypertension ou encore un affaiblissement du système immunitaire.

Maladie cardiovasculaire   Le système circulatoire est extrêmement sensible à la réaction au stress, et les changements que cette réaction occasionne ont d'importantes répercussions sur la santé cardiovasculaire, à long terme en particulier. Lors de la réaction de stress, la fréquence cardiaque augmente et les vaisseaux sanguins se contractent, ce qui fait monter la tension artérielle. L'hypertension artérielle chronique est une cause majeure d'athérosclérose, une affection qui endommage la paroi interne des vaisseaux sanguins en y faisant s'accumuler des dépôts lipidiques. Ces dépôts peuvent bloquer les artères et causer ainsi crises cardiaques et accidents vasculaires cérébraux (AVC).

Tableau 8.1   **Symptômes de stress dans des situations menaçantes, persistantes ou récurrentes.**

Symptômes physiques	Symptômes émotifs	Symptômes comportementaux
Cœur agité	Tendance à l'irritabilité ou à l'agressivité	Consommation accrue de tabac, d'alcool ou d'autres drogues
Tremblements des mains	Tendance à l'anxiété, à la crainte ou à l'énervement	Quantité excessive de temps passé devant la télévision
Grincements de dents	Surexcitation, impulsivité ou instabilité émotive	Troubles du sommeil (insomnie ou hypersomnie)
Tics nerveux (clignements des yeux, tapements de pieds)	Déprime	Alimentation excessive ou insuffisante
Bouche sèche	Sentiment d'ennui récurrent	Problèmes sexuels
Transpiration excessive	Sentiment de perte de contrôle sur sa vie	Pleurs ou cris fréquents
Problèmes gastro-intestinaux (diarrhée, constipation, indigestion, nausée)	Incapacité de se concentrer	Épuisement professionnel ou scolaire
Douleurs cervicales ou lombaires	Fatigue	Violence envers le conjoint, les enfants, la famille ou les colocataires
Migraines ou maux de tête dus à la tension psychique		Crise de panique
Rhumes ou infections bénignes à répétition		
Mains et pieds froids		
Crises d'allergie ou d'asthme		
Problèmes de peau (urticaire, eczéma, psoriasis)		

Des recherches récentes indiquent que certains types de réactions émotives accroissent les risques de maladie cardiovasculaire. Ainsi, les personnes promptes, celles dont la fréquence cardiaque et la tension artérielle s'élèvent vertigineusement sous le coup des émotions, sont probablement plus susceptibles de souffrir de problèmes cardiovasculaires.

Affaiblissement du système immunitaire   Tombez-vous souvent malade au plus mauvais moment? Pendant une période d'examens, durant les vacances ou avant une entrevue pour un emploi? Vous serez peut-être étonné d'apprendre que des recherches tendent à démontrer qu'il ne s'agit pas d'une coïncidence. On sait en effet qu'en perturbant le système immunitaire, le stress nous rend plus vulnérables au rhume et à d'autres infections, à l'asthme et aux crises d'allergie. Il accroît également la susceptibilité à divers cancers et favorise la recrudescence de certaines maladies chroniques telles que l'herpès génital et l'infection par le VIH.

Autres problèmes de santé   De nombreux autres problèmes de santé peuvent être causés ou aggravés par un stress non contrôlé. En voici quelques-uns:

- problèmes de digestion (maux d'estomac, diarrhée, constipation, côlon irritable, ulcères);
- maux de tête et migraines;
- insomnie (*voir* l'encadré intitulé «Vaincre l'insomnie»);
- fatigue chronique;
- blessures, y compris des accidents de travail causés par des microtraumatismes répétés;

- troubles menstruels et complications pendant la grossesse;
- impuissance;
- problèmes psychologiques, y compris la dépression, l'anxiété, les crises de panique, les troubles alimentaires et les troubles de stress post-traumatique affectant les personnes victimes ou témoins de traumatismes graves.

LES SOURCES DE STRESS

Nous sommes entourés d'agents stressants. Ils sont partout: à la maison, à l'école, au travail et en nous-mêmes. Pour gérer efficacement notre stress, il faut savoir reconnaître les sources potentielles de stress dans notre vie.

Les changements importants

Tout changement nécessitant une adaptation est porteur de stress. Le début de l'âge adulte et les années de collège comprennent généralement de nombreux changements importants. On quitte la maison familiale, on établit de nouvelles relations, on définit ses objectifs scolaires et professionnels, on développe son identité et on trouve sa raison d'être. Même les changements heureux, comme l'obtention d'un diplôme, une promotion au travail ou un mariage, sont une source de stress. Une personne disposant d'un solide réseau social et sachant composer avec le stress risque moins de se rendre malade en raison de changements survenus dans sa vie, même s'ils sont importants. Il n'en est hélas pas de même des individus qui sont moins bien outillés.

CONSEILS **PRATIQUES**

VAINCRE L'INSOMNIE

Un jour ou l'autre, chacun éprouve de la difficulté à trouver le sommeil ou à dormir sans s'éveiller constamment: c'est ce qu'on appelle l'insomnie. La plupart des gens vaincront l'insomnie en identifiant les sources du problème et en prenant des mesures pour le régler. Si l'insomnie dure depuis plus de six mois et entrave les activités quotidiennes, il faut consulter un médecin. Attention aux somnifères. Ces produits, dont l'action diminue à la longue, peuvent créer une dépendance.

Voici quelques conseils susceptibles de vous aider à trouver le sommeil.

- Avant d'aller au lit, prévoyez une période de détente pour vous libérer de vos préoccupations quotidiennes.

- Si vous avez faim, prenez une collation légère.

- Évitez la caféine et la nicotine.

- N'allez pas vous coucher avant de sentir que vous vous endormez.

- Si le sommeil ne vient pas, ne restez pas au lit à tourner d'un côté et de l'autre. Consacrez-vous plutôt à une activité tranquille (lecture, télévision), et le sommeil viendra.

- Évitez l'alcool et les drogues comme sédatifs.

- Prévoyez au moins trois heures entre le moment où vous pratiquez une activité physique et celui où vous vous mettez au lit.

- Ayez un horaire régulier. Un horaire irrégulier peut dérégler les rythmes biologiques, et se lever tard peut occasionner l'insomnie au moment du coucher. Réglez le réveille-matin à la même heure chaque jour et levez-vous, quel que soit le nombre d'heures que vous avez dormi.

Source : Adapté de Belliveau, F., « Les troubles du sommeil : le temps est venu de se réveiller… », *Médecin Québec,* août 1993, p. 71-73.

Les irritants quotidiens

Bien que les grands changements de vie soient indubitablement stressants, ils se produisent rarement de manière continue. Certains chercheurs croient que les problèmes mineurs — les irritants de la vie quotidienne — peuvent être une plus grande source de stress que les grands bouleversements parce qu'ils se produisent beaucoup plus souvent. Voici des exemples d'irritants quotidiens.

- Perdre ses clés, son portefeuille ou un travail à remettre.

- Se disputer avec un voisin, un collègue ou une cliente.

- Subir une attente interminable.

- Être pris dans un embouteillage ou avoir un autre problème de transport.

- Avoir des préoccupations financières.

Les gens que ce genre de contrariétés dérange auront probablement une réaction de stress modérée chaque fois qu'ils devront faire face à un tracas. À la longue, cela peut miner leur santé. Des études ont révélé que les irritants quotidiens de la vie peuvent nuire à la santé et au bien-être de certaines personnes.

Les événements stressants propres aux études collégiales

On l'a dit, le temps des études collégiales est marqué par d'importants changements et de nombreux irritants quotidiens. C'est normal, vous acquérez des connaissances et des compétences nouvelles et vous devez prendre des décisions déterminantes pour votre avenir. Peut-être venez-vous de quitter la maison ou peut-être entreprenez-vous des études alors que vous travaillez et avez déjà une famille. Les sources de stress courantes des cégépiens sont la réussite scolaire, des changements dans les relations personnelles et sociales, le respect des échéances et les préoccupations financières.

Le stress des études Le choix d'un programme d'études, les examens et la réussite scolaire, voilà quelques-uns des agents stressants propres aux étudiants. Face à une charge de travail plus considérable qu'au secondaire et à des attentes plus élevées (entrée à l'université ou sur le marché du travail), vous devez vraiment

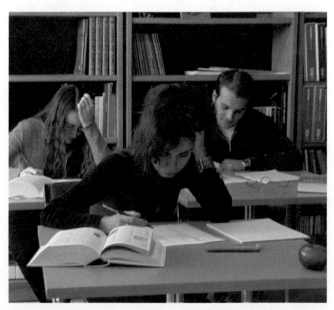

Passer des examens ne constitue qu'un des nombreux agents stressants propres aux études collégiales. En effet, cette période comporte souvent d'importants changements dans la vie et de nombreux irritants quotidiens.

vous y mettre pour obtenir de bons résultats. Apprenez à planifier et à préparer efficacement votre travail de façon à mieux prévoir et contrôler les agents stressants.

Les agents stressants interpersonnels   Durant vos années d'études, vous devrez établir de nouvelles relations personnelles et tenter d'assumer harmonieusement plusieurs rôles — élève, employé, ami, conjoint, parent, etc. Voilà qui peut être source de stress. Vous aurez l'occasion de faire de nouvelles rencontres et de développer de nouvelles amitiés au début de chaque session, et à l'intérieur de chaque nouvelle classe et activité. Que les rapports avec autrui vous apparaissent comme un défi stimulant ou comme une lassante nécessité, ils sollicitent néanmoins votre attention et nécessitent une dépense d'énergie. Restez vous-même et rappelez-vous que vous ne pourrez plaire à tout le monde.

Le manque de temps   La gestion du temps est un problème pour la plupart des élèves, mais il se manifeste avec encore plus d'acuité chez ceux qui cumulent de surcroît emploi et responsabilités familiales. La plupart des gens sont en mesure de s'acquitter de leurs principales responsabilités, mais ils ne savent pas bien gérer leur temps ni leurs priorités. Ils auraient avantage à établir un plan et à le suivre. Vous trouverez des stratégies efficaces de gestion du temps à la section suivante.

Les préoccupations financières   Plusieurs élèves vivent des revenus d'un travail d'été ou d'un emploi à temps partiel, et beaucoup s'endettent pour payer leurs frais de scolarité. D'autres travaillent aussi à temps partiel et ont des responsabilités parentales. Quelle que soit votre situation, évitez les dépenses extravagantes et les situations qui entraînent des difficultés économiques. Appliquez plutôt vos ressources à la réussite scolaire de façon à améliorer vos chances d'avenir.

Les agents stressants en milieu de travail

Des enquêtes récentes menées auprès de Canadiens ont révélé que leur emploi est l'une des principales sources de stress dans leur vie. Les horaires chargés et les heures supplémentaires grugent le temps qu'ils consacreraient autrement aux activités physiques, à la vie sociale et à d'autres activités susceptibles d'évacuer le stress. Les soucis liés au rendement au travail, à la rémunération et à la sécurité d'emploi ainsi que l'interaction avec les patrons, les employés, les collègues et les clients sont ressentis comme des agents stressants.

Si le stress lié au travail (ou aux études) est intense ou chronique, il peut mener à l'**épuisement professionnel**. C'est alors toute la vie physique, psychologique et émotive qui est affectée. L'épuisement professionnel frappe généralement les personnes très motivées et actives qui développent l'impression que leur travail n'est pas reconnu à sa juste valeur ou qu'elles n'atteindront pas leurs objectifs. Pour remédier à l'épuisement professionnel, certains prennent des vacances ou un long congé. D'autres réduisent leurs heures de travail, établissent une meilleure communication avec leurs patrons ou modifient leurs objectifs professionnels. Améliorer sa gestion du temps peut aussi être utile.

Les agents stressants interpersonnels et sociaux

Bien que le soutien social soit un important rempart contre le stress, les interactions avec les autres sont parfois une source de stress. Vos relations familiales et amicales se modifient au fil du temps, car vous découvrez de nouveaux intérêts et établissez de nouvelles relations.

La communauté et la société dans lesquelles vous vivez peuvent aussi se révéler une intense source de stress. Les préjugés et la discrimination sont des agents stressants sociaux. Vous trouverez peut-être stressant d'entrer en relation avec des personnes de groupes ethniques ou socio-économiques différents du vôtre. Si vous faites partie d'une minorité ethnique, vous avez peut-être l'impression d'être contraint à l'intégration dans la société dominante. Si le français n'est pas votre langue maternelle, vous devez de surcroît effectuer plusieurs activités quotidiennes dans une langue qui n'est pas la vôtre.

Autres agents stressants

Les sources de stress sont légion. En effet, notre milieu de vie regorge d'agents stressants : bruits nocifs, odeurs désagréables, accidents, catastrophes naturelles. Et nous devenons souvent notre propre agent stressant lorsque nous nous fixons des objectifs personnels impossibles à atteindre ou que nous évaluons trop sévèrement notre rendement et nos progrès. Les états physiques et émotifs consécutifs à la maladie ou à l'épuisement sont encore d'autres exemples d'agents stressants.

Évaluation de votre stress

Évaluer son niveau de stress est une tâche difficile. Pour vous aider dans cette démarche, nous vous proposons une série de laboratoires qui vous permettront de déterminer vos symptômes de stress (labo 8.1), puis de prendre conscience de vos sources de stress (labo 8.2) et d'évaluer votre capacité à gérer le stress (labo 8.3).

En plus de faire l'évaluation de votre stress, vous pourrez identifier dans le labo 8.4 votre stade de changement (*voir* le tableau 8.2) par rapport aux différentes actions entreprises afin d'améliorer ou de maintenir un niveau de stress acceptable. Des informations plus détaillées sur les différents stades et les processus de changement sont données dans le chapitre 1.

STRATÉGIES INEFFICACES POUR FAIRE FACE AU STRESS

Avant de voir les techniques utiles de gestion du stress, examinons certaines stratégies nuisibles auxquelles vous risquez d'avoir recours. C'est au collège que se prennent souvent des habitudes qui visent à contrôler le stress, mais qui peuvent être, hélas, inefficaces et nuisibles à la santé. En voici quelques-unes à éviter.

Le tabagisme   La nicotine peut vous apporter une impression de détente et même accroître votre pouvoir de concentration, mais c'est aussi une substance qui entraîne une extrême dépendance. Le tabagisme cause le cancer, les maladies cardiovasculaires, l'impuissance et de nombreux autres problèmes de santé. C'est de plus la première cause de décès évitable au Canada.

La consommation d'alcool   Il se peut bien qu'après quelques verres vous vous sentiez à l'aise ou que l'ébriété vous fasse oublier votre stress. Toutefois, en prenant de l'alcool, vous ne remédiez pas aux causes réelles du stress dans votre vie et risquez de vous retrouver tôt ou tard avec un problème de surconsommation.

Les autres drogues   Si, pour faire face au stress, vous prenez des substances qui modifient les réactions chimiques de votre organisme sans toutefois agir directement sur les agents stressants, vous vous piégez. Par exemple, la caféine fait monter les niveaux de cortisol, la tension artérielle et nuit au sommeil. À la longue, la consommation de marijuana peut causer des crises de panique, et certaines études indiquent qu'elle peut augmenter l'intensité de la réaction au stress.

La boulimie   Les sentiments de satiété et d'apaisement qui suivent l'absorption de nourriture produisent un état de relaxation réducteur de stress. Toutefois, si vous mangez fréquemment pour réduire le stress, vous finirez par gagner du poids et par devenir boulimique, un comportement dangereux associé aux troubles de l'alimentation. Prenez vos repas (y compris les déjeuners) et vos collations à des heures régulières, de façon à maintenir votre énergie et à éviter de vous empiffrer en fin de journée parce que la faim vous tenaille.

MOYENS EFFICACES DE GÉRER LE STRESS

Le stress fait partie intégrante de la vie. Il faut donc apprendre à composer avec lui. Bien qu'il existe des démarches et techniques spécifiques de gestion du stress, on réussit généralement à contrôler efficacement son stress en appliquant quelques principes fort simples.

L'activité physique

Les effets antidépresseurs de l'activité physique chez ceux qui en font régulièrement sont maintenant bien connus : les gens en forme supportent mieux le stress, dorment mieux et ont tendance à se sentir bien dans leur peau. Faire une longue promenade est un bon moyen d'apaiser l'anxiété et d'abaisser la tension artérielle. Une marche rapide d'une dizaine de minutes revigore et procure un sentiment de détente qui peut se faire sentir pendant deux heures. Faire de l'activité physique régulièrement est encore plus bénéfique. En effet, des recherches ont établi que les personnes faisant régulièrement de l'activité physique manifestent des réactions de stress physique moins prononcées avant, pendant et après une exposition à des agents stressants et que leur sentiment général de bien-être s'accentue également. Si une activité physique comme une marche rapide ou une brève sortie à bicyclette peut avoir un tel effet bénéfique, il est facile d'imaginer les bienfaits qu'un programme plus

Tableau 8.2   **Les stades de changement pour modifier un niveau de stress ou le maintenir à un niveau optimal.**

Stades de changement	Caractéristiques
1. Indifférence	Mon niveau de stress n'est pas un problème pour moi.
2. Réflexion	Je pense que je pourrais avoir un meilleur contrôle sur mon niveau de stress.
3. Planification	Je me prépare à essayer de mieux gérer mon stress.
4. Action	Je fais régulièrement des efforts ou des tentatives pour contrôler mon niveau de stress depuis moins de 6 mois.
5. Maintien	Je réussis à contrôler mon niveau de stress depuis plus de 6 mois.

Épuisement professionnel État caractérisé par un épuisement physique, psychologique et émotif.

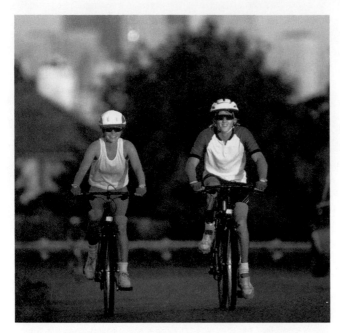

L'activité physique est un antidote particulièrement efficace contre le stress. Faire une promenade à bicyclette permet à ces jeunes de se détendre et d'établir des liens d'amitié après les cours.

structuré peut avoir sur la réaction au stress. Par exemple, des gens qui ont fait 45 minutes de marche rapide 3 fois par semaine, pendant 3 mois, ont déclaré être moins dérangés par les irritants quotidiens. Leur sentiment de mieux-être avait aussi augmenté.

Ces résultats ne sont pas étonnants, car, comme on l'a dit plus tôt, la réaction de stress mobilise les réserves d'énergie et prépare le corps à répondre aux urgences. Si vous éprouvez du stress sans vous dépenser, vous ne complétez pas le cycle énergétique. Il vous est sans doute impossible de faire de l'activité au moment même où vous êtes exposé à des agents stressants quotidiens, en classe, par exemple, ou au beau milieu d'un embouteillage, mais vous pouvez le faire plus tard dans la journée. L'activité physique, en plus d'utiliser le sucre et la graisse contenus dans le sang, vous permet de libérer l'énergie nerveuse accumulée et facilite le rétablissement de l'homéostasie.

Une mise en garde s'impose cependant : pour certaines personnes, l'exercice ne constitue dans leur vie qu'un agent stressant de plus. Les gens qui pratiquent trop souvent une activité physique et qui ne dosent pas bien leurs efforts risquent le surentraînement, duquel découlent fatigue, irritabilité, dépression et diminution de la performance athlétique. En suivant un programme d'activités physiques trop exigeant, ces personnes peuvent affaiblir leur système immunitaire et même se rendre sérieusement malades. Pour en savoir plus, lisez l'encadré intitulé «Activité physique, anxiété et dépression».

L'alimentation

Comme on l'a vu au chapitre 7, une alimentation saine et équilibrée favorise la santé physique et mentale, ce qui permet de mieux faire face au stress. De plus, on contrôlera plus efficacement son stress en limitant sa consommation de caféine et en évitant les composés vitaminiques très concentrés de même que les suppléments en acides aminés, ces «formules antistress» qui ne diminuent ni la tension ni l'anxiété.

Le sommeil

Le manque de sommeil peut à la fois être une cause et une conséquence d'un excès de stress. Faute d'une quantité suffisante de sommeil, les facultés mentales et physiques se dégradent. On éprouve des maux de tête, on devient irritable, incapable de se concentrer, on oublie des choses et on devient plus vulnérable à la maladie. La fatigue et le manque de sommeil sont les principaux facteurs de responsabilité dans beaucoup d'accidents mortels de voitures, de camions et de trains. Le sommeil réparateur, par contre, améliore l'humeur, nourrit les sentiments de compétence et d'estime de soi et assure un fonctionnement émotionnel et mental optimal. Même si vous avez beaucoup d'occupations, réservez suffisamment de temps au sommeil ; si vous souffrez d'insomnie, lisez les conseils présentés dans l'encadré de la page 221.

Le soutien social

On a tous besoin des autres. Parler de ses craintes, de ses frustrations et de ses joies enrichit notre vie, mais semble aussi contribuer, indirectement mais sensiblement, au bien-être du corps et de l'esprit. En effet, le soutien que les autres nous apportent peut avoir une influence considérable sur notre façon de réagir au stress. Ainsi, de nombreuses enquêtes ont démontré que les personnes mariées vivaient plus longtemps que les célibataires et que leur taux de décès était inférieur, toutes causes confondues. Et quel est le dénominateur commun expliquant ces résultats ? Ce sont les relations signifiantes avec autrui.

La communication

Vous mettez-vous souvent en colère contre les autres ? Certaines personnes expriment leur colère directement en criant ou en démontrant de l'agressivité, tandis que d'autres le font indirectement en critiquant les autres à l'excès ou en faisant du sarcasme. Une personne en colère contre les autres a souvent de la difficulté à nouer et à conserver de bonnes relations sociales.

BIEN-ÊTRE GLOBAL

ACTIVITÉ PHYSIQUE, ANXIÉTÉ ET DÉPRESSION

L'anxiété et la dépression sont des problèmes de santé mentale que l'activité physique peut atténuer.

L'activité physique provoque une diminution de l'anxiété chronique. Selon l'Institut canadien de recherche sur la condition physique et le mode de vie, même si on observe déjà des changements après 10 semaines, ce sont les programmes d'entraînement de plus de 15 semaines qui produisent les changements les plus notables. Contrairement à ce qu'on pourrait croire, les activités physiques exigeantes ne semblent pas augmenter l'anxiété ou déclencher des crises d'anxiété chez les personnes souffrant d'angoisse névrotique.

Lorsque les problèmes d'anxiété sont réactionnels, c'est-à-dire consécutifs à des situations ou à des événements particuliers, on conseille des activités aérobies (continues ou par intervalles) d'une durée de 20 à 40 minutes.

Quant aux personnes souffrant de dépression, on constate que leur santé mentale s'améliore lorsqu'elles pratiquent une activité aérobie pendant deux à six mois.

Paradoxalement, des personnes faisant beaucoup d'activité physique mais sans doser leurs efforts peuvent ressentir une forme de dépression susceptible d'affecter leur santé mentale. Il s'agit là de surentraînement. Dans la plupart des cas, le repos constitue le meilleur remède pour retrouver la santé.

Bien que l'activité physique soit associée à la bonne santé mentale, on ne peut affirmer qu'elle en est directement la cause. Chose certaine, la pratique régulière d'une activité physique constitue une distraction pouvant permettre à un individu de mettre de côté l'agent stressant qui provoque l'anxiété ou la dépression. Il semble également que la sensation agréable et parfois euphorique ressentie pendant la pratique d'une activité physique, sensation généralement provoquée par l'endorphine, soit favorable à la santé mentale.

À l'inverse, vous taisez peut-être complètement vos sentiments et vos besoins. Vous avez peut-être de la difficulté à dire non et laissez les autres profiter de vous. Développer des habiletés à communiquer peut alors s'avérer un atout majeur.

Le mieux-être spirituel

Le mieux-être spirituel s'accompagne d'une plus grande capacité à contrer le stress et d'un niveau élevé de mieux-être général. Il s'agit d'une dimension très personnelle du mieux-être que l'on peut développer de différentes façons. Les recherches indiquent que le mieux-être spirituel est lié à une plus grande espérance de vie, à un risque moins élevé de maladie, à une meilleure capacité de récupération de même qu'à une meilleure santé affective. Bien qu'il soit difficile d'étudier la spiritualité et que les chercheurs ne sachent ni comment ni pourquoi elle semble améliorer la santé, on a avancé quelques hypothèses :

Le soutien social   Les gens qui assistent à des cérémonies religieuses ou qui se joignent à des organismes bénévoles ont le sentiment de faire partie d'une communauté qui partage leurs valeurs ; cela favorise les liens sociaux.

Les habitudes saines   Un des moyens d'atteindre le mieux-être spirituel passe par l'adoption de comportements sains tels que le végétarisme ou la consommation réduite de viande et d'alcool et le rejet des habitudes nuisibles à la santé comme le tabagisme.

L'attitude constructive   La spiritualité peut donner un sens et un but à l'existence ; cette attitude est utile pour relever les défis de la vie.

Des moments de relaxation   La prière, la méditation et les activités artistiques peuvent réduire le stress en apportant bien-être et détente.

Le mieux-être spirituel peut vous sensibiliser à vos valeurs personnelles et vous aider à les clarifier. Les individus qui ne connaissent pas leurs valeurs personnelles se contentent souvent de satisfaire des désirs ponctuels et les caprices des autres. Vivre selon ses valeurs, c'est considérer toutes les options avant de faire un choix, choisir sans succomber aux pressions extérieures opposées à ses valeurs et mettre ses choix à exécution.

La gestion du temps

Comme la saine alimentation et l'activité physique régulière, une bonne gestion du temps est nécessaire à l'équilibre énergétique et constitue un élément essentiel de tout programme visant au mieux-être. Apprenez à utiliser efficacement votre temps et vous serez moins stressé, car vous éviterez les engagements trop nombreux et échapperez aux malaises associés à la procrastination (tendance à remettre au lendemain) et aux temps morts. Voici quelques conseils pour mieux gérer votre temps.

■ *Établissez des priorités.* Répartissez vos tâches en trois catégories : essentielles, importantes, superflues. Concentrez-vous sur les deux premières catégories et laissez tomber la troisième.

■ *Planifiez d'accomplir vos tâches au moment opportun.* Vous avez certainement remarqué que vous êtes plus efficace à certains moments de la journée. Prévoyez donc d'exécuter le plus grand nombre possible de tâches durant ces périodes.

■ *Fixez-vous des objectifs réalistes et consignez-les par écrit.* En vous donnant des objectifs réalisables, vous serez plus motivé. Si vos objectifs sont impossibles à atteindre, vous connaîtrez nécessairement l'échec et la frustration. Engagez-vous pleinement à atteindre vos objectifs en les consignant par écrit.

■ *Prévoyez suffisamment de temps.* Déterminez le temps que vous consacrerez à chacun de vos projets. Ajoutez ensuite 10 %, 15 % ou même 25 % de temps pour tenir compte des imprévus.

■ *Décomposez vos objectifs à long terme en plusieurs objectifs à court terme.* En atteignant plus fréquemment des objectifs à court terme, vous stimulerez votre motivation, ce qui vous aidera à atteindre votre objectif à long terme.

■ *Visualisez votre réussite.* En vous représentant mentalement l'exécution d'une tâche, vous atteindrez votre objectif sans problème.

■ *Notez les tâches que vous remettez à plus tard.* Essayez de comprendre pourquoi vous les reportez. Si la tâche à accomplir est difficile ou désagréable, trouvez des moyens de contourner l'obstacle.

■ *Si possible, exécutez d'abord les tâches qui vous plaisent le moins.* Une fois libéré de vos tâches les moins intéressantes, vous pourrez vous attaquer avec entrain à celles qui vous plaisent davantage.

■ *Faites d'une pierre deux coups le plus souvent possible.* Par exemple, allez faire vos emplettes à pied, de façon à faire de l'activité physique par la même occasion.

■ *Identifiez les tâches brèves.* Dressez une liste des tâches qui ne prennent que cinq minutes et que vous pouvez réaliser entre deux autres tâches : faire du rangement, laver la vaisselle, remplir un formulaire.

■ *Déléguez des responsabilités.* N'hésitez pas à demander de l'aide lorsque vous êtes débordé. Cela n'est pas de la lâcheté ; c'est de la bonne gestion du temps. Évitez seulement de déléguer les tâches que vous devez faire vous-même.

■ *Apprenez à dire non.* Si ce qu'on exige de vous est déraisonnable, sachez dire non avec tact et sans vous sentir coupable.

■ *Accordez-vous du temps libre.* Consacrez une partie de votre temps à des divertissements libres et non structurés. Ne considérez pas cela comme une perte de temps. S'amuser est sain et permet de reprendre le travail avec plus d'entrain.

■ *Cessez de réfléchir à ce que vous allez faire ; mettez-vous plutôt à la tâche !* Pour régler le problème de la procrastination, cessez d'attendre le moment idéal pour agir, et foncez !

Les approches mentales

Certains modes de pensée, certaines idées, croyances ou perceptions peuvent favoriser le stress et avoir une incidence négative sur la santé. Libérez-vous de ces façons de penser néfastes et adoptez-en de nouvelles. Vous y arriverez avec un peu de patience et de persévérance. Voici quelques suggestions.

■ *Ne nourrissez pas d'attentes.* Prenez plutôt la vie comme elle est : les attentes, outre qu'elles sont limitatives, constituent une source de déceptions.

■ *Soyez à l'écoute de votre discours intérieur et restreignez au minimum les pensées hostiles, négatives.* Faites taire la méfiance et cessez de vous dénigrer (*voir* l'encadré intitulé « Le discours intérieur réaliste »).

■ *Vivez au présent.* Débarrassez-vous des mauvais souvenirs et de la peur de l'avenir afin de pouvoir apprécier le moment présent.

■ *« Suivez le mouvement. »* Apprenez à accepter ce que vous ne pouvez pas changer, à pardonner aux autres, à être souple.

■ *Riez.* Recherchez les manifestations d'humour thérapeutique (et non d'humour noir ou agressif). Le rire peut temporairement accélérer le rythme cardiaque, faciliter la digestion, détendre les muscles, apaiser la douleur et déclencher la libération d'endorphines.

Les techniques de relaxation

Fatigue, irritabilité, maux de tête, insomnie, perte d'intérêt généralisée, maux d'estomac, mâchoire serrée, nuque tendue, voilà autant de symptômes de stress que l'on peut atténuer en pratiquant certaines techniques de relaxation. On peut d'ailleurs améliorer globalement sa santé par la pratique de la relaxation. En effet, la relaxation peut ramener à la normale le rythme cardiaque, la tension artérielle et le taux de cholestérol. Elle peut diminuer la fréquence des crises d'asthme, augmenter l'amplitude respiratoire et faciliter la digestion. Bien sûr, les techniques de relaxation ne nous mettent pas à l'abri du stress. Toutefois, elles peuvent nous aider à le réduire.

Les techniques de relaxation que nous décrivons ici — relaxation progressive, training autogène, visualisation et respiration profonde — ont été développées en Europe et en Amérique du Nord. Elles sont parmi les plus populaires et les plus faciles à pratiquer.

CONSEILS PRATIQUES

LE DISCOURS INTÉRIEUR RÉALISTE

Votre mode de pensée vous porte-t-il à envisager les événements sous un jour négatif? Les événements de votre vie vous semblent-ils confirmer l'évaluation négative que vous vous servez à vous-même? Remplacez ce monologue intérieur négatif par un monologue réaliste: vous aurez ainsi une meilleure estime de vous-même, ce qui vous aidera à affronter les épreuves de la vie. Voici des exemples courants de monologue intérieur négatif et des suggestions pour adopter une attitude plus adéquate et plus rationnelle.

Distorsion cognitive	Discours intérieur négatif	Discours intérieur réaliste
S'arrêter aux aspects négatifs	L'école, c'est décourageant. Un problème n'attend pas l'autre.	Aller à l'école, c'est exigeant et difficile, mais c'est aussi enrichissant. C'est vraiment une combinaison de choses agréables et de choses désagréables.
S'attendre au pire	Pourquoi mon patron voudrait-il me voir cet après-midi sinon pour me congédier?	Je me demande pourquoi mon patron veut me voir cet après-midi. Je verrai bien en temps et lieu.
Généraliser	(Après avoir obtenu une mauvaise note) C'est bien ce que je pensais: je ne vaux rien.	Je vais prendre de l'avance pour le prochain travail. Ainsi, si j'ai des problèmes, j'aurai le temps d'en discuter avec l'enseignant.
Minimiser les succès	J'ai gagné le prix du meilleur exposé, mais les autres n'étaient pas très bons. Je n'aurais pas eu un aussi bon résultat contre de meilleurs rivaux.	Ce n'était peut-être pas le meilleur exposé de ma vie, mais il m'a valu le prix. Je m'améliore comme orateur.
Blâmer les autres	J'ai trop mangé hier soir parce que mes amis ont insisté pour aller à ce restaurant.	J'ai exagéré hier soir. La prochaine fois, je ferai attention.
S'attendre à la perfection	J'aurais dû avoir 100% à cet examen. Cela me dépasse d'avoir fait une erreur si stupide.	C'est dommage, cette erreur d'inattention, mais mon résultat est quand même très bon. Je serai plus vigilant la prochaine fois.

Source: Adapté de Schafer, W., *Stress Management for Wellness*, 3ᵉ édition, © 1996. Reproduit avec la permission de Wadsworth, une division de Thomson Learning: www.thomsonrights.com. Télécopieur 8000-730-2215.

Relaxation progressive Développée par Edmund Jacobson, cette technique de relaxation consiste à contracter, puis à détendre les muscles de son corps les uns après les autres. Aussi nommée relaxation musculaire profonde, cette technique permet de diminuer la tension musculaire de l'organisme. Ainsi, la relaxation consciente des muscles tendus incite les autres systèmes corporels à réagir moins intensément au stress.

Pour pratiquer la relaxation progressive, prenez d'abord une inspiration en fermant votre poing droit, puis expirez en relâchant la main. Répétez l'exercice. Contractez et détendez votre biceps droit, à deux reprises. Faites de même avec le bras gauche. Puis, en allant de la tête aux pieds, contractez et détendez ensuite les autres muscles de votre corps. Répétez chaque contraction au moins une fois en inspirant pendant que vous contractez un muscle et en expirant pendant que vous le détendez. À la longue, vous serez en mesure de vous détendre rapidement en ne faisant que fermer et ouvrir les poings. Notez que vous devez accorder plus d'importance à la détente du muscle qu'à sa contraction. Il n'est donc pas nécessaire de contracter très fortement vos muscles.

Training autogène Cette technique de relaxation très populaire a été mise au point par J. H. Schultz. Dérivée de l'hypnose, elle consiste à mettre le corps et l'esprit au repos au moyen de la suggestion. Au début, on a recours à un enregistrement ou à un partenaire, puis on en vient progressivement, par autosuggestion, à atteindre et à contrôler les différentes phases de la méthode.

On vous suggère d'abord de ressentir de la lourdeur et de la chaleur: «Mon bras gauche est lourd et tout à fait détendu (ainsi de suite jusqu'à ce que tout le corps soit lourd). Je ressens de la chaleur dans la main. Mon corps se réchauffe comme si j'étais dans un bain chaud et ça me détend.» Par la suite, vous prêtez une attention particulière à votre rythme cardiaque et à votre respiration: «Mon cœur bat, ma respiration est lente et profonde, ce rythme me calme.» Finalement, vous vous assurez de ressentir de la chaleur au plexus solaire (bas du sternum) et de la fraîcheur au front.

L'état intermédiaire entre la veille et le sommeil dans lequel vous devriez vous trouver est appelé état autogène.

Visualisation La visualisation, ou imagerie mentale, est tellement efficace pour améliorer les performances sportives qu'elle fait maintenant partie du programme d'entraînement de nombreux athlètes olympiques. Cette technique peut aussi servir à se relaxer, à modifier certaines habitudes ou à améliorer sa performance aux examens, sur scène ou dans une compétition sportive.

Pour pratiquer la visualisation, imaginez que vous flottez parmi les nuages, que vous êtes assis au sommet d'une montagne ou que vous êtes couché sur une plage. Tentez d'identifier toutes les caractéristiques perceptibles de ce milieu : images, sons, température, odeurs, etc. Votre corps réagira à votre imagerie comme si elle était réelle.

Vous pouvez aussi fermer les yeux et imaginer qu'une lumière pourpre envahit votre corps. Transformez ensuite la couleur en un jaune or apaisant. Vous devriez trouver le calme à mesure que la couleur s'adoucit. L'imagerie peut aussi contribuer à l'amélioration des performances : visualisez-vous en train d'accomplir efficacement une tâche qui vous préoccupe.

Respiration profonde La façon dont vous respirez est étroitement liée à votre niveau de stress. Une respiration profonde et lente accompagne la relaxation. Une respiration rapide, superficielle et souvent irrégulière découle de la réaction de stress. À la longue, vous apprendrez à ralentir votre respiration, pour ainsi apaiser votre esprit et détendre votre corps. Pour bénéficier d'un relâchement immédiat des tensions et d'une diminution à long terme du niveau de stress, faites l'essai d'une des techniques de respiration décrites dans l'encadré intitulé « Respirer pour se détendre ».

D'autres techniques telles que les massages, le biofeedback, l'hypnose, l'autohypnose, la méditation, le hatha yoga et le tai-chi-chuan requièrent une assistance professionnelle ou un partenaire. Comme pour celles décrites plus haut, on ne retirera des bénéfices manifestes de ces techniques que si on en fait l'objet d'une pratique régulière.

Obtenir de l'aide

Avant toute chose, soyez à l'écoute de votre corps. Lorsque vous saurez reconnaître en vous les tensions ainsi que les émotions et pensées qui les accompagnent généralement, vous pourrez décider comment y faire face. Les labos en fin de chapitre vous aideront d'ailleurs à entreprendre cette démarche.

Si vous avez tenté d'établir dans votre vie un programme de gestion du stress et que vous continuez à vous sentir dépassé par les événements, n'hésitez pas à recourir à une aide extérieure, qu'elle provienne d'un livre, de discussions avec un groupe de soutien, d'une psychothérapie ou de rencontres avec un conseiller. Les conseillers pourront vous diriger vers des ressources scolaires ou communautaires appropriées ou vous offrir une écoute empathique. Quant aux groupes de soutien, ils sont généralement mis sur pied pour traiter une question ou un problème spécifique. Cela est tout indiqué, par exemple, pour les membres d'un groupe donné qui se seraient inscrits à une nouvelle école, pour des gens qui retourneraient aux études après une longue interruption ou pour des individus qui éprouvent des troubles alimentaires. Partager ses préoccupations avec d'autres personnes qui sont dans la même situation que soi peut grandement contribuer à réduire le stress.

CONSEILS **PRATIQUES**

RESPIRER POUR SE DÉTENDRE

Inspirer la détente, expirer la tension

1. Adoptez une position confortable en vous couchant sur le dos ou en vous assoyant sur une chaise.

2. Inspirez lentement et profondément en dirigeant l'air dans votre abdomen. Imaginez que l'air chaud inspiré se répand dans toutes les parties de votre corps. Dites-vous : « J'inspire la détente. »

3. Expirez l'air de votre abdomen. Imaginez la tension en train de sortir de votre corps. Dites-vous : « J'expire la tension. »

4. Faites une pause avant de prendre une nouvelle inspiration.

5. Continuez à respirer de cette façon pendant 5 à 10 minutes ou jusqu'à ce que toute tension disparaisse.

Expansion de la cage thoracique

1. Assoyez-vous sur une chaise confortable ou restez debout.

2. Inspirez lentement et profondément en dirigeant l'air dans votre abdomen et en élevant les bras perpendiculairement au corps. Ramenez les épaules et les bras vers l'arrière et soulevez légèrement le menton de façon à élargir la cage thoracique.

3. Expirez graduellement en baissant les bras et le menton, puis reprenez la position de départ.

4. Répétez de 5 à 10 fois ou jusqu'à ce que votre respiration soit profonde et régulière et que votre corps soit détendu et énergisé.

DES RAISONS DE **CHANGER** !

La confiance en votre capacité à relever les nouveaux défis de votre programme de modification du comportement nourrira votre motivation et vous aidera à garder le cap. De bonnes habiletés de résolution de problèmes sont essentielles dans presque tous les types de programme de modification du comportement. Développez-les donc et améliorez du coup votre capacité de gestion du stress. Face à une difficulté ou à un défi nouveau, ne restez pas à rien faire et expérimentez la démarche suivante.

1. Identifiez le problème en une ou deux phrases.

2. Déterminez les causes réelles du problème.

3. Faites une liste des solutions possibles; ne vous arrêtez pas à la plus évidente.

4. Pesez les pour et les contre de chaque solution.

5. Prenez une décision, c'est-à-dire optez pour une solution.

6. Faites la liste de ce dont vous aurez besoin pour passer à l'action.

7. Réalisez votre plan d'action.

8. Évaluez les résultats et revoyez votre démarche au besoin.

PASSEZ À
L'ACTION !

Une vie totalement dépourvue de stress, c'est impossible. Cependant, c'est notre façon d'y réagir qui détermine si l'on devient hyper stressé ou si l'on demeure serein. En prévision d'une situation inévitable, développez des outils pour mieux gérer votre stress.

Vous pouvez dès aujourd'hui:

❯ Vous asseoir dans un fauteuil confortable et respirer profondément pendant 5 à 10 minutes.

❯ Vous imaginer dans un endroit relaxant et paisible; «ressentez» une douce brise sur votre peau ou «écoutez» le bruit des vagues. Demeurez en cet endroit aussi longtemps que vous le désirez.

❯ Vous lever et faire quelques exercices d'étirement. Par exemple, tournez doucement la tête d'un côté, puis de l'autre; étirez vos bras devant vous et au-dessus de votre tête; fléchissez lentement le tronc et laissez pendre vos bras vers le sol.

❯ Sortir votre agenda et planifier vos activités pour le reste de la journée et le lendemain. Inscrivez une courte promenade et une visite à un ami ou une amie. Prévoyez de vous mettre au lit 15 minutes plus tôt qu'à l'habitude.

RÉSUMÉ

❯ Le stress est la réaction physique et émotive globale à la présence de tout agent stressant. Les réactions physiques aux agents stressants sont universelles.

❯ Le système nerveux autonome et le système endocrinien sont tous deux responsables des réactions physiques de l'organisme en présence d'agents stressants. Le système nerveux sympathique mobilise l'organisme, active des hormones clés du système endocrinien et déclenche la réaction de combat ou de fuite. Le système nerveux parasympathique restaure l'homéostasie de l'organisme.

❯ Grâce à la recherche et à la mise au point du modèle du syndrome général d'adaptation, on comprend mieux les liens entre le stress et la maladie. Les personnes qui doivent affronter de nombreux agents stressants ou qui réagissent mal au stress sont davantage exposées aux maladies cardiovasculaires, aux troubles du système immunitaire et à de nombreux autres problèmes.

❯ Les changements importants, les irritants quotidiens, les agents stressants à l'école et au travail ainsi que les agents stressants interpersonnels et sociaux sont autant de sources potentielles de stress.

❯ L'activité physique régulière, une saine alimentation, une bonne gestion de son temps, un réseau de soutien, la relaxation, la modification des schèmes de pensée et une communication franche sont autant de moyens de mieux gérer le stress.

Réponses aux questions fréquentes

1. Y a-t-il des techniques de relaxation que je peux utiliser au moment même où je suis en présence d'un agent stressant?

Il existe plusieurs moyens de faire face immédiatement aux agents stressants. En plus des techniques de respiration profonde décrites précédemment, vous pouvez faire l'essai des techniques ci-dessous pour trouver celle qui vous convient le mieux.

- Étirez votre corps en position assise ou debout. Étirez les bras sur les côtés, puis le plus loin possible vers l'arrière; faites de même avec les jambes. Effectuez ensuite une rotation du tronc et du cou.

- Procédez à une séance partielle de détente musculaire progressive. Contractez puis détendez quelques-uns des muscles de votre corps. Concentrez-vous sur les muscles qui sont tendus.

- Marchez rapidement pendant 3 à 5 minutes. Respirez profondément.

- Tenez un discours intérieur réaliste au sujet de l'agent stressant. Visualisez-le. Pratiquez-vous intérieurement à l'affronter avec succès. Vous pouvez aussi concentrer votre esprit sur une autre activité.

2. Le stress peut-il rendre une personne dépressive?

Sans être le seul facteur responsable de l'apparition d'un état dépressif, une mauvaise gestion du stress peut contribuer à susciter la dépression. De même, la dépression peut être un symptôme de stress excessif. Toutefois, ce trouble grave ne peut être provoqué par les événements désagréables survenus au cours d'une seule journée; il découle plutôt de leur accumulation à long terme conjuguée à divers facteurs personnels et circonstanciels. La dépression est caractérisée par une perception de soi négative qui porte à se sentir mal aimé et inefficace. Une mauvaise gestion du stress peut accentuer une perception de soi négative et miner les relations interpersonnelles ainsi que le rendement scolaire ou professionnel. De plus, une dépression grave peut avoir les conséquences suivantes :

- un sentiment persistant de tristesse et de désespoir ;

- une perte du plaisir que procurent les activités habituelles ;

- une perte d'appétit et de poids ;

- l'insomnie, notamment un éveil trop matinal ;

- de l'agitation ou de la léthargie ;

- un sentiment d'inutilité et de culpabilité ;

- une incapacité de se concentrer ;

- des pensées suicidaires.

Toutes les personnes dépressives ne présentent pas chacun de ces symptômes, mais la plupart d'entre elles ressentent une perte d'intérêt ou de plaisir généralisée. Dans certains cas, la dépression, de la même façon qu'un stress prononcé, constitue une réaction directe à des événements spécifiques tels que la perte d'un être cher ou un échec scolaire ou professionnel. Dans d'autres cas, aucun événement déclencheur ne peut être clairement identifié.

Le risque de suicide est présent dans les cas de dépression grave. L'expression d'un désir de mort, la mention des moyens envisagés pour se suicider, l'isolement social et une amélioration soudaine et inexplicable de l'humeur (qui peut indiquer que la personne a pris la décision ferme de se suicider) représentent autant de signes avant-coureurs.

Nom : _____   Groupe : _____   Date : _____

8.1 LES SYMPTÔMES DE STRESS

Marquez d'un crochet les symptômes de stress que vous avez ressentis depuis quelques mois.

SYMPTÔMES PHYSIQUES

- [ ] Cœur agité
- [ ] Tremblements des mains
- [ ] Grincements de dents
- [ ] Tics nerveux (clignements des yeux, tapements de pieds)
- [ ] Bouche sèche
- [ ] Transpiration excessive
- [ ] Problèmes gastro-intestinaux (diarrhée, constipation, indigestion, nausée)
- [ ] Douleurs cervicales ou lombaires
- [ ] Migraines ou maux de tête dus à la tension psychique
- [ ] Rhumes ou infections bénignes à répétition
- [ ] Mains et pieds froids
- [ ] Crises d'allergie ou d'asthme
- [ ] Problèmes de peau (urticaire, eczéma, psoriasis)
- [ ] Autres. Précisez _____

SYMPTÔMES ÉMOTIFS

- [ ] Tendance à l'irritabilité ou à l'agressivité
- [ ] Tendance à l'anxiété, à la crainte ou à l'énervement
- [ ] Surexcitation, impulsivité ou instabilité émotive
- [ ] Déprime
- [ ] Sentiment d'ennui récurrent
- [ ] Sentiment de perte de contrôle sur sa vie
- [ ] Incapacité de se concentrer
- [ ] Fatigue
- [ ] Autres. Précisez _____

SYMPTÔMES COMPORTEMENTAUX

- [ ] Consommation accrue de tabac, d'alcool ou d'autres drogues
- [ ] Quantité excessive de temps passé devant la télévision
- [ ] Troubles du sommeil (insomnie ou hypersomnie)
- [ ] Alimentation excessive ou insuffisante
- [ ] Problèmes sexuels

☐ Pleurs ou cris fréquents

☐ Épuisement professionnel ou scolaire

☐ Violence envers le conjoint, les enfants, la famille ou les colocataires

☐ Crise de panique

☐ Absence des cours

☐ Langage inapproprié

☐ Tenue vestimentaire négligée

☐ Autres. Précisez _____

Si vous avez coché plusieurs symptômes de stress, prenez le temps de réfléchir et d'identifier les sources probables de ces symptômes.

Sources probables : _____

_____

_____

_____

_____

_____

_____

_____

_____

Nom : _____   Groupe : _____   Date : _____

LABO 8.2 QUELLES SONT VOS SOURCES DE STRESS ?

Voici un questionnaire qui a été construit à partir d'énoncés de cégépiens. Les situations ou événements retenus ont été cités par la majorité d'entre eux; ils sont donc représentatifs de la réalité des jeunes de votre âge. Ce questionnaire vous aidera à prendre conscience de l'importance que vous accordez aux événements stressants négatifs et positifs de votre vie.

1. Évaluez l'intensité négative des situations ou événements suivants en encerclant la réponse qui correspond à votre expérience des six derniers mois.

Événements stressants négatifs	Très négatif	Assez négatif	Légèrement négatif	Aucun impact
1. Échec à un cours ou à un examen	-3a	-2a	-1a	0
2. Difficultés financières (besoins essentiels)	-3e	-2e	-1e	0
3. Manque d'argent de poche	-3e	-2e	-1e	0
4. Maladie d'un membre de la famille	-3b	-2b	-1b	0
5. Humiliation publique en présence des pairs	-3c	-2c	-1c	0
6. Rupture amoureuse	-3c	-2c	-1c	0
7. Manque de temps pour les études	-3a	-2a	-1a	0
8. Séparation prolongée d'une personne aimée	-3c	-2c	-1c	0
9. Mésentente avec un(e) enseignant(e)	-3a	-2a	-1a	0
10. Sentiment de manquer de liberté et d'autonomie	-3b	-2b	-1b	0
11. Atmosphère tendue à la maison	-3b	-2b	-1b	0
12. Jalousie	-3c	-2c	-1c	0
13. Maladie grave d'une personne aimée	-3d	-2d	-1d	0
14. Mauvaise humeur	-3c	-2c	-1c	0
15. Mésentente avec des membres de la famille	-3b	-2b	-1b	0
16. Sentiment d'incompétence	-3c	-2c	-1c	0
17. Difficulté à dormir	-3d	-2d	-1d	0
18. Sentiment de rejet au collège	-3a	-2a	-1a	0
19. Relation tendue avec un copain ou une copine	-3c	-2c	-1c	0
20. Attente d'un retardataire	-3c	-2c	-1c	0
21. Fatigue fréquente	-3d	-2d	-1d	0
22. Regret d'une indélicatesse envers son ami(e)	-3c	-2c	-1c	0
23. Mauvaise condition physique	-3d	-2d	-1d	0
24. Maladie (de courte durée)	-3d	-2d	-1d	0
25. Manque de temps pour les rencontres amicales	-3c	-2c	-1c	0
26. Inquiétude au sujet de la santé d'un(e) ami(e)	-3d	-2d	-1d	0
27. Présentation d'un exposé en classe	-3a	-2a	-1a	0
28. Dépense d'argent alors qu'on est à court	-3e	-2e	-1e	0
29. Dépendance financière par rapport aux parents	-3e	-2e	-1e	0
30. Demande d'aide financière aux parents	-3e	-2e	-1e	0

2. Évaluez l'intensité positive des situations ou événements suivants en encerclant la réponse qui correspond à votre expérience des six derniers mois.

Événements stressants positifs	Très positif	Assez positif	Légèrement positif	Aucun impact
1. Sentiment d'être apprécié(e) de ses amis	+3c	+2c	+1c	0
2. État amoureux ou coup de foudre	+3c	+2c	+1c	0
3. Sentiment d'être apprécié(e) au travail	+3e	+2e	+1e	0
4. Bonheur de savoir son ami(e) heureux(se)	+3c	+2c	+1c	0
5. Réussite d'un cours ou d'un examen	+3a	+2a	+1a	0
6. Plaisir d'être avec son ami(e)	+3c	+2c	+1c	0
7. Obtention de prêts et bourses	+3e	+2e	+1e	0
8. Bonne humeur	+3c	+2c	+1c	0
9. Encouragement de la part de sa famille	+3b	+2b	+1b	0
10. Réception de son chèque de paye	+3e	+2e	+1e	0
11. Sentiment d'être aimé(e) par sa famille	+3b	+2b	+1b	0
12. Obtention de félicitations pour sa réussite à un examen	+3a	+2a	+1a	0
13. Victoire dans un match ou réussite dans une activité physique	+3d	+2d	+1d	0
14. Admission au cégep	+3a	+2a	+1a	0
15. Accession à une plus grande liberté	+3b	+2b	+1b	0
16. Relations harmonieuses au sein de la famille	+3b	+2b	+1b	0
17. Relations sexuelles agréables	+3c	+2c	+1c	0
18. Obtention d'un emploi	+3e	+2e	+1e	0
19. Sentiment d'être en bonne forme	+3d	+2d	+1d	0
20. Établissement de relations personnelles au cégep	+3a	+2a	+1a	0
21. Pratique d'une activité sportive ou de loisirs	+3d	+2d	+1d	0
22. Possibilité d'utiliser l'automobile familiale	+3b	+2b	+1b	0
23. Argent suffisant à ses besoins	+3e	+2e	+1e	0
24. Garantie d'aide financière des parents	+3e	+2e	+1e	0
25. Satisfaction par rapport à son apparence physique	+3d	+2d	+1d	0
26. Rencontres et réunions familiales	+3b	+2b	+1b	0
27. Bonne entente avec un(e) enseignant(e)	+3a	+2a	+1a	0
28. Aide dispensée à d'autres élèves	+3a	+2a	+1a	0
29. Apprentissage de la conduite automobile	+3d	+2d	+1d	0
30. Bonnes relations avec la famille de son ami(e)	+3c	+2c	+1c	0

COMPILATION DE VOS RÉSULTATS ⟩⟩⟩

Pour compiler vos résultats, utilisez les tableaux suivants qui correspondent aux événements stressants négatifs et positifs. Il suffit de compter le nombre d'événements d'une même catégorie (a, b, c, d ou e) et d'une même intensité (-3, -2 ou -1) et de reporter ce résultat dans la colonne correspondant à l'intensité et à la catégorie. Par exemple, si vous avez encerclé quatre fois -3a, indiquez 4 dans la parenthèse de la colonne -3 vis-à-vis de la rangée « Vie à l'école ». Cela indique que vous avez vécu 4 événements stressants « très négatifs (-3) » dans la catégorie « Vie à l'école ».

Multipliez chaque résultat par l'intensité indiquée (-3 dans l'exemple précédent). C'est ce produit que vous additionnerez pour faire les totaux de chaque catégorie (rangée). Ce total par catégorie vous donnera un aperçu de l'importance des événements stressants positifs ou négatifs par catégorie. Le total global vous permettra de comparer l'importance des événements stressants positifs par rapport aux négatifs.

Événements stressants négatifs			
Catégories	Nombre total de (-3)	Nombre total de (-2)	Nombre total de (-1)	Total par catégorie
Vie à l'école	( ) × -3a = _____	( ) × -2a = _____	( ) × -1a = _____	
Vie familiale	( ) × -3b = _____	( ) × -2b = _____	( ) × -1b = _____	
Vie affective	( ) × -3c = _____	( ) × -2c = _____	( ) × -1c = _____	
Condition physique, jeux et loisirs	( ) × -3d = _____	( ) × -2d = _____	( ) × -1d = _____	
Finances et travail	( ) × -3e = _____	( ) × -2e = _____	( ) × -1e = _____	

Total global : _____

Événements stressants positifs			
Catégories	Nombre total de (+3)	Nombre total de (+2)	Nombre total de (+1)	Total par catégorie
Vie à l'école	( ) × 3a = _____	( ) × 2a = _____	( ) × 1a = _____	
Vie familiale	( ) × 3b = _____	( ) × 2b = _____	( ) × 1b = _____	
Vie affective	( ) × 3c = _____	( ) × 2c = _____	( ) × 1c = _____	
Condition physique, jeux et loisirs	( ) × 3d = _____	( ) × 2d = _____	( ) × 1d = _____	
Finances et travail	( ) × 3e = _____	( ) × 2e = _____	( ) × 1e = _____	

Total global : _____

INTERPRÉTATION DE VOS RÉSULTATS ▶▶▶

Observez vos résultats. Quelle est votre première impression ? Pour alimenter votre réflexion, répondez aux questions qui suivent. Gardez à l'esprit que le nombre d'événements total n'est pas le même pour chaque catégorie.

a) Consultez les dernières colonnes (Total par catégorie). Dans quelle(s) catégorie(s) (a, b, c, d ou e) votre total de stress est-il le plus élevé ?

- Pour les événements stressants négatifs : _____

- Pour les événements stressants positifs : _____

- Que pensez-vous de ces résultats ? Selon vous, quels facteurs permettent de les expliquer ?

_____

_____

_____

b) Consultez les colonnes -3 et +3. Dans quelle(s) catégorie(s) (a, b, c, d ou e) avez-vous subi les stress les plus importants?

- Pour les événements stressants négatifs: _____

- Pour les événements stressants positifs: _____

- Que pensez-vous de ces résultats? Expliquez. Concordent-ils avec ceux de l'exercice a)?

_____

_____

_____

c) Quel est votre total global d'événements stressants?

- Pour les événements stressants négatifs: _____

- Pour les événements stressants positifs: _____

- Que pensez-vous de ces résultats? Expliquez.

_____

_____

_____

Sources: Chiasson, Luc, *Les événements stressants de la vie du cégépien. Construction d'une échelle de mesure*, cégep de Lévis-Lauzon, 1988; *Connaître les événements stressants qui affectent le plus vos étudiants: un atout important pour le développement de la compétence*, Actes du 10e colloque annuel de l'Association québécoise de pédagogie collégiale (AQPC), 1990, Québec.

Nom : _____   Groupe : _____   Date : _____

 LABO 8.3

QUELLE EST VOTRE CAPACITÉ À GÉRER LE STRESS * ?

Les dix premiers énoncés vous permettront d'évaluer votre niveau de stress à partir de vos sources de stress et des signaux de stress qu'émet votre corps. Les dix énoncés suivants vous aideront à identifier les outils dont vous disposez pour gérer votre stress.

Pour chacun des 20 énoncés suivants, encerclez le chiffre qui correspond le mieux à votre situation ou à votre façon de faire en général, au cours des 6 derniers mois.

A MON NIVEAU DE STRESS

Mes sources de stress	Ne corres-pond pas du tout	Corres-pond un peu	Corres-pond assez bien	Corres-pond très bien
1. J'ai vécu des événements importants, heureux ou malheureux (échec scolaire, mariage, deuil, naissance, avortement, maladie importante, congédiement, déménagement, etc.).	0	1	2	3
2. Je fais face à des difficultés ou à des situations stressantes (embouteillages, imprévus, commérages, échéanciers serrés, double tâche études-travail, manque de temps pour soi, etc.).	0	1	2	3
3. Je manque de projets ou je souffre d'ennui, de solitude et d'isolement.	0	1	2	3
4. J'ai l'impression de ne pas avoir suffisamment de contrôle sur ma vie.	0	1	2	3
5. J'ai tendance à être perfectionniste.	0	1	2	3
6. Je suis préoccupé(e) par mon orientation et mes résultats scolaires.	0	1	2	3
7. Je suis préoccupé(e) par ma situation financière.	0	1	2	3
Mes signaux				
8. J'éprouve des malaises qui me semblent associés au stress (troubles de sommeil, fatigue générale, maux de dos, maux de tête, troubles digestifs, etc.).	0	1	2	3
9. J'observe des changements dans mes habitudes de vie qui me semblent associés au stress (augmentation ou diminution de l'appétit, augmentation de la consommation de tabac, d'alcool, de drogues ou de médicaments, absentéisme, tendance à fuir ses responsabilités, difficultés sexuelles, etc.).	0	1	2	3
10. Je ressens des manifestations psychologiques qui me semblent associées au stress (inquiétudes sans fondement, humeur instable, relations plus difficiles avec l'entourage, propos ou gestes agressifs, difficulté à prendre des décisions, manque de concentration, etc.).	0	1	2	3
Additionnez vos points aux énoncés 1 à 10 **Sous-total A**				
Total A				

*Ce questionnaire est un outil de sensibilisation, et les résultats ne devraient pas être interprétés comme un diagnostic médical.

Source: ACTI-MENU. *Êtes-vous stressé ?* 2002. Questionnaire adapté et reproduit avec autorisation.

B MES OUTILS POUR GÉRER LE STRESS

Ma façon de réagir	Ne corres-pond pas du tout	Corres-pond un peu	Corres-pond assez bien	Corres-pond très bien
11. Je change les situations que je peux changer et j'accepte les autres.				
12. Je sais voir le bon côté des choses.				
13. Dans les situations difficiles, je cherche à inventer des solutions.				
14. J'ai un bon sens de l'humour.				
Ma façon de communiquer				
15. Je réussis à exprimer mes besoins et mes émotions tout en respectant ceux des autres.				
16. Je peux compter sur quelqu'un en cas de difficulté.				
17. Je consulterais un professionnel de la santé si j'en ressentais le besoin.				
Ma façon d'organiser mon temps				
18. Je sais établir mes priorités et planifier mon temps.				
19. Je pratique régulièrement des activités physiques ou des techniques de détente.				
20. Je sais répartir mon temps entre mes études, ma vie personnelle et ma vie sociale.				
Additionnez vos points aux énoncés 11 à 20. Sous-total B				
Total B				

INTERPRÉTATION DE VOTRE RÉSULTAT ⟫⟫

Inscrivez votre total B et votre total A et soustrayez-les pour connaître votre résultat.

Total B [   ] – **Total A** [   ] = _____

- Votre résultat est de **13 points et plus**.
  Votre gestion du stress semble très bonne. Vous semblez être bien outillé(e) pour composer avec votre niveau de stress. C'est le rapport idéal pour conserver votre équilibre… à moins que vous ne soyez pas vraiment à l'écoute de ce qui se passe dans votre vie.

- Votre résultat est de **5 à 12 points**.
  Votre gestion du stress semble bonne. Vous semblez être en équilibre. Pour y rester, assurez-vous de développer suffisamment d'habiletés pour faire face à votre niveau de stress. Par exemple, une attitude positive et une bonne communication sont des atouts précieux. Soyez attentif(ve) aux signaux qui pourraient indiquer que le stress menace votre santé physique ou mentale.

- Votre résultat est de **-5 à 4 points**.
  Votre gestion du stress semble passable. Vous ne semblez pas toujours en équilibre, et cela peut se révéler essoufflant. Essayez d'acquérir de nouveaux outils ou encore de diminuer vos sources de stress, lorsque c'est possible. Si vous ne vous sentez pas bien dans cette situation et qu'elle ne semble pas s'améliorer, n'hésitez pas à demander de l'aide. Renversez la vapeur dès maintenant : prenez la gestion de votre stress en main !

- Votre résultat est de **-6 points et moins**.
  Votre gestion du stress menace votre équilibre. Attention ! Vous semblez vivre actuellement trop de situations stressantes ou vous ne possédez pas suffisamment d'outils pour gérer votre stress adéquatement. Il serait probablement utile d'obtenir de l'aide d'un ami ou d'un professionnel. Admettre qu'il y a un problème et vouloir s'en occuper, voilà un pas important pour favoriser son bien-être et celui des gens autour de soi.

ANALYSE DE VOTRE RÉSULTAT »»

1. Êtes-vous surpris ou surprise de ce résultat? En êtes-vous satisfait ou satisfaite?

_____

_____

_____

_____

_____

2. Si vous n'en êtes pas satisfait ou satisfaite, fixez-vous quelques objectifs réalistes à atteindre.

_____

_____

_____

_____

_____

_____

_____

_____

_____

_____

Nom : _____   Groupe : _____   Date : _____

LABO 8.4 MODIFIER VOTRE NIVEAU DE STRESS OU LE MAINTENIR À UN NIVEAU OPTIMAL

Identifiez vos comportements et votre stade de changement par rapport à votre capacité à modifier votre niveau de stress ou à le maintenir à un niveau optimal, puis élaborez quelques stratégies en vue de développer des outils pour mieux gérer votre stress.

ÉVALUATION DE VOS HABITUDES

Pour chaque énoncé, encerclez le chiffre qui décrit le mieux votre comportement.

Habitudes	Presque toujours	Quelquefois	Presque jamais
1. Je suis capable de trouver des solutions adéquates aux situations stressantes qui se présentent à moi.	4	2	0
2. J'ai tendance à prendre la vie du bon côté et à ne pas m'en faire pour des riens.	2	1	0
3. J'ai un bon réseau social sur lequel je peux compter en cas de besoin.	2	1	0
4. Dans mes loisirs, je pratique régulièrement des activités physiques ou des activités de détente.	2	1	0

Total : _____

INTERPRÉTATION DE VOTRE RÉSULTAT

Encerclez le nombre qui correspond au score total obtenu et prenez connaissance de l'interprétation de votre résultat.

Catégories	Gestion de stress	Interprétation
Excellent	10	Si vous avez obtenu 9 ou 10 points, c'est excellent. Vos réponses révèlent que vous avez établi un bon rapport entre votre niveau de stress et vos outils pour le gérer. Demeurez à l'écoute pour reconnaître les signes qui vous indiqueraient que votre équilibre est menacé.
	9	
Bon	8	Un résultat de 6 à 8 indique que vos moyens pour gérer le stress sont bons, mais qu'il y a place à l'amélioration. Pour savoir quels changements vous devez effectuer, revoyez les énoncés auxquels vous avez répondu *quelquefois* ou *presque jamais* et apportez des modifications.
	7	
	6	
À risque	5	Un résultat de 3 à 5 signifie que vous vous exposez à certains risques. Vous devriez prendre des informations ou demander de l'aide pour réduire ces risques. Passez à l'action en commençant par augmenter vos activités physiques quotidiennes et pratiquer des activités de détente. Identifiez vos sources de stress et cherchez des solutions.
	4	
	3	
À risque élevé	2	Un résultat de 0 à 2 révèle que vous manquez de ressources pour combattre le stress. Soit que vous n'êtes pas consciente que le stress peut rendre malade, soit que vous ne savez pas quoi faire. Consultez une personne-ressource ou demandez à des personnes de votre entourage de vous aider.
	1	
	0	

ÉVALUATION DE VOTRE STADE DE CHANGEMENT

Encerclez la lettre qui décrit le mieux votre comportement actuel par rapport à la gestion du stress.

Pratiquez-vous des activités physiques ou des activités de détente, avez-vous un bon réseau de soutien et d'autres outils pour faire face au stress ?

a) Oui, depuis plus de 6 mois. ➡ Maintien

b) Oui, depuis moins de 6 mois. ➡ Action

c) Non, mais j'ai l'intention d'apporter des changements d'ici 30 jours. ➡ Planification

d) Non, mais je commence à penser à des changements possibles. ➡ Réflexion

e) Non, je n'ai aucune intention de changer. ➡ Indifférence

PASSEZ À L'ACTION !

Pour modifier votre niveau de stress ou le maintenir à un niveau optimal, élaborez une stratégie pertinente en lien avec votre stade de changement (inspirez-vous du tableau 1.3, p. 11). Par la suite, mettez progressivement en application vos stratégies. Modifier un comportement, quel qu'il soit, demande des efforts. Ne vous découragez donc pas au premier obstacle !

Comportements à modifier	Stratégie pertinente en lien avec votre stade de changement
1	
2	
3	

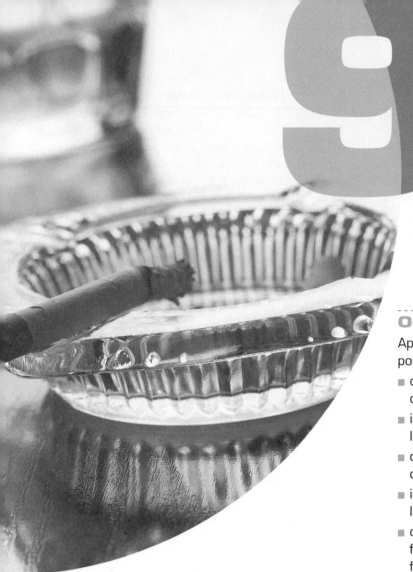

LE
TABAC
ET L'ALCOOL

9

OBJECTIFS

Après avoir lu le présent chapitre, vous devriez pouvoir:

- connaître les effets à court et à long terme de la fumée de tabac sur l'organisme;
- identifier les conséquences sur la santé de la fumée de tabac dans l'environnement;
- connaître les effets à court et à long terme de l'alcool sur l'organisme;
- identifier les conséquences sur la santé de la consommation d'alcool;
- connaître des stratégies pour arrêter de fumer et pour consommer de l'alcool de façon responsable.

METTEZ-VOUS À L'ÉPREUVE!

1. Combien de personnes meurent chaque année au Canada à cause du tabac?
   a) 25 000
   b) 35 000
   c) 45 000

2. Quelle proportion de jeunes Québécois âgés de 15 à 24 ans consomment de l'alcool?
   a) 75 %
   b) 80 %
   c) 87 %

3. Les fumeurs de cigarettes « légères » ou « douces » risquent moins de contracter une maladie imputable au tabagisme que les fumeurs de cigarettes filtres ordinaires. Vrai ou faux?

Réponses

1. c). Chaque année, plus de 45 000 Canadiens meurent à cause du tabac. C'est plus que la somme des décès causés par les meurtres, les suicides, les accidents de la route, les drogues illicites et le sida.

2. c). Selon l'Enquête sociale et de santé de 1998 de l'Institut de la statistique du Québec, 87 % des jeunes Québécois consomment de l'alcool. C'est une augmentation de 3 % par rapport à la première enquête de 1987.

3. Faux. Ces fumeurs n'aspirent pas moins de goudron et leur risque de contracter une maladie imputable au tabagisme est le même. De plus, rien ne prouve que les cigarettes dites légères aident les fumeurs à cesser de fumer.

Saviez-vous que le tabac et l'alcool sont des drogues? En effet, le mot *drogue* désigne toute substance autre que les aliments qui agit sur le système nerveux en modifiant l'état de conscience et en provoquant parfois un effet de dépendance. À ce titre, l'alcool et le tabac sont des drogues, tout comme la marijuana et la cocaïne.

Dans nos sociétés, les drogues dont on abuse le plus sont les psychotropes (tranquillisants, antidépresseurs, somnifères, analgésiques, etc.), des substances qui agissent chimiquement sur l'activité mentale et influencent l'esprit et les sens. Parce qu'ils sont en vente libre, on a tendance à oublier que l'alcool et le tabac sont également des psychotropes.

Ce chapitre traite des effets de la consommation de tabac et d'alcool sur l'organisme et de ses conséquences à court et à long terme sur la santé. On y précise ce qu'est la fumée de tabac dans l'environnement, ce qu'est une consommation modérée et régulière d'alcool, et on suggère des moyens pour cesser de fumer et consommer de l'alcool de façon responsable. Mais voyons d'abord quel type de rapport l'usager peut entretenir avec une drogue.

DÉPENDANCE, ABUS ET TOLÉRANCE

Comment nommer le rapport entre un individu et la drogue dont il fait usage? Dépendance, abus ou tolérance? Voyons ce qui distingue ces trois termes.

La dépendance

La dépendance désigne le besoin irrépressible qu'a un individu d'une substance nuisible à sa santé. La dépendance peut être physique, psychologique ou sociale. Lorsque l'organisme s'est habitué à une drogue au point d'être incapable de fonctionner normalement s'il en est privé, il y a **dépendance physique**. En ce cas, la privation de la substance peut provoquer toute une gamme de réactions physiques désagréables, réactions qui sont autant de symptômes de sevrage. Il y a **dépendance psychologique** lorsque l'individu est obsédé par l'envie de ressentir les effets d'une substance psychotrope. Toutes ses pensées, ses sentiments et ses activités ne tournent plus qu'autour de cela. Cesser la consommation de cette substance implique alors un très important changement d'habitudes de vie. Enfin, on parle de **dépendance sociale** lorsque l'individu prend plaisir à consommer en société.

L'abus

Il y a **abus** d'une drogue lorsqu'on se livre à une consommation compulsive, fréquente et excessive qui cause des troubles physiques, psychologiques ou sociaux. Outre la caféine, la drogue dont les jeunes et leurs aînés abusent le plus est l'alcool, et de loin. Si l'on exclut les drogues vendues sur ordonnance, la nicotine vient au second rang, suivie du cannabis.

La tolérance

La **tolérance** est la diminution de la sensibilité à un psychotrope. En effet, une personne qui consomme régulièrement une drogue, quelle qu'elle soit, développe nécessairement le besoin d'augmenter les doses pour ressentir les mêmes effets. Bien sûr, cela accroît aussi les risques pour sa santé. En effet, la tolérance peut amener à consommer des quantités excessives, parfois bien supérieures à la dose normalement mortelle. On entend par dose excessive une dose qui peut immédiatement causer de graves dommages physiques ou mentaux.

LA FUMÉE DE TABAC

La **fumée de tabac dans l'environnement (FTE)** nuit à la santé des fumeurs comme à celle des non-fumeurs. C'est de loin la première cause de mortalité évitable et le pire problème de santé publique au Canada. Cette année au Québec, le tabagisme causera le décès prématuré d'environ 12 000 personnes, soit 33 par jour. De ce nombre, environ 250 seront des non-fumeurs. Le tabac est nocif sous toutes ses formes — cigarette, cigare, pipe, tabac à chiquer ou à priser — et, bien que ses dangers soient bien connus dans nos sociétés, on continue d'en consommer. À titre d'exemple, dans une étude menée récemment au Cégep de Lévis-Lauzon (2005) auprès de 657 élèves, 14 % des garçons et 19 % des filles se sont déclarés fumeurs, et de ceux-ci 51 % des garçons et 45 % des filles ont dit fumer 10 cigarettes et plus par jour (*voir* la figure 9.1).

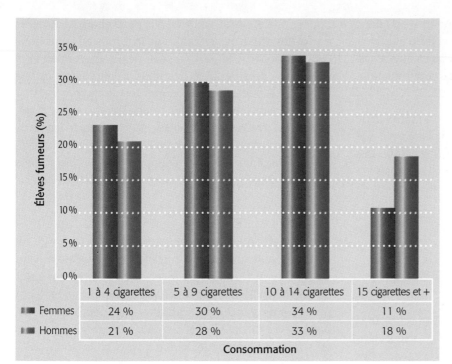

Figure 9.1 **Consommation de cigarettes quotidienne chez les cégépiens âgés de 17 à 20 ans.**

(*Source*: Chiasson, Luc [2005], *Analyse des habitudes de vie des cégépiens et cégépiennes — Rapport synthèse 1*, Cégep de Lévis-Lauzon, 56 pages.)

Consommation	1 à 4 cigarettes	5 à 9 cigarettes	10 à 14 cigarettes	15 cigarettes et +
Femmes	24 %	30 %	34 %	11 %
Hommes	21 %	28 %	33 %	18 %

La FTE comprend la **fumée primaire** expirée par les fumeurs et la **fumée secondaire** dégagée par la combustion des cigarettes, des cigares et du tabac à pipe. Ces deux types de fumée contiennent les mêmes composantes, mais dans des proportions différentes. En effet, la fumée secondaire contient par exemple beaucoup plus d'ammoniaque, de **nicotine** et de monoxyde de carbone que la fumée primaire. Ne passant ni par le filtre de la cigarette ni par les poumons du fumeur, la fumée secondaire est beaucoup plus concentrée en composés toxiques et cancérigènes que la fumée primaire. Heureusement, cette fumée perd généralement de sa concentration dans l'air, mais demeure toujours toxique, surtout lorsqu'on fume dans des endroits fermés. Elle représente environ les deux tiers de toute la fumée du tabac. La première victime du tabac est cependant le fumeur lui-même. En effet, en plus d'inhaler la fumée directement de la cigarette, il est également exposé à la fumée que dégage sa cigarette, à celle des autres fumeurs ainsi qu'à celle qu'il exhale.

Composition de la fumée de tabac

La fumée de tabac contient plus de 4000 substances chimiques, dont les plus importantes sont le monoxyde de carbone, des goudrons, des irritants pour les tissus du système respiratoire et la nicotine.

Le monoxyde de carbone contenu dans la fumée de tabac est semblable à celui qui émane du tuyau d'échappement d'une voiture. C'est un gaz qui réduit la capacité des globules rouges à transporter de l'oxygène. Les maladies cardiovasculaires du fumeur sont en grande partie attribuables aux effets du monoxyde de carbone sur le sang.

Les goudrons contenus dans la fumée de tabac forment un résidu noir et collant qui se fixe sur les cils vibratiles des poumons. Ils sont considérés comme hautement cancérigènes.

Les produits irritants dans la fumée de cigarette causent des irritations aux yeux, à la gorge et aux membranes respiratoires. Un nombre élevé de fumeurs et de non-fumeurs en contact avec la FTE ont des maux de tête, des nausées, des congestions nasales, des toux, des maux de gorge.

Dépendance physique Accoutumance de l'organisme à une drogue au point que cette dernière devient nécessaire à son fonctionnement normal.

Dépendance psychologique Désir intense et fréquent de consommer une drogue et d'en ressentir les effets.

Dépendance sociale Habitude de consommer une drogue dans certaines circonstances sociales (rencontres, fêtes, sorties, etc.).

Abus Consommation entraînant un problème physique ou autre (excluant les effets secondaires d'une drogue utilisée à des fins médicales).

Tolérance Diminution de la sensibilité à une drogue par suite de sa consommation régulière.

Fumée de tabac dans l'environnement (FTE) Fumée composée à la fois de la fumée primaire exhalée par un fumeur et de la fumée secondaire.

Fumée primaire Fumée inhalée puis exhalée par un fumeur.

Fumée secondaire Fumée de la combustion qui se dégage directement de la cigarette, du cigare ou de la pipe.

Nicotine Substance toxique qui est présente dans le tabac; engendre une dépendance.

La nicotine est responsable de la dépendance au tabac. Ses effets sur les fumeurs varient selon la dose et les habitudes. Cette substance, qui peut activer ou calmer le système nerveux, engendre généralement une stimulation, suivie d'un effet calmant puis dépresseur.

Certaines de ces substances présentes dans la fumée de cigarette ont une concentration beaucoup plus élevée que le seuil de sécurité fixé pour les lieux de travail (400 fois plus dans le cas du monoxyde de carbone). Le tableau 9.1 présente les principales substances que contient la fumée de tabac.

Effets de la FTE sur la santé des non-fumeurs

Il n'y a pas de seuil en dessous duquel la fumée de tabac est inoffensive. Elle est immédiatement toxique et plus on y est exposé, plus le risque augmente. Le tabac a des effets nocifs sur presque tout l'organisme humain et augmente le risque de plusieurs maladies potentiellement mortelles.

L'odeur du tabac qui s'attache à la peau et aux vêtements est un des effets désagréables de la fumée de tabac dans l'environnement. Mais il y a plus. Des études ont en effet révélé que près de 25 % des non-fumeurs exposés à la fumée de tabac souffrent de quintes de toux, que 30 % ont des maux de tête et des infections des voies respiratoires, et que 70 % sont sujets à des irritations des yeux. Les autres symptômes vont de l'essoufflement aux problèmes de sinus. Ce sont généralement les personnes souffrant d'allergies qui accusent les symptômes les plus marqués.

Bien sûr, les problèmes ne s'arrêtent pas là. On estime que les personnes qui sont souvent en présence de fumeurs voient leur risque de maladie cardiaque augmenter de 10 % et leur risque de cancer du poumon augmenter de 25 % ; la FTE est la troisième cause connue de décès par suite de cancer du poumon. Il demeure que le tabagisme passif cause plus de maladies cardiovasculaires et vasculaires cérébrales que de cancers du poumon.

Plus on est actif dans un milieu de fumée, plus on absorbe les produits toxiques de la FTE. Par exemple, danser dans un endroit enfumé est un effort physique qui oblige à

Tableau 9.1 **Composition de la fumée de tabac primaire et secondaire d'une cigarette.**

| Substances | Fumée intense | | Source ou utilisation courantes |
	Primaire (mg)	Secondaire (mg)	
Monoxyde de carbone	31,80	36,62	Gaz asphyxiant, dangereux et polluant qui réduit l'oxygénation des tissus.
Goudron	37,20	22,02	Le produit le plus cancérigène de la cigarette.
Nicotine	3,27	3,66	La quantité de nicotine présente dans 1 cigarette injectée par voie veineuse serait mortelle. La nicotine entraîne une dépendance plus rapide que la cocaïne ou l'héroïne.
Acétaldéhyde	0,99	1,05	Liquide inflammable, hautement toxique et irritant.
Acétone	0,51	0,52	Dissolvant pour vernis à ongles.
Cyanure d'hydrogène	0,31	0,09	Substance toxique utilisée pour exécuter les condamnés à mort.
Oxyde nitreux	0,11	1,55	Groupe de gaz irritants et parfois toxiques qui, combinés aux hydrocarbures, produit le *smog*.
Acroléine	0,15	0,20	Liquide toxique aux vapeurs irritantes et cancérigènes.
Propionaldéhyde	0,10	0,10	Liquide utilisé comme désinfectant.
Méthanol	0,09	0,26	Alcool toxique utilisé dans la fabrication d'antigel, de carburant, de résines et de drogues.
Phénol	0,06	0,26	Composé extrêmement toxique.
Pyridine	0,04	0,14	Liquide inflammable utilisé dans les bactéricides et les insecticides.
Ammoniaque	0,03	3,60	Composé alcalin utilisé dans la fabrication d'explosifs, de fertilisants et de désinfectants. Il facilite l'absorption de la nicotine et maintient ainsi la dépendance des fumeurs.

Sources : Adaptation de Clive Bates, Ann McNeill, Martin Jarvis et Nigel Gray (1999), *The Future of Tobacco Product Regulation and Labelling in Europe : Implications for the Forthcoming European Union Directive*, Tobacco Control, nº 8, p. 225-235, 1999 ; Centre de médecine préventive de Nancy, http://www.cmp.u-nancy.fr/dossiers_CMP/tabac/tabac_prod.htm#

inspirer un volume d'air plus important. En bougeant plus, on inhale alors une quantité de produits toxiques plus importante que si l'on restait assis.

Enfants Les problèmes respiratoires et les infections de l'oreille moyenne augmentent de 70 % chez les enfants dont la mère fume ; la prévalence est accrue de 30 % si le père fume aussi. Les parents d'enfants asthmatiques qui fument à la maison aggravent les symptômes de la maladie, ce qui peut même provoquer des crises. Les maladies respiratoires sont deux fois plus fréquentes chez les jeunes enfants de parents qui fument à la maison.

Les nouveaux nés sont particulièrement sensibles à la fumée de tabac, car leur nez filtre moins bien que les adultes les poussières et les particules. De plus, le volume d'air qu'ils inspirent par rapport à leur taille est supérieur à celui de l'adulte. Les enfants qui sont exposés à la fumée secondaire à la maison risquent davantage de souffrir de problèmes respiratoires comme l'asthme et d'infections respiratoires comme la bronchite et la pneumonie. Ils seront plus sujets aux irritations des yeux, du nez et de la gorge et à une fréquence accrue des rhinopharyngites et des otites. Chez le nourrisson, il y a une augmentation des risques de mort subite. Au Canada, en 2000, 900 000 enfants de moins de 12 ans auraient été exposés régulièrement à la fumée secondaire de cigarette, de cigare ou de pipe. Soulignons aussi que les enfants de fumeurs sont également deux fois plus susceptibles de fumer que les autres.

Femme enceinte La FTE contribue à limiter la croissance du fœtus et augmente les possibilités de complication pendant la grossesse et durant l'accouchement. La femme enceinte exposée à la fumée secondaire peut donner naissance à un bébé de plus petit poids, et la fonction pulmonaire peut être réduite pendant la petite enfance. La barrière placentaire n'arrête pas le poison vicieux qu'est la FTE.

Effets de la FTE sur la santé des fumeurs

À court terme, la fumée de tabac entrave le fonctionnement du système respiratoire, ce qui cause rapidement l'essoufflement, les maux de gorge, la toux et les bronchites. Les fumeurs se plaignent aussi couramment de perte d'appétit, de perte de poids, de diarrhées, de fatigue et de douleurs gastriques. De plus, ils ont la voix enrouée, ils sont sujets à l'insomnie et leur acuité visuelle est réduite, surtout la nuit.

À long terme, le tabagisme influe sur l'espérance de vie. En effet, la personne qui fume chaque jour raccourcit son espérance de vie d'environ six minutes chaque fois qu'elle fume une cigarette. Pour la plupart des fumeurs, cela représente une diminution totale de cinq à huit ans.

La qualité de vie des fumeurs est aussi affectée. En effet, le taux de maladie aiguë ou chronique est plus élevé chez eux que chez les personnes n'ayant jamais fumé. Plus une personne fume et plus ses inhalations sont profondes et fréquentes, plus le risque de maladies et d'autres complications s'accentue. La fumée de cigarette est associée à une augmentation des risques de nombreux problèmes de santé. Le tabac est notamment la cause de 85 % à 90 % des cas de maladie pulmonaire obstructive chronique (MPOC) dont souffrent 250 000 Québécois. Les fumeurs qui consomment de l'alcool risquent encore davantage certains types de cancers (*voir* l'encadré intitulé «Alcool, tabac et cancer»).

Contrairement à la croyance populaire, fumer quelques cigarettes par jour (1 à 4) nuit aussi à la santé du fumeur. En effet, une étude longitudinale (1970-2002) récente a révélé que même les personnes ayant consommé de 1 à 4 cigarettes avaient développé de sérieux problèmes de santé reliés à différents cancers et des problèmes cardiaques pouvant réduire significativement leur espérance de vie. Le tableau 9.2 montre comment le niveau de risque de contracter ces maladies augmente selon le nombre de cigarettes consommées par jour. Par exemple,

BIEN-ÊTRE GLOBAL

ALCOOL, TABAC ET CANCER

Tabagisme Le tabac est responsable de 80 % à 90 % des cas de cancer du poumon. Il est également responsable d'environ 30 % des décès causés par le cancer. Si la fumée de cigarette est à l'origine de nombreux types de cancers, c'est que les produits chimiques cancérigènes qu'elle contient sont diffusés dans tout l'organisme par le système sanguin. Cela explique que le taux de mortalité par cancer soit de 15 à 25 fois plus élevé chez les personnes qui fument au moins deux paquets par jour que chez les non-fumeurs.

Alcool et tabac Les grands consommateurs d'alcool et de tabac ont un risque 15 fois plus élevé de développer un cancer de la bouche, car la combinaison de ces deux substances multiplie l'effet cancérigène.

Alcool L'alcool est associé à une incidence accrue de plusieurs cancers. On comprend encore mal pourquoi, mais le lien entre la consommation d'alcool et le cancer du sein est très marqué. En effet, une consommation quotidienne moyenne de trois verres d'alcool peut entraîner un risque deux fois plus élevé.

Tableau 9.2   **Risque relatif d'un fumeur, par rapport à une personne n'ayant jamais fumé, de décéder de différentes maladies, selon le nombre de cigarettes fumées par jour.**

Hommes	Nombre de cigarettes fumées par jour					
	de 1 à 4	de 5 à 9	de 10 à 14	de 15 à 19	de 20 à 24	25 et +
Toutes causes	1,56	2,03	2,47	2,78	3,35	3,71
Problèmes cardiaques	2,65	2,67	3,24	3,89	4,10	4,07
Tout cancer	1,09	1,69	2,14	2,45	3,03	3,57
Cancer des poumons	2,84	11,94	17,98	20,77	33,48	38,64
Femmes	**Nombre de cigarettes fumées par jour**					
	de 1 à 4	de 5 à 9	de 10 à 14	de 15 à 19	de 20 à 24	25 et +
Toutes causes	1,44	1,90	2,31	3,01	3,29	2,67
Problèmes cardiaques	2,81	3,69	4,03	5,80	4,51	3,89
Tout cancer	1,11	1,44	1,87	2,18	2,73	2,44
Cancer des poumons	5,02	13,06	19,19	30,37	27,68	34,02

Source : Bjartveit, K. et Tverdal, A. (2005), *Health Consequences of Smoking 1-4 Cigarettes per Day*, Tobacco Control, 14 : 315-320.

le risque de mourir d'un cancer des poumons est 2,84 fois plus élevé chez un homme qui fume de 1 à 4 cigarettes par jour que chez une personne qui n'a jamais fumé. Une femme qui consomme le même nombre de cigarettes par jour augmente quant à elle de 5,02 fois le risque de mourir de cette cause.

Par ailleurs, il est faux de croire que fumer des cigarettes 100 % naturelles ou de la marijuana est moins dommageable pour la santé. La fumée d'un joint de marijuana, par exemple, contient beaucoup plus de goudron et d'irritants qu'une cigarette ordinaire. Les cigarettes 100 % naturelles produisent quant à elles une fumée qui, selon la fréquence d'exposition et de consommation, aura des effets très dommageables pour la santé.

Les tabacs à priser ou à chiquer (ou sans fumée) ne sont pas moins dommageables pour la santé que les cigarettes. Une dose moyenne de tabac à priser, conservée dans la bouche une trentaine de minutes, procure autant de nicotine que quatre cigarettes. Ces types de tabac contiennent plusieurs des mêmes produits toxiques et **cancérigènes** que le tabac de cigarettes.

Tabac et grossesse Le bébé en formation subit les conséquences de chaque cigarette fumée par sa mère. Le risque de faire une fausse couche est presque deux fois plus élevé chez les fumeuses. Leur risque d'avoir une **grossesse ectopique** est également plus grand. Les preuves ne sont plus à faire : fumer durant la grossesse est nuisible au bébé. Le tabagisme augmente les risques de mort à la naissance, d'avortement spontané et de travail hâtif ; les risques que le bébé soit victime du syndrome de la mort subite du nourrisson sont aussi plus élevés. Les effets nocifs du tabac sur le fœtus sont bien connus. Les enfants nés de fumeuses pèsent en moyenne 250 grammes de moins que la normale ; ils sont plus petits que les autres, à la naissance et ultérieurement. Ils sont également plus susceptibles de développer plus tard des problèmes respiratoires.

La dépendance à la cigarette

Les effets de la nicotine sur les fumeurs varient selon la dose et les habitudes. On a vu précédemment que cette substance engendre généralement une stimulation, suivie d'un effet calmant puis dépresseur. La figure 9.2 donne un aperçu des effets immédiats du tabac.

La nicotine crée une dépendance physique plus rapide que la cocaïne, la morphine ou l'alcool. On considère généralement que les personnes qui fument plus de 20 cigarettes par jour et qui ont besoin de fumer dans les 30 minutes suivant le réveil souffrent d'une dépendance physique. À défaut de maintenir une quantité stable de nicotine dans leur système sanguin, ces personnes ressentent les symptômes du sevrage : irritabilité, anxiété, difficulté à se concentrer, insomnie et somnolence

Cancérigène Agent capable d'induire un cancer ; syn. : cancérogène, carcinogène.

Grossesse ectopique Grossesse durant laquelle l'œuf fécondé se développe dans une trompe de Fallope plutôt que dans l'utérus ; l'embryon doit être extrait par une intervention chirurgicale.

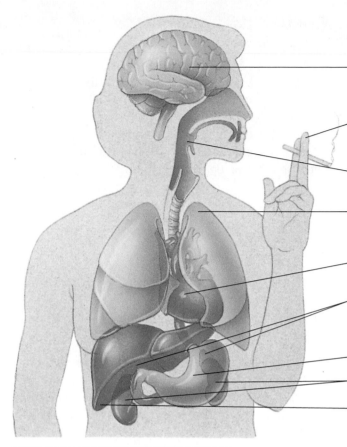

La nicotine stimule le cerveau, qui libère des substances chimiques modifiant l'humeur.

La nicotine provoque une constriction des vaisseaux sanguins, particulièrement sous la peau.

Le goudron et les toxines induisent une irritation des muqueuses et diminuent la sensibilité des papilles gustatives.

L'irritation des bronches accentue la production de mucus et endommage les cils de l'arbre bronchique, ce qui permet à des particules toxiques d'atteindre les alvéoles.

La nicotine fait s'élever la fréquence cardiaque et la tension artérielle.

La nicotine stimule la glande surrénale, laquelle libère de l'adrénaline, ce qui modifie le fonctionnement du cœur et d'autres organes.

La nicotine diminue la sensation de faim.

La nicotine inhibe la production d'urine dans les reins.

La nicotine déclenche la production de glycogène par le foie, ce qui accroît le taux de sucre dans le sang.

Figure 9.2 Les effets immédiats du tabac.

ainsi que céphalées et problèmes gastro-intestinaux peu sévères. Plus rarement, elles seront sujettes à des tremblements, à la sudation, à des étourdissements et à des vertiges. Ces symptômes apparaissent quelques heures après la dernière cigarette. Très marqués pendant les deux ou trois premiers jours de sevrage, ils disparaissent graduellement au bout de trois à cinq jours. Normalement, après deux ou trois semaines, la dépendance

LES UNS ET LES AUTRES

LES RISQUES DU TABAGISME POUR LES FEMMES

Tout le monde sait que le tabagisme diminue l'espérance de vie et accroît le risque de cancer, de maladies pulmonaires et cardiovasculaires. Mais saviez-vous que le tabagisme comporte des risques particuliers pour les femmes ? Beaucoup de ces risques ont trait à la fonction reproductrice et aux organes reproducteurs. Les taux de cancer du col de l'utérus et de cancer de la vulve, par exemple, sont plus élevés chez les fumeuses que chez les non-fumeuses. Le tabagisme réduit la fécondité et augmente les risques de grossesse ectopique, d'avortement spontané, de naissance prématurée, d'éclampsie et de mort fœtale tardive.

Il a aussi été démontré que tabagisme et contraceptifs oraux ne font pas bon ménage ; en effet, le risque de caillots sanguins potentiellement fatals, de crise cardiaque ou d'accident vasculaire cérébral est plus élevé chez les fumeuses qui prennent la pilule que chez les autres femmes. Les fumeuses sont également plus sujettes aux menstruations irrégulières et douloureuses, à la ménopause précoce et à souffrir de plus nombreux symptômes de la ménopause.

Le tabagisme accroît aussi les risques d'ostéoporose, une maladie qui rend les os poreux et friables. Les fumeuses sont également plus vulnérables aux maladies thyroïdiennes et à la dépression.

Enfin, plusieurs études récentes ont révélé que les fumeuses sont plus vulnérables au cancer des poumons et au cancer de la vessie que les fumeurs.

Source : Centers for Disease Control and Prevention, *Women and Smoking : A Report for The Surgeon General*, Atlanta, Georgie, CDG Office on Smoking and Health, 2001.

physique est résolue. Deux types de dépendances s'ajoutent souvent à la première : la dépendance sociale et la dépendance psychologique. La première est liée au plaisir de fumer en société (au travail, pendant les loisirs), tandis que la seconde se caractérise par le désir intense de fumer ou le besoin d'éprouver la sensation de détente ou la stimulation que la cigarette procure. Les personnes désireuses de se libérer du tabagisme auraient avantage à prendre conscience de leur type et de leur niveau de dépendance à la cigarette. Si c'est votre cas, faites le labo 9.1.

Lutter contre le tabagisme

Depuis quelques années, de nombreux groupes luttent contre la menace que fait peser le tabagisme sur la santé. Des milliers de règlements interdisant la consommation de tabac dans les restaurants, les magasins et d'autres endroits publics ont été adoptés. Certaines collectivités interdisent maintenant toutes les formes de publicité sur le tabac. Des poursuites judiciaires sont intentées contre l'industrie du tabac en vue d'obtenir un dédommagement pour les frais de soins de santé liés aux maladies causées par le tabac. De plus en plus de règles et de règlements incitent les gens à « écraser », dont l'interdiction de fumer dans la majorité des endroits publics. Une étude réalisée en 1995 par le Conference Board du Canada estime les coûts liés au tabagisme en milieu de travail à près de 2565 $ par année pour chaque fumeur.

Cesser de fumer

Cesser de fumer améliore l'état de santé presque immédiatement. Et plus une personne est jeune quand elle arrête de fumer, mieux c'est (*voir* l'encadré intitulé « Les avantages d'une vie sans tabac »). Par ailleurs, le tabac coûte cher : un paquet de cigarettes par jour, c'est plus de 2500 $ par année, sans compter les frais supplémentaires d'assurance-vie. Avec l'argent que l'on aurait dépensé à fumer, on peut après un an s'acheter un ordinateur, faire une mise de fonds pour l'achat d'une automobile ou se payer de belles vacances.

Arrêter de fumer est une démarche à long terme qui exige que l'on mette fin à sa dépendance physique, psychologique et sociale à la nicotine. Si la plupart des fumeurs peuvent arrêter seuls, d'autres font appel à des groupes d'entraide ou ont recours à différentes méthodes. Dans tous les cas, la clé du succès demeure la motivation et la volonté de devenir non-fumeur.

Si vous souhaitez cesser de fumer, quelle que soit la méthode que vous choisirez, rédigez d'abord un contrat personnel dans lequel vous indiquerez le jour et l'heure où vous arrêterez de fumer pour de bon ainsi que les récompenses que vous vous accorderez. Les spécialistes préconisent l'arrêt d'un seul coup et non progressif, à condition de prendre le temps nécessaire pour apprendre et mettre en pratique des mesures efficaces.

Vos premières journées sans tabac seront sans doute les plus pénibles. La nicotine engendre une dépendance aiguë et l'habitude de consommation s'ancre rapidement.

LES **UNS** ET LES **AUTRES**

LES EFFETS NÉFASTES DU TABAGISME SUR LA SANTÉ

Le tabagisme est la première cause :

- de décès qui peuvent être évités ;
- de cancer des poumons ;
- de cancer chez la femme ;
- de cancer de l'œsophage (accru avec consommation d'alcool) ;
- de cancer du foie ;
- de cancer du pancréas.

Le tabagisme augmente le risque :

- de cancer de la bouche ;
- de cancer du larynx ;
- de cancer du sein ;
- de leucémie ;

- de cancer de la vessie ;
- de crise cardiaque et de maladies cardiovasculaires ;
- d'athérosclérose ;
- de diabète du type II ;
- d'ulcères d'estomac ;
- de bronchite chronique et d'emphysème ;
- de mortalité infantile, de fausse couche et d'autres complications durant la grossesse.

Les fumeurs s'absentent de leur travail pour cause de maladie beaucoup plus souvent que les non-fumeurs.

Chaque cigarette raccourcit la vie d'un fumeur d'environ six minutes.

Le tabagisme diminue le taux de « bon cholestérol » (LHD) dans le sang.

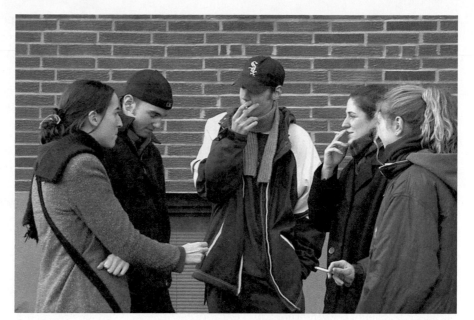

Les adolescents québécois fument un peu moins qu'avant. Les filles fument toujours plus que les garçons. C'est au début de l'adolescence, vers la 1re ou la 2e année du secondaire, qu'on commence à fumer. Ceux qui sont entourés de fumeurs risquent davantage de devenir des fumeurs que les autres. La plupart des fumeurs souhaiteraient n'avoir jamais commencé.

POUR EN **SAVOIR** PLUS

LES AVANTAGES D'UNE VIE SANS TABAC

20 minutes après la dernière cigarette :

- une source de pollution disparaît ;
- la tension artérielle s'abaisse et redevient normale ;
- la fréquence du pouls diminue et redevient normale ;
- la température des mains et des pieds s'élève et redevient normale.

8 heures plus tard :

- le taux de monoxyde de carbone dans le sang diminue et redevient normal ;
- le taux d'oxygène dans le sang augmente et redevient normal.

24 heures plus tard :

- le risque de crise cardiaque diminue.

48 heures plus tard :

- les terminaisons nerveuses s'adaptent à l'absence de nicotine ;
- les capacités olfactives et gustatives s'améliorent.

72 heures plus tard :

- l'arbre bronchique se détend et la respiration devient plus facile ;
- la capacité pulmonaire s'améliore.

2 ou 3 mois plus tard :

- la circulation sanguine s'améliore ;
- la marche devient plus facile ;
- la capacité pulmonaire est jusqu'à 30 % plus élevée.

1 à 9 mois plus tard :

- la toux, la congestion des sinus, la fatigue et l'essoufflement diminuent ;
- la croissance des cils reprend dans les poumons, ce qui réduit les risques d'infection ;
- la capacité énergétique globale de l'organisme s'accroît.

1 an plus tard :

- l'écart entre les taux de décès par maladie cardiovasculaire des ex-fumeurs par rapport aux personnes n'ayant jamais fumé a diminué de moitié.

5 ans plus tard :

- le risque de maladies cardiovasculaires a diminué et est presque égal à celui des personnes n'ayant jamais fumé ;
- l'écart entre les taux de décès par cancer des poumons des ex-fumeurs par rapport aux personnes n'ayant jamais fumé a diminué de moitié.

10 ans plus tard :

- le taux de décès par cancer du poumon est presque égal à celui des personnes n'ayant jamais fumé ;
- les cellules précancéreuses sont remplacées ;
- l'incidence d'autres cancers (bouche, larynx, œsophage, vessie, rein et pancréas) a diminué.

15 ans plus tard :

- les risques de maladies cardiovasculaires et d'accident vasculaire cérébral sont à peu près identiques à ceux des personnes n'ayant jamais fumé.

Source : Health Partnership Projects/California Medical Association, 2002. Reproduit avec autorisation.

Tâchez d'éviter les situations qui, pour vous, sont étroitement associées au tabac : boire du café, conduire votre voiture ou rencontrer certains amis, par exemple. Buvez de l'eau au lieu du café, déplacez-vous à bicyclette plutôt qu'en voiture et planifiez des activités de remplacement agréables (cinéma, magasinage, etc.).

Un soutien social peut aussi vous être très utile. Demandez à l'un de vos proches de vous encourager dans les moments difficiles et n'hésitez pas à l'appeler lorsque vous ressentez une envie irrésistible de fumer. Pensez à aller chercher du soutien dans votre entourage en faisant part de votre démarche.

Ne jamais recommencer à fumer est l'objectif premier de tout ex-fumeur. Pour éviter une rechute, identifiez et contrôlez toutes les sources de tentation. Consignez-les dans un relevé personnel de santé. Cela vous aidera à y faire face. Plusieurs sites Internet (*voir* l'encadré ci-contre) vous proposent également des réflexions et des pistes de solution qui pourront vous aider à arrêter de fumer. Consultez-les.

TABAGISME ET ACTIVITÉ PHYSIQUE

La relation entre la cigarette et la performance physique n'a pas été très étudiée. On sait toutefois que le fumeur qui s'adonne à une activité physique est généralement plus essoufflé que le non-fumeur. Cependant, on ne peut pas vraiment préciser si cet essoufflement est attribuable au tabagisme ou au fait que le fumeur est généralement peu actif physiquement. On remarque, sans pouvoir l'expliquer clairement, que l'efficacité fonctionnelle des poumons est amoindrie chez des personnes qui fument depuis longtemps. Toutefois, chez des fumeurs plus jeunes, cette différence est peu significative et, dans bien des cas,

DES RAISONS DE **CHANGER** !

Lorsqu'on entreprend un programme de modification du comportement, il est bon d'avoir des modèles vers qui se tourner pour obtenir conseils et motivation. Trouvez quelqu'un qui est parvenu à changer le comportement que vous désirez modifier. Contactez par exemple une personne qui a cessé de fumer ou qui s'est libérée d'une dépendance à l'alcool ou à la drogue. Interrogez cette personne sur sa façon de faire et retenez les stratégies applicables à votre situation. Sollicitez son soutien dans le cadre de votre programme de modification de comportement.

n'affecte pas leur performance physique. Chez les personnes qui fument depuis plusieurs années, on a observé que la résistance des voies respiratoires au passage de l'air augmente progressivement. Cette résistance exige plus d'énergie et provoque une augmentation des fréquences cardiaques, particulièrement durant les activités phy-

POUR EN **SAVOIR** PLUS

Si vous voulez arrêter de fumer, voici une liste de sites Internet pour vous aider dans votre démarche.

De Facto

Projet-pilote de prévention du tabagisme instauré par l'Association régionale du sport étudiant de Québec et de Chaudière-Appalaches (ARSEQCA).

www.defacto.ca/fr/index.cfm

J'arrête

Ce site vous expliquera comment arrêter de fumer et vous proposera une méthode éprouvée pour vous libérer du tabagisme.

www.jarrete.qc.ca

1 888 853-6666

La gang allumée

Des jeunes fumeurs et non-fumeurs qui travaillent ensemble à prévenir l'usage du tabac, sans faire la morale ni porter de jugement sur ceux qui fument, veulent sensibiliser les personnes de leur entourage aux méfaits du tabagisme et les amener à se libérer de leur dépendance au tabac ou aider quelqu'un à s'en sortir.

www.lagangallumee.com/gangsallumees2/

Commandos oxygène

Un carrefour de collaboration, d'activités et d'information sur la question du tabagisme au Québec.

www.cqts.qc.ca/commando/

Nuit Grave (Suisse)

Ce site est conçu pour vous motiver.

www.nuitgrave.ch/

Stop-tabac (Suisse)

Conseils *on-line* (site suisse).

www.stop-tabac.ch/

Santé Canada

Beaucoup d'information concernant la santé des fumeurs.

www.hc-sc.gc.ca/hl-vs/tobac-tabac/index_f.html

Tabac-net (France)

Ce serveur est un point de rencontre pour tous ceux qui veulent vivre et aider les autres à vivre libérés du tabac.

http://tabac-net.aphp.fr/

siques intenses. Mais il suffit que les fumeurs s'abstiennent de fumer au cours de la journée qui précède un effort physique pour qu'on observe déjà une diminution de la résistance des voies respiratoires.

Lors d'un effort sous-maximal, il est possible que la capacité de travail des fumeurs soit surestimée et qu'ils donnent l'impression d'être en bonne condition physique. Il semble, en effet, que la fumée de cigarette atténue la sensibilité du système nerveux autonome et réduise à court terme la fréquence cardiaque. Cet effet disparaît généralement lorsqu'on doit fournir un effort maximal.

L'activité physique peut aider à arrêter de fumer puisqu'elle est un très bon moyen d'améliorer le bien-être psychologique et de réduire le stress, ce dernier étant une cause importante de rechute. Mais pratiquer une activité physique pour cette seule raison peut faire perdre de vue le plaisir et le bien-être qu'elle procure.

Évaluation du tabagisme et de l'exposition à la FTE

Il n'est pas toujours facile d'évaluer les conséquences du tabagisme ou de la fumée de tabac dans votre environnement. Pour vous aider, nous vous proposons une série de laboratoires. Le premier vous permettra d'identifier les raisons qui vous incitent à fumer (labo 9.1, 1re partie) et de prendre conscience de votre degré de dépendance à la nicotine (labo 9.1, 2e partie). Le labo 9.2 vous amènera à identifier vos habitudes concernant vos comportements par rapport au tabagisme et à la FTE. Le labo 9.3 vous aidera quant à lui à identifier votre stade de changement (*voir* le tableau 9.3) par rapport aux différentes actions entreprises afin de modifier l'habitude du tabagisme. Des informations plus détaillées sur les différents stades et les processus de changement sont données au chapitre 1. Enfin, le labo 9.4 permettra à tous ceux et celles qui veulent réduire leur consommation de tabac ou arrêter de fumer de mesurer leur sentiment d'efficacité personnelle à surmonter les difficultés qui les incitent à fumer.

L'ALCOOL

C'est entre 17 et 20 ans que se font les principaux excès de consommation d'alcool. Le cercle des amis, l'appartenance au groupe, la valorisation d'un style de vie sont les principaux facteurs de cette consommation. On boit alors des alcools forts, mais surtout des alcools différents de ceux des adultes, comme si le fait de se distinguer était aussi important que l'ivresse.

La consommation excessive d'alcool peut nuire à la santé physique (systèmes circulatoire, respiratoire, digestif et nerveux) et est associée à un ensemble de problèmes d'ordre social ou comportemental (violence familiale, accidents routiers, etc.). La plupart des Québécois boivent de façon modérée, mais certains ont une consommation excessive. À titre d'exemple, dans une étude menée récemment au Cégep de Lévis-Lauzon (2005) auprès de 657 élèves, 91 % des garçons et 89 % des filles ont déclaré avoir consommé des boissons alcooliques, et de ceux-ci 37 % des garçons et 26 % des filles ont dit en consommer de 2 à 6 fois par semaine (*voir* la figure 9.3). Les filles qui consomment 2 ou 3 fois par semaine prennent en moyenne 7,5 consommations en tout tandis que, pour la même fréquence de consommation, les hommes en prennent 9,5. Lorsque la fréquence est de 4 à 6 fois par semaine, les filles prennent en moyenne 9,3 consommations en tout tandis que les hommes en prennent 16,6. Ainsi, 9,6 % des cégépiennes et 16,6 % des cégépiens dépassent le seuil recommandé par Santé Canada pour une consommation d'alcool à faible risque, soit 9 consommations par semaine pour les femmes et 14 pour les hommes.

L'alcool dans votre organisme

L'**alcool éthylique** est la substance psychotrope présente dans toutes les boissons alcooliques. La concentration d'alcool varie d'une boisson à l'autre et est indiquée en pourcentage. Une consommation correspond à un verre de bière de 350 ml, à un verre de vin de 150 ml ou à 45 ml de spiritueux à 40 % d'alcool (*voir* la figure 9.4). Chacune de ces consommations contient à peu près la même quantité d'alcool, soit 18 ml.

Tableau 9.3 **Les stades de changement de l'habitude du tabagisme.**

Stades de changement	Caractéristiques
1. Indifférence	Je ne pense pas arrêter de fumer.
2. Réflexion	Je pense arrêter un jour, mais pas maintenant.
3. Planification	Je désire arrêter de fumer au cours des 30 prochains jours et je veux en savoir plus sur la façon d'y arriver.
4. Action	Je viens d'arrêter de fumer et j'ai des symptômes de sevrage.
5. Maintien	Je ne fume plus depuis 6 mois ou plus.

Alcool éthylique Substance enivrante, âcre et incolore, présente dans les boissons fermentées.

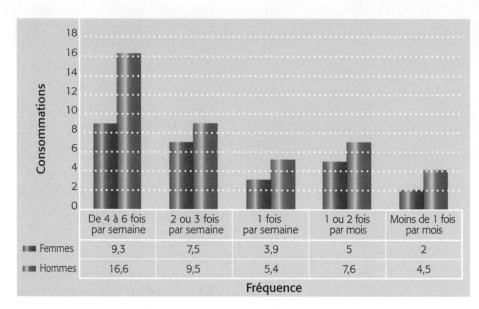

Figure 9.3 **Nombre total moyen de consommations de boissons alcooliques selon la fréquence de consommation et le sexe.**

(*Source:* Chiasson, Luc , *Analyse des habitudes de vie des cégépiens et cégépiennes — Rapport synthèse 1*, Cégep de Lévis-Lauzon, 2005, 56 pages.)

	De 4 à 6 fois par semaine	2 ou 3 fois par semaine	1 fois par semaine	1 ou 2 fois par mois	Moins de 1 fois par mois
Femmes	9,3	7,5	3,9	5	2
Hommes	16,6	9,5	5,4	7,6	4,5

L'alcool, qui n'est pas assimilé par la digestion comme les aliments, passe rapidement dans le sang sans subir de transformation. Plus de 80 % de l'alcool consommé est absorbé par l'intestin grêle; le reste circule directement de l'estomac au sang. Du système sanguin, l'alcool se propage dans tous les tissus du corps et se rend jusqu'au cerveau. Il agit sur l'ensemble du système nerveux central et influe sur les centres de contrôle, notamment la coordination musculaire et la capacité de prendre des décisions (*voir* la figure 9.5). C'est le foie qui assure la plus grande part du travail d'élimination en transformant par oxydation plus de 90 % de l'alcool consommé. Les reins, les poumons et la transpiration complètent le processus et veillent au nettoyage du corps. Quelle que soit la quantité d'alcool absorbée, le foie conserve un rythme de travail régulier et métabolise l'alcool à raison de 15 mg par heure.

Les effets immédiats de l'alcool

Le **taux d'alcool dans le sang,** ou taux d'alcoolémie, est un facteur primordial pour établir les effets de l'alcool.

Il est déterminé par la quantité d'alcool consommée et par des facteurs individuels tels que l'hérédité, le poids et le volume de graisses corporelles. Pour une même consommation d'alcool, les femmes auront généralement un taux d'alcoolémie plus élevé. Pourquoi ? L'alcool ayant la propriété de se dissoudre dans les graisses, il affecte plus rapidement les femmes car elles ont un pourcentage de graisses plus élevé que les hommes. De plus, selon des recherches, elles auraient une carence de l'enzyme responsable de la décomposition de l'alcool. Cette carence au niveau de l'estomac provoque l'absorption d'une plus grande quantité d'alcool dans le sang.

L'organisme parvient habituellement à métaboliser 15 mg d'alcool par heure. En buvant un peu moins d'une demi-consommation par heure, on s'assure donc de conserver un taux d'alcoolémie faible. À un tel rythme, on peut boire de l'alcool pendant une longue période sans ressentir d'effet particulièrement enivrant (cela n'élimine pas pour autant le risque lié aux importants problèmes de santé à long terme). Inversement, lorsque l'alcool est consommé

Figure 9.4 **Exemples de consommation d'alcool. Chacune contient autant d'alcool, soit 18 ml.**

(*Source :* Éduc'alcool, « La modération a bien meilleur goût».)

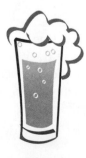

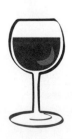

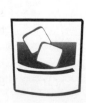

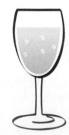

Un verre de bière de 341 ml ou 12 oz à 5 % d'alcool.

Un verre de vin de 142 ml ou 5 oz à 12 % d'alcool.

Un verre de spiritueux de 43 ml ou 1,5 oz à 40 % d'alcool.

Deux verres de cidre de 142 ml ou 5 oz chacun à 6 % d'alcool.

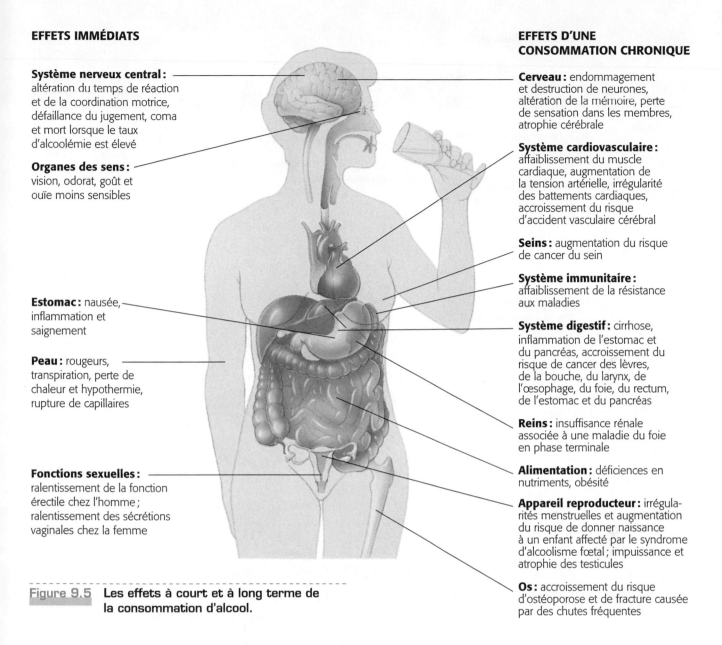

EFFETS IMMÉDIATS

Système nerveux central : altération du temps de réaction et de la coordination motrice, défaillance du jugement, coma et mort lorsque le taux d'alcoolémie est élevé

Organes des sens : vision, odorat, goût et ouïe moins sensibles

Estomac : nausée, inflammation et saignement

Peau : rougeurs, transpiration, perte de chaleur et hypothermie, rupture de capillaires

Fonctions sexuelles : ralentissement de la fonction érectile chez l'homme ; ralentissement des sécrétions vaginales chez la femme

EFFETS D'UNE CONSOMMATION CHRONIQUE

Cerveau : endommagement et destruction de neurones, altération de la mémoire, perte de sensation dans les membres, atrophie cérébrale

Système cardiovasculaire : affaiblissement du muscle cardiaque, augmentation de la tension artérielle, irrégularité des battements cardiaques, accroissement du risque d'accident vasculaire cérébral

Seins : augmentation du risque de cancer du sein

Système immunitaire : affaiblissement de la résistance aux maladies

Système digestif : cirrhose, inflammation de l'estomac et du pancréas, accroissement du risque de cancer des lèvres, de la bouche, du larynx, de l'œsophage, du foie, du rectum, de l'estomac et du pancréas

Reins : insuffisance rénale associée à une maladie du foie en phase terminale

Alimentation : déficiences en nutriments, obésité

Appareil reproducteur : irrégularités menstruelles et augmentation du risque de donner naissance à un enfant affecté par le syndrome d'alcoolisme fœtal ; impuissance et atrophie des testicules

Os : accroissement du risque d'ostéoporose et de fracture causée par des chutes fréquentes

Figure 9.5 **Les effets à court et à long terme de la consommation d'alcool.**

plus rapidement qu'il n'est métabolisé, le taux d'alcoolémie augmente sans cesse, tout comme le degré d'ivresse. L'intoxication alcoolique comporte des risques graves : en effet, la consommation d'une grande quantité d'alcool en peu de temps, ou le « calage », peut porter le taux d'alcoolémie à un niveau mortel (*voir* le tableau 9.4).

À faible dose, l'alcool procure une sensation de détente et atténue les inhibitions. À forte dose, ses effets sont moins agréables : rougeurs, transpiration, perturbations du sommeil et « gueule de bois », c'est-à-dire maux de tête, nausées et inconfort généralisé. Les symptômes de l'intoxication par l'alcool sont l'altération du jugement, l'affaiblissement des perceptions sensorielles, la levée des inhibitions, la défaillance de la coordination motrice et, souvent, l'accroissement des manifestations d'agressivité et d'hostilité. Ce sont là des effets dont les conséquences peuvent être mor-

telles : qu'on songe seulement aux homicides, aux suicides et aux accidents d'automobile dans lesquels l'alcool joue un rôle. Rappelons ici que l'alcool exerce des effets perturbateurs bien en deçà de la limite réglementaire d'alcoolémie au volant, laquelle est de 0,08 % au Québec (*voir* le tableau 9.5, p. 257).

L'alcool au volant

La conduite en état d'ébriété ne fait pas qu'accroître les risques de blessures et de mortalité : c'est aussi un acte criminel grave. Il y a infraction quand le taux

Taux d'alcool dans le sang Quantité d'alcool présente dans le sang et exprimée en unités de poids par unité de volume.

Tableau 9.4   Les effets de l'alcool.

Alcoolémie (mg/100 ml de sang)	État apparent	Effets
De 0 à 50	**État de sobriété: comportement normal**	■ Peu ou pas d'influence significative ■ Diminution possible de l'anxiété et des inhibitions
De 50 à 100	**État d'euphorie: intoxication légère**	■ Euphorie (sensation de bien-être et de satisfaction) ■ Perte d'inhibition ■ Loquacité, expansivité et pétulance ■ Diminution progressive de l'attention, de la concentration et du jugement ■ Atteinte psychomotrice possible
De 100 à 200	**État d'ébriété: intoxication modérée**	■ Diminution progressive de la mémoire et de la compréhension ■ Affaiblissement des capacités d'attention et de jugement ■ Atteinte progressive de la vision ■ Pâleur ou rougeur du visage ■ Élocution difficile ■ Instabilité émotionnelle ■ Augmentation du temps de réaction ■ Réflexes plus lents ■ Mauvaise coordination des mouvements
Zone à risque		
De 200 à 300	**État d'ivresse avancée: intoxication sévère**	■ Bredouillement ■ Propos incohérents ■ Confusion mentale ■ Désorientation ■ Dépression sensorielle marquée ■ Altération de la perception des couleurs, des formes, des mouvements et des dimensions ■ Insensibilité à la douleur ■ Nausées, vomissements ■ Apathie, somnolence ■ Éclats émotionnels ■ Cécité temporaire ou «black-out» ■ Mauvaise coordination marquée des mouvements
Assistance médicale requise 9-1-1		
De 300 à 400	**État de stupeur: intoxication très grave**	■ Diminution importante de la réponse aux stimulations ■ Abrutissement accompagné d'engourdissement (perte de la sensibilité et ralentissement des activités mentales) ■ Mauvaise coordination très marquée des mouvements ■ Sommeil profond ■ Transpiration excessive ■ Hypothermie (baisse de température) ■ Incontinence urinaire ■ Risque d'aspiration des vomissements
De 400 à 500	**Coma ou mort**	■ Anesthésie ■ Inconscience ■ Absence de réflexes ■ Perte de maîtrise des muscles du rectum ■ Dépression respiratoire marquée ■ Coma ou mort par arrêt respiratoire

Sources: Dubowski, 1982; Winek et Esposito, 1985; Ben Amar, Masson et Roy, 1992; Hoobs, Rall et Verdoorn, 1996.

d'alcoolémie d'une personne dépasse 80 mg d'alcool par 100 ml de sang, soit la limite imposée par la loi. Toutefois, l'alcool affaiblit les facultés des utilisateurs à des taux beaucoup moindres. Voilà pourquoi on a adopté au Québec des lois dites de tolérance zéro en ce qui a trait à la conduite avec facultés affaiblies chez les titulaires d'un permis d'apprenti conducteur ou d'un permis probatoire de conduire. Ces lois permettent aux autorités de suspendre le permis de conduire de tout titulaire qui conduit après avoir consommé de l'alcool. Les peines sanctionnant la conduite avec facultés affaiblies sont sévères. Elles comprennent amendes, révocation du permis de conduire, confiscation du véhicule et sentences d'emprisonnement.

Les gens qui prennent le volant après avoir bu sont incapables de conduire prudemment, car leur jugement est affaibli, leurs réflexes sont plus lents et leur coordination est réduite. Si vous êtes à l'extérieur de chez vous et que vous consommez de l'alcool, prévoyez un mode de transport de rechange ou appliquez la politique du chauffeur désigné, en choisissant d'avance, dans votre groupe, une personne qui s'abstiendra de boire afin d'assurer le transport sécuritaire de ses camarades.

Les effets d'une consommation chronique d'alcool

L'espérance moyenne de vie des personnes qui surconsomment de l'alcool est de 10 à 12 ans inférieure à celle des autres. La **cirrhose**, soit la destruction des cellules du foie, est l'une des conséquences de la consommation régulière d'alcool. C'est une importante cause de décès au Canada. L'alcool peut également causer une inflammation du pancréas, des nausées, des vomissements, des troubles de la digestion et des douleurs abdominales aiguës. S'il est vrai qu'une quantité modérée d'alcool (une ou deux consommations par jour) peut avoir des effets bénéfiques (*voir* l'encadré «Pour en savoir plus», p. 259), il demeure qu'une forte consommation cause des problèmes cardiovasculaires comme l'hypertension et l'affaiblissement du muscle cardiaque. Par ailleurs, la consommation abusive chronique d'alcool est aussi liée à l'apparition de cancers, de l'asthme, de la goutte, du diabète, d'infections récurrentes, de

> **Cirrhose** Maladie caractérisée par de graves dommages causés au foie par l'alcool, des toxines ou une infection.

Tableau 9.5 **Taux d'alcoolémie selon le poids corporel, le sexe et le nombre de consommation*.**

Hommes	Nombre de consommations				
	1	2	3	4	5
57 kg (125 lb)	34 mg	69 mg	103 mg	139 mg	173 mg
68 kg (150 lb)	29 mg	58 mg	87 mg	116 mg	145 mg
80 kg (175 lb)	25 mg	50 mg	75 mg	100 mg	125 mg
91 kg (200 lb)	22 mg	43 mg	65 mg	87 mg	108 mg
113 kg (250 lb)	17 mg	35 mg	52 mg	70 mg	87 mg
Femmes	**Nombre de consommations**				
	1	2	3	4	5
45 kg (100 lb)	50 mg	101 mg	152 mg	203 mg	253 mg
57 kg (125 lb)	40 mg	80 mg	120 mg	162 mg	202 mg
68 kg (150 lb)	34 mg	68 mg	101 mg	135 mg	169 mg
80 kg (175 lb)	29 mg	58 mg	87 mg	117 mg	146 mg
91 kg (200 lb)	26 mg	50 mg	76 mg	101 mg	126 mg

* Ce tableau, donné à titre indicatif, doit être interprété avec prudence. Les réactions à l'alcool varient beaucoup d'une personne à l'autre et selon les circonstances dans lesquelles il est absorbé. Par exemple, si vous buvez un soir sous médication, vous pouvez ne plus être en état de conduire, malgré les données de consommation présentées dans ce tableau. Il est important de soustraire 15 mg d'alcool par heure à partir de la première consommation, car c'est à ce rythme que l'organisme l'élimine. Un foie en mauvais état fonctionne moins vite et moins bien. Une personne qui a des problèmes de santé devrait s'abstenir de consommer ou se restreindre à boire très modérément.

Source : Éduc'alcool, «Boire, conduire, choisir».

CONSEILS **PRATIQUES**

DES MYTHES TENACES

- Programmé pour métaboliser l'alcool à raison de 15 mg par heure, le foie ne fait pas de miracles lorsqu'on le bombarde d'alcool! Chaque consommation supplémentaire s'accumule dans le corps et doit attendre son tour pour être éliminée. Celui qui boit trop rapidement ne peut espérer que son foie sera capable de suivre son rythme de consommation.

- Une personne avec des facultés affaiblies ne peut retrouver ses esprits en faisant un effort musculaire ou en prenant une douche froide. Ni l'exercice physique ni le bon air frais n'ont le pouvoir d'abaisser le taux d'alcool dans le sang.

- Courir, s'agiter sur une piste de danse ou faire des exercices violents ne sont pas des recettes qui fonctionnent. Seulement 3 % de l'alcool est éliminé par la transpiration.

- Certaines personnes croient à tort que le café fort aide à dégriser. Malheureusement, le café n'est alors d'aucun secours. Il empêche peut-être de somnoler.

- Si vous avez l'habitude de boire et que vous ne ressentez pas beaucoup les effets de l'alcool à cause d'une certaine accoutumance, il ne faut surtout pas vous fier à cela pour évaluer correctement votre état. Peu importe vos sensations, la quantité d'alcool présente dans votre sang ne diminue pas pour autant.

- Les buveurs de bière ont intérêt à se rappeler qu'ils ne sont pas moins exposés que les autres. Une canette de bière contient la même quantité d'alcool qu'un verre de vin ou une consommation de spiritueux.

- On sait que manger en buvant retarde le passage de l'alcool dans le sang, mais cela n'empêche pas le taux d'alcoolémie de grimper au fil des consommations. Les calories ne font qu'ajouter du poids à l'ivresse.

- Beaucoup de conducteurs s'obstinent à vouloir prendre le volant après une heure d'abstinence, prétextant le retour à l'état normal. En vérité, en une heure, le corps n'élimine que 15 mg d'alcool. Si vous buvez pendant des heures, la patience est la seule conduite efficace...

Source: Éduc'alcool, « Boire, conduire, choisir ».

déficiences nutritionnelles et de troubles neuropsychologiques. Certains problèmes psychiatriques comme la paranoïa peuvent être déclenchés par une consommation excessive d'alcool.

Enfin, la consommation d'alcool pendant la grossesse est contre-indiquée, car elle peut être cause de fausse couche, d'accouchement d'un enfant mort-né ou du syndrome d'alcoolisme fœtal. Les effets de l'alcool sur le fœtus dépendent de la quantité consommée, mais mieux vaut s'abstenir pendant la grossesse.

L'abus d'alcool

L'**abus d'alcool** renvoie à des habitudes de consommation qui entraînent des problèmes scolaires, professionnels, interpersonnels ou judiciaires, ou à une consommation récurrente ayant des conséquences négatives (boire avant de conduire une voiture, par exemple). La **dépendance à l'alcool**, tout comme l'**alcoolisme**, amène cependant des problèmes plus graves, car les personnes alcooliques développent une tolérance physique à l'alcool et éprouvent des symptômes de sevrage lorsqu'elles en sont privées.

Rappelons que l'abus d'alcool n'est pas uniquement le fait des alcooliques. Par exemple, l'individu qui ne boit qu'une fois par mois, après un examen, mais qui conduit alors sa voiture en état d'ivresse s'en rend coupable.

Voici quelques signes révélateurs d'une consommation abusive d'alcool.

- Boire seul ou en cachette.
- Se tourner vers l'alcool pour se donner du cœur au ventre ou pour traverser les moments difficiles.
- Se sentir mal à l'aise dans les situations où il n'est pas possible de boire.
- Augmenter sa consommation.
- Consommer beaucoup d'alcool malgré les risques inhérents, par exemple avant de conduire.
- S'enivrer régulièrement ou plus fréquemment qu'auparavant.
- Boire le matin ou à d'autres moments inhabituels.

L'excès épisodique de consommation d'alcool

L'**excès épisodique de consommation d'alcool** est un type d'abus fréquent chez les jeunes. C'est un problème difficile à régler, car les habitudes de consommation d'un grand nombre d'entre eux sont déjà fermement ancrées lorsqu'ils amorcent leurs études collégiales.

Les jeunes qui ont de fréquents épisodes de consommation excessive d'alcool sont de 7 à 10 fois plus susceptibles que les autres d'avoir des relations sexuelles à risque, de conduire en état d'ébriété, d'avoir des démêlés avec les autorités policières, de causer des dommages matériels ou de se blesser. Ils sont également plus susceptibles de manquer des cours, d'accumuler du retard dans leurs travaux scolaires et de se disputer avec leurs amis.

Abus d'alcool Consommation d'alcool en quantité suffisante pour amener une personne à causer des dommages matériels, à avoir des défaillances et à adopter des comportements nuisibles pour elle-même et pour autrui.

Dépendance à l'alcool Consommation pathologique d'alcool, ou altération du comportement causée par l'alcool, se caractérisant par un phénomène de tolérance et des symptômes de sevrage en période d'abstinence.

Alcoolisme Trouble chronique caractérisé par une consommation excessive et compulsive d'alcool.

Excès épisodique de consommation d'alcool Consommation périodique d'alcool aboutissant à l'état d'ivresse.

POUR EN **SAVOIR** PLUS

LES EFFETS DE LA CONSOMMATION MODÉRÉE ET RÉGULIÈRE D'ALCOOL SUR LA SANTÉ

Nous savons que la consommation d'alcool peut accroître le risque de développer diverses maladies, notamment des cancers, des cirrhoses, des troubles neuropsychologiques. Elle augmente aussi le risque de développer une dépendance, de se blesser, d'avoir des accidents et des relations sexuelles à risque. Cependant, depuis une vingtaine d'années, plusieurs études ont révélé que l'alcool protège de certaines maladies. Qu'en est-il au juste?

Avant de parler des bénéfices de la consommation modérée et régulière d'alcool (CMRA) sur la santé, il faut définir quelques concepts pour bien cerner la portée de cette affirmation.

Les effets de l'alcool varient d'une personne à l'autre. Il faut éviter de généraliser. Les recherches actuelles montrent que, pour la plupart des gens, une consommation régulière et modérée d'alcool — un ou deux verres par jour — apporte des effets bénéfiques, c'est-à-dire une certaine protection contre les maladies cardiovasculaires, les maladies artérielles périphériques, le diabète de type II et les calculs biliaires. Mais qu'est-ce qu'une consommation modérée et régulière d'alcool?

Selon les organismes de référence au Canada, une consommation modérée et régulière d'alcool implique:

- de ne pas boire plus de 2 verres standard par jour (prendre 2 verres par jour pendant 7 jours n'est absolument pas la même chose que prendre 7 verres durant 2 jours);
- pour les femmes, de limiter la consommation à 9 verres standard par semaine;
- pour les hommes, de limiter la consommation à 14 verres standard par semaine.

Au-delà de ce seuil, les effets bénéfiques disparaissent. Boire deux fois plus n'est pas deux fois meilleur pour la santé. De plus, consommer de l'alcool le matin à jeun n'a pas du tout le même effet que prendre un verre à table.

Précisons que les effets protecteurs de l'alcool ne se font pas sentir auprès des plus jeunes, puisque le risque de développer des maladies cardiovasculaires, par exemple, est très faible chez eux. Chez les hommes, le risque s'accroît à partir de la quarantaine; chez les femmes, à partir de la ménopause. Ces effets protecteurs proviennent du fait qu'une CMRA augmente le taux de lipoprotéines de haute densité (HDL) ou «bon cholestérol» et prévient l'accumulation de mauvais cholestérol qui bloque les parois des artères. D'autre part, l'alcool peut réduire la formation de caillots sanguins. De plus, les buveurs modérés auraient environ 30 % moins de risque de développer un diabète de type II, car l'alcool permet au corps de mieux contrôler le niveau de glucose dans le sang. Quant aux calculs biliaires, leur formation serait prévenue par l'effet de l'alcool sur la production d'acide biliaire et sur le bon cholestérol.

Ces effets protecteurs s'appliquent à tous les produits: vin, cidre, bière ou spiritueux, même si certains chercheurs ont mentionné que le vin rouge pourrait être plus bénéfique que les autres types d'alcool.

Boire de façon modérée n'est pas tout. S'abstenir de fumer, bien se nourrir, faire de l'activité physique sont autant de moyens à mettre en œuvre pour être en bonne santé. Malgré le potentiel positif de la CMRA, rappelez-vous que personne ne vous recommande de boire pour des raisons médicales. L'alcool n'est pas un médicament.

Source: Éduc'alcool, «Les effets de la consommation modérée et régulière d'alcool».

Le calage d'alcool

Le **calage** est une activité populaire dans les regroupements de jeunes pour qui boire de l'alcool constitue une épreuve ou un défi. Le « calage » peut provoquer une intoxication dangereuse pour la santé. On parle d'intoxication sévère, très grave ou pouvant entraîner la mort lorsque le taux d'alcool dans le sang, ou alcoolémie, dépasse 200 mg par 100 ml de sang.

L'alcoolisme

Toute personne qui boit développe, après un certain temps, une tolérance à l'égard de l'alcool. Cependant, les alcooliques qui cessent de boire ou qui diminuent significativement leur consommation ressentiront des symptômes de sevrage pouvant être déplaisants, aigus ou même tragiques (tremblement des mains, pouls accéléré, respiration haletante, insomnie, cauchemars, anxiété et troubles gastro-intestinaux). Ils peuvent aussi faire des crises de délire (**delirium tremens**) se caractérisant par un état de confusion où surgissent des hallucinations très vives et généralement troublantes.

L'alcoolisme coûte très cher à la société et nuit profondément au bien-être personnel des individus. Contrairement à ce que donne à penser la couverture médiatique, l'alcool cause beaucoup plus de problèmes que les drogues illégales comme la cocaïne, l'héroïne et la marijuana. Ce problème est aussi très difficile à régler sans aide professionnelle.

Évaluation de votre consommation d'alcool

Pour vous aider à évaluer l'importance de votre consommation d'alcool et votre capacité à modifier cette habitude de vie, nous vous proposons une série de laboratoires qui vous permettront de faire le point. Le labo 9.5 vous permettra de vérifier si vous savez boire. Le labo 9.6 vous aidera à identifier vos habitudes concernant la consommation d'alcool, puis à identifier votre stade de changement (*voir* le tableau 9.6) par rapport aux actions entreprises pour modifier vos habitudes de consommation. Des informations plus détaillées sur les différents stades et les processus de changement sont données au chapitre 1. Enfin, le labo 9.7 permettra à tous ceux et celles qui veulent réduire ou arrêter leur consommation d'alcool de mesurer leur sentiment d'efficacité personnelle à surmonter les difficultés qui les incitent à boire.

POUR EN SAVOIR PLUS

N'hésitez pas à consulter les sites suivants pour obtenir de l'information sur la consommation d'alcool.

Éduc'alcool
Organisme indépendant qui met sur pied des programmes de prévention, d'éducation et d'information pour aider les jeunes et les adultes à prendre des décisions responsables.

http://www.educalcool.qc.ca/cgi/

Toxquébec.com
Site qui a pour objectif principal de fournir aux individus et aux organismes qui s'intéressent à l'alcoolisme, à la toxicomanie et au jeu excessif ou pathologique une source d'information de qualité facilement accessible.

http://www.toxquebec.com/home/toxquebeccom.ch2

Impro
Événement organisé par Éduc'alcool et Juste pour rire pour sensibiliser les jeunes à l'importance de la modération en matière d'alcool.

http://www.hahaha.com/spectacles/impro/

À toi de juger (France)
Programme pédagogique de prévention par l'éducation proposé aux enseignants par l'association Éduc'alcool France.

http://www.atoidejuger.com/

Alcool (Suisse)
Site de l'Institut suisse de prévention de l'alcoolisme et autres toxicomanies qui explique comment se développe la consommation d'alcool chez les jeunes.

http://www.prevention.ch/
alcoolpourenparleraveclesados.htm

Tableau 9.6   **Les stades de changement de l'habitude de consommation d'alcool.**

Stades de changement	Caractéristiques
1. Indifférence	Je ne pense pas arrêter de consommer de l'alcool.
2. Réflexion	Je pense arrêter un jour, mais pas maintenant.
3. Planification	Je désire cesser de consommer de l'alcool au cours des 30 prochains jours et je veux en savoir plus sur la façon d'y arriver.
4. Action	Je viens d'arrêter de consommer de l'alcool et j'ai des symptômes de sevrage.
5. Maintien	Je ne bois plus d'alcool depuis 6 mois ou plus.

Calage Le fait de boire une grande quantité d'alcool en peu de temps.

Delirium tremens État de confusion provoqué par une diminution de la consommation d'alcool chez un alcoolique ; se caractérise par une transpiration abondante, des tremblements, un sentiment d'anxiété, des hallucinations et des crises.

DES RAISONS DE **CHANGER** !

Vos habitudes de consommation d'alcool sont influencées par les autres et cela vous incite parfois à des comportements que vous regrettez par la suite. Pour surmonter ce problème, sachez prévoir les situations délicates et apprenez à affirmer votre volonté en disant par exemple: «Non merci! Ça suffit pour l'instant», «Je préfère une boisson gazeuse, car je me lève tôt demain», «Je refuse de revenir en voiture avec toi, car tu as bu; d'ailleurs, ce n'est pas plus prudent pour toi» ou «Ce soir, je suis le chauffeur désigné.» Dans certains cas, vous constaterez qu'il vaut mieux rentrer à la maison sans tarder. Quelle que soit la situation, il faut être conscient des influences extérieures et agir en conséquence.

PASSEZ À
L'ACTION !

Le mieux-être consiste essentiellement à prendre sa vie en main. La dépendance aux drogues, à l'alcool, à la nicotine ou aux activités compulsives est tout le contraire, puisqu'elle consiste à devenir esclave de substances chimiques ou de forces extérieures. Le meilleur traitement contre la dépendance, c'est la prévention, c'est-à-dire s'abstenir de commencer. Mais il n'est jamais trop tard pour reprendre le contrôle de sa vie.

Vous pouvez dès aujourd'hui:

> Aller vous asseoir sur un banc au parc ou marcher au hasard deux fois plus lentement qu'à l'habitude pour vous imprégner de la beauté de la nature. Si vous ne pouvez vous rendre dans un endroit agréable, fermez les yeux et visualisez-en un. Voyez si vous pouvez éprouver un «high» naturel.

> Dormir suffisamment de façon à être alerte sans devoir recourir à la caféine ou à d'autres stimulants.

> Demander à vos colocs ou à vos amis s'ils savent que le «calage» d'alcool peut être mortel; s'ils l'ignorent, présentez-leur les faits.

> Si vous êtes fumeuse ou fumeur, écrasez et allez vous brosser les dents. Jetez ensuite votre paquet et vos allumettes.

RÉSUMÉ

> La dépendance désigne le besoin irrépressible qu'a un individu d'une substance nuisible à sa santé; elle peut être physique, psychologique ou sociale.

> Par abus de drogue, on entend une consommation compulsive, fréquente et excessive qui a des conséquences sociales, psychologiques et physiques fâcheuses. La tolérance et les symptômes de sevrage en cas de privation y sont souvent associés.

> La nicotine est la substance psychoactive qui crée la dépendance physique au tabac.

> À court terme, le tabac entrave le fonctionnement du système respiratoire; à long terme, il augmente les risques de maladies chroniques et réduit l'espérance de vie.

> La fumée de tabac dans l'environnement contient des produits toxiques et cancérigènes qui causent des problèmes de santé (cancer et maladies cardiovasculaires) aux non-fumeurs qui y sont régulièrement exposés. Les enfants y sont particulièrement vulnérables.

> À faible dose, l'alcool procure une sensation de détente et provoque un relâchement des inhibitions; à forte dose, il affecte le fonctionnement moteur et mental des individus. L'alcool est associé à divers accidents et blessures; à dose extrême, ce psychotrope peut entraîner l'intoxication, le coma ou la mort.

> La consommation chronique d'alcool affecte les systèmes digestif et cardiovasculaire et augmente le risque de cancer et de plusieurs autres maladies chroniques. Les femmes qui boivent durant la grossesse peuvent donner naissance à un enfant atteint du syndrome d'alcoolisme fœtal.

> L'excès épisodique d'alcool est un type d'abus fréquent chez les jeunes des institutions scolaires.

Nom : _____   Groupe : _____   Date : _____

LA CONSOMMATION DE TABAC
(POUR FUMEURS ET NON-FUMEURS QUI SOUHAITENT FAIRE PASSER LE TEST À UN FUMEUR)

Première partie

POURQUOI FUMEZ-VOUS ?

C'est entendu : la consommation de tabac crée une dépendance physique. Mais vous ne fumez certainement pas uniquement pour combler un besoin de nicotine. Si, comme la majorité des jeunes fumeurs, vous regrettez d'avoir commencé à fumer et désirez cesser, faites le test ci-dessous. En effet, prendre conscience de vos motivations et des satisfactions que vous procure la consommation de tabac vous aidera à cesser de fumer.

Lisez chaque énoncé et encerclez le chiffre qui convient à votre situation.

	Toujours	Souvent	Parfois	Rarement	Jamais
a) Je fume afin de soutenir mon rythme d'activité.	5	4	3	2	1
b) J'aime manipuler une cigarette ; cela fait partie du plaisir de fumer.	5	4	3	2	1
c) Fumer une cigarette est une source de plaisir et de détente.	5	4	3	2	1
d) Lorsque j'éprouve du mécontentement, j'allume une cigarette.	5	4	3	2	1
e) Lorsque je n'ai plus de cigarettes, il m'est insupportable d'attendre pour en racheter.	5	4	3	2	1
f) Je fume par automatisme, sans même m'en rendre compte.	5	4	3	2	1
g) Je fume pour me stimuler, pour me donner de l'entrain.	5	4	3	2	1
h) Une partie du plaisir de fumer tient aux gestes à faire pour allumer une cigarette.	5	4	3	2	1
i) Fumer une cigarette, c'est agréable.	5	4	3	2	1
j) Lorsque quelque chose me dérange ou me déplaît, j'allume une cigarette.	5	4	3	2	1
k) Lorsque je ne suis pas en train de fumer, l'idée d'une cigarette m'obsède.	5	4	3	2	1
l) Il m'arrive d'allumer une cigarette alors qu'il en brûle déjà une dans le cendrier.	5	4	3	2	1
m) Je fume pour me remonter le moral.	5	4	3	2	1
n) Je prends plaisir à observer la fumée que j'exhale.	5	4	3	2	1
o) C'est lorsque je me sens bien et détendu(e) que j'ai le plus envie de fumer.	5	4	3	2	1
p) Lorsque je me sens déprimé(e) ou que je veux oublier mes soucis, je fume.	5	4	3	2	1
q) Dès que je n'ai pas fumé pendant un certain temps, je ressens un besoin irrépressible d'allumer une cigarette.	5	4	3	2	1
r) Il m'arrive de me rendre compte que j'ai une cigarette aux lèvres sans pouvoir me rappeler l'y avoir mise.	5	4	3	2	1

COMPILATION DE VOS RÉSULTATS ⟫⟫

Inscrivez vos résultats ci-dessous. Faites le total pour chaque ligne. Chaque total va de 3 à 15. Tout résultat égal ou supérieur à 11 est élevé et tout résultat égal ou inférieur à 7 est peu élevé.

TOTAL

_____ + _____ + _____ = _____
a)   g)   m)   **Stimulation**

_____ + _____ + _____ = _____
b)   h)   n)   **Manipulation**

_____ + _____ + _____ = _____
c)   i)   o)   **Détente**

_____ + _____ + _____ = _____
d)   j)   p)   **Béquille:**
                                      diminution de la tension

_____ + _____ + _____ = _____
e)   k)   q)   **Sentiment de besoin: forte**
                                      dépendance physique et psychologique

_____ + _____ + _____ = _____
f)   l)   r)   **Habitude**

INTERPRÉTATION DE VOS RÉSULTATS ⟫⟫

Les six facteurs que le présent test mesure décrivent les raisons pour lesquelles les gens fument généralement. Plus un résultat est élevé, plus le facteur correspondant joue un rôle important dans votre consommation de tabac. Ces résultats alimenteront votre réflexion et contribueront à vos efforts pour cesser de fumer.

Stimulation: La cigarette agit sur vous comme un stimulant. Vous avez le sentiment qu'elle vous aide à vous sentir d'attaque, qu'elle vous donne de l'énergie et de l'entrain. Si vous tentez de cesser de fumer, vous pourriez opter pour un substitut plus sain dès que vous ressentirez le besoin de fumer, comme une activité physique modérée.

Manipulation: Vous aimez manipuler une cigarette. Pour occuper autrement vos mains, griffonnez, jouez avec un objet, trouvez-vous un hobby qui fasse aller vos mains.

Détente: Si vous tirez un réel plaisir à fumer, faites un examen honnête des effets nocifs de cette habitude. Cela pourrait vous convaincre de cesser de fumer. Entreprenez plutôt des activités sociales ou physiques; vous vous rendrez alors compte que la cigarette ne vous manque pas véritablement.

Béquille: Nombreux sont les fumeurs pour qui la cigarette est un substitut, une «béquille» utile dans les moments stressants ou désagréables. Mais, vous le savez, la cigarette ne peut pas régler vos problèmes.

Vous pourriez trouver aisé de cesser de fumer dans une période où tout va bien, mais vous aurez probablement envie de recommencer dès les premiers moments difficiles. Une activité physique ou sociale pourrait alors servir de substitut efficace à la cigarette.

Sentiment de besoin: Lorsque la cigarette est ressentie comme un besoin, il est très difficile de cesser de fumer. Dans un tel cas, les spécialistes donnent ce conseil: fumez plus que d'habitude pendant une journée ou deux, de façon à vous dégoûter, puis tenez-vous à l'écart des cigarettes jusqu'à ce que le sentiment de besoin disparaisse.

Habitude: Si vos résultats correspondent à cette catégorie, vous allumez souvent une cigarette sans vous en apercevoir et vous n'en tirez plus de véritable satisfaction. Si vous brisez la routine à laquelle vous avez associé la cigarette, il pourrait vous être assez facile de cesser de fumer pour de bon. La clé du succès, c'est la conscience au moment de l'allumer; demandez-vous alors: «Ai-je vraiment envie de cette cigarette?»

Source du questionnaire: Why Do You Smoke?, U.S. Department of Health and Human Services, Public Health Services, National Institutes of Health, NIH Pub. N° 90-1822.

Deuxième partie

QUEL EST VOTRE DEGRÉ DE DÉPENDANCE À LA NICOTINE ?

Pour le savoir, vous devez répondre par oui ou non aux quatre questions suivantes.

	Oui	Non
1. Fumez-vous en moyenne plus de 10 cigarettes par jour ?		
2. Fumez-vous habituellement moins de 30 minutes après votre réveil le matin ?		
3. Trouvez-vous difficile de passer plus de quatre heures sans fumer ?		
4. Lorsque vous essayez de cesser de fumer ou de réduire votre consommation de tabac, ressentez-vous des effets tels que : irritabilité, difficulté à vous concentrer et à dormir, étourdissements, frustration, modification de l'appétit ?		

INTERPRÉTATION DE VOS RÉSULTATS ⟩⟩⟩

Non à toutes les questions

Vous avez un faible degré de dépendance à la nicotine. Pour réussir à arrêter, vous devriez surtout vous concentrer sur ce qui vous pousse à fumer.

Oui à une ou deux questions

Vous présentez probablement une dépendance modérée à la nicotine ; vous pourriez avoir besoin d'un traitement médical pour cesser de fumer.

Oui à trois questions ou plus

Vous êtes probablement très dépendant(e) de la nicotine. La meilleure façon de cesser de fumer pour de bon serait de suivre un traitement médical spécialement conçu pour les fumeurs très dépendants.

Source du questionnaire : Société canadienne du cancer, *Futurs ex-fumeurs ! Ceci s'adresse à vous*, Toronto, mai 1998.

Nom : _____   Groupe : _____   Date : _____

LABO **9.2** **LA FUMÉE DE TABAC DANS L'ENVIRONNEMENT ET VOTRE SANTÉ** (POUR FUMEURS ET NON-FUMEURS)

Identifiez vos comportements en lien avec la fumée de tabac dans l'environnement.

Répondez par oui ou non aux questions suivantes.

	Oui	Non
1. Avez-vous déjà fumé la cigarette ?		
2. Présentement, fumez-vous la cigarette ?		
3. Fumez-vous habituellement tous les jours ? Si oui, combien de cigarettes par jour ? _____		
4. Au cours de vos activités quotidiennes, y a-t-il des endroits ou des moments où l'usage du tabac est restreint ? Si oui, ces restrictions ont-elles eu des effets sur votre consommation de tabac quotidienne ? Diminution _____ Augmentation _____ Essayé de cesser de fumer _____		
5. Votre ménage compte-t-il des personnes qui fument tous les jours ? Si oui, nombre de personnes : _____ (Vous vous incluez dans ce nombre si vous fumez.)		
6. Vous arrive-t-il d'être incommodé(e) par la fumée des autres ?		

7. À quelle fréquence êtes-vous exposé(e) à la fumée de cigarettes ?

	Chaque jour	Presque chaque jour	Environ 1 fois/sem.	Moins de 1 fois/sem.	Moins de 1 fois/mois	Jamais ou ne s'applique pas
À la maison						
À votre lieu d'activités principales (travail, études…)						
Tout autre lieu						

ANALYSE DE VOS RÉSULTATS ▶▶▶

À la lumière de vos réponses, évaluez si la fumée de tabac dans l'environnement nuit à votre santé. Justifiez votre réponse.

_____

_____

_____

_____

_____

Nom : _____   Groupe : _____   Date : _____

 MODIFIER L'HABITUDE DE TABAGISME
(POUR FUMEURS ET EX-FUMEURS)

Si vous êtes un fumeur ou un ex-fumeur, complétez ce labo pour cerner vos habitudes de tabagisme et identifier votre stade de changement. Par la suite, vous aurez à élaborer des stratégies en lien avec votre stade de change-ment en vue de modifier votre comportement par rapport au tabagisme. Souvenez-vous qu'il n'y a pas de bonne ou mauvaise façon d'arrêter de fumer, c'est à vous de choisir celle qui vous convient le mieux.

ÉVALUATION DE VOS HABITUDES

Pour chaque énoncé, encerclez le chiffre qui décrit le mieux votre comportement.

Habitudes	Presque toujours	Quelque-fois	Presque jamais
1. Je fume plus de 10 cigarettes par jour.	3	2	0
2. Je fume une cigarette moins de 30 minutes après mon réveil.	3	2	0
3. Je côtoie des fumeurs à la maison.	2	1	0
4. Je côtoie des fumeurs dans mes activités quotidiennes.	2	1	0

Total : _____

INTERPRÉTATION DE VOTRE RÉSULTAT ❯❯❯

Encerclez le nombre qui correspond au score total obtenu et prenez connaissance de l'interprétation de votre résultat.

Catégories	Tabagisme	Interprétation
Excellent	0	Si vous avez obtenu 0 ou 1 point, c'est excellent. Vos réponses révèlent que vous n'avez aucune dépendance au tabagisme et que vous êtes conscient(e) des conséquences du tabac sur votre santé et sur celle des autres.
	1	
Bon	2	Un résultat de 2 à 4 indique que, sans avoir une dépendance à la nicotine, vous êtes de façon volontaire ou involontaire en contact avec la FTE. Pour savoir quels changements vous devez effectuer, revoyez les énoncés auxquels vous avez répondu *quelquefois* ou *presque jamais* et apportez des modifications (par exemple, demandez aux fumeurs que vous côtoyez de fumer à l'extérieur).
	3	
	4	
À risque	5	Un résultat de 5 à 7 signifie que vous avez certaines faiblesses. Vous devriez prendre des informations ou demander de l'aide pour réduire les risques auxquels vous vous exposez. Commencez par vous arrêter et faire la liste des avantages et inconvénients du tabac dans votre vie, puis passez à l'action en identifiant certains comportements que vous pouvez changer.
	6	
	7	
À risque élevé	8	Un résultat de 8 à 10 révèle une dépendance élevée à la nicotine. Même si vous avez une foule de raisons de fumer, prenez le temps de penser aux inconvénients de votre dépendance. Pouvez-vous imaginer la possibilité d'arrêter un jour ? Si oui, consultez les nombreuses ressources disponibles ou demandez à des personnes de votre entourage de vous aider.
	9	
	10	

ÉVALUATION DE VOTRE STADE DE CHANGEMENT

Encerclez la lettre qui décrit le mieux votre comportement actuel par rapport à l'habitude du tabagisme. Fumez-vous?

a) Non, je ne fume plus depuis plus de 6 mois. → Maintien

b) Non, je viens d'arrêter de fumer. → Action

c) Oui, mais je me prépare à arrêter de fumer. → Planification

d) Oui, mais je pense arrêter de fumer un jour. → Réflexion

e) Oui, je ne suis pas prêt à arrêter de fumer. → Indifférence

PASSEZ À
L'ACTION !
(pour fumeur régulier ou occasionnel et ex-fumeur craignant la rechute)

Pour modifier vos comportements face au tabagisme, élaborez des stratégies pertinentes en lien avec votre stade de changement (inspirez-vous du tableau 1.3, p. 11). Par la suite, mettez progressivement en application vos stratégies. C'est par étapes que l'on arrive à se débarrasser du tabagisme, cela demande beaucoup de volonté. Ne vous découragez donc pas au premier obstacle ou à la première rechute.

Comportements à modifier	Stratégie pertinente en lien avec votre stade de changement
1	
2	
3	

Nom : _____   Groupe : _____   Date : _____

LABO 9.4 TABAGISME : TEST DE MESURE DU SENTIMENT D'EFFICACITÉ PERSONNELLE

Pour modifier votre habitude de tabagisme, vous devez vous estimer capable de surmonter les difficultés qui vous incitent à fumer. Un sentiment faible réduit votre motivation, tandis qu'un sentiment d'efficacité personnelle élevé vous aidera à réduire votre consommation de tabac ou à arrêter de fumer. Ce labo vous permettra de mesurer votre sentiment d'efficacité personnelle par rapport à la consommation de tabac.

Pour chacune des situations suivantes, encerclez le chiffre correspondant à votre niveau de difficulté ou de facilité à vous passer d'une cigarette.

Situations	Très difficile	Difficile	Peu difficile	Moyennement facile	Facile	Très facile
1. Lorsque je suis avec des fumeurs.	1	2	3	4	5	6
2. Lorsqu'on m'offre une cigarette.	1	2	3	4	5	6
3. Lorsque je fais la fête.	1	2	3	4	5	6
4. Lorsque j'ai du temps libre.	1	2	3	4	5	6
5. Lorsque je suis seul(e).	1	2	3	4	5	6
6. Lorsque j'ai des problèmes.	1	2	3	4	5	6
7. Lorsque je bois de l'alcool.	1	2	3	4	5	6
8. Lorsque je bois un café.	1	2	3	4	5	6
9. Lorsque je vais dans les bars.	1	2	3	4	5	6
10. Lorsque je suis angoissé(e).	1	2	3	4	5	6
11. Après un repas.	1	2	3	4	5	6
12. Le matin en me levant.	1	2	3	4	5	6
13. Lorsque j'ai de la difficulté à dormir.	1	2	3	4	5	6
14. Le soir avant de me coucher.	1	2	3	4	5	6
15. Lorsque je suis en pause.	1	2	3	4	5	6
16. Avant un examen.	1	2	3	4	5	6
17. Lorsque je regarde la télévision.	1	2	3	4	5	6
18. Lorsque j'ai de l'argent.	1	2	3	4	5	6

Total : _____

Source du questionnaire : Chiasson, Luc, *Sentiment d'efficacité personnelle, habitudes de vie et niveau de condition physique* (PA2002-006), 2004, 163 pages.

INTERPRÉTATION DE VOTRE RÉSULTAT ▸▸▸

Encerclez le nombre qui correspond au score total obtenu et prenez connaissance de l'interprétation de votre résultat.

Catégories	Tabagisme : sentiment d'efficacité		Interprétation
	Femmes	Hommes	
Très élevé	79 et +	79 et +	Vous êtes capable de dire non à la cigarette. Vous avez une bonne maîtrise de votre habitude. Votre sentiment élevé et très élevé d'efficacité vous permet de cesser de fumer facilement.
Élevé	61 à 78	61 à 78	
Moyen	40 à 60	40 à 60	Vous n'êtes pas souvent capable de dire non à une cigarette, et ce, dans de nombreuses situations. Il s'agit pour vous de commencer par trouver des solutions aux situations que vous avez identifiées comme difficiles et de les appliquer afin de modifier votre habitude de tabagisme.
Faible	22 à 39	22 à 39	
Très faible	21 et –	21 et –	Dans la majorité des situations, vous n'êtes pas capable de refuser une cigarette. Trouvez des solutions aux situations que vous avez identifiées comme très difficiles et difficiles, et appliquez-les. Votre dépendance à la nicotine est probablement élevée, n'hésitez pas à demander de l'aide.

ANALYSE DE VOS RÉSULTATS DE LABOS ▸▸▸

LABO 9.1 La consommation de tabac (pour fumeurs et non-fumeurs qui souhaitent faire passer le test à un fumeur)

LABO 9.2 La fumée de tabac dans l'environnement et votre santé (pour fumeurs et non-fumeurs)

LABO 9.3 Modifier l'habitude de tabagisme (pour fumeurs et ex-fumeurs)

LABO 9.4 Tabagisme : test de mesure du sentiment d'efficacité personnelle

1. Êtes-vous surpris ou surprise de ces résultats ? En êtes-vous satisfait ou satisfaite ? Expliquez pourquoi.

2. Si vous n'en êtes pas satisfait ou satisfaite, que devriez-vous changer ?

Nom : _____   Groupe : _____   Date : _____

LABO 9.5 SAVEZ-VOUS BOIRE ?

Pour chacun des énoncés suivants, encerclez la réponse qui décrit le mieux votre comportement.

		Oui	Non
1.	Vous arrive-t-il de vous réveiller le matin, après avoir bu la veille, en ne vous souvenant plus d'une partie de la soirée ?	1	0
2.	Avez-vous déjà éprouvé le besoin de boire de l'alcool dès le matin après avoir bu la veille pour vous sentir en forme ?	1	0
3.	Êtes-vous capable d'arrêter de boire après un verre ou deux sans effort ?	0	1
4.	Êtes-vous capable d'étaler votre consommation dans le temps ?	0	1
5.	Votre entourage (famille ou amis) se plaint-il de votre consommation d'alcool ?	1	0
6.	Vous êtes-vous déjà battu après avoir bu ?	1	0
7.	Êtes-vous capable de refuser un verre sans vous sentir gêné(e) ou ridicule ?	0	1
8.	Avez-vous déjà perdu des amis ou un partenaire amoureux parce que vous aviez trop bu ?	1	0
9.	Commencez-vous à penser que vous consommez trop ?	1	0
10.	Avez-vous déjà eu des problèmes à l'école ou au travail parce que vous aviez trop bu ?	1	0
11.	Êtes-vous capable de boire de la boisson non alcoolisée dans une soirée entre amis ?	0	1
12.	Vous sentez-vous parfois coupable à cause de l'alcool ou de vos comportements quand vous êtes ivre ?	1	0
13.	L'alcool est-il votre moyen privilégié pour vous détendre ou avoir du plaisir ?	1	0
14.	Consommez-vous pour surmonter votre gêne ?	1	0
15.	Votre consommation d'alcool vous place-t-elle parfois dans des situations embarrassantes ?	1	0

Total : _____

INTERPRÉTATION DE VOTRE RÉSULTAT ▶▶▶

Prenez connaissance de l'interprétation de votre résultat.

0 point Bravo ! Vous n'avez aucun problème avec la consommation d'alcool.

1 à 3 points Vous n'abusez pas souvent de l'alcool. Vous êtes surtout un buveur modéré qui, à l'occasion, prend probablement un verre de trop. Surveillez toutefois vos écarts.

4 à 8 points Vous abusez de l'alcool à certaines occasions et vous en subissez les conséquences. Il serait bon pour vous de réfléchir à vos habitudes de consommation et de vous poser certaines questions.

9 à 15 points Vous abusez de l'alcool et vos excès vous amènent à en subir des conséquences néfastes sur les plans personnel, social et familial. Il est essentiel pour vous de réfléchir à votre consommation et de penser aux conséquences pour votre avenir. Si vous voulez de l'aide, il existe plusieurs organismes qui peuvent vous encadrer ou vous soutenir.

Source : Éduc'alcool, Savez-vous boire ?

Nom : _____   Groupe : _____   Date : _____

MODIFIER OU MAINTENIR L'HABITUDE DE CONSOMMATION D'ALCOOL
(POUR BUVEURS SEULEMENT)

Identifiez vos comportements et votre stade de changement en lien avec votre capacité à maintenir ou à modifier votre habitude de consommation d'alcool, puis élaborez quelques stratégies pour atteindre ou maintenir une habitude de consommation responsable.

ÉVALUATION DE VOS HABITUDES

Pour chaque énoncé, encerclez le chiffre qui décrit le mieux votre comportement.

Habitudes	Presque toujours	Quelque-fois	Presque jamais
1. Je suis capable de refuser une consommation.	3	2	0
2. Je suis capable de m'arrêter de boire après avoir pris un verre ou deux.	3	2	0
3. J'ai un bon réseau social sur lequel je peux compter en cas de besoin.	2	1	0
4. Je ne conduis pas lorsque j'ai consommé de l'alcool ou j'évite de me faire conduire par quelqu'un qui a bu.	2	1	0

Total : _____

INTERPRÉTATION DE VOTRE RÉSULTAT

Encerclez le nombre qui correspond au score total obtenu et prenez connaissance de l'interprétation de votre résultat.

Catégories	Consommation d'alcool	Interprétation
Excellent	10	Si vous avez obtenu 9 ou 10 points, c'est excellent. Vos réponses révèlent que vous consommez de façon responsable. Demeurez à l'écoute pour reconnaître les signes qui vous indiqueraient que cet équilibre est perturbé.
	9	
Bon	8	Un résultat de 6 à 8 indique que vos moyens pour gérer votre consommation d'alcool sont bons mais qu'il y a place à l'amélioration. Pour savoir quels changements vous devez effectuer, revoyez les énoncés auxquels vous avez répondu *quelquefois* ou *presque jamais* et trouvez des moyens pour corriger ces faiblesses.
	7	
	6	
À risque	5	Un résultat de 3 à 5 signifie que vous avez certains problèmes. Vous devriez prendre des informations ou demander de l'aide pour réduire les risques potentiels d'une consommation abusive ou irresponsable d'alcool. Passez à l'action en commençant par vous questionner sur les répercussions de votre consommation d'alcool sur vous et votre entourage.
	4	
	3	
À risque élevé	2	Un résultat de 0 à 2 révèle que vous manquez de moyens pour contrôler votre consommation d'alcool. Soit que vous n'êtes pas conscient(e) des problèmes liés à une consommation abusive d'alcool, soit que vous ne savez pas quoi faire pour la contrôler. Consultez une personne-ressource ou demandez à des personnes de votre entourage de vous aider.
	1	
	0	

ÉVALUATION DE VOTRE STADE DE CHANGEMENT

Encerclez la lettre qui décrit le mieux votre comportement actuel par rapport à la consommation d'alcool.

Avez-vous une consommation responsable d'alcool ?

a) Oui, depuis plus de 6 mois. ➜ Maintien

b) Oui, depuis moins de 6 mois. ➜ Action

c) Non, mais j'ai l'intention d'apporter des changements d'ici 30 jours. ➜ Planification

d) Non, mais je commence à penser à des changements possibles. ➜ Réflexion

e) Non, je n'ai aucune intention de changer. ➜ Indifférence

PASSEZ À
L'ACTION !

Pour modifier votre habitude de consommation d'alcool, élaborez une stratégie pertinente en lien avec votre stade de changement (inspirez-vous du tableau 1.3, p. 11). Par la suite, mettez progressivement en application vos stratégies. Modifier un comportement, quel qu'il soit, demande des efforts. Ne vous découragez donc pas au premier obstacle !

Comportements à modifier	Stratégie pertinente en lien avec votre stade de changement
1	
2	
3	

Nom : _____   Groupe : _____   Date : _____

LABO 9.7 BOISSONS ALCOOLIQUES : TEST DE MESURE DU SENTIMENT D'EFFICACITÉ PERSONNELLE

Pour modifier votre habitude de consommation d'alcool, vous devez vous estimer capable de surmonter les difficultés qui vous incitent à boire. Un sentiment faible réduit votre motivation, tandis qu'un sentiment d'efficacité personnelle élevé vous aidera à réduire votre consommation d'alcool à un niveau bénéfique pour la santé. Ce labo vous permettra de mesurer votre sentiment d'efficacité personnelle par rapport à la consommation de boissons alcooliques.

Pour chacune des situations suivantes, encerclez le chiffre correspondant à votre niveau de difficulté ou de facilité à vous passer d'une consommation d'alcool.

Situations	Très difficile	Difficile	Peu difficile	Moyenne-ment facile	Facile	Très facile
1. Lorsque je fais la fête.	1	2	3	4	5	6
2. Lorsque c'est le début de la session.	1	2	3	4	5	6
3. Lorsque je sors le soir.	1	2	3	4	5	6
4. Lorsque je suis en congé.	1	2	3	4	5	6
5. Lorsque je suis avec des amis.	1	2	3	4	5	6
6. Lorsque je suis déprimée(e).	1	2	3	4	5	6
7. Lorsque je suis fatigué(e).	1	2	3	4	5	6
8. Lorsque je suis stressé(e).	1	2	3	4	5	6
9. Lorsque je suis seul(e).	1	2	3	4	5	6
10. Lorsque je n'ai rien à faire.	1	2	3	4	5	6
11. Après un repas.	1	2	3	4	5	6
12. Lorsque je veux faire tomber ma timidité.	1	2	3	4	5	6
13. Lorsque je suis avec d'autres qui boivent.	1	2	3	4	5	6
14. Lorsqu'il fait chaud.	1	2	3	4	5	6

Total : _____

Source du questionnaire : Chiasson, Luc, *Sentiment d'efficacité personnelle, habitudes de vie et niveau de condition physique* (PA2002-006), 2004, 163 p.

INTERPRÉTATION DE VOTRE RÉSULTAT >>>

Encerclez le nombre qui correspond au score total obtenu et prenez connaissance de l'interprétation de votre résultat.

Catégories	Alcool : sentiment d'efficacité		Interprétation
	Femmes	Hommes	
Très élevé	83 et +	80 et +	Vous contrôlez efficacement votre consommation d'alcool. Vous avez une bonne maîtrise de cette habitude de vie. Votre sentiment élevé et très élevé d'efficacité vous permet de gérer de façon responsable votre consommation.
Élevé	72 à 82	66 à 79	
Moyen	57 à 69	51 à 65	Vous n'êtes pas toujours capable de surmonter les difficultés qui vous incitent à boire. Il s'agit pour vous de trouver des solutions aux situations que vous avez identifiées comme difficiles pour modifier votre habitude.
Faible	44 à 56	35 à 55	
Très faible	43 et –	36 et –	Vous avez beaucoup de difficulté à contrôler votre consommation d'alcool, et ce, dans de nombreuses situations. Trouvez des solutions aux situations que vous avez identifiées comme très difficiles et difficiles, et appliquez-les. Au besoin, n'hésitez pas à demander de l'aide à votre entourage.

ANALYSE DE VOS RÉSULTATS DE LABOS >>>

LABO 9.5 Savez-vous boire ?

_____

_____

LABO 9.6 Modifier ou maintenir l'habitude de consommation d'alcool

_____

_____

_____

LABO 9.7 Boissons alcooliques : test de mesure du sentiment d'efficacité personnelle

_____

_____

_____

1. Êtes-vous surpris ou surprise de ces résultats ? En êtes-vous satisfait ou satisfaite ? Expliquez pourquoi.

_____

_____

_____

2. Si vous n'en êtes pas satisfait ou satisfaite, que devriez-vous changer ?

_____

_____

_____

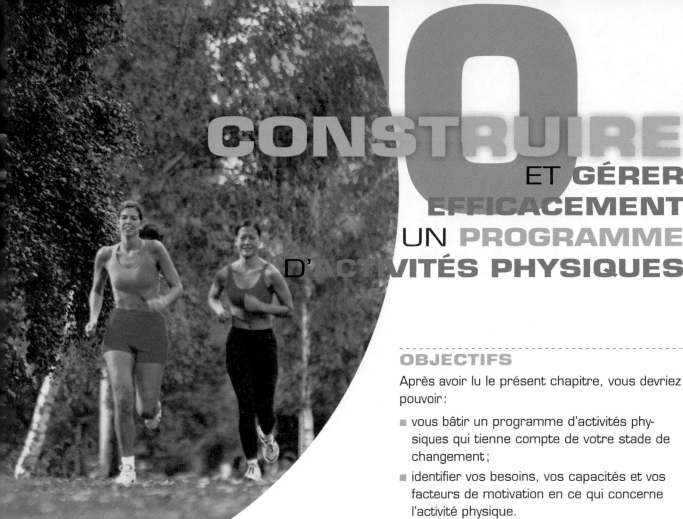

CONSTRUIRE
ET GÉRER EFFICACEMENT UN PROGRAMME D'ACTIVITÉS PHYSIQUES

OBJECTIFS

Après avoir lu le présent chapitre, vous devriez pouvoir :

■ vous bâtir un programme d'activités physiques qui tienne compte de votre stade de changement ;

■ identifier vos besoins, vos capacités et vos facteurs de motivation en ce qui concerne l'activité physique.

METTEZ-VOUS À L'ÉPREUVE !

1. Identifier sa *volonté de changement* dès le début d'une démarche de gestion d'un programme d'activités physiques permet de mieux orienter les stratégies qui permettront de devenir plus actif. Vrai ou faux ?

2. Se fixer des objectifs est la première étape à considérer dans l'élaboration d'un programme personnel d'activités physiques. Vrai ou faux ?

3. Quelles sont les excuses les plus fréquentes pour justifier l'inactivité physique ?
   a) Je n'ai pas le temps.
   b) Je suis fatigué.
   c) Je ne sais pas quoi faire ni comment.
   d) Je n'ai pas accès à des installations sportives.
   e) Je ne trouve pas l'aide dont j'ai besoin.
   f) Toutes ces réponses.

Réponses

1. Vrai. Si vous avez une volonté de changement plutôt faible (stade de l'indifférence) et que vous ne pratiquez pas d'activités physiques, vous aurez des stratégies différentes, pour vous motiver à bouger, d'une personne qui est déjà régulièrement active (stade de maintien).

2. Vrai. Se fixer des objectifs est la première étape essentielle. Cela s'applique d'ailleurs à n'importe quelle habitude que l'on veut sérieusement modifier.

3. Toutes ces réponses. En effet, on entend régulièrement toutes ces excuses.

Dans ce chapitre, nous vous demanderons de construire et de gérer efficacement un programme d'activités physiques dans une perspective de mieux-être afin d'augmenter votre niveau d'autonomie à cet égard et de faire le lien entre les résultats obtenus et l'amélioration des différentes dimensions de votre mieux-être. Par la suite, vous pourrez utiliser une telle démarche pour modifier toute autre habitude de vie.

Vous savez qu'il faut être actif. Cependant, devenir actif et le rester demande du temps, des efforts et, par-dessus tout, des habiletés qu'il faut développer. Les nombreux bénéfices que vous pouvez en retirer en valent la peine : par exemple, un meilleur contrôle du poids, plus d'énergie, une plus grande estime de soi, une meilleure résistance aux rhumes ou aux grippes, des os, des articulations et des muscles plus forts et en santé.

Pour modifier son mode de vie, il faut vouloir changer et apprendre à surmonter les difficultés qui incitent à être inactif, puis développer des stratégies et des habiletés qui permettront d'atteindre l'objectif d'avoir une vie saine et active. C'est la clé du succès.

Dans ce chapitre, nous tenons compte à la fois de ce dont vous avez besoin, de ce que vous voulez faire et du plaisir que vous en retirerez, mais aussi de votre capacité d'encadrer vos activités physiques dans une perspective de santé. En premier lieu, vous devez considérer votre volonté à changer de comportement. Selon le résultat obtenu, vous pourrez modifier votre habitude d'activités physiques en appliquant des stratégies correspondant à votre stade de changement. Par la suite, vous identifierez vos différents besoins, capacités et facteurs de motivation liés à votre pratique d'activités physiques. Enfin, vous aurez à construire un programme d'activités physiques qui respecte vos goûts, vos intérêts et qui inclut des activités quotidiennes. Si vous n'avez aucun problème de santé, nous vous suggérerons de mettre l'accent sur les activités d'intensité modérée à intense. En effet, les autorités scientifiques et médicales recommandent de faire, presque tous les jours, au moins une demi-heure d'activité physique d'intensité moyenne ou plus élevée si l'on veut en retirer des bénéfices substantiels pour la santé. Nous allons également vous proposer des solutions qui pourront vous aider à surmonter les obstacles les plus fréquents à la pratique d'activités physiques. Pour améliorer votre santé globale et maximiser l'atteinte de vos objectifs, nous vous demanderons de tenir compte de changements possibles dans d'autres habitudes de vie. Vous devrez ensuite gérer efficacement votre programme personnel soit :

- mettre en œuvre votre plan d'action pendant plusieurs semaines ;
- tenir un relevé ;
- noter vos progrès ;
- adapter votre entraînement en fonction des objectifs fixés ;
- faire un bilan.

Susciter des changements durables demande du temps et de la persévérance. N'oubliez pas que le corps humain a été conçu pour bouger tous les jours. À vous de jouer !

LA VOLONTÉ DE CHANGER UN COMPORTEMENT

Il en est question au chapitre 1 : les chercheurs qui œuvrent dans le domaine comportemental ont identifié cinq stades de changement que la plupart des individus franchissent pour adopter de nouveaux comportements et de nouvelles habitudes. Pour identifier votre stade de changement concernant votre pratique actuelle d'activités physiques, faites le labo 10.1 A à la fin de ce chapitre. Une fois votre stade identifié, vous devrez trouver des moyens pour passer à un stade supérieur jusqu'à ce que vous ayez atteint le stade de maintien. Rappelez-vous que cette démarche peut aussi s'appliquer à d'autres habitudes de vie que vous voulez modifier.

DÉVELOPPER DES STRATÉGIES ADÉQUATES

Élaborer des stratégies en lien avec votre stade de changement

Les stratégies doivent être cohérentes avec votre stade de changement. Il ne sert à rien d'essayer de convaincre quelqu'un qui se trouve au stade de l'action des avantages de l'activité physique ; il en est déjà convaincu. Par contre, cette personne a probablement besoin d'encouragements pour poursuivre.

Souvenez-vous qu'une personne au stade de l'**indifférence** n'est pas sensibilisée aux conséquences de l'inactivité ; elle ne manifeste aucune intention de changer cette habitude de vie. Il lui faut donc commencer par s'interroger sur cette habitude, vérifier si elle a des raisons valables de ne pas changer et si elle a l'intention de garder cette habitude toute sa vie.

Au stade de la **réflexion**, l'individu est sensibilisé aux conséquences de ce comportement, mais il ne pense pas effectuer un changement. C'est le bon moment pour lui d'énumérer les avantages et les désavantages de la pratique régulière d'activités physiques, d'en peser le pour et le contre. Au stade de la **planification**, la personne est déterminée à changer et elle entreprend quelques démarches en ce sens. Inscrire à l'agenda les actions précises à entreprendre pendant la semaine et se donner des moyens de les réaliser font partie des outils qu'elle peut exploiter.

Au stade de l'**action**, la personne a modifié son habitude de vie ; elle est passée à l'action, mais depuis peu de temps. Adopter une attitude personnelle positive et se récompenser de ses bons coups sauront l'aider à entretenir sa motivation. Quant aux personnes qui en sont au stade de **maintien**, elles ont changé cette habitude de vie avec succès pendant une période significative (depuis au moins six mois) et elles ont à cœur de maintenir leurs acquis. Apprendre à détecter les débuts de rechute et à réagir adéquatement leur permettront de maintenir le cap. Pour avoir plus d'informations sur les stades de changement, *voir* le tableau 1.3, p. 11.

Appliquer ces stratégies pour progresser à un stade supérieur

Reportez-vous au labo 10.1 B pour mettre en œuvre des stratégies appropriées à votre stade afin de progresser jusqu'à ce que vous ayez atteint le stade de maintien. Si vous en êtes déjà à ce stade, bravo ! Vous aurez alors des suggestions d'actions concrètes pour y demeurer.

BESOINS, CAPACITÉS ET FACTEURS DE MOTIVATION

Pour partir du bon pied, interrogez-vous sur vos besoins, capacités et **facteurs de motivation**, car ils seront déterminants dans la réussite de votre programme personnel d'activités physiques. Ils vous permettront de choisir des activités pertinentes et agréables. Établir vos priorités vous permettra de soutenir votre intérêt, votre motivation et d'harmoniser votre pratique d'activités physiques dans une perspective de santé et de plaisir.

Identifier vos besoins

Dans une perspective de santé, vos besoins représentent les informations que vous devez considérer pour choisir des activités qui auront un effet positif sur votre mieux-être. L'activité physique permet de satisfaire des besoins d'ordres physique, psychologique ou social.

Si vous souhaitez être en meilleure santé, vous pouvez chercher à augmenter votre endurance cardiorespiratoire (*voir* le chapitre 3) afin d'être plus efficace dans vos activités quotidiennes et de ressentir moins de fatigue à la fin d'une journée.

Si vous voulez contrôler votre poids ou diminuer vos réserves de graisse pour améliorer votre image corporelle ou pour éviter les problèmes associés à l'obésité, l'activité physique régulière vous y aidera (*voir* le chapitre 6). La seule façon de perdre des graisses est de brûler plus de calories que l'on en absorbe. On brûle ses calories de deux façons : par le métabolisme basal (l'énergie que dépense l'organisme pour assurer les fonctions vitales) et par l'activité physique. On a peu de contrôle sur son métabolisme basal, à moins d'augmenter sa masse maigre par des exercices musculaires et d'améliorer ainsi le ratio masse maigre / masse grasse (*voir* le chapitre 4). Cependant, il est facile de contrôler ses activités physiques en nombre, en fréquence, en intensité et de surveiller son alimentation. Rappelez-vous que même une activité toute simple comme la marche rapide aide à brûler des calories. Pour en savoir plus, lisez l'encadré «Comment perdre une livre de graisse».

Si vous souhaitez surmonter votre anxiété, vous détendre, vous défouler ou simplement vous changer les idées, une longue promenade ou une marche rapide d'une dizaine de minutes est tout indiquée. La pratique régulière d'activités physiques a le mérite de réduire la déprime,

Facteur de motivation : Ce qui incite une personne à passer à l'action.

l'anxiété et d'aider les individus à mieux affronter les situations stressantes. Certaines études ont même révélé que l'activité physique contribue à diminuer les symptômes de dépression. Dans ces cas précis, les experts recommandent de pratiquer des activités cardiorespiratoires d'intensité légère à modérée.

Si vous souhaitez augmenter votre vigueur musculaire pour prévenir des blessures ou des maux de dos, ou pour améliorer votre apparence ou votre estime de soi, vous devez introduire des exercices spécifiques dans votre programme. Consultez la banque d'exercices proposés aux chapitres 4 et 5 pour choisir ceux qui répondent à vos besoins.

Si vous souhaitez mieux contrôler votre asthme, soit diminuer le nombre de crises et leur intensité, vous devez vous entraîner régulièrement et choisir des activités d'endurance cardiorespiratoire. Commencez progressivement en faisant de courtes séances d'activité physique suivies de périodes de repos. Augmentez l'intensité cardiorespiratoire petit à petit.

Enfin, si vous souhaitez rencontrer des amis, faire de nouvelles connaissances, communiquer, sachez que certaines activités physiques ou sports d'équipe peuvent vous aider à combler vos besoins sociaux.

Vous devez maintenant identifier vos besoins par rapport à votre santé et à votre condition physique, les besoins variant beaucoup d'un individu à l'autre. Cette réflexion vous permettra de choisir une ou plusieurs activités physiques pouvant les combler. Pour y arriver, faites le labo 10.2.A.

Identifier vos capacités

Une capacité est une aptitude à pratiquer une ou des activités physiques. Repensez à vos expériences passées et demandez-vous pourquoi vous avez aimé ou non pratiquer certaines activités. Aviez-vous des habiletés physiques? Aviez-vous une bonne coordination? Ces informations pourront vous aider à opter pour des activités appropriées à vos capacités. Si vous étiez peu habile, ne vous découragez pas. N'oubliez pas que des activités exigeant peu d'habiletés techniques comme la marche rapide et la randonnée pédestre sont à la portée de tous. Précisez aussi vos capacités en lien avec votre santé et avec votre condition physique, car elles vous aideront à établir des objectifs réalistes et réalisables.

Pour préciser vos capacités liées à votre santé, remplissez le questionnaire Q-AAP (labo 2.1, p. 35). Peut-être vous conseillera-t-on alors de passer un examen médical avant de faire une activité. Rappelez-vous aussi que l'activité physique fait partie du traitement de nombreux problèmes de santé. Les activités cardiorespiratoires d'intensité modérée peuvent aider à réduire l'obésité, les maladies cardiovasculaires, le diabète, l'anxiété, l'asthme, etc. Quant aux activités musculaires et de flexibilité, elles peuvent contribuer à résoudre des problèmes posturaux et de maux de dos. D'autres activités peuvent influer sur la santé psychologique en apportant détente, relaxation et plaisir.

En ce qui a trait à votre condition physique actuelle, utilisez les tests que vous avez effectués en classe pour vous situer. Si vous n'avez pas exécuté de tests standardisés, vous pouvez recourir à des tests maison (cardiorespiratoire, musculaire et de flexibilité) pour obtenir des informations objectives sur votre niveau actuel de condition physique. Par exemple, vous pouvez marcher près de chez vous et établir un parcours de 1,6 km (1 mille). Dans le tableau ci-contre, notez votre fréquence cardiaque avant et tout de suite après votre marche et inscrivez également le temps que vous avez mis pour parcourir cette distance. Marchez le plus rapidement possible, prenez

POUR EN **SAVOIR** PLUS

COMMENT PERDRE UNE LIVRE DE GRAISSE

Pour perdre 500 g (environ 1 livre) de graisse, vous devez brûler 3500 Cal* de plus que votre apport alimentaire. En créant un déficit de 500 Cal par jour, cela prendra une semaine pour atteindre ce résultat. Vous pouvez choisir de diminuer votre apport calorique de 500 Cal par jour, ou réduire l'apport calorique de 250 Cal et augmenter parallèlement votre dépense énergétique par l'activité physique en brûlant 250 Cal de plus par jour, ou encore augmenter votre dépense énergétique en brûlant 500 Cal de plus par jour sans diminuer votre apport calorique. La deuxième et la troisième option sont à privilégier car, en plus de vous faire profiter des nombreux bénéfices associés à la pratique d'activités physiques, elles vous permettent de manger un peu plus que la première option et d'aller chercher ainsi tous les nutriments essentiels au bon fonctionnement de l'organisme.

---

* 1 Cal = 1 kcal = 1000 cal

votre fréquence cardiaque sur 15 secondes immédiatement après avoir terminé votre marche, notez vos résultats. Refaites ce test de façon régulière pour juger de votre amélioration en suivant ces recommandations :

- pas de gros repas ni de café 3 heures avant le test ;
- remettez le test si le temps est trop chaud, trop froid ou si c'est très venteux ;
- marchez lentement pendant quelques minutes pour vous échauffer.

Vous noterez des progrès soit en parcourant la même distance en moins de temps, soit en ayant une fréquence cardiaque plus basse après l'effort.

Date (jour/mois/année)	Temps pour 1,6 km	Fréquence cardiaque immé- diatement après (batt./min)

À mesure que vous améliorerez votre condition physique, votre fréquence au repos sera plus basse, puisque votre cœur, plus fort, pourra pomper plus de sang à chaque battement. Plus de sang par battement signifie moins de battements par minute et une meilleure efficacité de votre muscle cardiaque. Le moment adéquat pour prendre votre fréquence cardiaque de repos est le matin, avant de vous lever. Utilisez un tableau comme celui ci-dessous pour inscrire vos résultats et évaluer vos progrès.

Date (jour/mois/année)	Fréquence cardiaque au repos (batt./min)

Vous pouvez également faire des tests maison pour évaluer votre capacité musculaire et votre flexibilité. Inspirez-vous des tests suggérés dans les labos des chapitres 4 et 5 pour développer vos propres tests. Pour faire le point sur toutes vos capacités actuelles, faites le labo 10.2.B.

Identifier vos facteurs de motivation

On parle de motivation lorsqu'un comportement reflète l'autodétermination. Cela suppose que des besoins particuliers sont à l'origine des conduites d'une personne et que ses perceptions de compétence et de libre choix l'incitent à se fixer des objectifs, à fournir l'effort nécessaire pour les atteindre et à maintenir cet effort malgré les difficultés.

Plus le lien entre les besoins et les sources de motivation est fort, plus la chance de passer à l'action est grande. Par exemple, une personne peut reconnaître avoir besoin de diminuer ses réserves de graisse sans pour autant être motivée à passer à l'action. Qu'est-ce qui pourrait l'inciter à transformer ce besoin en facteur de motivation ? La perspective d'obtenir des résultats concrets, comme avoir une meilleure image corporelle, pouvoir pratiquer des activités qu'elle ne se permet plus, s'acheter de nouveaux vêtements, ne plus être essoufflée en montant quelques marches, etc. Pour connaître vos facteurs de motivation, faites le labo 10.2.C.

CONSTRUIRE UN PROGRAMME D'ACTIVITÉS PHYSIQUES

Nous voulons non seulement vous inciter à devenir actif ou à le demeurer, mais aussi encadrer cette pratique dans une perspective de santé. En plus d'être bénéfiques pour votre santé, les activités de votre programme personnel doivent respecter vos besoins, vos capacités et vos facteurs de motivation afin de soutenir votre intérêt. Vous mettrez ainsi toutes les chances de votre côté d'atteindre vos objectifs. Les personnes qui font des choix pour plaire aux autres risquent de ne pas y arriver. En concevant soigneusement votre programme, vous augmentez vos chances de succès. Le tableau 10.1 présente les différentes étapes à suivre pour construire votre programme d'activités physiques.

1re étape : Se fixer des objectifs

Plus les objectifs sont réalistes et stimulants, meilleures sont les chances de les atteindre. Voyons donc comment fixer ses objectifs, qu'ils soient à long terme, à court terme ou intermédiaires.

Tableau 10.1 Étapes pour construire un programme d'activités physiques.

1re étape	Se fixer des objectifs.
2e étape	Déterminer le type d'activités physiques.
3e étape	Déterminer les conditions de réalisation : l'intensité, le temps total et la fréquence de chaque activité.
4e étape	Inclure dans son programme des activités physiques quotidiennes et modifier une autre habitude de vie.
5e étape	Tenir un relevé hebdomadaire.
6e étape	S'engager dans son programme d'activités physiques.

Formuler des objectifs généraux ou à long terme

Un objectif général exprime les changements utiles et durables qui doivent survenir au terme d'une démarche prolongée d'apprentissage, il sert de point de départ. Se fixer des objectifs à long terme est important dans l'élaboration de tout programme. Demandez-vous à quoi servira votre programme personnel. Utilisez la liste de vos besoins, capacités et facteurs de motivation pour établir vos objectifs. Ceux-ci peuvent être en lien avec la santé, la condition physique et même la performance sportive — si vous êtes déjà actif. Voici des exemples d'objectifs généraux :

- perdre du poids ;
- augmenter ma capacité cardiorespiratoire ;
- augmenter mon estime personnelle ;
- contrôler mon asthme ;
- accroître mon espérance de vie en bonne santé ;
- avoir une meilleure qualité de vie ;
- apaiser mes maux de dos ;
- réduire mon stress.

Pour soutenir votre motivation en vue d'atteindre vos objectifs généraux, il faut subdiviser chacun d'entre eux en objectifs spécifiques ou objectifs à court terme.

Formuler des objectifs spécifiques ou à court terme

Toutes les études portant sur les changements de comportement arrivent à une conclusion commune : plus spécifique est l'objectif, plus vous avez de chances de réussir.

Les personnes réussissent mieux lorsqu'elles se fixent un but précis que lorsqu'elles se disent tout simplement «Je vais faire mon possible». Par exemple, si votre objectif à long terme est d'améliorer votre capacité cardiorespiratoire en pratiquant la natation ou la marche rapide, au lieu de vous dire «Cette semaine, je vais essayer d'en faire plus», vous devriez vous fixer un but précis comme nager 30 longueurs au crawl ou parcourir 2 km en marche rapide.

Vos objectifs à court terme doivent être réalistes. En d'autres mots, les objectifs spécifiques sont des étapes qui vous permettront d'atteindre votre objectif à long terme. Un objectif réaliste à court terme serait dans un premier temps de marcher tous les deux jours 10 000 pas, dans un deuxième temps d'augmenter la fréquence et dans un troisième temps, le nombre de pas. Lorsque vous êtes capable de marcher régulièrement, vous pouvez alors penser que vous pourrez perdre du poids à raison d'environ 0,5 kg (1 livre) par semaine. Il faut se rappeler qu'une personne qui veut perdre du poids doit faire de 12 000 à 15 000 pas par jour, tous les jours (en incluant tous ses déplacements). Donc un objectif spécifique réaliste pour une personne obèse serait de perdre 2 à 3 kg en 5 semaines et, à plus long terme, de perdre 5 kg en 15 semaines. Ces pertes de poids seront plus rapides au début, mais à mesure qu'elle atteindra son poids santé, elles le seront moins. Après un certain temps, elle atteindra son objectif général de poids santé.

Souvent les individus cherchent à en faire trop au début ; par exemple, certains choisissent de courir au lieu de marcher, mais ils s'exposent ainsi à des blessures qui peuvent les obliger à arrêter complètement. Il pourra même leur être difficile de recommencer, car ils associeront l'activité physique à douleur et blessure. Pour les individus peu ou moyennement actifs, la distance peut être plus grande que pour un individu sédentaire, par exemple parcourir 3 km en marche rapide ou franchir la même distance en moins de temps en joggant.

Vos objectifs doivent être mesurables et situés dans le temps. On doit être capable de comparer ce que l'on voulait faire avec ce que l'on fait. Par exemple, après un certain temps, une personne dont l'objectif général est de perdre du poids devrait pouvoir noter une diminution du poids et des graisses corporelles en constatant une variation de poids sur le pèse-personne (*voir* l'encadré à la page suivante) ou une variation de l'IMC (indice de masse corporelle). Si votre objectif est de maigrir, souvenez-vous que pour perdre 500 g de graisse, il faut brûler 3500 Cal (*voir* l'encadré «Comment perdre une livre de graisse»). Une femme pesant 75 kg, peu active, qui absorbe envi-

POUR EN **SAVOIR** PLUS

L'OBSESSION DU PÈSE-PERSONNE

De nombreuses personnes choisissent de devenir plus actives afin de perdre du poids. Toutefois, avoir un tel objectif peut être source de découragement. Perdre du poids exige du temps. Souvenez-vous qu'en devenant plus actif, vous augmentez la quantité de masse maigre (ou de muscles) de votre corps. Donc, même si le pèse-personne n'affiche pas une perte de poids, cela ne veut pas dire que vos activités sont inefficaces. En vous entraînant, vous perdez des graisses, mais vous avez également un gain musculaire. Comme le muscle pèse plus que la graisse, le pèse-personne ne peut rendre compte de cette modification. Observez plutôt si vos vêtements sont moins serrés ; même si cette mesure est forcément subjective, elle peut donner une bonne indication.

Plusieurs études révèlent que les personnes qui augmentent leur niveau d'activité physique, même si elles ne perdent pas de poids, obtiennent des bénéfices santé, dont une diminution des graisses corporelles, de la tension artérielle et du taux de cholestérol. Il est concevable de vouloir perdre du poids si vous n'avez pas un poids santé, mais assurez-vous que ce n'est pas votre seul objectif.

---

ron 2200 Cal pour combler ses besoins doit, si elle veut perdre des graisses, créer un déficit de 500 Cal par jour en activités physiques. Elle doit aussi se préoccuper de son apport énergétique (*voir* le chapitre 7 sur l'alimentation).

Un autre exemple d'objectifs mesurables serait de parcourir une plus grande distance en un temps donné et d'augmenter progressivement cette distance, donc de marcher ou de courir plus vite. Des mesures musculaires sont aussi très faciles à préciser : vous êtes capable actuellement de faire 25 redressements-assis et, pour renforcer vos abdominaux, vous souhaitez en faire 40 d'ici 2 mois. Votre objectif doit préciser dans combien de temps vous prévoyez atteindre cette distance, ou perdre vos kilos en trop, etc.

Se fixer des objectifs spécifiques intermédiaires
Pour atteindre vos objectifs spécifiques, subdivisez-les en objectifs spécifiques intermédiaires — c'est-à-dire en étapes permettant d'atteindre progressivement les objectifs spécifiques. Par exemple, pour améliorer votre système cardiorespiratoire (objectif général), il peut s'agir d'effectuer 30 longueurs au crawl en 23 minutes après 8 semaines d'entraînement (objectif spécifique) si, au départ, votre temps est de 27 minutes ; après 4 semaines d'entraînement, vous pourriez viser 25 minutes par séance (objectif intermédiaire). Si vous désirez améliorer votre composition corporelle (objectif général), vous pouvez choisir de réduire vos réserves de graisse de 4 kg (objectif spécifique possible) ou viser un IMC de 25 (objectif spécifique possible) après 8 semaines si votre IMC actuel est de 27 ; après 4 semaines, vous pourriez viser un IMC de 26 (objectif spécifique intermédiaire).

La fréquence et l'intensité de votre activité sont des composantes dont vous devez tenir compte pour atteindre vos objectifs. Ce ne sont pas des objectifs, mais des moyens que vous allez prendre pour atteindre vos objectifs. C'est ce qu'on appelle le plan d'action. Si l'intensité de votre activité est plus élevée, vous pouvez en diminuer la fréquence. Par contre, si son intensité est moindre, vous devez alors en augmenter la fréquence. Si vous avez peu de temps, misez sur l'intensité. Si le temps n'est pas un problème pour vous, allez-y plutôt avec la fréquence. Pour avoir une vue d'ensemble de tous les principes de formulation des objectifs et des exemples concrets, consultez les tableaux 10.2 et 10.3. Par la suite, faites le labo 10.3.

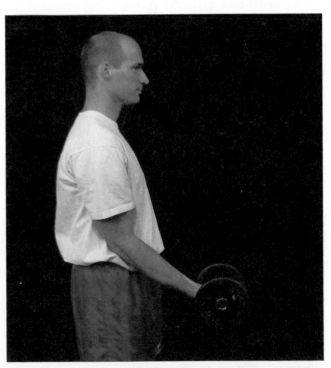

L'entraînement avec des poids contribue très peu au développement de l'endurance cardiorespiratoire, mais il est excellent pour améliorer la force et l'endurance musculaires. Un programme d'entraînement doit comprendre divers exercices et des activités physiques favorisant le développement de tous les déterminants de la condition physique.

Tableau 10.2 Principes à respecter pour établir vos objectifs.

Votre **objectif général** représente le but visé à long terme par votre projet d'entraînement.

Vos **objectifs spécifiques** doivent préciser votre objectif général et être :

- spécifiques (doivent être en relation avec une habileté précise et comporter un verbe d'action) ;
- réalistes (doivent tenir compte de vos capacités et de votre niveau de condition physique) ;
- mesurables et situés dans le temps (doivent permettre de s'évaluer par une mesure simple et concrète).

Vos **objectifs spécifiques intermédiaires** sont des recoupements de vos objectifs spécifiques avec des mesures à plus court terme qui vous permettent de vérifier si vous êtes dans la bonne voie et de revoir votre plan d'action si ce n'est pas le cas.

Votre **plan d'action** représente les moyens pour atteindre vos objectifs.

Tableau 10.3 Exemple* de programme d'activités physiques basé sur des objectifs.

- **Objectif général :** Améliorer ma capacité cardiorespiratoire.
- **Objectif spécifique après 8 semaines :** Effectuer 30 longueurs au crawl en 20 minutes.
- **Objectif spécifique intermédiaire après 4 semaines :** Effectuer 30 longueurs au crawl en 22 minutes 30 secondes.
- **Plan d'action :** Nager 3 fois par semaine à une intensité modérée, à une fréquence cardiaque de 140 à 150 batt./min. Augmenter l'intensité entre 150 et 160 batt./min en gardant une fréquence de 3 fois par semaine. Remplacer la natation par la marche rapide, le ski de fond ou le vélo 1 fois par semaine afin de varier l'entraînement.

* Dans cet exemple, nous avons choisi la natation, mais vous pourriez opter pour le ski de fond, le vélo, le patin à roues alignées ou toute autre activité cardiorespiratoire de votre choix.

2ᵉ étape : Déterminer le type d'activités physiques

Il est souhaitable d'inclure dans votre programme des activités physiques ou sportives et des exercices correspondant à chacun des déterminants de la condition physique (cardiorespiratoire, musculaire, flexibilité et composition corporelle).

En général, pour améliorer son système cardiorespiratoire, on choisit des activités qui font augmenter le rythme cardiaque comme la marche rapide, le vélo, la natation, le patin, le soccer, etc. La musculature se développe surtout par des exercices localisés comme des redressements-assis et des extensions de bras. L'entraînement en salle permet un travail localisé de presque tous les muscles ou groupes musculaires. Certaines activités physiques peuvent aussi solliciter des groupes musculaires de façon localisée comme le fait le vélo pour les jambes ou le volley-ball pour les bras. La flexibilité se développe par des exercices spécifiques d'étirement, mais aussi par des activités physiques telles que la danse, la gymnastique, le yoga. Les problèmes posturaux peuvent être corrigés en modifiant vos postures au quotidien — assis, couché, debout —, mais ces efforts doivent être un complément aux exercices spécifiques pertinents. Vous pouvez modifier votre composition corporelle en adoptant de bonnes habitudes alimentaires et un programme d'activités physiques régulières (des exercices cardiorespiratoires pour brûler des calories, des exercices musculaires pour augmenter la masse maigre et élever le métabolisme basal).

3ᵉ étape : Déterminer les conditions de réalisation

L'intensité, la durée et la fréquence visées varieront selon le type d'activité choisi (cardiorespiratoire, musculaire, flexibilité) à l'étape précédente et les objectifs que vous vous êtes fixés. À vous de les déterminer en vous servant des principes qui suivent.

Activités cardiorespiratoires   Il y a une différence entre les activités que l'on pratique en forme continue tel le jogging et celles que l'on pratique par intervalles comme le hockey. Il y a aussi une différence entre l'intensité des activités où le corps est mis en charge et celles qui, comme la natation, ne met pas le poids en charge. Les battements cardiaques seront plus élevés lors d'activités où la mise en charge est plus importante, comme dans les cours d'aérobie. Il faut savoir tenir compte de ces différences pour faire les bons choix d'activités en fonction de ses objectifs.

Avec mise en charge utilisant la forme continue   Pour en déterminer l'intensité, vous devez tenir compte de la fréquence cardiaque cible, située entre 65 % et 90 % de votre fréquence cardiaque maximale (220 – âge). Cela vous donnera la zone cible de travail pour obtenir des bienfaits substantiels pour la santé. Pour calculer votre zone cible, reportez-vous au tableau 10.4. Pour les personnes sédentaires, on recommande une intensité plus basse, soit de 54 % à 65 % de la fréquence cardiaque maximale. (*Voir* le chapitre 3 pour avoir plus d'informations sur les différentes façons de déterminer l'intensité des activités cardiorespiratoires). Ce type d'activité comprend entre autres la marche rapide, le jogging, le vélo, le patin, les exerciseurs cardio. Ces activités sont idéales pour brûler les graisses.

Le temps total de l'activité variera selon l'intensité. Pour une activité intense tel le jogging, une durée de 20 minutes convient. Cependant, vous devrez augmenter cette durée pour les activités moins intenses, par exemple 40 minutes de marche rapide.

La fréquence appropriée d'une activité cardiorespiratoire dépend aussi de son intensité. On recommande 3 fois par semaine pour une activité intense et de 4 à 7 fois par semaine pour une activité d'intensité faible à modérée (par exemple, la marche normale à rapide). Cela vous permettra d'améliorer votre système cardiorespiratoire en lien avec la santé ; si vous avez des objectifs de performance, il faudra miser à la fois sur une intensité élevée et la fréquence.

Avec mise en charge utilisant la forme par intervalles Pour travailler à une bonne intensité, vos fréquences cardiaques doivent être comprises entre 80 % et 90 % de votre fréquence maximale. Le temps alloué à l'effort est de 30 à 60 secondes et le repos de 60 à 90 secondes. Compte tenu de l'intensité élevée, une fréquence de 2 à 3 fois par semaine est appropriée. Le temps total varie entre 60 et 90 minutes, incluant les moments d'effort et de repos.

Cette forme d'entraînement est plus difficile parce qu'elle exige une plus haute intensité de travail. Les activités qui correspondent à cette forme sont le hockey, le tennis, le basket, le squash, le soccer. Elle assure le développement du volume du cœur et de sa capacité fonctionnelle à cause des nombreuses variations du rythme cardiaque.

Sans mise en charge La natation n'est pas une activité de mise en charge. Comme elle se pratique à l'horizontale et que cela diminue l'effet de la gravité, elle n'élève pas autant la fréquence cardiaque que d'autres activités. Pour calculer votre zone cible en milieu aquatique, reportez-vous au tableau 10.5. Par ailleurs, comme l'eau allège le poids du nageur, ce sport cause généralement moins de blessures, car les articulations sont soumises à moins de stress que lors d'une activité de mise en charge. Tous les styles de nage peuvent contribuer au développement et au maintien de la capacité cardiorespiratoire. Vous pouvez également pratiquer la natation en travail continu ou par intervalles. Cette activité n'est toutefois pas aussi efficace que la marche, le jogging ou le vélo pour diminuer les réserves de tissu adipeux, puisqu'elle sollicite moins le poids du corps.

Vous pouvez également évaluer votre effort selon la dépense énergétique qu'entraîne une activité, qu'elle soit de mise en charge ou non. La dépense énergétique tient compte de l'intensité, de la durée et de la fréquence de l'activité. Plus elle est intense, plus le coût énergétique par minute est élevé, plus la durée est longue, plus vous la pratiquez souvent et plus vous brûlez de calories. Par exemple, une marche rapide de 30 minutes peut équivaloir à un jogging léger de 15 minutes en termes de coût

Tableau 10.4 **Calcul de votre zone cible pour les activités de mise en charge ou qui se pratiquent debout.**

1. Votre fréquence cardiaque maximale : 220 – votre âge = _____

2. Votre zone cible (de 65 % à 90 % de votre fréquence cardiaque maximale) :

   Votre limite supérieure : (220 – âge) × 0,90 = _____ × 0,90 = _____

   Votre limite inférieure : (220 – âge) × 0,65 = _____ × 0,65 = _____

Tableau 10.5 **Calcul de votre zone cible pour les activités aquatiques.**

1. Votre fréquence cardiaque maximale en milieu aquatique : 205 – votre âge = _____

2. Votre zone cible (de 65 % à 90 % de votre fréquence cardiaque maximale) :

   Votre limite supérieure : (205 – âge) × 0,90 = _____ × 0,90 = _____

   Votre limite inférieure : (205 – âge) × 0,65 = _____ × 0,65 = _____

énergétique, la première ayant une plus longue durée, la seconde ayant une intensité plus élevée. Si vous faites une activité cardiorespiratoire tous les jours, la dépense énergétique devient intéressante. Si cette façon de mesurer votre effort vous intéresse, lisez l'encadré intitulé «Comment calculer la dépense d'énergie d'une activité cardiorespiratoire».

Exercices musculaires   Voici un bref résumé des principes à appliquer pour un débutant ou un individu ayant des objectifs «santé» (consultez le chapitre 4 pour élaborer un programme qui répond à vos besoins).

■ L'intensité : Peut se définir en nombre de répétitions et de séries que vous exécutez et selon la charge utilisée (pour le travail musculaire sur appareil). Pour augmenter votre force, vous devez faire de 8 à 12 répétitions pour chaque groupe musculaire que vous voulez développer avec des charges suffisamment lourdes pour fatiguer vos muscles. Si vous voulez augmenter votre endurance, vous exécuterez plusieurs répétitions avec des charges moins lourdes. Les séries représentent le nombre de fois que vous faites vos répétitions. Le nombre de séries dépend de vos objectifs et de votre niveau — les experts recommandent de une à trois séries pour les débutants (*voir* le tableau 4.3, p. 91).

■ Le temps total : Correspond à la durée d'exécution de votre programme d'entraînement, laquelle tient compte du nombre de répétitions des exercices (de 8 à 12), du nombre de séries (1 à 3), du repos prescrit entre chaque série (2 à 3 minutes) et du nombre d'exercices (idéalement de 8 à 10 touchant les principaux groupes musculaires).

■ La fréquence : Pour des objectifs «santé», on recommande de faire le programme musculaire 2 ou 3 fois par semaine.

Exercices de flexibilité   Voici un bref résumé des principes à appliquer (*voir* le chapitre 5 pour obtenir plus d'informations).

POUR EN **SAVOIR** PLUS

COMMENT CALCULER LA DÉPENSE D'ÉNERGIE D'UNE ACTIVITÉ CARDIORESPIRATOIRE

Vous devez tenir compte :
■ de votre poids,
■ de l'intensité de l'activité,
■ du temps total,
■ de la fréquence.

Pour se maintenir en santé, les experts recommandent de brûler au moins 1000 Cal par semaine en activités physiques intenses à modérées pour une personne référence de 70 kg (*voir* le chapitre 3). Cette dépense pourra être répartie sur 3 à 7 jours, selon l'intensité de pratique des activités retenues (par exemple, de 20 à 30 minutes de jogging assez rapide 3 fois par semaine ou 45 minutes de marche rapide 5 à 7 fois par semaine). Une activité de faible intensité entraîne une dépense énergétique inférieure à 4 Cal/min/kg, une activité d'intensité moyenne une dépense de 4 à 8 Cal/min/kg et une activité d'intensité élevée, une dépense supérieure à 8 Cal/min/kg. Une faible intensité est recommandée aux personnes sédentaires qui commencent à s'entraîner ou à celles qui ont des problèmes de santé (obésité, maladies cardiovasculaires).

L'estimation des calories brûlées dépend du poids. Une personne ayant un poids plus élevé dépense plus de calories qu'une personne de plus faible poids. Pourquoi? La personne la plus lourde doit transporter une plus grande charge. Si deux individus marchent à la même vitesse, la personne la plus lourde brûlera plus de calories par minute, son cœur, ses poumons, ses muscles travaillant plus fort pour activer son corps plus lourd (voir le tableau ci-dessous).

Calories brûlées selon le poids de l'individu et l'intensité de l'activité.

Estimation des calories brûlées par minute			
Temps de marche 1,6 km (1 mille)	Intensité	Femme 63,5 kg (140 livres)	Homme 90,7 kg (200 livres)
30 minutes	Légère	2,8	4,0
20 minutes	Modérée	3,7	5,3
15 minutes	Élevée	5,6	8,0
12 minutes*	Très élevée	9,0	12,7

* Vous êtes probablement en train de jogger ou même de courir.

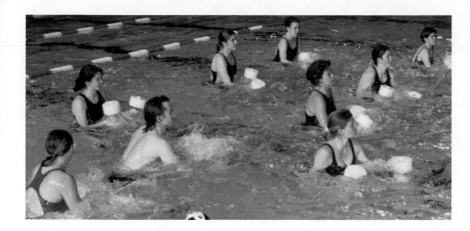

Une personne ayant des besoins particuliers en matière de santé peut s'élaborer un programme d'entraînement sécuritaire et efficace. La natation est excellente pour une personne asthmatique, car en respirant de l'air chaud et humide, elle court moins le risque de subir une crise d'asthme pendant l'activité.

■ L'intensité : Pour chaque exercice, étirez les muscles jusqu'à ressentir une tension.

■ Le temps total : Vous devriez maintenir chaque étirement de 10 à 30 secondes et faire travailler tous les groupes musculaires, particulièrement les muscles hypertendus. La durée de votre routine d'étirement dépendra du nombre d'exercices choisis et du temps que vous tenez chaque étirement.

■ La fréquence : Vous devriez exécuter des exercices de flexibilité 2 ou 3 fois par semaine, et même plus fréquemment si vous avez peu de flexibilité ou si vous désirez corriger des problèmes posturaux.

Activités favorisant l'amélioration de la composition corporelle La composition corporelle est un déterminant important de la santé. Certaines personnes peuvent avoir une excellente condition physique sans nécessairement avoir un poids santé, ce qui peut à long terme avoir des conséquences sur celle-ci. Une bonne composition corporelle avec suffisamment de masse maigre et de masse grasse devient donc un objectif à ne pas négliger. Voici un bref résumé des principes à appliquer pour améliorer votre composition corporelle (pour plus d'informations, *voir* le chapitre 6).

■ L'intensité : Des activités cardiorespiratoires d'intensité faible (si vous avez un excès de poids et que vous êtes sédentaire depuis un certain temps) à modérée pour brûler des calories.

■ Le temps total : Ces activités doivent être pratiquées durant 20 minutes et plus pour aller puiser dans vos réserves de graisse ; si l'intensité est faible (la marche, par exemple), la durée doit être beaucoup plus longue, soit au moins 40 minutes.

■ La fréquence : Elle doit être quotidienne pour créer un déficit avec votre apport énergétique, c'est-à-dire avec votre alimentation. Pour perdre des graisses, vous devez dépenser plus de calories que vous en absorbez, et cela chaque jour.

■ Particularité : Un entraînement musculaire peut aussi aider à l'amélioration de la composition corporelle, car en augmentant votre masse maigre, vous élevez votre métabolisme de base. Les muscles étant énergivores, vous brûlez alors plus de calories, même au repos.

Pour savoir à quelle fréquence vous devriez pratiquer des activités pour améliorer ou maintenir tous les déterminants de la condition physique et de la santé, reportez-vous au tableau 10.6.

Tableau 10.6 **Prescription de la fréquence pour améliorer ou maintenir les différents déterminants de la condition physique et de la santé. ***

Déterminants	Si on vise l'amélioration	Si on vise le maintien
Cardiorespiratoire	Au moins 3 fois par semaine à une intensité de modérée à élevée	2 fois par semaine à une intensité de modérée à élevée
Musculaire	3 fois par semaine	2 fois par semaine
Flexibilité	Presque tous les jours	2 ou 3 fois par semaine
Composition corporelle	Activité cardiorespiratoire presque tous les jours et alimentation appropriée	Activité cardiorespiratoire tous les jours et activité musculaire 2 fois par semaine

* Il faut faire la distinction entre une amélioration pour les déterminants de la condition physique et une amélioration pour la santé. Marcher à une vitesse normale 30 minutes tous les jours aura des répercussions sur certains paramètres de la santé, mais une activité de cette intensité n'augmentera pas votre capacité cardiorespiratoire maximale (VO$_2$ max).

Exemple de plan d'action pour un objectif général tel que « diminuer les douleurs lombaires »

Activité musculaire : 3 séries de redressements-assis partiels + 2 séries de 20 redressements-assis croisés à une fréquence de 3 fois par semaine.

Activité en flexibilité : 3 séries de 4 étirements (un pour les dorso-lombaires, un pour les muscles ischios-jambiers, un pour les muscles fléchisseurs des hanches, un pour les quadriceps) et tenir 30 secondes chaque étirement ; à faire tous les jours.

Activité cardiorespiratoire : inclure à ses activités quotidiennes 30 minutes de marche rapide.

Corrigez les positions assise, couchée, etc.

4ᵉ étape : Inclure des activités physiques quotidiennes dans son programme et modifier une autre habitude de vie

Inclure des activités physiques quotidiennes   Combien de temps passez-vous en position assise — en classe, à étudier, à écouter la télévision, à parler au téléphone — dans une journée ? Dans le premier tableau ci-dessous, inscrivez vos activités sédentaires au cours d'une journée et comptabilisez le nombre d'heures pendant lesquelles vous êtes inactif.

Dans le cadre de votre programme, il vous faudra trouver des occasions d'être plus actif quotidiennement. Parmi vos activités sédentaires, déterminez lesquelles pourraient être converties en du temps actif. Par exemple, vous pourriez marcher pour vous rendre au collège ou utiliser les escaliers plutôt que l'ascenseur

Dans le second tableau, écrivez vos idées pour convertir quelques minutes d'activités physiques peu intenses en des activités physiques plus intenses. Vous pouvez également convertir du temps inactif en activité peu intense. Par exemple, monter des escaliers plus rapidement, marcher plus vite, descendre à un arrêt d'autobus plus tôt pour augmenter la distance.

Pour réaliser les étapes 2, 3 et 4 de la mise en œuvre de votre programme, faites le labo 10.4.

Modifier une autre habitude de vie   L'activité physique est une habitude de vie importante, mais elle ne peut à elle seule régler tous les problèmes. C'est pourquoi nous vous suggérons de modifier une habitude de vie complémentaire à votre programme d'activités physiques, ce qui facilitera l'atteinte de vos objectifs à long terme. Par exemple, si vous voulez perdre du poids, il serait souhaitable de modifier en plus certains de vos comportements alimentaires. Si vous avez des problèmes de dos, en plus de choisir des activités physiques appropriées à vos besoins, vous devriez tenir compte de votre posture au quotidien et y apporter des correctifs. Si vous êtes stressé, il faudrait joindre à votre programme des activités de relaxation, des exercices respiratoires, du yoga ou d'autres activités susceptibles de vous aider à atteindre vos objectifs à long terme.

Activités plutôt sédentaires	Minutes par jour
1.	
2.	
3.	
4.	
5.	

Activités physiques peu intenses	Activités physiques de remplacement plus intenses
1.	
2.	
3.	
4.	
5.	

Comme de nombreuses personnes, vous avez probablement déjà apporté des changements à votre façon de vivre. Peut-être avez-vous cessé de fumer ou coupé les gras trans dans votre alimentation. Peut-être avez-vous décidé aussi de pratiquer un nouveau hobby ou de réduire vos heures d'écoute de télévision. Même les petits changements, comme le fait de porter un casque de sécurité lorsque vous faites du vélo, sont importants. Cela prouve que vous pouvez changer vos habitudes.

Prenez quelques minutes pour penser aux habitudes que vous avez abandonnées pour en adopter de bonnes. Certaines personnes ont remplacé le lait 3,25 % par du 1 % ou même du lait écrémé. D'autres ont décidé d'augmenter leur consommation de fruits et légumes, de manger du yogourt faible en gras, de boire de l'eau plus souvent ou de diminuer le nombre de repas pris en restauration rapide. Qu'est-ce qui vous a permis de réussir ce changement ? Qu'est-ce qui vous a aidé à réussir ? Quels sont les obstacles que vous avez rencontrés ? Changer une habitude n'est pas facile, mais vous pouvez y arriver puisque vous l'avez probablement déjà fait.

Pour vous aider à atteindre les objectifs que vous vous êtes fixés dans la mise en place de votre programme, trouvez une habitude de vie qui serait complémentaire à l'activité physique. Cherchez quelle habitude de vie serait pertinente pour réaliser vos objectifs à long terme. Une fois choisie, identifiez les comportements que vous devriez changer et passez à l'action. N'oubliez pas qu'il vaut mieux commencer par des changements modestes, car ils seront plus difficiles à mettre en application. Connaître votre stade de changement par rapport à cette habitude de vie pourra vous servir à établir une stratégie appropriée. Par la suite, vous aurez à formuler un objectif spécifique à court terme pour cette habitude de vie en lien avec l'objectif général de votre programme d'activités physiques. Vous devrez identifier et mettre en application trois actions concrètes qui vous permettront d'atteindre votre objectif. Le labo 10.5 vous aidera dans cette démarche.

5ᵉ étape : Tenir un relevé

Jour après jour, semaine après semaine, tenir un relevé de vos activités est le meilleur moyen de vérifier l'atteinte de vos objectifs. Vous pourrez voir les moments où vous en avez fait plus et les périodes où vous avez du mal à respecter votre programme. Toutes les informations suivantes doivent y être consignées : les intensités de l'entraînement (prise de fréquence cardiaque ou perception de l'effort), les durées de l'entraînement en minutes, les distances parcourues, le nombre de répétitions des exercices et le nombre de séries.

Dans votre relevé hebdomadaire, vous noterez également vos actions entreprises et les effets ressentis en lien avec une autre habitude de vie. Si, après un certain temps, celles-ci ne fonctionnent pas, il faudra identifier d'autres actions et les mettre en œuvre. Les effets ressentis vous serviront de balise pour réajuster le tir. Le labo 10.6 vous propose un modèle de relevé.

6ᵉ étape : S'engager dans son programme d'activités physiques

La dernière étape d'élaboration de votre programme, c'est la signature d'un contrat qui vous engage. Choisissez un témoin, de préférence une personne qui vous supportera ou, mieux encore, qui vous accompagnera dans vos activités. Affichez votre contrat bien en vue afin de vous rappeler votre engagement.

GÉRER EFFICACEMENT SON PROGRAMME D'ACTIVITÉS PHYSIQUES

Vous êtes maintenant en mesure de réaliser votre programme. À partir de votre plan d'action, vous devez tenir un relevé quotidien de vos activités physiques, suivre de près vos progrès en vérifiant régulièrement l'atteinte des objectifs fixés, identifier les difficultés rencontrées, réajuster le tir, poursuivre votre entraînement avec les correctifs et analyser votre bilan final. Tout cela fait partie des compétences que vous devez développer pour gérer efficacement votre pratique d'activités physiques.

Complétez votre relevé quotidiennement (*voir* le labo 10.6). Après les quatre premières semaines de votre programme, vérifiez si vous avez atteint vos premiers objectifs spécifiques intermédiaires en faisant le labo 10.7. Si vous ne les avez pas atteints, ne vous découragez pas. Vérifiez plutôt s'ils étaient réalistes ou si vous avez bien suivi votre plan d'action. Identifiez les obstacles et faites les changements nécessaires. Après 8 semaines, effectuez un bilan final de votre programme et identifiez ses effets sur votre santé. Le labo 10.8 vous guidera dans cette démarche.

Résoudre les problèmes et surmonter les obstacles les plus fréquents

Les recherches révèlent que le support social est un élément fondamental pour réussir à modifier une habitude de vie. N'hésitez pas à vous tourner vers votre entourage ou vers des personnes-ressources pour trouver de l'aide.

Parallèlement à ce qui peut vous motiver à faire de l'activité physique, il faut aussi reconnaître les difficultés auxquelles vous faites face et trouver des moyens de les surmonter. Voici les excuses les plus fréquentes.

« Je n'ai pas le temps. »   Nous disposons tous de 168 heures par semaine. Ce qui varie d'un individu à l'autre, c'est la façon dont on occupe ce temps. Tout le monde a des moments de loisirs, qu'il s'agisse de lire, de rêvasser, d'écouter la télévision, de chatter sur Internet, de parler au téléphone, etc. (*voir* l'encadré intitulé « L'activité la plus populaire au Canada : la télé »). La question est de savoir où l'on peut couper pour faire un peu plus d'activité physique chaque jour. Établir ses priorités et apprendre à gérer son temps peut être très utile.

« Je suis fatigué. »   Les études révèlent que les personnes actives ont plus d'énergie. Pourquoi ? Parce qu'à mesure que la forme physique s'améliore, on augmente sa capacité à utiliser l'oxygène. Un même effort sera moins exigeant pour le cœur qui fournit le sang au cerveau et aux muscles. L'activité physique vous permettra d'être moins fatigué à la fin de la journée. Si vous ne faites pas d'exercices en raison de la fatigue, il vous faut briser ce cercle vicieux.

« Je ne sais pas quoi faire ni comment. »   C'est ce que pensent plusieurs personnes sédentaires. Comme elles ne font jamais d'activités, elles manquent de confiance. Souvenez-vous que cela ne prend pas d'habileté particulière ni d'équipement sophistiqué pour faire une marche rapide. Par ailleurs, certaines activités ne nécessitent que peu d'apprentissage.

« Je n'ai pas accès à des installations sportives. »   Plusieurs activités physiques ne nécessitent aucune ins-

tallation et n'entraînent aucuns frais d'abonnement, par exemple la marche rapide, le jogging, la randonnée pédestre, les exercices à mains libres (*voir* des suggestions d'exercices à mains libres dans le chapitre 4, page 102), les cassettes d'entraînement, le yoga, etc. Exploitez votre environnement et laissez aller votre imagination.

« Je ne trouve pas l'aide dont j'ai besoin. »   Les gens de notre entourage ont une grande influence sur nos choix. Parfois ils aident, parfois ils nuisent. Recherchez les personnes qui sauront vous supporter. Comme on l'a dit précédemment, le support social est un élément déterminant pour réussir à changer une habitude, quelle qu'elle soit.

« Je n'ai pas de partenaire pour pratiquer mon activité. »   Parlez-en autour de vous, mentionnez votre intérêt d'avoir un partenaire, inscrivez-vous dans un club ou une équipe.

« Je trouve qu'il fait trop froid. »   Bien habillé, quand on bouge, il n'y a pas de problème. Savez-vous qu'à Copenhague où il fait aussi froid qu'ici, 33 % des déplacements se font en vélo alors qu'à Montréal, ce mode de transport ne représente que 5 % des déplacements.

« J'ai déjà essayé, mais ça n'a pas fonctionné. Je ne suis pas fait pour l'exercice. »   Dans cette affirmation, il y a deux mythes. Premièrement, l'idée que si ça n'a pas marché, c'est un échec. Il arrive rarement qu'un individu obtient du succès du premier coup. Il ne faut pas se décourager et analyser les vrais motifs de l'abandon. Second mythe, l'idée qu'une personne ne soit pas faite pour l'exercice. Notre corps est conçu pour bouger. Cela signifie que nous pouvons tous trouver des activités physiques qui nous conviennent, sans vouloir devenir un athlète. Le labo 10.2.C vous aidera à identifier vos principales sources de motivation et les principales difficultés auxquelles vous faites face. Cette étape complétée, vous devrez trouver des solutions concrètes pour les surmonter (*voir* l'encadré intitulé « Comment éviter les pièges »).

Finalement, souvenez-vous que pour chaque bonne raison d'être inactif, il y a une meilleure raison de se lever et de commencer à bouger.

POUR EN **SAVOIR** PLUS

L'ACTIVITÉ LA PLUS POPULAIRE AU CANADA : LA TÉLÉ

Nombre de personnes affirment que c'est par manque de temps qu'elles sont inactives. En fait, nous avons beaucoup plus de temps libre que nos grands-parents. Le problème est que ce temps libre est en grande partie consacré à la télévision. Passer la soirée devant la télé est en effet l'activité la plus populaire au Canada. En 2002, le nombre moyen d'heures d'écoute hebdomadaire pour les 12 ans et plus était de 22 heures (Statistique Canada 2003).

POUR EN **SAVOIR** PLUS

COMMENT ÉVITER LES PIÈGES

Malgré toutes nos bonnes intentions, il nous arrive tous, à un moment ou à un autre, de rencontrer des difficultés dans la poursuite d'un programme d'activités. Peut-être avez-vous parfois des semaines trop chargées qui vous poussent à reporter vos activités physiques. Peut-être abandonnez-vous à cause d'une blessure ou d'une grippe. Pour éviter de compromettre tout ce que vous avez entrepris, voici quelques trucs.

- Soyez honnête et admettez la situation si vous interrompez votre programme. Identifiez depuis combien de temps cela dure.

- Allez chercher de l'aide auprès de vos amis ou de vos partenaires d'entraînement.

- Attardez-vous à votre emploi du temps et identifiez les modifications à apporter.

- Fixez-vous de nouveaux objectifs. Soyez réaliste.

- Créez-vous un message positif pour contrer les pensées négatives.

- Misez sur vos forces.

Nom : _____ Groupe : _____ Date : _____

 IDENTIFIEZ VOTRE VOLONTÉ DE CHANGEMENT CONCERNANT VOTRE PRATIQUE ACTUELLE D'ACTIVITÉS PHYSIQUES (SEMAINES 1 ET 2)

A IDENTIFIEZ VOTRE STADE DE CHANGEMENT

Répondez aux questions qui suivent le plus honnêtement possible.

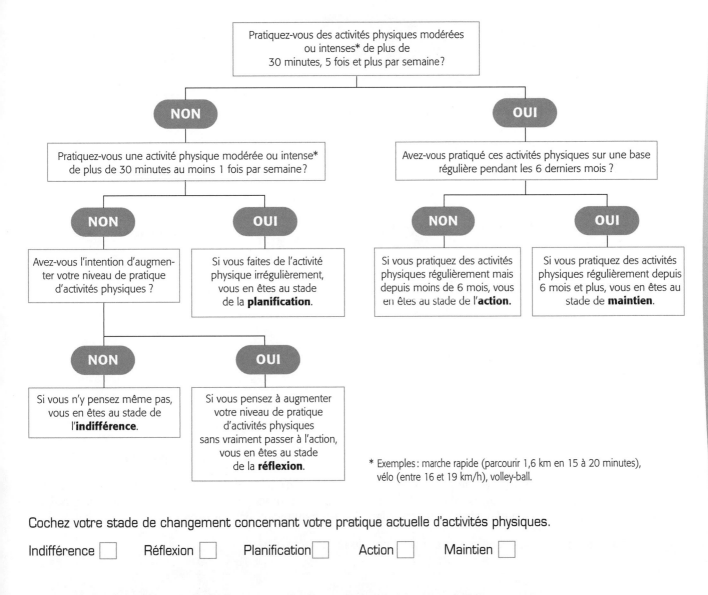

Cochez votre stade de changement concernant votre pratique actuelle d'activités physiques.

Indifférence ☐   Réflexion ☐   Planification ☐   Action ☐   Maintien ☐

B IDENTIFIEZ DES STRATÉGIES POUR PASSER AU STADE SUIVANT

Maintenant que vous avez identifié votre stade, il vous faudra chercher à atteindre le stade suivant. Cela vous rapprochera de votre objectif, qui consiste à avoir un mode de vie plus actif, ou à le conserver si vous l'avez déjà atteint.

- Si vous vous situez au **stade de l'indifférence**, lisez la page 294.
- Si vous en êtes au **stade de la réflexion** ou **de la planification**, reportez-vous à la page 295.
- Si vous en êtes au **stade de l'action**, allez à la page 296.
- Si vous en êtes au **stade de maintien**, voyez la page 297.

STADE DE L'INDIFFÉRENCE: «JE NE PENSE MÊME PAS À DEVENIR PLUS ACTIF.»

Si vous vous situez à ce stade, vous n'êtes pas convaincu(e) des bienfaits de l'activité physique. Vous n'avez aucun plan pour commencer à bouger. La plupart des individus qui en sont à ce stade ont plusieurs raisons de rester sédentaires. Parmi celles-ci, on retrouve fréquemment: «Je n'ai pas le temps», «Je n'aime pas faire de l'activité physique», «J'ai déjà essayé et je n'ai eu que des courbatures» ou «Je suis trop fatigué». Pour vous convaincre que vous devriez surmonter ces obstacles et qu'il y a plus de bonnes raisons de bouger que de rester inactif, mentionnons que l'activité physique régulière a des répercussions positives sur la qualité du sommeil, sur la capacité de se concentrer à l'école, sur l'humeur, et qu'elle aide également à mieux gérer le stress.

Pensez aux obstacles qui vous empêchent de faire de l'activité physique et à ses bienfaits en effectuant le test qui suit.

Pour chacun des énoncés, encerclez le chiffre qui correspond le mieux à ce que vous pensez.

Les obstacles	Totalement en désac-cord	En désac-cord	Indiffé-rent	En accord	Totale-ment en accord
1. L'activité physique régulière exige trop de temps.	1	2	3	4	5
2. À la fin de la journée, je suis trop fatigué(e) pour faire de l'activité physique.	1	2	3	4	5
3. J'aurais moins de temps pour mes proches si je faisais de l'activité physique régulièrement.	1	2	3	4	5

Total: _____

Les bienfaits					
1. Je me sentirais mieux si j'étais plus actif(ve).	1	2	3	4	5
2. Je me sentirais moins stressé(e) si je faisais de l'activité physique régulièrement.	1	2	3	4	5
3. Je serais «mieux dans mon corps» si je devenais plus actif(ve).	1	2	3	4	5

Total: _____

Quel total est le plus élevé? Si c'est celui des bienfaits, cela signifie que vous commencez à prendre conscience de l'importance de l'activité physique. Pour vous aider, demandez à vos amis qui sont actifs physiquement ou aux membres de votre famille ce qu'ils en retirent comme bienfaits. Demandez-leur conseil pour vous aider à prendre un bon départ.

Si c'est le total des obstacles qui est le plus élevé, prenez le temps d'écrire toutes les bonnes raisons que vous auriez à avoir un mode de vie actif. Quels sont les bénéfices les plus importants pour vous? Pensez aussi aux motifs qui vous incitent à être sédentaire. Identifiez les éléments que vous pourriez travailler.

Donnez **5 bonnes raisons** que vous auriez d'avoir un mode de vie actif.

1. _____
2. _____
3. _____
4. _____
5. _____

Maintenant que vous connaissez des bénéfices de la pratique régulière de l'activité physique ou que vous avez énuméré de bonnes raisons d'être plus actif(ve), vous êtes prêt(e) à passer au stade de la réflexion et à pousser plus loin votre démarche.

STADE DE LA RÉFLEXION : «J'Y PENSE DE TEMPS EN TEMPS SANS CEPENDANT PASSER À L'ACTION.»

Si vous en êtes au stade de la réflexion, vous pensez sérieusement à devenir plus actif. C'est bien. Maintenant, il est temps de convertir vos bonnes intentions en actions.

Commencez par vous poser les questions suivantes.

Quelles activités aimeriez-vous essayer ?

Marche ☐   Vélo ☐   Nage ☐   Danse ☐   Autre : _____

À quel moment de la journée pourriez-vous trouver 10 minutes pour une activité physique ?

Matin ☐   Midi ☐   Après l'école ☐   Après le souper ☐   Autre : _____

Pour vous, quel serait le meilleur endroit pour pratiquer une activité physique ?

À la maison ☐   Près de la maison ☐   À l'école ☐   Dans un centre sportif ☐   Autre : _____

Avec qui aimeriez-vous pratiquer des activités physiques ?

Seul ☐   Amis ☐   Membres de ma famille ☐   Autre : _____

Servez-vous de vos réponses pour élaborer votre planification. Si vous souhaitez marcher et que le moment idéal pour vous est le matin, alors essayez-le quelques fois cette semaine. Demandez à un de vos proches de vous accompagner si cela peut vous aider.

Planifiez vos actions

Identifiez toutes les activités que vous aimeriez essayer. Pour chacune, indiquez le moment de la journée, l'endroit et la personne qui pourrait vous accompagner.

Activités	Moment	Endroit	Avec qui
1.			
2.			
3.			
4.			

STADE DE LA PLANIFICATION : «JE FAIS DE L'ACTIVITÉ PHYSIQUE DE FAÇON IRRÉGULIÈRE.»

Les individus qui en sont à ce stade font de l'activité physique de temps en temps. Si c'est votre cas, ne vous découragez pas, vous êtes sur la bonne voie. Le moment est venu de trouver des moyens pour vous encourager à pratiquer des activités physiques de façon régulière.

Commencez par vous rappeler des périodes d'inactivité dans votre vie. Qu'est-il arrivé pour que vous cessiez de bouger ? Quelles en étaient les raisons ? Faites la liste des principaux obstacles auxquels vous faites face.

Obstacle 1 : _____

_____

Obstacle 2 : _____

_____

Obstacle 3 : _____

_____

Maintenant, trouvez des solutions pour contrer ces obstacles. Voici quelques suggestions.

- Si vous êtes du genre à oublier de faire de l'exercice, inscrivez chaque activité planifiée dans votre agenda ou sur le calendrier. Laissez vos chaussures de sport à la vue près de la porte pour vous y faire penser.
- Si vous avez tendance à délaisser une activité à cause du mauvais temps, développez un plan B. Par exemple, lorsqu'il pleut, vous pouvez opter pour des exercices à la maison à l'aide d'une vidéocassette.
- Si vous ne faites pas d'activité physique parce que vous êtes de mauvaise humeur, rappelez-vous que l'exercice améliore l'humeur de ceux qui la pratiquent. Donnez-vous un petit coup de fouet et dites-vous que votre entourage en profitera.

Pour chaque obstacle que vous avez noté précédemment, trouvez au moins une solution réaliste. La prochaine fois que vous aurez une rechute, vous pourrez mettre vos solutions en application. N'oubliez pas de vous fixer des objectifs à court terme et de vous récompenser pour vos succès.

Solution 1 : _____

_____

Solution 2 : _____

_____

Solution 3 : _____

_____

STADE DE L'ACTION : «JE FAIS RÉGULIÈREMENT DE L'ACTIVITÉ PHYSIQUE MAIS DEPUIS MOINS DE 6 MOIS.»

À ce stade, vous êtes actif(ve) presque tous les jours, mais vous avez à transformer cette activité physique en habitude durable. Voici quelques stratégies qui pourront vous aider.

Se fixer des objectifs   C'est le meilleur moyen de se motiver. Pensez à ce que vous avez accompli ces derniers mois, à ce que vous avez fait pour y arriver. Fixez-vous un objectif simple et réaliste que vous pourrez atteindre. Ensuite, divisez-le en objectifs à court terme en y associant des tâches concrètes. Chaque fois que vous atteignez un objectif à court terme, dites-vous bien que vous vous rapprochez de votre objectif à long terme. N'oubliez pas de vous récompenser !

Essayer de nouvelles activités   Un des obstacles les plus fréquents est la monotonie. Après un certain temps, marcher dans son quartier perd de son charme. N'hésitez pas à découvrir d'autres circuits ou à essayer une nouvelle activité comme le vélo ou la natation. Un autre excellent moyen de contrer la routine est de pratiquer votre activité avec un ami.

Penser aux résultats positifs obtenus précédemment   Jusqu'à maintenant, vous avez obtenu beaucoup de succès puisque que vous êtes actif(ve) presque tous les jours. Souvenez-vous des moyens que vous avez utilisés pour surmonter les obstacles. Rappelez-vous surtout que vous l'avez déjà fait.

Choisir un modèle   Une bonne façon de se motiver, c'est d'avoir un modèle positif. Une personne de votre entourage qui a cette habitude de vie pourrait sûrement vous encourager en vous faisant part de ses expériences. Si vous n'avez pas de modèle, vous pouvez joindre un club, une équipe ou vous inscrire dans un centre de conditionnement physique et ainsi aller chercher du support pour vous encourager à continuer.

Identifiez votre ou vos objectifs généraux (but à long terme).

_____

_____

Nommez de nouvelles activités que vous aimeriez essayer.

_____

_____

OBJECTIFS DU PROGRAMME D'ACTIVITÉS

Objectif général 1 : _____

| | Objectifs spécifiques intermédiaires | | Objectifs spécifiques de fin de session | |
Verbe d'action	Mesurable	Situé dans le temps	Mesurable	Situé dans le temps
Ex. : nager	30 longueurs au crawl en 25 minutes	Après 4 semaines	30 longueurs au crawl en 22 minutes	Après 8 semaines
1.				
2.				
3.				

Objectif général 2 : _____

| | Objectifs spécifiques intermédiaires | | Objectifs spécifiques de fin de session | |
Verbe d'action	Mesurable	Situé dans le temps	Mesurable	Situé dans le temps
1.				
2.				
3.				

Nom : _____   Groupe : _____   Date : _____

10.4 DÉTERMINEZ VOTRE PLAN D'ACTION
(SEMAINE 4)

Votre plan d'action doit être réaliste et cohérent avec votre indice d'activité physique (labo 2.2, p. 36). Cochez votre indice actuel d'activité physique.

Sédentaire ☐

Peu actif ☐

Moyennement actif ☐

Actif ☐

Très actif ☐

Dans le tableau ci-dessous, inscrivez vos activités physiques (ex. : ski de fond, marche rapide, exercices d'étirement, redressements-assis) et cochez les déterminants que vous développez avec chaque activité ou exercice. Faites un crochet pour indiquer les jours où vous faites l'activité et notez votre fréquence cardiaque pour en indiquer l'intensité. Enfin, inscrivez la durée totale de chaque activité en minutes par semaine.

Complétez votre programme par des exercices musculaires, de flexibilité et des activités quotidiennes. N'hésitez pas à revoir la théorie concernant les principes d'entraînement pour améliorer ou maintenir les déterminants de la condition physique.

PROGRAMME PERSONNEL D'ACTIVITÉS PHYSIQUES

Activités physiques	Déterminants de la condition physique					Fréquence							Intensité			Durée (min. / sem.)
	Endurance cardiorespiratoire	Force musculaire	Endurance musculaire	Flexibilité	Composition corporelle	Dimanche	Lundi	Mardi	Mercredi	Jeudi	Vendredi	Samedi	Faible F	Modérée M	Élevée É	

Votre programme en entraînement musculaire comprend:

Groupes musculaires visés	Exercices	Poids	Répétitions	Séries	Intervalle de repos
Abdominaux: Grands droits ☐ Obliques ☐ Transverses ☐					
Dos: Trapèze ☐ Grand dorsal ☐ Extenseurs du dos ☐					
Jambes: Grand fessier ☐ Quadriceps ☐ Ischio-jambiers ☐ Jumeaux ☐					
Bras: Biceps ☐ Triceps ☐ Deltoïdes ☐					
Poitrine: Pectoraux ☐					

Votre programme en flexibilité comprend:

Région(s) visée(s) par l'étirement	Exercices
Pectoraux ☐	
Fléchisseurs de la hanche ☐	
Ischio-jambiers ☐	
Quadriceps ☐	
Mollets ☐	
Dorso-lombaires ☐	
Autres: _____	

Activités physiques quotidiennes complémentaires	
Utiliser les escaliers.	
Marcher pour se rendre au collège.	
Faire ses courses à pied.	
Exécuter différentes tâches ménagères.	
Transporter des objets lourds.	
Exécuter différents travaux (ex.: passer la tondeuse, pelleter, etc.).	
Autres: _____	

Nom : _____ Groupe : _____ Date : _____

LABO 10.5 MODIFIEZ UNE HABITUDE DE VIE COMPLÉMENTAIRE À L'ACTIVITÉ PHYSIQUE (SEMAINE 4)

Vous avez maintenant à trouver une habitude de vie complémentaire, en lien avec vos objectifs généraux, parmi les suivantes : posture et santé du dos, tabagisme, alcool, stress et alimentation. Par exemple, si vous voulez améliorer votre capacité cardiorespiratoire, l'habitude de tabagisme est le choix idéal ; si vous ne fumez pas et que vous avez un surplus de poids, l'alimentation serait un meilleur choix. Si vous avez des maux de dos, les exercices posturaux sont tout indiqués pour vous. Si vous êtes anxieux, si vous avez des problèmes de sommeil, gérer votre stress en ajoutant des techniques de relaxation à votre plan serait un atout majeur pour atteindre votre objectif à long terme. Si vous avez des problèmes interpersonnels et que votre consommation d'alcool est en cause, diminuer votre consommation serait à considérer. À vous de trouver l'habitude de vie qui convient à vos objectifs généraux.

Habitude de vie choisie : _____

Objectif concernant l'habitude de vie choisie (verbe d'action, mesurable et situé dans le temps) :

_____

_____

Lien entre cette habitude et les objectifs généraux de votre programme d'activités physiques :

_____

_____

Établissez votre plan d'action en lien avec l'habitude de vie choisie

Comme vous l'avez fait pour l'activité physique, identifiez au moins trois actions concrètes qui vous permettront d'atteindre votre objectif.

Action 1 : _____

_____

_____

Action 2 : _____

_____

_____

Action 3 : _____

_____

_____

Nom : _____   Groupe : _____   Date : _____

10.6 VOTRE RELEVÉ HEBDOMADAIRE
(SEMAINES 5 À 13)

Le relevé de votre programme personnel d'activités physiques et des actions concrètes pour modifier une habitude de vie complémentaire à votre programme tient compte de votre plan d'action élaboré en fonction de vos objectifs.

Faites des copies du relevé pour le nombre de semaines que dure votre programme personnel d'entraînement ; notez-y vos activités et actions concrètes.

Pour chaque activité, inscrivez la durée, l'intensité (fréquence cardiaque ou le nombre de séries et répétitions), la distance parcourue ou toute autre mesure de vos progrès. Cette démarche vous permettra de modifier vos actions en fonction des résultats obtenus lors de la mesure de vos objectifs spécifiques intermédiaires.

Relevé hebdomadaire

Semaine : _____   Date : _____

Activités physiques

	Dimanche	Lundi	Mardi	Mercredi	Jeudi	Vendredi	Samedi	
Activités cardiorespiratoires	Durée et intensité	Durée et intensité	Durée et intensité	Durée et intensité	Durée et intensité	Durée et intensité	Durée et intensité	**Total en minutes**
Exercices musculaires	Séries Répétitions	Séries Répétitions	Séries Répétitions	Séries Répétitions	Séries Répétitions	Séries Répétitions	Séries Répétitions	
Exercices de flexibilité								

Commentaires après votre semaine d'entraînement :

_____

_____

_____

Actions pour modifier une habitude de vie complémentaire

Identifiez **au moins trois actions concrètes** pour améliorer une habitude de vie complémentaire à votre programme d'activités physiques et décrivez les effets ressentis après chaque semaine.

Habitude de vie choisie : _____

Actions concrètes	Résultats obtenus ou effets ressentis	Correctifs à apporter
1.		
2.		
3.		

Nom : _____   Groupe : _____   Date : _____

10.7 BILAN DES 4 PREMIÈRES SEMAINES DE VOTRE PROGRAMME (SEMAINE 9)

Avez-vous atteint les objectifs spécifiques intermédiaires de votre programme d'activités physiques ?

Encerclez la lettre qui correspond à votre résultat et faites le lien entre votre entraînement et ce résultat.

	Résultat supérieur à l'objectif	Objectif atteint	Objectif partiellement atteint	Objectif non atteint
Objectif spécifique intermédiaire 1 : _____	A	B	C	D

Lien avec votre entraînement : _____

_____

Objectif spécifique intermédiaire 2 : _____	A	B	C	D

Lien avec votre entraînement : _____

Objectif spécifique intermédiaire 3 : _____	A	B	C	D

Lien avec votre entraînement : _____

_____

Objectif spécifique intermédiaire 4 : _____	A	B	C	D

Lien avec votre entraînement : _____

_____

Quelles modifications devez-vous apporter à vos objectifs spécifiques intermédiaires pour atteindre vos objectifs spécifiques de fin de programme ?

_____

_____

Avez-vous atteint votre objectif concernant votre habitude de vie ?

Encerclez la lettre qui correspond à votre résultat et faites le lien entre vos actions concrètes et ce résultat.

Objectif : _____	A	B	C	D

Lien avec vos actions concrètes : _____

_____

_____

Y a-t-il des modifications à apporter pour atteindre votre objectif – habitude de vie ?

_____

_____

_____

Nom : _____   Groupe : _____   Date : _____

LABO 10.8 BILAN FINAL DE VOTRE PROGRAMME
(SEMAINES 14 ET 15)

Avez-vous atteint les objectifs spécifiques de votre programme d'activités physiques ?

Encerclez la lettre qui correspond à votre résultat et faites le lien entre votre entraînement et ce résultat.

	Résultat supérieur à l'objectif	Objectif atteint	Objectif partielle-ment atteint	Objectif non atteint

Objectif spécifique 1 : _____   A B C D

Lien avec votre entraînement : _____

_____

Objectif spécifique 2 : _____   A B C D

Lien avec votre entraînement : _____

_____

Objectif spécifique 3 : _____   A B C D

Lien avec votre entraînement : _____

_____

Objectif spécifique 4 : _____   A B C D

Lien avec votre entraînement : _____

_____

Identifiez deux bienfaits à court terme de la mise en œuvre de votre programme d'activités physiques sur votre santé globale.

_____

_____

Identifiez deux bienfaits à long terme de la mise en œuvre de votre programme d'activités physiques sur votre santé globale. Êtes-vous en voie d'atteindre vos objectifs généraux ?

_____

_____

Avez-vous atteint votre objectif concernant votre habitude de vie ?

Encerclez la lettre qui correspond à votre résultat et faites le lien entre vos actions concrètes et ce résultat.

Objectif : _____   A B C D

Lien avec vos actions concrètes : _____

_____

_____

Identifiez deux bienfaits à court terme de ce changement sur votre santé globale.

_____

_____

Identifiez deux bienfaits à long terme de ce changement sur votre santé globale.

_____

_____

BIBLIOGRAPHIE

ACTI-MENU. *Êtes-vous stressé?*, Montréal, 2002.

AINSWORTH, B.E., W.L. HASKELLE, M.C. WHITT *et al.* Compendium of Physical Activities : an Update of Activity Codes and MET Intensities, *Medicine & Science in Sport & Exercise*, 2000, vol. 32, S498-S516.

AMERICAN COLLEGE OF SPORTS MEDICINE. *ACSM's Guidelines for Exercise Testing and Prescription*, 6e éd., Philadelphie, Lippincott Williams & Wilkins, 2000.

AMERICAN COLLEGE OF SPORTS MEDICINE. *ACSM's Resource Manual for Guidelines for Exercise Testing and Prescription*, 4e éd., Philadelphie, Lippincott Williams & Wilkins, 2001.

AMERICAN COLLEGE OF SPORTS MEDICINE. «Progression Models in Resistance Training for Healthy Adults» *Medicine & Science in Sport & Exercise*, vol. 34, p. 364-380, 2002.

AMERICAN DIETETIC ASSOCIATION, «Vegetarian diet – Position of ADA» *Journal fo the Dietetic Association*, p. 1317-132, 1997.

ASSOCIATION POUR LA SANTÉ PUBLIQUE DU QUÉBEC. *Les problèmes reliés au poids au Québec : un appel à la mobilisation.* Groupe de travail provincial sur la problématique du poids, éditions ASPQ, octobre 2004.

BÉLIVEAU, F. «Les troubles de sommeil : le temps est venu de se réveiller…», *Médecin Québec*, août 1993, p. 71-73.

BÉLIVEAU, R. et D. GINGRAS. *Les aliments contre le cancer*, Éditions du Trécarré, 2005.

BIRMINGHAM, C.L. *et al.* «The Cost of Obesity in Canada», *Journal de l'Association médicale canadienne*, vol. 160, n° 4, p. 483-488, 1999.

BLAIR, S.N. *et al.* «Effects of Physical Inactivity and Obesity on Morbidity and Mortality : Current Evidence and Reserach Issues», *Medicine & Science in Sport & Exercise*, vol. 31 (Suppl.). p. S646-S662, 1999.

BLAIR, S.N. *et al.* «Is Physical Activity or Physical Fitness More Important in Defining Health Benefits ?», *Medicine & Science in Sport & Exercise*, vol. 33 (Suppl.), S379-S399, 2001.

BROOKS, G.A., T.D. FAHEY et T.P. WHITE. *Exercise Physiology : Human Biogenetics and its Applications*, 2e éd., Mountain View (Californie), Mayfield, 1996.

CALLE, E. *et al.* «Overweight, Obesity and Mortality From Cancer in a Prespectively Studied Cohort of U.S. Adults», *New England Journal of Medicine*, vol. 348, n° 17, p. 1625-1638, 2003.

CENTER OF DISEASE CONTROL AND PREVENTION. *Women and Smoking : A Report for the Surgeon General*, Atlanta Georgie, CDG Office on Smoking and Health, 2001.

CHIASSON, Luc. *Analyse des habitudes de vie des cégépiens et cégépiennes – Rapport synthèse 1*, Cégep de Lévis-Lauzon), Québec, 2005.

CHIASSON, Luc. *Connaître les événements stressants qui affectent le plus vos étudiants : un atout important pour le développement de la compétence*, Actes du 10e colloque annuel de l'Association québécoise de pédagogie collégiale (AQPC), Québec, 1990.

CHIASSON, Luc. *Les événements stressants de la vie du cégépien, Construction d'une échelle de mesure*, Cégep de Lévis-Lauzon, 1988.

CHIASSON, Luc. *Normes pour les cours d'éducation physique au collégial – Mesures anthropométriques, de composition corporelle et de condition physique*, Mont-Royal, Groupe Modulo, 2003.

CHIASSON, Luc. *Sentiment d'efficacité personnelle, habitudes de vie et niveau de condition physique*, PA2002-006, 2004.

COLLECTIF. *Annuaire du Québec 2006*, Montréal, Éditions Fides, 2005.

DAVELUY, C. *et al. Enquête sociale et de santé 1998*, 2e éd., Québec, Institut de la statistique du Québec, 2000.

FAHEY, T.D. *Weight Training for Men and Women*, 5e éd., New York, McGraw-Hill, 2004.

FOOD AND NUTRITION BOARD. *Dietary Reference Intakes for Thiamin, Riboflavin, Niacin, Vitamin B_6, Folate, Vitamin B_{12}, Pantothenic Acid, and Choline*, Washington (D.C.), 2003, National Academy Press.

GALLAGHER, D. *et al.* «Healthy Percentage Body Fat Ranges : An Approach for Developing Guidelines Based on Body Mass Index», *American Journal of Clinical Nutrition*, vol. 72, 2000, p. 694-701.

HEYWARD, V.H. *Advanced Fitness Assessment and Exercise Prescription*, 4e éd., Champaign (Illinois), Human Kinetics, 2002.

HEYWARD, V.H. et L.M. STOLARCYK. *Applied Body Composition Assessment*, Champaign (Illinois), Human Kinetics, 1996.

HOWLEY, E.T. *Medicine & Science in Sport & Exercise*, Lippincott, Williams & Wilkins, 2001, S364-S369.

INSTITUT CANADIEN D'INFORMATION SUR LA SANTÉ. *Le surpoids et l'obésité au Canada. Une perspective de la santé de la population*, Ottawa, 2004.

JETTÉ, M. et K. SYDNEY. *The partial Curl-Up to Assess Abdominal Endurance: Age and Sex Standard*, Department of Kinanthropology – School of Human Kinetics, University of Ottawa, 1989.

KATZMARZYK, P.T. *et al.* «Physical Inactivity, Excess Adiposity, and Premature Mortality», *Obesity Reviews*, vol. 4, n° 4, 2003, p. 257-290.

KATZMARZYK, P.T. *et al.* «The Economic Burden of Physical Inactivity», *Canadian Medical Association Journal*, vol. 163, n° 11, 2000, p. 1435-1440.

KINO-QUÉBEC. *L'activité physique, déterminant de la qualité de vie des personnes de 65 ans et plus*, Avis du Comité scientifique de Kino-Québec, Secrétariat au loisir et au sport, 2002.

KRIVICKAS, L.S. *et al.* «Age and Gender-Related Difference in Maximum Shortening Velocity of Skeletal Muscle Fibers», *American Journal of Physical Medicine and Rehabilitation*, vol. 80, p. 447-455.

KUSINITZ, I. et M. FINE. *Your Guide to Getting Fit*, 3e éd., Mountain View (Californie), Mayfield, 1995.

MACORIGH, F. et E. BATTISTA. *Hygiène et prophylaxie par les exercices physiques*, Paris, Vigot Frères, 1973.

MYERS, J. *et al.* «Exercice Capacity and Mortality among Men Referred for Exercise Testing», *New England Journal of Medicine*, 2002, vol. 346, n° II, p. 793-801.

NATIONAL CENTER FOR HEALTH STATISTICS. *Health, United States*, Hyattsville, Maryland, 2003.

NATIONAL HEART, LUNG AND BLOOD INSTITUTE. *Clinical Guidelines on the Identification, Evaluation and Treatment of Overweight and Obesity in Adults: The Evidence Report*, Bethesda (Maryland), National Institutes of Health, 1998.

NATIONAL RESEARCH COUNCIL. *Recommended Dietary Allowances*, 10e éd., Washington (D.C.), National Academy Press, 1989.

NOLIN, B. *et al. Enquête québécoise sur l'activité physique et la santé 1998*, Québec, Institut de la statistique du Québec, Institut national de la santé publique du Québec et Kino-Québec, 2002.

NOLIN, B. et D. HAMEL. *Activité physique de loisirs et de transport au Québec: évolution récente et situation actuelle, Québec*. Unité de connaissance-surveillance, Direction planification, recherche et innovation, Institut national de santé publique du Québec, 2005, 24 p.

OLSHANSKY, S. J. *et al.* «A Potential Decline in Life Expectancy in the United States in the XXIst Century», *The New England Journal of Medicine*, vol. 352, n° 11, p. 1138-1145.

ORGANISATION MONDIALE DE LA SANTÉ. *Obésité: Prévention et prise en charge de l'épidémie mondiale*, série de rapports techniques, n° 894, Genève, OMS, 2000.

PRONK, N.P. *et al.* «Relationship Between Modifiable Health Risks and Short-Term Health Care Charges», *Journal of American Medical Association*, vol. 282, n° 23, 1999. p. 2235-2239.

SANTÉ CANADA. *Les apports nutritionnels de référence*, 2005.

SANTÉ CANADA. *Lignes directrices canadiennes pour la classification du poids chez les adultes. Guide de référence rapide à l'intention des professionnels*, Ottawa, 2003.

SANTÉ ET BIEN-ÊTRE SOCIAL CANADA. *Guide alimentaire canadien pour manger sainement*, Ottawa, Approvisionnements et Services Canada, 1992.

SCHAFER, W. *Stress Management for Wellness*, 3e éd., Holt, Winehart and Winston, 1996.

SHILS, M.E. et V.R. YOUNG (dir.). *Modern Nutrition in Health and Disease*, 8e éd., Baltimore, Williams & Wilkins, 1993.

SOCIÉTÉ CANADIENNE DE LA PHYSIOLOGIE DE L'EXERCICE. *Guide canadien pour l'évaluation de la condition physique et des habitudes de vie: Approche de la SCPE pour une vie active et en santé*, 2e éd., Ottawa, 1999.

SOCIÉTÉ CANADIENNE DU CANCER. *Futurs ex-fumeurs! Ceci s'adresse à vous*, Toronto, mai 1998.

THIBAULT, Guy, Pierrette BERGERON et Pierre ANCTIL. *Guide de mise en forme*, Montréal, Éditions de l'Homme, 1998.

U.S. DEPARTMENT OF AGRICULTURE. Center for Nutrition Policy and Promotion, *The Food Guide Pyramid*, Home and Garden Bulletin, n° 252, 1996.

U.S. DEPARTMENT OF HEALTH AND HUMAN SERVICES. *Physical Activity and Health: A Report of the Surgeon General*, Atlanta, Centers for Disease Control and Prevention, National Center for Chronic Disease Prevention and Health Promotion, 1996, 278 p.

U.S. DEPARTMENT OF HEALTH AND HUMAN SER-VICES. *Why Do You Smoke?*, Public Health Services, National Institute of Health, NIH Pub. n° 90-11822.

WELK, G.J. *et al.* «Physical Activity Protects Against the Health Risks of Obesity», *President's Council on Physical Fitness and Sports Research Digest*, vol. 12, n° 3, 2000.

WILLIAMS, Melvin H. et WILKINS. *Guideline for Exercise Testing and Prescription*, 5ᵉ éd., Baltimore, American College of Sports Medicine, 1995.

INDEX